New Progress in the Diagnosis and Treatment of
Malignant Peripheral Nerve Sheath Tumor

恶性周围神经鞘瘤的诊疗及新进展

名誉主编　郝继辉　朱雄增

主　　审　宋金纲　杨　蕴

　　　　　宋建民　邢汝维

主　　编　杨吉龙

天津出版传媒集团

天津科技翻译出版有限公司

图书在版编目（CIP）数据

恶性周围神经鞘瘤的诊疗及新进展 / 杨吉龙主编.
— 天津：天津科技翻译出版有限公司，2022.10
　ISBN 978-7-5433-4131-9

　Ⅰ.①恶… Ⅱ.①杨… Ⅲ.①神经鞘瘤－诊疗 Ⅳ.
①R730.264

中国版本图书馆 CIP 数据核字(2021)第 145049 号

出　　版：天津科技翻译出版有限公司
出 版 人：刘子媛
地　　址：天津市南开区白堤路 244 号
邮政编码：300192
电　　话：(022)87894896
传　　真：(022)87893237
网　　址：www.tsttpc.com
印　　刷：北京建宏印刷有限公司
发　　行：全国新华书店
版本记录：889mm×1194mm　16 开本　16.5 印张　400 千字
　　　　　2022 年 10 月第 1 版　2022 年 10 月第 1 次印刷
　　　　　定价：158.00 元

编者名单

名誉主编：

    郝继辉　天津医科大学肿瘤医院

    朱雄增　复旦大学附属肿瘤医院

主　　审：

    宋金纲　天津医科大学肿瘤医院

    杨　蕴　天津医科大学肿瘤医院

    宋建民　甘肃省人民医院

    邢汝维　天津医科大学肿瘤医院

主　　编：

    杨吉龙　天津医科大学肿瘤医院

副　主　编：

    赵　军　天津医科大学肿瘤医院

    李　涛　浙江省肿瘤医院

    陈　勇　复旦大学附属肿瘤医院

    滕　胜　天津医科大学肿瘤医院

    杨铁龙　天津医科大学肿瘤医院

秘　　书：

    刘昊天　天津医科大学肿瘤医院

    王智超　上海交通大学医学院附属第九人民医院

编　　者：(按照姓氏汉语拼音排序)

    陈　勇　复旦大学附属肿瘤医院

    崔金芳　天津医科大学肿瘤医院

    冯一星　天津医科大学肿瘤医院

    贾东东　浙江省肿瘤医院

    李　涛　浙江省肿瘤医院

    李　婷　天津医科大学肿瘤医院

    李海欣　天津医科大学肿瘤医院

    李祥春　天津医科大学肿瘤医院

李绪斌　天津医科大学肿瘤医院
廖智超　天津医科大学肿瘤医院
刘福彬　天津医科大学肿瘤医院
刘昊天　天津医科大学肿瘤医院
任志午　天津医科大学肿瘤医院
宋方方　天津医科大学肿瘤医院
孙　伟　复旦大学附属肿瘤医院
滕　胜　天津医科大学肿瘤医院
王　坚　复旦大学附属肿瘤医院
吴海啸　天津医科大学肿瘤医院
吴志强　复旦大学附属肿瘤医院
向俐洁　天津医科大学肿瘤医院
徐　进　天津市天津医院
徐立斌　中国医学科学院肿瘤医院
杨　萌　天津医科大学肿瘤医院
杨吉龙　天津医科大学肿瘤医院
杨松巍　重庆大学附属肿瘤医院
杨铁龙　天津医科大学肿瘤医院
于海鹏　天津医科大学肿瘤医院
张　超　天津医科大学肿瘤医院
张春智　天津市天津医院
张洪强　复旦大学附属肿瘤医院
赵　纲　天津医科大学肿瘤医院
赵　军　天津医科大学肿瘤医院
郑必强　复旦大学附属肿瘤医院

序言一

  恶性周围神经鞘瘤为罕见肉瘤，国内相关的临床研究较少，医生普遍诊疗经验不足，因此迫切需要一本面向临床的诊疗专著。如今欣喜地看到杨吉龙主持编写的《恶性周围神经鞘瘤的诊疗及新进展》一书出版，填补了国内该领域的空白，可喜可贺！

  本书的编写汇聚国内多家肿瘤中心的肉瘤专家，凝集临床诊疗之心得，撷取基础研究之精华，共破防控任务之难题，这也彰显了诸位专家献身医学、不以瘤小而不为、敢为天下先的大家风范！这些诊疗经验及研究进展的推广将极大地增加临床医生对恶性周围神经鞘瘤及神经纤维瘤病的了解和认识，促进社会对这部分患病群体的关注和帮扶，使得罕见病不再罕治，具有极其重要的意义。

  这是一本不可多得的兼具科学性、新颖性、专业性、实用性且通俗易懂的专著，希望对广大读者大有裨益。

郝建锋

天津医科大学肿瘤医院

序言二

    杨吉龙教授长期致力于肉瘤的临床诊断、治疗及相关的基础研究,躬耕细作,卓有成效。鉴于国内尚无恶性周围神经鞘瘤相关专著,杨吉龙教授基于多年来对恶性周围神经鞘瘤的诊疗经验,主持编写了这本聚焦恶性周围神经鞘瘤的专著。这本书充分发挥了集体智慧,众位编者分别来自国内多家知名肿瘤医院的临床一线,胸怀面向临床、造福患者的仁心,秉持公正客观、务实谦逊的作风,践行精益求精、臻于至善的理念,全身心投入本书各章节的编写,为此付出了大量的辛勤劳动,一并表示赞扬。

    本书广征博引,深入浅出,客观全面,其可读性和指导性强,是肉瘤领域专著中的一本佳作。希望本书的出版能增进国内从事肉瘤诊疗的医务工作者对恶性周围神经鞘瘤的认识,提高诊疗的科学性和规范性,使更多的患者获益。

朱雄增

复旦大学附属肿瘤医院

前 言

肉瘤是一组高度异质性肿瘤,其特点为具有局部侵袭性、呈浸润性或破坏性生长、可局部复发和远处转移。尽管肉瘤发病率较低,但亚型众多,发病部位广泛,危害性大,治疗策略具有局限性,而治疗效果又不尽相同,预防和治疗任务异常艰巨。恶性周围神经鞘瘤就是其中的一个典型代表。

恶性周围神经鞘瘤是一种少见的起源于外周神经分支和神经鞘膜的侵袭性软组织肉瘤。它在一般人群中的发病率约为1:100 000,是最常见的软组织肉瘤类型之一,大约占成人恶性肿瘤的1%,占儿童恶性肿瘤的15%,占所有软组织肉瘤的5%~10%。恶性周围神经鞘瘤与Ⅰ型神经纤维瘤病(NF1)关系非常密切,约50%的病例继发于NF1,其发病率在NF1患者中为0.16%,而NF1患者一生中发生恶性周围神经鞘瘤的风险为8%~13%。目前,国内针对恶性周围神经鞘瘤的诊疗大部分是参照现行的软组织肿瘤相关的诊疗指南及各诊疗中心的临床经验,尚缺少统一规范的专门性指南或共识,这使得临床医生对恶性周围神经鞘瘤及神经纤维瘤病的认识不足,易造成误诊和误治,从而导致严重的后果。

鉴于此,我们组织天津医科大学肿瘤医院、复旦大学附属肿瘤医院、浙江省肿瘤医院、甘肃省人民医院、天津市天津医院、上海交通大学医学院附属第九人民医院、重庆大学附属肿瘤医院等国内多家知名肿瘤专科和综合医院的临床专家及科研工作人员编写了《恶性周围神经鞘瘤的诊疗及新进展》。本书旨在总结临床诊疗经验,梳理基础研究的新进展,增进广大医务工作者,尤其是从事肉瘤诊疗工作的临床医生对恶性周围神经鞘瘤的认识,以提高诊治的规范性,并尽可能指明未来基础研究发展的方向。

本书共分为19章,前3章主要是对肉瘤相关背景知识和周围神经良性肿瘤病变进行了梳理回顾。其中,第1章简要介绍了间叶组织和神经组织,以增进读者对这方面基础知识的认识。第2章对神经系统肿瘤分类进行概述,主要是参照世界卫生组织(WHO)发布的《中枢神经系统肿瘤的组织学分类》和《软组织和骨肿瘤WHO分类》的演进变化。第3章论述了以神经鞘瘤和神经鞘瘤病为代表的周围神经良性病变,借以增进读者对它们的临床特征、鉴别要点和诊疗经验等方面的认识。第4~19章的内容专注于恶性周围神经鞘瘤的专题介绍。这部分重点详细展开对恶性周围神经鞘瘤的流行病学、发病机制、临床表现、影像诊断、病理诊断、分期分级、治疗策略(如手术、化学治疗、放射治疗、介入治疗、靶向治疗、免疫治疗和随访监测)等方面内容的介绍,并对国内外最新的研究进展进行总结。希望通过这些内容的呈现,使得广大读者对恶性周围神经鞘瘤的诊疗有一个清晰、客观和明确的认识。

本书的编写获得天津医科大学肿瘤医院郝继辉院长、复旦大学附属肿瘤医院朱雄增教授的大力支持,他们给予大量宝贵的指导性意见,对此表示衷心的感谢! 各单位的编者们积极参与其中,结合自身专业特长,查阅了大量的国内外专著或文献资料,力求专业客观、全面具体,圆满地完成了各个章节的编写任务,为他们的辛勤付出表示感谢! 天津医科大学肿瘤医院骨与软组织肿瘤科的宋金纲教授、杨蕴教授和邢汝维教授,以及甘肃省人民医院骨与软组织肿瘤科的宋建民教授对本书的全稿进行了细致的审校,提出了很多建设性的意见,对此表示感谢! 同时,还要特别感谢本书中所参阅的文献或书籍的作者们,我们对你们的研究工作表示感谢和赞赏!

另外,在本书的编写过程中,我们还收到很多肉瘤领域专家学者的建议和帮助,对此一并表示诚挚的谢意! 最后,本书可以顺利出版离不开天津科技翻译出版有限公司李金荣编辑及其团队成员的支持和帮助。

由于编写时间仓促,参与编写的作者水平有限,书中难免有一些疏漏或错误,希望广大读者批评指正,我们将虚心接受。同时,也期待有经验的肉瘤或其他相关学科的专家加盟我们的团队,使《恶性周围神经鞘瘤的诊疗及新进展》更加完善、更加出彩!

天津医科大学肿瘤医院

目　录

第1章 间叶组织及间叶源性肿瘤概述

一、间叶组织概述

许多形态相似、功能相关的细胞与细胞外基质形成的细胞群称为组织。组织有多种类型，一般将其分为4种，即上皮组织、结缔组织、肌肉组织和神经组织，并统称为基本组织。每种组织在机体中有一定的分布规律，同时执行一定的生理功能。其中结缔组织又可以分为一般性、特殊性和胚胎性的结缔组织，具有连接、支持、保护、贮存营养、物质运输等多种功能。而间叶组织属于胚胎性结缔组织，具有多重的分化潜能。

间叶组织是在胚胎发育时，由中胚层的间充质分化发育而来的组织的统称，如结缔组织、脂肪组织、脉管组织、骨及软骨组织、黏液组织、淋巴造血组织、横纹肌及平滑肌组织，滑膜等均属于间叶组织。它是一种疏松如海绵状的组织，其组成包括许多间叶细胞、一些胞外的纤维及液态的基底质等。间叶组织在形态上的表现是由许多星状多突的细胞连接成网，在胚胎中起着支持、填充及构成新组织和器官的作用。在胚胎发育的后期，间叶组织形成不同的疏松支持组织，在血管系统不是很发达的胚胎时期中，提供代谢物质的扩散与交换，这时称为黏液组织。间叶组织具有多重的分化潜能而可发展成多种不同的组织。在成体结缔组织中，常保留有原始状态的间叶组织，需要时可分化成新的组织。如果分化发育出现异常，即可形成间叶组织肿瘤。

二、常见的间充质起源组织

（一）脂肪组织

脂肪组织广泛分布于全身，特别是在皮下、网膜、系膜、骨髓内、骨骼肌内及某些器官和关节周围等。脂肪组织主要由大量群集的脂肪细胞构成，被疏松结缔组织分隔成脂肪小叶。脂肪组织除了含有脂肪细胞之外，还含有成纤维细胞、内皮细胞、平滑肌细胞、巨噬细胞和淋巴细胞，这些细胞间协同工作，促进脂肪组织库中的营养储存，并因位置不同而有很大差异。脂肪组织和脂肪细胞在调节能量代谢和免疫应答中起着重要作用。另外，脂肪组织还是机体重要的内分泌器官，可以分泌骨形态发生蛋白（BMP）、二肽基肽酶-4（DPP-4）、成纤维细胞生长因子-21（FGF21）、白细胞介素-6（IL-6）、单核细胞趋化蛋白1（MCP-1）、烟酰胺磷酸核糖转移酶（Nampt）、纤溶酶原激活物抑制剂-1（PAI-1）、前 B 细胞集落增强因子（PBEF）、维生素 A 结合蛋白-4（RBP-4）、肿瘤坏死因子-α（TNF-α）等，并在机体中发挥重要作用。根据脂肪细胞结构和功能的不同，脂肪组织分为两类：黄色脂肪组织和棕色脂肪组织。

1. 黄色脂肪组织

黄色脂肪组织即通常所说的脂肪组织，是体内最大的储能库，还具有维持体温、缓冲、保护和填充等作用。因为脂肪细胞体积大，胞质内只有一个大的脂滴，称为单泡脂肪细胞，所以，黄色脂肪组织又称为单泡脂肪组织。单泡脂肪细胞可分泌瘦素，通过刺激下丘脑的活动抑制食欲，并参与调节新脂的形成。

2. 棕色脂肪组织

棕色脂肪组织的特点是组织中有丰富的毛细血管，脂肪细胞较小，细胞质内散有许多大小不一的脂滴，线粒体大且丰富，细胞核圆且居中，因此，棕色脂肪组织又称为多泡脂肪组织。成人极少有棕色脂肪组织，其在新生儿及冬眠动物中较多，主要分布在新生儿的肩胛间区、腋窝及颈后部。在寒冷空气的刺激下，棕色脂肪细胞内的脂类分解、氧化，从而产生大量热能。

(二)骨和软骨

骨和软骨是人体的支架结构,来源于胚胎时期的间充质。骨和软骨的主体分别是骨组织和软骨组织,它们皆属于高度特化的固态结缔组织,其中骨组织的硬度又大大超过软骨组织。

1. 骨

骨是由骨组织、骨膜和骨髓等构成的坚硬器官,在机体中主要起支持、运动和保护作用。骨组织是骨的主体结构,主要由骨细胞和骨基质组成,由于有大量骨盐沉积,使得骨组织十分坚硬。骨组织的细胞包括骨祖细胞、成骨细胞、骨细胞和破骨细胞,其中骨细胞是位于骨组织内部有多个细长突起的细胞,比较均匀地分散于骨板之间或骨板内,由成骨细胞转变而成。细胞体所在腔隙称为骨陷窝,突起所在腔隙称为骨小管。骨细胞的结构和功能与其成熟度有关,刚转变的骨细胞仍有分泌功能,随着细胞成熟,分泌能力逐渐减弱直至消失。在此过程中,胞体进一步变小,呈扁椭圆形,细胞器减少,突起延长。骨中含大量钙、磷等矿物质,所以骨还是机体钙、磷的储存库。骨的外形和内部结构符合其所承担的功能与生物力学原理,并能进行适应性改建。

骨的发生分为膜内成骨和软骨内成骨两种方式。膜内成骨是在胚性结缔组织内直接成骨,是不规则骨和扁骨等的发生方式。软骨内成骨是在形成一块透明软骨的基础上,再改造替换成骨,是长骨、椎骨及部分颅底骨的发生方式。长骨的加长是通过骺板软骨的不断增生和替换成骨的方式来实现的,增粗则是通过骨干表面的骨形成和骨髓腔面的骨吸收而实现的。在骨的发生和生长过程中始终伴随着骨的改建,是骨形成与骨吸收的动态平衡,同时可受多种因素的影响。

2. 软骨

软骨由软骨组织及包裹软骨的软骨膜构成。软骨组织由软骨细胞和软骨基质构成。软骨细胞包埋在软骨基质中,其所在腔隙称为软骨陷窝。软骨细胞的大小、形状和分布在软骨内呈一定的规律,反映软骨细胞从幼稚到成熟的发育过程。除关节软骨外,软骨表面被覆一层致密结缔组织,即软骨膜。软骨膜内有血管、淋巴管和神经,可为软骨组织提供营养和保护等作用。软骨膜内层存在由间充质干细胞分化而来的骨祖细胞,可进一步分为成软骨细胞。而成软骨细胞狭长,仅含核处略厚,开始具备初步的分泌能力,一旦被分泌的软骨基质包围,即成为软骨细胞。

软骨是胚胎早期的主要支架,随着胎儿发育逐渐被骨取代,取代过程一直延续到出生后的一段时期。在成体内,仅散在分布一些软骨,其类型与作用因部位而异。软骨可分为透明软骨(包括肋软骨、关节软骨、呼吸道软骨等,新鲜时呈半透明状)、弹性软骨(分布于耳廓、咽喉、会厌等位置,新鲜时呈黄色)和纤维软骨(分布于椎间盘、关节盘和耻骨联合等位置,呈不透明的乳白色)等3种类型。

(三)血管与淋巴系统

1. 血管

血管遍布于人体各组织,与器官的血管是一个连续且相对密闭的管道系统,包括动脉、静脉和毛细血管,它们与心脏一起构成心血管系统。血液由心房进入心室,再从心室泵出,依次流经动脉、毛细血管和静脉,然后返回心房,如此循环往复。

血管系统中的动脉、毛细血管和静脉依次相连,以实现血液运输和物质交换的生理功能。动脉和静脉管壁从内向外依次为内膜、中膜和外膜。内膜由内皮细胞(EC)和内皮下层组成。内皮细胞构成通透性屏障,管壁内外两侧的液体、气体和大分子物质可选择性地透过此屏障,它还可作为血管的内衬面,为血液流动提供光滑的表面。此外,内皮细胞具有内分泌功能,能合成和分泌多种生物活性物质。中膜主要由血管平滑肌、弹性纤维及胶原纤维3种成分组成,其组成成分的比例与厚度可因血管种类的不同而异。血管平滑肌的收缩与舒张可调节器官和组织的血流量,弹性纤维可使动脉扩张或回缩。若动脉发生硬化,则会使弹性纤维断裂,导致发生动脉瘤。外膜是包裹在血管外层的疏松结缔组织,其除了弹性纤维、胶原纤维以外,还含有多种细胞。

血管按照组织学结构可分为大动脉、中动脉、小动脉、微动脉、毛细血管、微静脉、大静脉、中静脉和小静脉,而按生理功能的不同可分为弹性贮存器血管、分配血管、毛细血管前阻力血管、毛细血管前括约肌、交换血管、毛细血管后阻力血管、容量血管(即静脉系统)和短路血管。

2. 淋巴系统

淋巴系统是由淋巴管、淋巴结、脾和胸腺等组成。淋巴管收集全身的淋巴液,最后通过右淋巴导管和胸导管流入静脉。淋巴回流的生理意义在于回收蛋白质,运输脂肪及其他营养物质,同时可调节体液平衡,具有防御和免疫的功能。淋巴液可将组织液中的蛋白质分子、不能被毛细血管重吸收的大分子及组织中的红细胞等带回到血液中,从而维持血浆蛋白的正常浓度。另外,淋巴系统也是机体吸收营养物质的主要途径之一,由肠道吸收的 80%~90% 脂肪经由这一途径被输送至血液中,因此,来自小肠的淋巴液呈乳糜状。在创伤、手术或感染等情况下,损伤的淋巴管能够再生,并有多种因素参与其再生的过程。

（四）肌肉组织

肌肉组织主要是由具有收缩功能的肌细胞构成。肌细胞间有少量的结缔组织、血管、淋巴管及神经。肌细胞因呈细长纤维形,故又称为肌纤维,其细胞膜称为肌膜,细胞质称为肌质。根据结构和收缩特性的不同,人体的肌组织分骨骼肌、心肌和平滑肌三种,前两种在光学显微镜下显现出明暗交替的横纹,故统称为横纹肌。另外,依据所受神经支配和控制的差异,肌组织又可分为随意肌（骨骼肌）和非随意肌（心肌和平滑肌）,前者受躯体运动神经的支配和控制,后者则受自主神经的调控。

1. 骨骼肌

骨骼肌依赖肌腱并附于骨骼。致密结缔组织包裹在整块肌外面形成肌外膜。肌外膜的结缔组织伸入肌内,将其分隔并形成肌束,包裹肌束的结缔组织称为肌束膜。分布在每条肌纤维外面的结缔组织称为肌内膜。结缔组织对骨骼肌具有支持、连接、营养和功能调整的作用。除骨骼肌纤维以外,骨骼肌中还有一种扁平、有突起的细胞,叫作肌卫星细胞,附着在肌纤维表面;当肌纤维受到损伤后,肌卫星细胞进行增殖分化,参与肌纤维的修复,因此其具有干细胞的性质。

从结构来看,骨骼肌纤维呈长圆柱状,为多核细胞,具有明显的明暗相间的横纹,其中暗带也称为 A 带,明带也称为 I 带,I 带中央有一条深色的 Z 线。扁椭圆形细胞核位于肌膜下方,肌质内含有细丝样的肌原纤维。肌原纤维由粗、细两种肌丝沿其长轴规律排列而成,两条 Z 线之间的一段肌原纤维称为肌节,由 1/2 I 带+A 带+1/2 I 带构成,是骨骼肌纤维结构与功能单位。肌膜在明、暗带交界处横向伸入肌质,围绕在肌原纤维周围,从而形成横小管。肌质网发达,位于相邻横小管之间呈纵向排列,也称为纵小管,其末端膨大后形成终池。横小管和两侧的终池一同构成三联体。

2. 心肌

心肌分布于心壁和邻近心脏的大血管壁上,其收缩有自动节律性。从结构上来看,心肌纤维呈短圆柱状,有分支,横纹不如骨骼肌纤维明显;1 个或 2 个细胞核位于细胞中央;相邻纤维的连接处有桥粒、黏着小带和缝隙,从而形成间盘。肌质内肌丝的类型和排列与骨骼肌纤维相同,但肌质网不如骨骼肌纤维发达,仅将肌丝部分分隔成束,不形成肌原纤维;终池较小,多与位于 Z 线水平的横小管形成二联体。心肌细胞具有兴奋性、传导性、自律性和收缩性等 4 种基本生理特性。前 3 种特性是以心肌细胞的生物电活动为基础的,属于电生理特性;而收缩性则以心肌细胞内收缩蛋白的功能活动为基础,属于心肌细胞的机械特性。

3. 平滑肌

平滑肌广泛分布于消化管、呼吸道、血管和泌尿等中空性器官的管壁内。这些器官不仅依赖平滑肌的紧张性收缩来对抗重力或外加负荷,以保持器官的正常形态,还借助于平滑肌收缩而实现其运动功能。平滑肌属于非随意肌,其舒张和收缩活动受自主神经的调控。平滑肌在细胞结构和收缩机制等方面与横纹肌有明显的差别。

从结构上来看,平滑肌纤维呈长梭形,无横纹,一个杆状或椭圆形的核位于中央,收缩时呈扭曲状。肌质内有大量密斑、密体、粗肌丝、细肌丝和中间丝,无肌原纤维。粗肌丝表面有成行排列的横桥,相邻的两行横桥驱动方向相反;细肌丝一端附着于密斑或密体,另一端呈游离态,环绕在粗肌丝周围;若干条粗肌丝和细肌丝聚集,形成肌丝单位（收缩单位）;中间丝连接于密斑和密体,形成梭形的细胞骨架。

三、化生

化生是指一种分化成熟的细胞类型被另一种分化成熟的细胞类型所取代的过程,通常只出现在分裂增殖能力较活跃的细胞类型中。化生并不是由原来的成熟细胞直接转变所致,而是在该处具有分裂增殖和多向分化能力的干细胞或结缔组织中的未分化间充质细胞发生分化的结果,本质上是由环境因素引起细胞某些基因活化或受到抑制而重新编程化的表达产物,是组织、细胞成分分化和生长调节改变的形态学表现。这一过程可能要通过特定表观遗传学的改变来实现。包括间叶组织的化生和上皮组织的化生。

（一）间叶组织的化生

间叶组织的化生是指间叶组织中幼稚的成纤维细胞受到损伤后,可转变为成骨细胞或成软骨细胞,统称为骨或软骨化生。这类化生多见于骨化性肌炎等受损的软组织,也见于某些肿瘤的间质。

（二）上皮组织的化生（EMT）

上皮组织的化生主要指上皮细胞通过特定程序转化为具有间质细胞表型的生物学过程，在胚胎发育、组织重建、慢性炎症、肿瘤生长、转移和多种纤维化疾病中发挥重要的作用。

上皮细胞转化为间质细胞的特征是逐渐丧失上皮细胞表型，如 E-钙黏蛋白和细胞骨架角蛋白表达减少；获得间质细胞表型，如波形蛋白、纤维连接蛋白、N-钙黏蛋白表达增多。上皮性恶性肿瘤发生 EMT 时，上皮细胞极性和与基底膜连接丧失，迁移、侵袭能力增强，使肿瘤细胞更易向周围组织浸润性生长，更易随血流运行至远隔部位形成转移灶。酪氨酸激酶受体信号通路、整合素信号通路、Wnt 信号通路、NFκB 信号通路和转化生长因子 beta 信号通路等，可能参与 EMT 的调控。

四、间叶组织肿瘤

间叶组织肿瘤的种类众多，包括脂肪组织、血管和淋巴管、平滑肌、横纹肌、纤维组织、骨和软骨组织等形成的肿瘤。习惯上将外周神经组织的肿瘤也归入间叶组织肿瘤。骨肿瘤以外的间叶组织肿瘤又常称为软组织肿瘤。在间叶组织肿瘤中，良性的比较常见，恶性肿瘤（肉瘤）一般不常见，但恶性肿瘤危害非常大。此外，间叶组织有不少瘤样病变，形成临床可见的"肿块"，但并非真的肿瘤。有些瘤样病变跟肉瘤形态相似，容易造成诊断困难。

（一）良性间叶组织肿瘤

良性间叶组织肿瘤分化程度高，其组织结构、细胞形态、质地和颜色等均与其来源的正常组织相似。肿瘤多呈膨胀性生长，生长缓慢，有包膜。其中常见类型有脂肪瘤、血管瘤、淋巴管瘤、平滑肌瘤、良性软骨肿瘤等。

1. 脂肪瘤

脂肪瘤是发生于脂肪细胞的肿瘤，是人体最常见的良性软组织肿瘤，约占所有软组织肿瘤的 50%。通常见于 40~60 岁的成年人，男性的发病率略高于女性，另外其发病率在患有肥胖、高脂血症和糖尿病的人群中有一定增加。脂肪瘤的确切病因尚不清楚，遗传因素似乎起了一定作用，因为 2%~3% 的患者具有家族遗传的多种病变，也有一些遗传综合征是以脂肪瘤为临床表现的。脂肪瘤通常表现为柔软、孤立、无痛的皮下结节，具有移动性。它们可能出现在身体的任何地方，但往往倾向于躯干、颈部、四肢近端（尤其是肩部）的脂肪区域，而在四肢远端部位很少见。脂肪瘤可分为浅表脂肪瘤和深在脂肪瘤。它们生长往往比较缓慢，最终稳定地长到 2~3cm，偶尔也会超过10cm，这种被称为"巨大的脂肪瘤"。有统计表明，约80%的浅表脂肪瘤小于 5cm，只有 1% 的病变大于10cm。脂肪瘤可影响许多皮肤和非皮肤部位，包括真皮、皮下和筋膜下组织，以及肌间、肌内、滑膜、骨、神经或腹膜后等部位。发生在深部的脂肪瘤（如肌内脂肪瘤、神经周围脂肪瘤）或具有不寻常特征的脂肪瘤（如软骨样脂肪瘤、伴有冬眠瘤的脂肪瘤、血管脂肪瘤、梭形细胞/多形性脂肪瘤）可能与脂肪肉瘤相混淆。虽然非典型脂肪瘤表现为巨大的深层脂肪肿块且有局部复发的倾向，但转化为恶性的风险很小。

多发性脂肪瘤占 5%~10%，通常与家族性脂肪瘤病、良性对称性脂肪过多症/弥漫性脂肪瘤病、Proteus 综合征、Gardner 综合征、MEN-1 型［多发性内分泌肿瘤（男性）1 型］、多发性错构瘤综合征、Bannayan-Riley-Ruvalcaba 综合征（BRRS）等多种遗传病有关，是它们的众多临床表现中的一种。另外，在 HIV 患者中使用蛋白酶抑制剂可能导致脂肪瘤和脂肪营养不良。因此，诊断前应获得患者完整的既往疾病史、家族史和用药史。

在病理上，外观上常为边界清楚的分叶状肿块，有被膜，质地柔软，切面呈黄色油脂状，似脂肪组织（图 1-1，A）；直径通常为数厘米，亦有大至数十厘米者；常为单发性，亦可为多发性。镜下见成熟的、表现正常的脂肪细胞，有一个小的偏心核，脂肪细胞混杂在含有血管的薄纤维间隔中，呈不规则分叶状（图 1-1，B）。这些特征与皮下组织中的脂肪细胞难以区分。脂肪瘤的组织学亚型包括血管脂肪瘤、髓样脂肪瘤、血管肌脂肪瘤、纤维脂肪瘤、骨化脂肪瘤、冬眠脂肪瘤、梭形细胞脂肪瘤、多形性脂肪瘤、软骨样脂肪瘤和神经纤维脂肪瘤。常见的脂肪瘤及其变异体必须要与脂肪肉瘤区分开，后者是一种含有脂肪母细胞的恶性脂肪瘤，其特征是有粗糙的空泡和一个或多个扇形、着色深的细胞核。

脂肪瘤是良性实体瘤，大多数比较小且无明显症状，没有恶性转化的风险，可通过观察保守治疗。如果肿块大小在增长，引起外形上的改变而导致患者难以接受，或者出现了局部疼痛、压痛、活动范围受限和神经压迫症状，可以通过手术切除。对于<5cm 的浅表肿块，可以在没有 MRI 检查的情况下进行切除；对于>5cm 或位置比较深的肿块，在确定治疗前需要进行

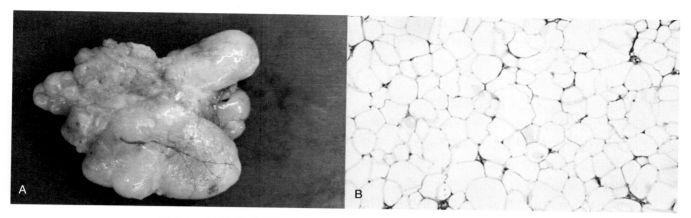

图 1-1　(A)脂肪瘤标本;(B)H&E 染色显示成熟脂肪细胞,细胞核偏心。

MRI 诊断。如果选择外科手术治疗,就必须遵循肿瘤学手术原则。另外,对于发生在四肢的肿块,要沿可伸缩路径行纵向切口。边缘切除术后脂肪瘤局部复发率为 5%,但可能更常见于浸润性肌内脂肪瘤。

2. 血管瘤

血管瘤是一种在皮肤或内脏器官中异常的血管积聚。国际血管异常研究学会(ISSVa)将其分为一种血管异常的肿瘤亚型。血管瘤比较常见,可发生于身体的多个部位,其中面部和颈部是好发部位。包括毛细血管瘤、海绵状血管瘤、静脉血管瘤等类型。血管瘤无被膜,界限不清。在皮肤或黏膜处可呈突起的鲜红肿块,或呈暗红或紫红色斑块;内脏血管瘤多呈结节状;好发于肢体软组织的弥漫性海绵状血管瘤可引起肢体肥大。血管瘤较常见于儿童,可分为婴儿型和先天型,后者在出生时就存在,大约占 1/3。

婴儿血管瘤(IH)在成熟新生儿中的发病率约为4.5%,是婴儿期最常见的良性肿瘤,发生于出生后的头几周,表现出生长和自然退化相交替的特性。女性和白种人有好发倾向。据统计,女性发病率为男性发病率的 2.3~2.9 倍。其发病率随着低出生体重和胎龄的降低而增加,小于 1000g 体重的早产儿高达 23%。此外,IH 家族史、妊娠早期出血、先兆子痫等宫内并发症、高龄产妇和胎盘异常也是重要的危险因素。根据生长深度,IH 可分为浅层、深层或混合性(覆盖浅层和深层组织),或可能表现为网状不发育或最小的生长状态。根据其解剖分布情况,IH 也可分为局灶性、多灶性或节段性的。局灶性或局限性的血管瘤是离散的、孤立的、边界清楚的病变;多灶性血管瘤是发生在多个部位的离散性病变;节段性血管瘤是一种较大的斑块状病变,可能遵循皮节区的分布,常发生溃疡性并发症,并表现出长时间的增生和退化,也与需

要额外治疗的综合征有关。

IH 是血管生成和血管生成失调的结果,但是具体触发因素仍存在争议,发病机制仍不甚清楚。例如,有学者发现 IH 表达 GLUT-1(葡萄糖转运蛋白-1),一种在胎盘血管上发现的受体,但在正常皮肤或皮下组织中未发现,而且发现其他血管畸形、化脓性肉芽肿和正常肉芽组织均未表达 GLUT-1。因此,GLUT-1 在 IH 组织中的强大而独特的表达,提示可能与导致 IH 有关。它们可能是由于在胎儿发育过程中胎盘祖细胞的异常植入引起的。但目前尚没有一个假设足以描述 IH 的所有特征,最有可能的情况是作为触发信号的缺氧应激,通过 HIFα 途径诱导血管生成因子(如VEGF)的过度表达。此外,它们的发生、非随机分布和潜在生长的差异性可能是遗传倾向、VEGFR(血管内皮生长因子受体)的失调及各种环境、局部因素(如异常的潜在血管生成和外部创伤)或复杂因素组合所导致。

IH 的前体病变(表现为血管收缩的苍白区域或毛细血管扩张的红色斑点)可能在出生时出现,也可能在早期新生儿中出现。在潜伏期 1~3 周后,血管瘤通常开始增殖。婴儿浅表性血管瘤位于真皮上层,通常表现为红色丘疹、结节或斑块。而婴儿深部血管瘤延伸至脂肪组织,可表现为带点的蓝色肿块,边界模糊,最晚可在出生后 2~3 个月出现。在一部分患者中,IH 仅表现出极小或呈停滞性的生长状态,这部分多位于下肢部位,可与葡萄酒色痣混淆。

足月儿和早产儿的 IH 自然过程相似,生长不是线性的,是具有一定的特征性。通常在出生后的前 3 个月,特别是 5~8 周生长迅速,大约 80% 的绝对性生长在 3 个月大时完成。节段性 IH 和深部的婴儿血管瘤可持续生长到第 9~12 个月,有些罕见的情况下可长达 24 个月。通常会观察到一段相对稳定的时期,随后会

在几个月或几年内自发消退。IH 的生长阶段和消退阶段可以重叠，其浅部成分可在深部成分继续生长的情况下，出现褪色直至变苍白。90%的病例在 4 岁时完全消退，但对于较深的病变，消退可能较慢，并持续到7岁或8岁。另外，退化的速度因血管瘤的不同而不同，即使是生长在同一例患者身上的多个血管瘤，彼此之间的退化速度亦不相同。如果不进行任何治疗，70%的病例会出现残余危害，如毛细血管扩张、因过多的纤维脂肪组织和弹性组织破坏而导致皮肤松弛。复杂的 IH 容易发生并发症，其类型和程度取决于血管瘤的位置、大小及婴儿的年龄。常见的并发症包括血管梗阻与功能损害（如弱视、散光、斜视、眼球突出、眼睑闭合不良和视神经损伤等）、溃疡（血管瘤边缘的早期白色变淡是即将发生溃疡的征兆）、畸形（如位于面部、胸部的大血管瘤等）、多灶性 IH（可有肝脏等内脏累及，可能引发甲状腺功能减退、心力衰竭等）、节段性 IH［如较大（>5cm）的面部 IH 可与 PHACE 有关，即后颅窝畸形，血管瘤，动脉、心脏和眼睛的异常］。

先天性血管瘤（CHS）是指在出生时就有其最大的体积，并且缺乏生长阶段。CHS 在临床和生物学上已被认为与经典的婴儿血管瘤（IH）不同。根据临床表现分为快速退化型 CHS（RICHS）、非退化型CHS（NICHS）或部分退化型 CHS（PICHS）。CHS 通常是孤立的，可能表现为一个很小的病变（例如几毫米），但也可能会有很大的病变，其发病没有性别差异，但偏好于头部和四肢关节周围。然而，IH 表现出女性的偏好，并且可发生在身体的任何部位。尽管 RICHS 和 NICHS 在疾病进程上有明显的不同，RICHS 会在几个月内会退化，而 NICHS 不会，但这两类CHS 都有一个重要的免疫组化表型，它们均不表达GLUT-1（IH 的标志物）。需要警惕的是，RICHS 作为一种罕见的高血流量血管瘤，其在退化时可能发展为一过性的轻至中度的血小板减少症和消耗性凝血障碍。

全面的临床病史和体格检查有助于准确诊断血管瘤。询问病史的关键包括病变的发生时间、病变的特征、生长及进展的情况，有无溃疡和出血，以及有无视力障碍和其他机体功能的影响。浅表皮肤病变通过询问病史和检查很容易诊断，而深部血管瘤的诊断可能会有一定的困难。但可以通过超声、MRI 检查和免疫组织化学协助诊断。

超声检查经济、方便、快捷，是首选的检查方式，一般可准确诊断体表及脏器部位的血管瘤。筛查可使部分肝血管瘤的患儿在出现危及生命的进展之前，进行更密切的监测与早期治疗，预防并发症及降低死亡率。当检查出有肝血管瘤时，还应考虑进行甲状腺功能检查。如果超声检查后，诊断的不确定性仍然存在，或者不能充分了解病变的范围，则应首选 MRI，而不是 CT，以避免电离辐射。MRI 在显示深部病变的局部组织受累程度方面具有一定优势。IH 在 T2WI 表现为高信号，在 T1WI 表现为等信号，对比增强明显。RICHS 和 NICHS 在超声和 MRI 上的影像学特征可能比 IH 更具变异性和异质性。

由于血管瘤具有自然退化的趋势，大多数不显眼的 IH 可单独通过观察来处理。CHS 预后良好，大多也无须特殊处理。它们通常会自行消失，皮肤的外观也会恢复正常。只有复杂的病例才需要治疗。治疗适应证包括危及生命的 IH（如阻塞性声门下肿瘤、压迫神经结构、出血性胃肠道肿瘤、导致心功能不全或肝功能不全的大血管瘤）、引起功能损害的 IH（如眼周血管瘤引起弱视、鼻或外耳道阻塞性肿瘤、溃疡性婴儿血管瘤）和可能引起缺陷的婴儿 IH（如面部大肿瘤，特别是累及鼻子、嘴唇和耳前区的大肿瘤，以及发生于女孩乳腺周围的大肿瘤）。治疗的目的取决于 IH 的分期。在增殖期，治疗的目的是诱导生长停滞和缓解；在不完全消退后，过多的纤维脂肪组织和瘢痕需要美容修复。治疗方案主要包括药物治疗（普萘洛尔/心得安、类固醇）、手术切除、激光治疗或直接皮内注射类固醇。其中普萘洛尔被推荐作为治疗复杂 IH 的一线药物，有很好的耐受性和治疗效果。对于较大或耐药的病变往往需要联合治疗。治疗后 IH 病变的随访视是否有并发症而定。通常 IH 患者由皮肤科、儿外科、儿内科、整形外科和（或）其他亚专科医生密切跟踪，直到病变得到解决或其并发症得到稳定控制。

3. 淋巴管瘤

淋巴管瘤，现多称淋巴管畸形（LMS），是一种复杂的先天性淋巴管病变。LMS 包括多种影响淋巴管的发育和（或）功能缺陷，有散在的和家族性的原发性淋巴水肿、继发性淋巴水肿、乳糜胸和乳糜性腹腔积液、淋巴畸形和有淋巴成分的过度生长综合征。淋巴管的异常发育可导致机体出现微囊性（体积<2cm³）、大囊性（体积>2cm³）或混合性病变。这是一种局限性病变，由充满淋巴的扩张淋巴管组成，淋巴管可呈囊性扩张并互相融合，称为囊状水瘤，但与正常淋巴系统分离。它们通常出现在儿童早期，最常见于头颈部（占48%），其次是躯干和四肢（占 42%），最后是胸腔或腹腔（占10%）。

LMS 是第二常见的先天性头颈部血管病变，发病率为 1/(2000~4000)活产儿,对男女有着同样的影响。它们通常是散发性的,单灶性的,其病因不明。家族性病例的缺乏和病变的单一性表明,病因可能是体细胞突变,仅限于病变细胞,如果发生在生殖系统,则损害会很大(即致命)。另外,LMS 可能是某种综合征的一部分表现,如 Turner 综合征或过度生长综合征。不过很明显的是,LMS 是由于淋巴管之间不适当的连通,破坏了机体正常的淋巴引流模式,进而引起液体的逐渐积聚,发生进行性囊性扩张,最终导致软组织肿块,并引发肿块效应。LMS 可表现为生长缓慢的局灶性或弥漫性病变。尽管引流方式和囊肿间间隙的联系尚未被详细研究,但 LMS 病变通常被认为是异位结构,并且血流受限。再者,局部感染或外伤可导致随后的 LMS 病变显著急性的扩大,提示正常淋巴管和 LMS 之间存在间接的交通支。

国际血管异常研究学会血管异常分类方案将 LMS 分为微囊型、大囊型或两种囊型的混合物。这种分类是根据硬化治疗的成功率发展而来的。大囊型的 LMS,是由体积>2cm^3 的小室组成,在正常或稍微变色的皮肤下表现为柔软、充满液体的肿胀。这些病变的治疗难度较小,对手术切除和硬化治疗都有很好的效果。由体积<2cm^3 的小室组成的微囊性病变,通常由融合和渗透正常软组织的微淋巴管组成。微囊型的 LMS 可累及浅层组织,以及包括肌肉和骨骼在内的深层组织。其与邻近组织的界限不清,限制了手术和硬化治疗的结果,使得治疗复杂化,往往需要多模式、多阶段的治疗。

LMS 与血管瘤不同的是,其在患者的一生中都会持续存在,并随着患者身体的生长而成比例增长,而且不会像血管瘤那样发生退化。它们的临床表现主要取决于病变周围纤维反应的深度和程度。黏膜或皮肤受累时可出现各种各样的外观,从疱疹样到大的或多室充满液体的囊泡,并且可能与更大和更深的淋巴池相连通。位置较深的 LMS 可能表现为皮下或黏膜下肿块,导致身体某些部位或器官的弥漫性受累。例如,舌头 LMS 可能导致舌头的弥漫性增大和突出(巨舌症)。颈部 LMS 通常表现为弥漫性可压缩性肿胀,可能很柔软并很快扩大(取决于最近是否有炎症),通常与上呼吸道感染或继发于细菌感染(蜂窝织炎)或皮损内出血有关,适当的成像技术可帮助诊断。

组织学上,囊性 LMS 由充满嗜酸性和富含蛋白质液体的淋巴管间隙组成;淋巴管壁上有一层扁平的内皮细胞,管壁厚度不等,平滑肌形态异常,在包含的结缔组织中常见淋巴细胞的聚集。囊内出血是常见的,表明近期有外伤或自发性损伤的内出血。

影像学检查可协助 LMS 的诊断。超声(US)和多普勒超声(Doppler US)常被用作初步诊断的筛选工具,以确定血流特征。LMS 表现为分成小腔样的结构或分割的无回声/低回声区域,无血流。彩色血流显像显示囊肿间隔内可见红细胞外渗的碎片或出血。然而,超声具有较差的空间分辨率,不能有效地进行详细的微血管成像。而 MRI 可确定 LMS 的全部范围,显示了其与邻近结构的关系。一般来说,LMS 在 T1WI 上呈低-等信号,而 T2WI 呈低信号,增强后有明显强化。然而,MRI 也有局限性,如不适合微血管成像和实时成像。目前对于微囊型的 LMS 的诊断仍是巨大挑战,有的学者对其生物标志物的筛选与鉴定进行了深入研究,尚未发现 LMS 特有的分子生物标志物。还有的学者在尝试整合光声成像(PA)和光热技术(PT)来构建单一技术平台用于 LMS 分子靶向诊断和治疗。

在治疗上,具体治疗方案取决于临床表现、病变大小、解剖位置和并发症。完全切除病灶通常是不可能的。虽然小病灶通常可以切除,且效果很好,但涉及颈部、舌头和纵隔深层结构的大病灶,则有可能导致多种并发症,包括形成瘘管、感染、血管结构的损伤、神经损伤和面容畸形等。

LMS 的临床观察、药物治疗、手术切除和硬化治疗之间的选择是复杂的。目前文献中还没有足够的证据来创建治疗算法,并帮助确定初始治疗的最佳选择。事实上,最近公布的数据表明,头颈部使用硬化治疗和手术切除产生了非常相似的结果。许多与淋巴管畸形相关的症状可通过药物治疗、手术切除或硬化治疗来解决。在没有证据指导选择主要治疗方法的情况下,选择的治疗方案往往是基于治疗团队的经验和患者的喜好。无论具体的治疗方案如何,重要的是要与患者及家属讨论来确定治疗目标,并做好随访监测。

4. 平滑肌瘤

平滑肌瘤通常被称为肌瘤或纤维瘤,可起源于任何含有平滑肌细胞的器官,其中多见于 30~50 岁的女性子宫,也可见于胃肠、皮肤等部位,是最常见的良性肿瘤。平滑肌瘤是由平滑肌细胞的良性单克隆增生导致的,并含有细胞外胶原蛋白和弹性蛋白。每一个平滑肌瘤都被包裹在一个非浸润性的假结缔组织囊中。它可单发或多发,大多是多发性的,其大小不等。根据其在子宫各层中的位置,平滑肌瘤可分为浆膜下型(位于子宫浆膜下)、壁内型(肌层内)或黏膜下型(位于子宫内膜下)。平滑肌瘤也可能生长在阔韧带或者寄生在其他器官(如大网膜)生长。寄生多是在平滑肌瘤自身血液供应不足而寻求附着器官来获得二次血液供应时出现。子宫肌瘤的发病机制目前还不清楚。一些研究表明,肌瘤起源于子宫肌层内的单个肿瘤细胞。可能的影响因素包括遗传倾向、类固醇、血管异常和生长因子。而生长因子又包括血小板衍生生长因子(PDGF)、肝素结合上皮生长因子(HBEGF)、肝癌衍生生长因子和碱性成纤维细胞生长因子。

结合病史和体征,以及超声、MRI和CT等辅助检查,大多数子宫肌瘤可得到明确诊断。诊断困难者需要依靠病理检查和免疫组化。从病理上来看,瘤组织由梭形或纺锤状细胞构成,形态比较一致,核呈长杆状,两端钝圆,形态类似平滑肌瘤细胞,排列成束状、编织状。核分裂象罕见。免疫组化显示结蛋白呈阳性。

大多数子宫肌瘤是无症状的,不需要干预或进一步的检查。但是有20%~25%会出现严重症状,包括月经异常(如严重的不规则的长时间子宫出血)、缺铁性贫血、背痛、盆腔疼痛、尿频、尿失禁、不孕等,这些情况需要进行特殊处理。子宫肌瘤对雌激素治疗敏感,但是在许多情况下停药后肿瘤会复发。子宫切除术对子宫肌瘤治疗效果良好。然而,对于希望保留子宫和(或)生育能力的女性来说,这不是首选的治疗方案,其所选择的治疗方案应着力于缓解症状和改善生活质量。

总体而言,治疗要根据肿瘤的部位、大小、症状、年龄、生育需求等多因素而确定,可以通过动态观察、药物或手术进行治疗。

5. 良性软骨肿瘤

良性软骨肿瘤是最常见的良性原发性骨肿瘤,包括骨软骨瘤、内生性软骨瘤、骨膜软骨瘤、成软骨细胞瘤和软骨黏液样纤维瘤。

骨软骨瘤是最常见的骨肿瘤,占所有良性骨肿瘤的20%~50%,占所有骨肿瘤的10%~15%。因为病变是由生长板上移位的软骨细胞形成,所以任何通过软骨化形成的骨骼都可能形成骨软骨瘤。骨软骨瘤多发于下肢(长骨46.7%,短骨19.1%),下肢与上肢发病比例约为2:1,而很少发生于脊柱。股骨是最常见的长骨,可占30%,而且远端病变比近端病变更为常见;胫骨和肱骨是第二常见的长骨,各占10%~20%,其中胫骨近端受累较远端多见。因此,膝盖周围的骨软骨瘤是很常见的。骨软骨瘤由皮质骨和髓质骨组成,上面覆盖着透明的软骨帽,与未剥离的母骨皮质和髓质保持着连续性。目前病因仍然不是很清楚,可能与基因改变、辐射和创伤等因素有关。据报道,辐射后发病率为6%~24%,是最常见的良性的辐射诱发性肿瘤,而

放射治疗(简称"放疗")后其发病潜伏期为3~17年。

骨软骨瘤可为单发或多发,前者可占85%且通常无症状,后者与常染色体显性综合征、遗传性多发性骨软骨瘤病(HME)有关。与骨软骨瘤相关的并发症在HME中更为常见,包括骨畸形、骨折、伴有或不伴有黏液囊炎的黏液囊形成、血管损害、神经后遗症和恶性转化。恶性转化可见于1%的孤立性骨软骨瘤和3%~5%的HME患者。骨软骨瘤通常发生于10~15岁的儿童或青少年,并在整个儿童期增长,范围为1~10cm。在青春期和骨骼成熟后,通常不再生长。如果骨骼成熟后,持续的病变生长,以及有厚度大于1.5cm的透明软骨帽,则提示着恶性转化。

单发性骨软骨瘤是最常见的无症状病变,可由X线片偶然发现。症状性病变可能继发于骨折、恶性转化、邻近神经血管结构受压、滑囊炎、滑液囊形成或可触及的肿块。HME患者一般病情较重,在年轻时会出现四肢弯曲且短、身材矮小、腿长不一致、髋外翻或膝外翻等多种骨性畸形的情况。对于症状性病变,需要进行详细的CT或MRI检查,进一步评估病变的情况及并发症。

总体而言,骨软骨瘤是一种分叶状无柄或有蒂的病灶,起源于骨表面,呈菜花状;软骨帽外观呈带亮色的蓝色-灰色;薄的纤维包膜或软骨膜与骨膜相连。由于儿童正处于生长过程中,其软骨帽的厚度为1~3cm是正常的。在完全成熟的骨骼中,软骨帽或者缺失,或者只有几毫米厚。成人软骨帽厚度超过2cm应怀疑为恶性肿瘤。在软骨帽内可能存在不同程度的恶化。标本横断面可见肿瘤的软骨膜、皮质和髓质都与下面的骨骼相连。镜下可见:①覆盖肿瘤的软骨帽与生长板具有相似的组织学特征;②在软骨帽和下面的骨交界处,可见软骨内成骨的证据;③在软骨内成骨过程中形成的髓部,通常是由黄骨髓而不是造血红骨髓组成。

骨软骨瘤的治疗需要进行个体化评估。对于单发性的、没有可疑影像学特征的、小而无症状的骨软骨瘤随访即可,出现症状时需要进一步检查。而对于大的、有症状的病变或具有可疑影像学特征的(如骨骼成熟患者的再生长、不规则或模糊的边缘、放射透明的局灶区、骨侵袭或破坏),则需要手术切除。在HME患者中,由于其恶性转化风险的增加和会出现更严重的骨畸形,治疗方法以手术更为常见,因其可纠正或改善相关的骨畸形。

(二)恶性间叶组织肿瘤

恶性间叶组织肿瘤统称为肉瘤,较罕见,发病率为

(2~4)/10 万人,大约占成人恶性肿瘤的 1%,占儿童恶性肿瘤的15%。肉瘤是一个广泛的肿瘤家族,包括与肌肉、间质组织、脂肪组织、血管和淋巴管、神经和神经鞘、软骨、骨和其他纤维组织有关的肿瘤类型。目前发病机制及病因仍不明确,可能与基因组改变(突变、异位或扩增)、遗传综合征、表观遗传学改变(DNA 甲基化、组蛋白修饰、微小 RNA 和其他非编码 RNA)、染色质重塑复合体异常、病毒感染、不良环境暴露、辐射、外伤等因素有关。由于肉瘤亚型众多、发病人群和部位多样,其临床表现也具有多样化,疼痛和肿胀是常见的症状。目前诊断主要依靠病史、体征、影像学检查和病理检查的结合,分子诊断技术也具有一定的应用价值。目前推荐以手术、放疗、化学治疗(简称"化疗")等相结合的综合治疗。完整的手术切除是重中之重,且要保证有安全的外科切缘。靶向治疗和免疫治疗对于部分晚期复发且难治性肉瘤亚型显示出一定的治疗效果。尽管基因治疗、表观遗传学治疗等新颖治疗方法大多在试验阶段,但有很好的应用前景。

1. 流行病学

恶性间叶组织肿瘤统称肉瘤,是由两种及以上不同的和有明确分化倾向的间叶组织细胞组成,但要排除未分化肉瘤、纤维肉瘤样的、血管上皮样的、不能分类的黏液肉瘤、梭形恶性纤维组织细胞瘤样的及不肯定分化倾向的肿瘤。肉瘤是一组高度异质性肿瘤,其特点为具有局部侵袭性、浸润性或破坏性生长、可发生局部复发和远处转移。肉瘤可发生在四肢、腹膜后、骨、胃肠道、胸膜、肺等部位,但大多数发生于深部软组织。

这些肿瘤的病理学是极其多样的,有超过 70 种亚型被描述。其中常见的类型有脂肪肉瘤、横纹肌肉瘤、平滑肌肉瘤、血管肉瘤、纤维肉瘤、骨肉瘤、软骨肉瘤等。

软组织肉瘤(STS)是指来源于非上皮性骨外组织的一组恶性肿瘤,但不包括网状内皮系统、神经胶质细胞和各个实质器官的支持组织。主要包括肌肉、脂肪、纤维组织、血管及外周神经等组织类型的肉瘤。STS 大约占到人类所有恶性肿瘤的 0.8%。不同国家和地区所报道的 STS 发病率不尽相同,美国年发病率约3.4/10 万,欧洲年发病率为(4~5)/10 万,我国年发病率约为 2.38/10 万。根据 SEER 数据库统计,STS 不同人种可能存在发病率的差异。尽管美国男女发病人数比例约为 1.4:1,但我国男女发病人数比例接近 1:1。随着年龄的增长,发病率明显增高,根据年龄校准后的发病率,80 岁时发病率约为 30 岁时的 8 倍。STS 最常

见的发生部位是肢体,约占 53%,其次为腹膜后(19%)、躯干(12%)和头颈部(11%)。

经典型骨肉瘤是最常见的骨原发恶性肿瘤,年发病率为(2~3)/100 万,占人类恶性肿瘤的 0.2%,占原发骨肿瘤的 11.7%。经典型骨肉瘤好发于青少年,大约 75% 的患者发病年龄在 15~25 岁,中位发病年龄为 20 岁,小于 6 岁或者大于 60 岁发病相对罕见。本病男性多于女性,比例约为 1.4:1,这种差异在 20 岁前尤其明显。80%~90% 的经典型骨肉瘤发生在长管状骨,最常见的发病部位是股骨远端和胫骨近端,其次是肱骨近端,这 3 个部位大约占到所有肢体骨肉瘤的 85%。

2. 发病机制

目前肉瘤的发病机制及病因仍不明确。肉瘤可起源于身体几乎每个组织中的原始间充质干细胞,这些干细胞能分化为不同的间充质细胞系(具有异常分化和生长潜能)。它们可沿着许多组织谱系进行分化(如脂肪、肌肉、纤维、软骨或骨)。不同发育阶段的干细胞可获得多种致癌基因,进而影响肿瘤多形性的程度,并在一定程度上影响肿瘤的分化。间充质细胞(来源于中胚层)和神经嵴细胞(来源于外胚层)对人体的正常结构和功能发挥起至关重要的作用,它们产生可将生物体结合在一起的结缔组织,同时支持和营养神经组织等。当这些细胞的生长、分化或存活出现异常时,就会发生肿瘤。

肉瘤是一种异质性很强的恶性间叶组织肿瘤,与上皮组织起源的癌有很大的区别(表 1-1)。随着单核苷酸多态性(SNP)阵列分析、全外显子和靶向外显子序列分析、全基因组测序、转录组测序等分子生物学技术的发展,目前已在多种肉瘤中发现多种基因组变化,有特定的基因突变、异位或扩增,或复杂的、不规则基因组变化等。例如,胃肠道间质瘤有CKIT突变;横纹肌肉瘤中有 NRAS、KRAS、HRAS、FGFR4、PIK3CA、CTNNB1、FBXW7 和 BCOR 的突变;上皮样肉瘤有 SMARCB1 基因突变(SMARCB1 丢失);硬纤维瘤有 CTNNB1 突变(核 β-联蛋白表达)。黏液样/圆形细胞脂肪肉瘤有 FUS-CHOP 易位;滑膜肉瘤有 SYT-SSX 易位;隆突性皮肤纤维肉瘤有 COL1A1-PDGFB 易位(导致 PDGβ 过度表达);腺泡状横纹肌肉瘤有 PAX3/7 易位;孤立性纤维瘤有 NAB2-STAT6 易位(核STAT6表达)。分化好的和去分化脂肪肉瘤有 12q13~15 扩增(CDK4/MDM2 过度表达)及一些其他扩增(CPM、UAP1、MIR557、LAMA4、CPM、IGF2 和 IGF1R 等)。平滑肌肉瘤有复杂的基因拷贝数改变。

在肉瘤的发病机制中,除了基因组的改变外,表

表 1-1　癌与肉瘤的区别

	癌	肉瘤
组织来源	上皮组织	间叶组织
发病率	较高,约为肉瘤的 9 倍;多见于 40 岁以后成人	较低,有些类型主要发生在年轻人或儿童;有些类型主要见于中老年人
大体特点	质较硬、色灰白	质软、呈灰红色、鱼肉状
镜下特点	多形成癌巢,实质与间质分界清楚,纤维组织常有增生	肉瘤细胞多弥漫分布,实质与间质分界不清,间质内血管丰富,纤维组织少
网状纤维	见于癌巢周围,癌细胞间多无网状纤维	肉瘤细胞间多有网状纤维
转移	多经淋巴结转移	多经血行转移

观遗传学改变(DNA 甲基化、组蛋白修饰、微小 RNA 和其他非编码 RNA)、染色质重塑复合体异常(有 SWI/SNF、ISWI、CHD 和 INO80)、病毒感染(如 HSV8、EBV)、不良环境的暴露、辐射、外伤等也在发挥着致病作用。另外,由许多不同基因的种系突变引起的遗传性癌症综合征也与软组织肉瘤发生的遗传易感性有关,如 Li-Fraumeni 综合征(p53 突变与恶性纤维组织细胞瘤和黏液纤维肉瘤相关)、Gardner 综合征(APC 突变与息肉病和硬纤维瘤相关)和神经纤维瘤病(NF1 突变与恶性周围神经鞘瘤相关)。

3. 分类

肉瘤具有明显的临床和病理特征,可分为两大类:原发性恶性骨肿瘤和软组织肉瘤(STS)。根据分子学特征,肉瘤分为两类:一类是基因复杂、突变负荷高、核型复杂的;另一类是基因简单,在相对静止的基因组背景下有单一的亚型特异性易位、突变或扩增的。在 WHO(2013)骨与软组织肿瘤的分类中,又将它们进一步细分,即作为"国际疾病分类"的一部分进行了分类。新分类受到当下最新分子生物学和遗传学技术发展的影响。该分类为所有国际肉瘤中心(专科)提供了通用的命名法,方便国际间的交流与协作。

在原发性恶性骨肿瘤中,最常见的 3 种是骨肉瘤、软骨肉瘤和尤文肉瘤,分别占 35%、30% 和 16%。其中骨肉瘤好发于生长活跃的股骨远端、胫骨近端的干骺端,以瘤细胞可产生骨样基质或不成熟骨为特征。骨肉瘤转移好发于肺部,淋巴结转移少见。而软组织肉瘤则病理类型复杂,依据组织来源共分 11 大类,再根据不同形态和生物学行为,可以有 50 种以上亚型,其中最常见的是未分化多型性肉瘤(UPS)、脂肪肉瘤及平滑肌肉瘤等。软组织肉瘤最常转移到肺;腹腔部位软组织肉瘤更常转移到肝和腹膜。横纹肌肉瘤(RMS)是儿童和青少年最常见的软组织肉瘤,成人中较少见,

占所有软组织肉瘤的 2%~5%。

4. 临床表现

疼痛和肿胀是原发性恶性骨肿瘤最常见的症状。如经典型骨肉瘤的病史常为 1~3 个月,早期症状为局部疼痛,可发生在肿块出现以前,起初为间断性疼痛,逐渐转为持续性剧烈疼痛,尤以夜间为甚;骨端近关节处肿大,硬度不一,有压痛,活动受限,局部温度高,静脉曲张,有时可触及搏动,可有病理性骨折,晚期可伴有全身恶病质的表现。早期骨肉瘤疼痛的表现可能会与生长痛相混淆,而导致确诊较晚。软组织肉瘤主要表现为逐渐生长的无痛性包块,隐匿性强,病程可从数月至数年。对于体积增加、大于 5 cm、位于深部、伴发疼痛的软组织肿块要警惕恶性的可能。而且这些临床特征表现得越多,提示其为恶性肿瘤的风险就越大。当肿瘤逐渐增大压迫神经或血管时,出现疼痛等症状麻木等症状甚至肢体水肿,但症状并不具有特异性。有些病例出现肿块并在短期内迅速增大、皮肤温度升高、伴有区域淋巴结肿大等,需要警惕肿瘤级别升高的可能。临床表现与恶性程度相关,恶性程度高的可表现为病程很短,较早出现血行转移及治疗后易复发等特点。

5. 影像学检查

(1)X 线检查。X 线检查应包括病灶部位的正侧位 X 线片。在初步诊断原发性恶性骨肿瘤方面具有一定的价值。例如,经典型骨肉瘤可见 Godman 三角或呈"日光射线"形态。软骨肉瘤在 X 线片表现为密度减低的溶骨性破坏,边界不清,病灶内有散在的钙化斑点或絮状骨化影,典型者可有云雾状改变。但 X 线片对软组织肉瘤的定性和定位诊断敏感性和特异性都不高,只有在肿瘤内有较多的钙化、骨化或以成熟的脂肪组织为主的病变中,X 线检查具有特征性的表现,才显示出一定的诊断价值。另外,X 线片可清楚

地显示肿瘤邻近骨骼的改变,可帮助显示软组织肿块与邻近骨与关节的关系。

(2)超声检查。超声检查可用于判断软组织肿物是囊性或实性,提供肿物的血流情况及区域淋巴结有无肿大等。在对淋巴结转移进行检查时,超声也起着重要的作用,如可用于血管肉瘤、横纹肌肉瘤、滑膜肉瘤、上皮样肉瘤、腺泡状肉瘤以及透明细胞肉瘤等的区域淋巴结检查。另外,也可以用于骨肿瘤区域淋巴结检查。

(3)CT 检查。CT 检查具有理想的定位效果和较好的定性诊断能力,增强 CT 扫描包括病灶部位骨窗、软组织窗和软组织增强窗,可明确显示肿块的大小、边界、内部矿化程度、血运情况,以及病灶与周边各相邻组织的关系。增强 CT 可以较好地显示皮质破坏的界限及三维的解剖情况。对于细小钙化、骨化及骨质破坏的显示优于 MRI,但软组织分辨率不如 MRI。对于早期发现肉瘤有肺转移和胸腔积液,胸部 CT 检查可作为首选。

(4)MRI 检查。MRI 检查具有较 CT 更好的软组织分辨率,又具备多平面扫描、多序列检查的特点,可以从不同的角度和方向准确显示病变的部位、内部结构及其与周围组织的关系。增强 MRI 扫描或 MRI 血管造影检查还可明确病变血供及其与邻近血管神经干的关系。MRI 是目前四肢和躯干、脊柱等部位骨与软组织肿瘤诊断与鉴别诊断、分期、手术治疗方案制订、术后随访的首选影像检查方法。

(5)其他检查。全身骨显像(ECT)和 PET-CT(FDG)作为功能成像检查,可反映肿瘤部位的代谢活跃程度,对于判断化疗效果也具有指导意义,如骨显像可显示肿瘤部位浓聚程度的变化,PET-CT 可显示肿瘤部位的 SUV_{max} 值变化。骨显像和 PET-CT 均为化疗后评估提供基线值。

6. 实验室检查

实验室检查主要包括一些血常规、肝肾功能、电解质、尿常规等基本检查项目,可帮助评估患者治疗前身体的基本情况,以及动态监测化疗后引起的骨髓抑制、肝肾损害、电解质紊乱等。

目前尚无特别可靠的实验室检查可作为肉瘤的诊断依据。血清碱性磷酸酶(ALP)和乳酸脱氢酶(LDH)的水平对骨肉瘤具有一定的特殊意义。ALP、LDH 与骨肉瘤的诊断与预后相关。40%~80%的骨肉瘤患者 ALP 水平有升高,伴有转移或多中心骨肉瘤患者的ALP和 LDH 水平可有更为显著的升高。需要注意的是,

ALP 和 LDH 的升高可能缺乏特异性,不仅见于骨肿瘤。ALP 包含不同类型的同工酶,其水平升高还可见于儿童期生理性增高和肝胆疾病等,有条件者可检查骨特异碱性磷酸酶(BALP),以提高骨肉瘤诊断的特异性;LDH 分为不同亚型,其水平升高还可见于肝炎、溶血性贫血、肾脏疾病等。化疗前ALP 大幅度增高可能提示为多中心骨肉瘤。

对于骨肉瘤患者进行 ALP 和 LDH 水平实行动态监测很有意义。实验室检查应在患者接受新辅助化疗前进行,在化疗的过程中应监测 ALP 和 LDH 水平,化疗结束后和随访期间应定期复查,ALP和 LDH 水平显著升高,往往提示患者预后不良或肿瘤复发。新辅助化疗后降低,可能提示化疗有效果。化疗中或化疗后出现水平大幅度增高,可能提示肿瘤有复发或远处转移。

7. 组织学活检

在对肉瘤治疗前,一定要对可疑病灶进行组织学活检,即使临床和影像学都提示有非常典型的肉瘤,也需要活检确诊。一般来说,没有遵循适当的活检程序可能会引起不良的治疗效果,选择正确活检位置,对于以后的保肢手术非常重要,穿刺点必须位于最终手术的切线口部位,以便于最终手术时能够切除穿刺道。因此,建议在拟行外科治疗的医院,要由最终手术医生或其助手进行活检操作。

活检分为穿刺活检、切开活检和切除活检。其中切开活检最为准确,因为它可提供较多的标本来进行免疫组织化学或细胞遗传学检查。但是切开活检需要在手术室进行全身麻醉或区域麻醉,而且存在肿瘤污染范围大等风险,对再次手术的要求比带芯穿刺活检高等缺点,另外费用也相对较高。而穿刺活检可在局部麻醉下进行,需要或不需要镇静。穿刺活检常使用带芯穿刺活检,最常用的是 Trucut 活检针。如果第一次活检因为标本量少并没有获取明确诊断,可考虑在影像学(超声或 CT)辅助下进行再次带芯穿刺活检,以获取明确诊断。首次活检时也可借助影像学工具,以提高穿刺成功率。当获得充分的标本时,穿刺活检可作为切开活检的另一种选择,诊断准确率为88%~96%。如病变较小、位于浅层,手术可完整切除病灶且切除后不会造成重大的功能障碍,如行穿刺活检反而会造成相对于原病灶更大的污染,或者病灶紧邻重要的血管或神经,可考虑做切除活检。需要注意的是,活检应尽量获得足够的肿瘤组织,以便病理科进行常规的病理检查(H&E 染色切片、免疫组织化学),还可对新鲜

标本进行分子检测。

8. 病理特征

肉瘤大体呈结节状或分叶状,体积常较大,质软,切面多呈灰红色或灰白色,质地细腻,湿润,呈鱼肉状,故称为肉瘤,易发生出血、坏死、囊性变等。镜下可见:肉瘤细胞大多呈弥漫分布,不形成细胞巢,与间质分界不清,肉瘤细胞间有网状纤维。肿瘤间质结缔组织少,但血管丰富,故肉瘤易发生血行转移。骨肉瘤镜下可见直接产生的骨样基质或成骨组织。

病理报告应包括原发诊断的具体细节(根据WHO对骨与软组织肿瘤分类,采用标准化命名法);肉瘤的器官和部位;肿瘤的深度、大小和组织学分级;是否存在坏死;切除缘和淋巴结的状态;TNM 分期;其他特征,如有丝分裂率、是否有血管浸润、炎症浸润的类型和程度等。

9. 诊断

肉瘤组织学和分子上的异质性使肉瘤的诊断特别困难,这也引发了围绕组织学诊断的充分性和辅助分子诊断的必要性的一系列争论。目前肉瘤的诊断主要依靠病史、体征、影像学检查(X 线、CT、MRI、骨显像、PET-CT 等)和病理检查(以 H&E 切片为基础,辅以免疫组织化学)。目前尚无特别可靠的实验室检查可作为肉瘤诊断依据。

诊断步骤要求标准化、规范化、系统化、个体化。例如,所有疑似骨肉瘤的患者标准诊断步骤应包括病史采集、体检、原发病灶的影像学检查(X 线、局部增强 CT 扫描、局部增强 MRI)、全身骨显像、胸部CT;然后进行活检(首选穿刺活检)获得组织学诊断,完成骨肉瘤分期诊断。条件允许可应用 PET-CT 对肿瘤进行分期,为化疗后的疗效评估提供基线值。所有疑似软组织肉瘤的患者标准诊断步骤与上面类似,只是还需要进一步完成分型诊断。

另外,近年来分子遗传学检测已成为一种特别有用的辅助技术,因为许多肉瘤亚型都与特征性的遗传异常有关,包括单碱基对替换、缺失、扩增和易位等。

分子检测应由熟练掌握该技术的病理学家进行,并与肉瘤专科医生密切合作。虽然分子遗传学检测很有前途,但它涉及高度复杂的技术,价格昂贵,同时方法不是绝对敏感的,或者它们不能提供特定的结果,目前应用仍有限。有的学者认为,不管分子检测是否有必要支持某些诊断,对患者肿瘤组织进行详细的基因分析对于靶向治疗都具有重要意义。这是未来精准医疗在诊断领域中的一大发展趋势,随着基础研究及临床应用的深入,将可能会发挥更大、更广泛的作用。

10. 分期

对新诊断的肉瘤患者进行肿瘤分期是非常有必要的,并具有十分重要的意义。不同分期的肉瘤患者的预后和治疗原则有很大差别,因此,准确而完整的分期是制订和实施有效治疗的重要基础。分期还可提示肿瘤的恶性程度、局部受累、区域和远处转移的情况,这些均与患者的肿瘤学预后密切相关。针对肉瘤,目前常用的分期标准有 Enneking 提出的骨及软组织肿瘤外科分期系统(SSS 分期)(表 1-2)和美国癌症联合委员会(AJCC)分期系统(表 1-3 和表 1-4),两种分期系统具有不同的特点。

11. 治疗

治疗方法分为手术治疗、新辅助化疗、术后化疗、术前放疗、术后放疗、靶向治疗、免疫治疗及综合治疗等。另外,还有一些基因治疗、表观遗传学治疗等特殊治疗,但尚未在临床中广泛应用。

(1)手术治疗。尽管对肉瘤的治疗仍以手术治疗为主,但此类手术目前仍无法普遍开展,对于没有肉瘤处理经验的外科医生,最好不要独立处理,以免因治疗不当引起严重后果,给后续治疗带来困难。即使首诊明确,首选治疗如不正确,治疗的结果也可能使患者的生命受到伤害,此情况临床并不少见。不正确的手术方法(包括活检不当和非计划手术)导致的创伤将会影响肿瘤的自然病程,主要表现在以下几个方面:自然屏障受破坏,肿瘤向外扩散生长;引起血肿,导致肿瘤细胞突破原有边界;直接引起肿瘤细胞或组

表 1-2　骨及软组织肿瘤外科分期系统(SSS 分期)

分期	分级	部位	转移
ⅠA	G1	T1	M0
ⅠB	G1	T2	M0
ⅡA	G2	T1	M0
ⅡB	G2	T2	M0
Ⅲ	G1~2	T1~2	M1

表 1-3　AJCC 骨肿瘤分期系统(第 8 版)(不包括淋巴瘤和骨髓瘤)

Ⅰ A 期	T1	N0	M0	G1,GX
Ⅰ B 期	T2/T3	N0	M0	G1,GX
Ⅱ A 期	T1	N0	M0	G2,G3
Ⅱ B 期	T2	N0	M0	G2,G3
Ⅲ 期	T3	N0	M0	G2,G3
ⅣA 期	任何 T	N0	M1a	任何 G
ⅣB 期	任何 T	N1	任何 M	任何 G
	任何 T	任何 N	M1b	任何 G

表 1-4　AJCC 四肢及躯干软组织肉瘤分期系统(第 8 版)

分期	T	N	M	G
Ⅰ A	T1	N0	M0	G1,GX
Ⅰ B	T2/T3/T4	N0	M0	G1,GX
Ⅱ	T1	N0	M0	G2,G3
Ⅲ A	T2	N0	M0	G2,G3
Ⅲ B	T3/T4	N0	M0	G2,G3
Ⅳ	任何 T	N1	M0	任何 G
Ⅳ	任何 T	任何 N	M1	任何 G

织播散。因此,首诊怀疑患者有肉瘤时,应将患者转至较大的肿瘤专科医院就诊,避免出现误诊、误治的情况。

正确的外科手术是治疗肉瘤最有效的方法,也是绝大多数肉瘤唯一的治愈措施。具体手术方式及策略因患者的年龄、身体情况、肉瘤的部位和大小、侵袭程度、有无复发、是否转移、影像学检查、具体分期和分级、能否手术切除及肉瘤专科医生的经验等而不同。但原则上是尽可能将原发病灶切除。具体来说,手术的目标不仅是完整切除肿瘤,还要求获取安全的外科边界,这有利于降低局部复发的概率。术后功能恢复与安全边界发生矛盾时,通常以牺牲部分功能为代价。切除软组织边界较近(<1cm)或骨、主要血管或神经上有显微镜下阳性边界者,应考虑术后放疗。在某些情况下,当边界状态不确定时,建议咨询专业放疗医生。外科医生和病理学家在评估切除标本时,都应该记录手术边界。如果手术边界在最终的病理上呈阳性,并且再次手术对功能没有显著影响,则应考虑再次切除以获得阴性切缘。另外,对于大的高级别肉瘤,许多肉瘤中心会在手术前经常使用放疗和(或)化疗(在对化疗敏感的情况下),目的是对其进行降期以提高手术切除率,因其直接手术切除风险可能非常大。

对于部分肉瘤患者,还需要综合评估截肢与保肢的风险获益,这在骨肉瘤中尤为明显。对高级别非转移性骨肉瘤患者,研究表明保肢手术和截肢手术在生存率和局部复发率方面没有显著差异,但保肢手术能获得更好的功能。对于新辅助化疗有良好组织学反应的高级别骨肉瘤患者,如果可获得广泛的手术外科边缘,保肢手术被认为是首选的手术治疗方式。当保肢治疗无法达到满意的外科边界时,应进行截肢手术治疗。经典型骨肉瘤截肢治疗的适应证包括化疗无效的 Ⅱ B 期肿瘤、重要血管神经束受累、缺乏保肢后骨或软组织重建条件、预计义肢功能优于保肢。经典型骨肉瘤保肢治疗的适应证包括 Ⅱ A 期肿瘤、化疗有效的 Ⅱ B 期肿瘤、重要血管神经束未受累、软组织覆盖完好、预计保留肢体功能优于义肢。远隔转移不是保肢的禁忌证,因此对于 Ⅲ 期肿瘤,也可进行保肢治疗,甚至可行姑息性保肢治疗。病理性骨折也不是保肢的禁忌证,对于 Ⅱ A 期经典型骨肉瘤病理性骨折,由于间室破坏,建议术前化疗后再行评估保肢治疗;对于 Ⅱ B 期骨肉瘤合并病理性骨折,部分研究显示病理性骨折的截肢率更高,复发率增加且病理性骨折的生存率较低,但在术前化疗有效的前提下,多项研究表明病理性骨折的保肢治疗复发率并不增加。但需要引起重视的是,化疗效果好仍然是保肢治疗的前提;化疗效果不好,进行保肢治疗的复发风险会增加。

软组织肉瘤保肢的适应证包括保肢手术可获得满意的外科边界、重要血管神经束未受累、软组织覆盖完好、预计保留肢体功能优于义肢、远隔转移不是保肢禁忌证。截肢的适应证包括重要神经血管束受累、缺乏保肢后骨或软组织重建条件、预计义肢功能优于保肢，区域或远隔转移不是截肢手术的禁忌证。

（2）放疗。放疗的方式分为单纯放疗、同步放化疗、序贯放化疗和立体定向放射治疗（SRT，主要包括γ刀、X刀、射波刀、TOMO刀及属于高LET射线的质子和重粒子照射）。放射类型主要分为术前放疗、术后辅助放疗和姑息性放疗。总的RT剂量是根据组织耐受性来确定的。较新的放疗技术，如近距离放疗、术中放疗（IORT）和调强放疗（IMRT）使得肉瘤患者的治疗效果得到改善。

每种肉瘤类型对放疗的敏感性不同，如骨肉瘤对放疗不敏感，单纯放疗效果差，可作为综合治疗的一种手段，并用于以下情况：①因内科疾病不能外科手术的骨肉瘤；②不能或难以手术切除部位（如骶骨、骨盆和脊柱等）的骨肉瘤；③切缘呈阳性的骨肉瘤。而尤文肉瘤对放疗极为敏感，可作为首选治疗方式之一。

术前放疗，也称作新辅助放疗，对于软组织肉瘤而言，主要用于 II/III 期不可切除，或预期难以达到理想外科切缘，或可能造成肢体功能损伤的患者。新辅助放疗有助于获得更高的R0切除率，从而提高局部控制率、延长总生存期，并更好地保留肢体功能。对于可切除的D1期软组织肉瘤患者，也可考虑进行术前放化疗。术前放疗的优点包括使肿瘤范围更清晰，放疗体积更小、血运好、乏氧细胞少、放疗剂量低。近年的研究数据体现了术前放疗与术后放疗在长期预后中的进一步优势，并且可降低关节僵硬、纤维化等远期并发症的发病率。需要注意的是，术前放疗会影响伤口愈合，手术必须在术前放疗后间隔3~6周才能进行，以使急性炎症反应消退，并降低发生伤口并发症的风险。

术后辅助放疗可杀灭手术后残留的肿瘤细胞，减少局部复发甚至远处转移的概率。其中对软组织肉瘤的主要适应证：①病理高级别肿瘤；②肿瘤最大直径>5cm；③手术切缘呈阳性或未达到安全外科边缘，肿瘤侵犯周围血管、神经；④肿瘤位置表浅、体积小、病理级别低、手术已达到安全外科边缘者，不推荐术后辅助放疗。由于手术部位纤维化的发展和残余的恶性细胞具有增殖风险，从切除到术后放疗的间隔时间不建议超过8周。在决定是否使用术后放疗之前，应评估局部复发的风险与术后放疗的副作用。

全身远处转移的肉瘤患者临床预后差，姑息放疗的目的是减轻痛苦，提高患者的生存质量。

（3）化疗。化疗作为肿瘤治疗"三驾马车"（手术、放疗、化疗）中重要的一员，常规化疗仍然是许多肉瘤治疗的主要选择，与手术、放疗、靶向治疗等相互补充，在肉瘤治疗中发挥着重要的作用。

化疗作为现今肉瘤最重要的治疗手段之一，可分为新辅助化疗、辅助化疗和姑息性化疗等。如阿霉素（ADM）和异环磷酰胺（IFO）是软组织肉瘤化疗的两大基石，一线化疗方案推荐 ADM 单药 $75mg/m^2$，每3周为1个周期，不推荐增加ADM的剂量密度或序贯除IFO以外的其他药物。对于复发或晚期的肉瘤患者，传统的化疗方案客观地反映治疗效果有限或者无效。吉西他滨（GEM）和多西紫杉醇（DOC）常用于治疗复发/转移性软组织肉瘤，尽管反应也见于多形性脂肪肉瘤、横纹肌肉瘤和血管肉瘤，但大多数反应发生在平滑肌肉瘤和未分化多形性肉瘤这两种组织学的类型中。

在手术的基础上联合辅助化疗和新辅助化疗可明显改善非转移性骨肉瘤患者的预后。由大剂量甲氨蝶呤（MTX）+多柔比星/阿霉素（ADM）+顺铂（PDD）组成的 MAP 化疗方案仍然是骨肉瘤治疗的基石，通常在手术后3周内开始，研究表明，延迟时间超过3周会增加复发的风险，特别是对于新辅助化疗后未达到高水平坏死率的患者。在一项由欧洲骨肉瘤组进行的随机试验中，阿霉素和顺铂联合治疗对可手术的、非转移性骨肉瘤患者的耐受性比多种药物方案的效果好，两组患者的生存率无差异。两组的3年和5年的OS率分别为65%和55%。两组5年无进展生存期（PFS）发病率均为44%。在 INT-0133 研究中，比较了3种药物联合方案（顺铂、阿霉素和甲氨蝶呤）和4种药物联合方案（顺铂、阿霉素、甲氨蝶呤和异环磷酰胺）治疗非转移性可切除骨肉瘤的疗效，两组在6年的无事件生存率（EFS）（分别为63%和64%）和OS（分别为74%和70%）方面没有差异。另外，已有研究证明，如果骨肉瘤对新辅助化疗具有良好的组织病理学反应（大于90%的坏死），不管化疗的类型如何，也能以此预测手术后的生存率。再者，在骨肉瘤患者的化疗中加入米伐木肽（MTP-PE）也获得了评价。在非转移、可切除的患者中，加用 MTP-PE 后6年的 OS 显著提高（由70%升至78%），EFS 有改善趋势，但在转移性的疾病中，对生存的改善并不显著。

随着临床试验的陆续开展，有一些新的化疗药物已经获批上市。例如，曲贝替定是第一个来源海洋的，并对多种恶性肿瘤有效的新型抗肿瘤药物,也是一种烷化剂类的细胞凋亡诱导剂。曲贝替定具有多种抗癌作用机制,主要通过沿 DNA 螺旋的小沟与富含 GC 区 DNA 序列结合,进而抑制 DNA 结合蛋白(包括转录和DNA 修复复合物),最终导致细胞周期中断和诱导凋亡。在 2007 年,欧盟将其批准上市用于治疗传统化疗无效的晚期软组织肉瘤患者。在 2015 年,美国食品药品监督管理局(FDA)将其批准用于接受过蒽环类药物治疗的并患有不可切除或转移性脂肪肉瘤或平滑肌肉瘤患者的治疗。艾日布林是一种合成的大田软海绵素 B 类似物,是一种微管蛋白聚合抑制剂。艾日布林具有新颖的作用机制,通过与微管蛋白上的单一位点结合来抑制微管的稳定和生长,可促进细胞凋亡,抑制癌细胞的迁移和侵袭,并诱导血管重构。2016 年初,美国FDA 将其批准用于转移性脂肪肉瘤的治疗。

(4)分子靶向治疗。由于对肉瘤的异质性和驱动突变认知的缺乏,靶向治疗的发展相对滞后。然而,对肉瘤基因组学和信号通路突变的研究发现了几种靶向治疗的候选靶点,血管生成通路是最有希望的靶点之一。抗血管生成酪氨酸激酶抑制剂(TKI)已被证明可延长晚期软组织肉瘤患者的无进展生存期。抗血管生成药物可以使肿瘤缩小,并增加抗原释放,以改善肿瘤免疫的微环境,与免疫治疗、化疗等联合可能会取得更好的疗效。同时,mTOR 抑制剂、WNT 抑制剂、Notch 抑制剂、MEK 抑制剂、CDK(细胞周期蛋白依赖性激酶)抑制剂、MDM2 抑制剂等也应用于肉瘤的临床试验中,并具有潜在的治疗价值。目前临床已经观察到分子靶向治疗的短期生存获益,PFS 获得提高,但由于开展时间较短,还未观察到长期的生存获益,期待后续更多的临床试验结果。

目前肉瘤常用的靶向药物有两类:一类是小分子化合物,主要包括以伊马替尼、舒尼替尼、帕唑帕尼、阿帕替尼、安罗替尼等为代表的口服酪氨酸激酶抑制剂(TKI),以及 mTOR、CDK、WNT、MEK 等通路靶点抑制剂;另一类是单克隆抗体,如贝伐珠单抗和免疫检查点抑制剂(如抗 PD-1/PD-L1抗体、抗 CTLA4 等),后者可进一步归类为免疫治疗。靶向药物均为口服药物,且副作用较小,患者的耐受性较好。很多晚期肉瘤患者已经不能治愈,其治疗目的是延长生存期,并改善生活质量。当然如果患者方便服用口服药,也可以长期服用。另外,靶向治疗针对特定的基因突变和基因融合,可实现肿瘤的精准治疗,对于部分罕见的特定肉瘤亚型是一种不错的选择。

目前分子靶向治疗针对软组织肉瘤辅助和新辅助治疗的指征尚少,主要作为局部晚期无法手术切除或转移性软组织肉瘤的二、三线治疗。在 2020 年《CSCO 软组织肉瘤诊疗指南》中,帕唑帕尼和瑞戈非尼被推荐用于除了脂肪肉瘤以外的晚期或不可切除软组织肉瘤的二线治疗;安罗替尼被推荐用于晚期或不可切除的软组织肉瘤的二线治疗;伊马替尼则被推荐用于治疗隆突性皮肤纤维肉瘤。另外,CDK4/6 抑制剂哌柏西利获推荐用于腹膜后的高分化和去分化脂肪肉瘤的患者,mTOR 抑制剂西罗莫司或者依维莫司可用于治疗恶性血管周围上皮样细胞瘤。

伊马替尼是一种多靶点的口服酪氨酸激酶抑制(TKI),特异性靶向 Bcr-Abl、ARG、集落刺激因子受体-1(FMS)、干细胞因子受体(c-kit)、血小板源性生长因子受体-α 和-β(PDGFR-α/-β),可抑制肿瘤的血管生成和细胞增殖。2001 年 5 月,美国 FDA 首先将其批准用于治疗 Bcr-Abl 基因错位的慢性粒细胞白血病(CML)。紧随其后,美国 FDA 又于 2002 年 2 月批准伊马替尼治疗 KIT 阳性的胃肠道间质瘤(GIST),使其成为最早应用于软组织肉瘤的分子靶向治疗药物,其疗效也最为确切,并成为实体肿瘤靶向治疗的规范。随后,美国 FDA 又将其批准用于治疗不可切除的、转移性或晚期隆突性皮肤纤维肉瘤。此外,2012 年美国 NCCN 指南也指出伊马替尼可用于治疗不可切除的韧带样纤维瘤及难治复发性绒毛结节性滑膜炎/腱鞘滑膜性的巨细胞肿瘤。

舒尼替尼也是一种多靶点的口服TKI,靶向抑制血管内皮生长因子受体(VEGFR)、PDGFR-α/-β、干细胞因子受体 c-kit 和 FMS 样的酪氨酸激酶-3 (FLT-3),同时抑制多条信号通路,从而抑制肿瘤血管生成和细胞的增殖。与伊马替尼一样,舒尼替尼靶向 c-kit 发挥作用,但二者的化学活性和亲和力有所不同。对伊马替尼产生耐药性的 GIST 患者,舒尼替尼是其新的治疗选择。2006 年美国 FDA 批准其用作伊马替尼治疗失败的转移性或晚期 GIST 的治疗。

帕唑帕尼也是一种多靶点的口服TKI,特异靶向VEGFR-1、VEGFR-2 和 VEGFR-3、PDGFR-α/-β 和成纤维细胞生长因子受体-1 和-3(FGFR-1 和 PDGFR-3)的口服靶向抑制剂。2012 年,美国 FDA 批准该药用于治疗既往化疗失败、除脂肪肉瘤和胃肠道间质瘤以外的晚期软组织肉瘤。这是目前唯一获批用于软组织肉瘤的靶向药物。

阿帕替尼是一种新型的口服 TKI,特异靶向VEGFR-2 以抑制肿瘤血管生成,还可抑制蛋白激酶-B

（PKB）、细胞外调节蛋白激酶（ERK）的磷酸化，并使细胞生长被阻断在 G2 和 M 期，从而抑制肿瘤细胞的增殖。2014 年，阿帕替尼被美国FDA批准用于晚期胃腺癌或胃食管结合部腺癌的三线及三线以上治疗。现在的临床试验表明其在治疗晚期和转移性软组织肉瘤、骨肉瘤及脊索瘤方面显示出良好的效果和安全性。

安罗替尼是我国自主研发的药物，也是一种多靶点的口服 TKI，不仅通过高亲和力选择性靶向VEGFR-2、VEGFR-3 和 FGFR-1、FGFR-2、FGFR-3、FGFR-4 抑制 VEGF/VEGFR 信号传导，还能抑制PDGFR-α 和 PDGFR-β、c-Kit、Ret、Aurora-b、c-FMS 和 DDR1 的活性，从而显著抑制肿瘤的增殖。临床试验表明，某些软组织肉瘤亚型，如纤维肉瘤、腺泡状软组织肉瘤、脂肪肉瘤和滑膜肉瘤对其具有高度的敏感性，而且毒性是可以控制的。该药于 2018 年已经获批上市，用于非小细胞肺癌（NSCLC）的三线治疗，目前也获批用于软组织肉瘤的二线治疗。

其他靶向血管生成的小分子 TKI 包括索拉非尼、瑞格非尼、西地尼布等在平滑肌肉瘤、滑膜肉瘤、腺泡状软组织肉瘤、孤立性纤维肿瘤和Ⅱ期小样本血管肉瘤中表现出中等活性。

另外，还有一些针对 mTOR/PI3K/AKT 为靶点的治疗。mTOR 蛋白位于 PI3K/Akt/mTOR 信号通路下游，通常参与调节细胞存活、细胞生长、细胞代谢、蛋白质合成、自噬及内环境稳定，并在肿瘤发生过程中发挥重要作用。mTOR 抑制剂主要包括依维莫司、地磷莫司、西罗莫司和替西罗莫司等，它们均可通过抑制mTOR 合成而阻滞肿瘤细胞增殖，并缩小肿瘤的体积。有临床试验表明，西罗莫司、替西罗莫司和依维莫司等 mTOR 抑制剂在转移性血管周围上皮样细胞瘤和复发性淋巴管平滑肌瘤或血管平滑肌脂肪瘤患者中显示出有效的结果。

再者，还有一些针对软组织肉瘤的其他靶点药物。例如，哌柏西利是一种周期蛋白依赖性激酶抑制剂-4/6（CDK-4/CDK-6），可诱导伴有 CDK-4扩增的高分化或去分化脂肪肉瘤患者的 56%~66% 客观肿瘤反应和可观的 PFS。艾日布林是一种软海藻素 B 的合成类似物，其通过 β-微管蛋白上的特异性结合位点抑制微管聚合，具有基于微管蛋白的抗有丝分裂作用，并通过阻止细胞在 G2 期和 M 期的生长而破坏有丝分裂纺锤体的形成。EORTC/STBSG 对患有复发或转移性软组织肉瘤的患者进行了一项关于艾日布林的Ⅱ期临床试验研究，结果表明平滑肌肉瘤患者在12 周时

的 PFR 为 32%，脂肪肉瘤患者为 47%，滑膜肉瘤患者为 21%，其他肉瘤患者为 19%。

针对复发性和难治性骨肉瘤也开展了包括mTOR、SRC 激酶家族、血管内皮生长因子受体（VEGFR）等一系列分子靶点药物的临床试验，大都处于验证阶段，以期改善复发性和难治性骨肉瘤患者的预后。意大利软组织肉瘤联合组进行的一项Ⅱ期临床试验，纳入 35 例经标准多方案联合治疗失败复发或无法切除的高级别骨肉瘤患者，再使用索拉非尼治疗后，结果表现出有效性：4 个月时的 PFR 为 46%，中位 PFS 和总生存期（OS）分别为 4 个月和7 个月，定义为 6 个月无进展的临床获益率（CBR）为29%；其中 3 例（8%）有部分反应（PR），2 例（6%）有轻微反应（肿瘤缩小<30%），12 例（34%）获得稳定状态（SD），6 例（17%）PR/SD 持续 6个月。索拉非尼成为首个在骨肉瘤患者中显示活性的靶向治疗药物。在一项随机、双盲、安慰剂对照的Ⅱ期临床试验研究中，纳入 43 例常规化疗失败后复发、进展、转移性骨肉瘤的成年患者，并评估了瑞戈非尼的疗效和安全性，结果表明瑞戈非尼显示出具有临床意义的抗肿瘤活性，对延缓疾病的进展有积极作用；对于复发风险高的患者，瑞戈非尼应在疾病晚期的情况下及在病程的早期进行评估；瑞戈非尼可能作为标准细胞毒性化疗的补充剂，并在骨肉瘤治疗中发挥重要的治疗作用。

重组人血管内皮抑制素（恩度）在体外能显著抑制内皮细胞增殖、迁移和管状结构的形成，而在体内能抑制肿瘤的生长。动物体内实验结果表明，重组人血管内皮抑制素单药对骨肉瘤具有抑制作用，与多柔比星联合用药具有协同作用，联合治疗的协同作用支持重组人血管内皮抑制素促使"肿瘤血管正常化"的理论。部分研究结果显示，尝试围术期给予重组人血管内皮抑制素治疗骨肉瘤能明显提高无远处转移生存率和疾病无进展的生存率，且安全性好，并具有一定参考价值。

总体而言，针对分子靶向药物的选择，应根据肿瘤的部位、组织学亚型、分期和分级、患者的耐受性及经济情况、药物的可行性及副作用，以及现有临床试验证据和指南推荐等综合考虑来选择。靶向药物可单用或者与化疗、免疫治疗等联合使用，以期得到更多获益。对于晚期转移或不可切除的肉瘤患者，可考虑加入临床试验。患者可能会因此减免药物和检查费用，从而减轻经济负担，并可能因新药而获益。另外，在治疗上的经验也有利于指导后续其他患者的治疗。

随着对肉瘤的基础研究及临床试验的深入发展，将有越来越多的分子靶点可能会被发现，进而研制出更多且更有效的靶向药物，或者原有的靶向药物经过临床试验再筛选可拓宽其适应证，这将会使更多的肉瘤患者获益。

（5）单克隆抗体治疗。单克隆抗体治疗代表药物是贝伐珠单抗，这是一种结合血管内皮生长因子-α（VEGF-α）的人源化单克隆抗体，通过阻断血管内皮生长因子与其受体的结合，并抑制肿瘤血管的生成，从而达到抑制肿瘤生长的目的。在一项开放、多中心、Ⅱ期的临床试验研究中，结果显示，贝伐珠单抗单药对治疗转移性或局部进展性血管肉瘤和上皮样血管内皮瘤有效且耐受性好。有学者对贝伐珠单抗在化疗（吉西他滨和多西紫杉醇）的基础上，对复发性或难治性成人软组织肉瘤进行评价，其安全性良好，平滑肌肉瘤的有效率可达47%，未分化肉瘤的有效率可达45%，具有潜在的应用前景。贝伐珠单抗单独或联合替莫唑胺（TMZ）治疗转移性、局部晚期或复发性血管周围上皮样细胞瘤和恶性孤立性纤维瘤患者的耐受性和疗效较好。

在一项开放性、多中心、随机、Ⅱ期临床试验研究中，纳入154例儿童和青少年转移性横纹肌肉瘤/非横纹肌肉瘤的软组织肉瘤（RMS/NRSTS）患者，贝伐珠单抗联合化疗（环磷酰胺+长春瑞滨）的客观反应率高于单纯化疗（54.0%对比36.0%），且没有治疗相关死亡和3/4级贝伐珠单抗毒副作用发病率的增加，但无复发转移生存率没有显示统计上的显著改善；这些数据还表明贝伐珠单抗在转移性RMS中没有作用，但可考虑进一步研究特定NRSTS亚型（NCT00643565）。在另一项开放性、多中心、随机、Ⅱ期的临床试验研究中，纳入49例NRSTS患者，其中26例为标准化疗组（简称"标准组"），23例为贝伐珠单抗+标准化疗组（简称"贝伐珠单抗组"）；在36例可评估病例中，共有10例（27.7%）出现客观缓解率（ORR），其中有4例来自标准组，有6例来自贝伐珠单抗组；贝伐珠单抗组两年的EFS为34.9%，标准组为22.9%；3年OS（中位随访48.6个月）为35.2%，贝伐珠单抗组为38.9%，标准治疗组为30.5%，两组间无差异；事件的发生时间和死亡时间在标准组分别为2.1个月和7.6个月，贝伐珠单抗组分别16.3个月和17.2个月，贝伐珠单抗组优于标准组（NCT00643565）。这些结果均表明，贝伐珠单抗与化疗联用具有比单纯化疗方案更好的治疗效果，且没有严重的不良反应发生。需要注意的是，对于在使用贝伐珠单抗的过程中，出现出血、蛋白尿、血栓等

严重明显的副作用时，需要停药并采取补救措施。

（6）免疫治疗。在免疫治疗出现之前，手术的使用已经有三千年的历史，放疗有120余年的历史，化疗也有70余年的历史。但是这3种方法仅对不到一半的癌症患者有效，还有另一大半患者不能获益。研究者们慢慢认识到，遍布于人体各处的、数以亿计的免疫细胞，形成了一个高效的防御系统，其搜寻并消灭侵入人体的病原体，以及人体内衰老或其他异常的有害细胞。随着对免疫调节和免疫系统检查点的深入认识，免疫治疗逐渐应用于动物及人体的临床试验中。2011年，CTLA-4抗体成为全球第一个获批上市的免疫抑制剂，标志着肿瘤的治疗进入了崭新的免疫治疗时代。随后，美国FDA又陆续批准一些抗PD-1/PD-L1药物，部分已在中国批准上市。可喜的是，2018年12月17日，国家药品监督管理局有条件批准首个国产PD-1单抗——特瑞普利单抗注射液（商品名：拓益）上市，用于治疗既往标准治疗失败后的局部进展或转移性黑色素瘤。

免疫治疗是利用免疫系统攻击和杀伤肿瘤细胞，并达到治疗的目的。免疫系统是通过自身调节来维持自我耐受，确保在对外来抗原做出反应后不会对身体造成不必要的伤害。例如，一些免疫细胞上调细胞表面分子，如细胞毒性T淋巴细胞相关蛋白4（CTLA-4）和程序性细胞死亡蛋白1（PD-1），作为调节T细胞活化和功能的免疫检查点。免疫检查点分子PD-L1分布在癌细胞表面，通过与T细胞表面上的PD-1结合，抑制T细胞的免疫活性，帮助肿瘤细胞躲避免疫细胞的攻击。免疫检查点抑制剂，如抗CTLA-4、抗PD-1/PD-L1等，通过阻断肿瘤细胞和浸润性T细胞之间的抑制性来逆转T细胞耐受，从而发挥抗肿瘤的免疫反应。

抗CTLA-4与抗PD-1/PD-L1的作用机制有所不同。CTLA-4抗体产生作用的部位主要是在淋巴结，可阻断抗原递呈细胞（APC）和T细胞的结合，进而解除CTLA-4对T细胞活化的抑制，增加外周血中活化T细胞的水平；CTLA-4还能结合到调节T细胞表面。而PD-1抗体主要作用于外周血或者肿瘤中浸润的被活化的T细胞，PD-L1抗体作用于肿瘤细胞，二者均可阻断这些T细胞的PD-1与肿瘤细胞的PD-L1结合，解除肿瘤细胞对T细胞抗肿瘤活性的抑制；PD-1抗体也能活化调节性T细胞。需要注意的是，由于抗CTLA-4能带来免疫增强效应，所以其副作用相对较多；而抗PD-1/PD-L1带来更多的免疫正常化的作用，所以其副作用相对较低。

由于难以动态监测免疫相关分子，加上个体差异

及肿瘤微环境的复杂性等诸多因素,目前很难确定哪部分的肿瘤人群对检查免疫检查点的抑制剂有反应,而确定肿瘤突变负荷(TMB)则有助于预测目标患者人群对其的反应性。

在针对肉瘤免疫治疗方面,帕博利珠单抗(俗称"K 药")是明星产品之一。这是一种 PD-1 阻断抗体,作为一种系统治疗方案,用于既往治疗后出现进展且不可切除或转移性微卫星高度不稳定(MSI-H)或错配修复功能缺失(dMMR)实体瘤且无满意替代治疗方案的成人和儿童患者。NCCN 建议对伴有 MSI-H/dMMR 的软骨肉瘤、尤文肉瘤和骨肉瘤患者进行免疫治疗;而不建议对骨巨细胞瘤进行全身治疗,因为从一定程度来说,骨巨细胞瘤不是恶性肿瘤;因在脊索瘤中找不到存在 MSI 的证据,所以也不建议对脊索瘤进行全身治疗。

一项多中心、Ⅱ期临床试验针对 12 岁及以上的晚期软组织和骨肉瘤患者进行了帕博利珠单抗的研究。结果表明,10 例高级别黏液纤维肉瘤患者中有 4 例(40%)、22 例骨肉瘤患者中有 1 例(5%),以及 5 例软骨肉瘤患者中有 1 例(20%)获得了客观缓解,13 例尤文肉瘤均无客观疗效。

针对肉瘤的免疫治疗仍在试验阶段,临床应用病例较少,容易造成临床医生应用经验上的不足。需要注意其不良反应:①在精神状态方面,有可能会使患者感到疲乏无力,如当感到疲乏时,应该注意休息,避免劳累;②在呼吸系统方面,可引起肺炎等呼吸系统不良反应;③在消化系统方面,可能发生食欲下降、恶心、呕吐和便秘等症状;④在心血管系统方面,会引起周围性水肿、高血压等;⑤其他不良反应还有皮肤瘙痒、肌肉骨骼疼痛、关节酸痛等。除了常见的不良反应外,肿瘤免疫治疗还有一种特殊的不良反应为药物在激活免疫系统的过程中,可能会干扰患者正常的免疫机制,导致自身多个器官或多种组织出现炎症,称其为免疫相关的不良反应。只要是免疫治疗都可能发生并发症,如免疫介导的肝炎、肾炎等。所以在使用免疫检查点抑制剂时,需要格外小心,要及早识别其不良反应,并请呼吸内科、消化内科、心血管内科、皮肤科或生物治疗科等相关科室会诊,协助判别、评估和处理不良反应。

(7)综合治疗。肉瘤发病年龄范围广,覆盖儿童、青年、中老年等各个年龄阶段的人群;同时发病部位众多,可累及头颈、四肢、躯干等,既有浅表病变和深部病变,亦有骨组织病变,还有软组织病变;亚型众多且各亚型对治疗方法的敏感性有差异,如尤文肉瘤对放化疗极为敏感。肉瘤在分子发生、组织学、临床特征和治疗效果等方面的异质性,使管理这些罕见且多样的肿瘤特别具有挑战性。另外,患者对功能和生活质量的要求也在逐渐提升。肉瘤的治疗需要综合治疗,以求最大限度地延长患者生存期、提高生活质量。这也需要骨与软组织肿瘤外科、肿瘤内科、放疗科、病理科、影像科、整形外科和血管外科等多学科协作。

肉瘤的综合治疗是根据患者的机体情况、肿瘤的部位、大小、病理类型、浸润范围、分级与分期及发展趋势,有计划并合理地应用现有的治疗手段,包括手术、化疗、放疗等,以期较大幅度地提高肿瘤治愈率、延长生存期,并减少不良反应,提高患者的生活质量。要坚持以人为本的理念,遵循"循证化"和"个体化"的原则,制订出科学、合理的个体化治疗方案,而不是将各种治疗方法的简单组合,以期获得最佳的治疗效果。另外,综合治疗方案制订后也不是固定的治疗模式,在具体诊治过程中可能会随着诊断的逐步完善和疗效的差异化表现,并结合患者意愿及经济情况等予以适当调整。例如,术前制订的综合治疗方案可能会根据手术情况和术后病理检查结果予以适当调整,但每次治疗方案的调整都应有科学依据。

目前骨肉瘤治疗通常采用术前化疗+外科手术+术后化疗的综合治疗模式,并且需要以外科手术为主。自 20 世纪 70 年代以来,该综合疗法应用于骨肉瘤治疗后,5 年生存率获得了显著提高,由原来的10%~20%提高到 60%~80%,但近 30 年来进入了平台期,尚未发现证据级别较高的,并能显著提高生存率的药物。在有限的证据内使用某些药物可提高生存率,例如,米伐木肽(MTP-PE)和恩度,米伐木肽尚未在我国上市。

广泛切除术是低级别骨肉瘤患者的主要治疗方法,而术前化疗和广泛切除术是高级别骨肉瘤患者的首选治疗方法。对于骨膜病变的患者,可考虑在广泛切除前进行化疗。而在广泛切除术后,对于低级别肉瘤或伴有病理证实的高级别病变的骨膜肉瘤,以及高级别肉瘤患者建议术后化疗。如果术前化疗后肉瘤仍不能切除,建议放疗后辅助化疗。对于复发性或难治性病变,应采用二线治疗。对于进行性病变,通过手术、姑息性放疗,辅以最佳的支持治疗。对于可切除的转移瘤患者,建议术前化疗后广泛切除原发性和转移性肿瘤。化疗和转移灶的手术切除是治疗转移性肿瘤的最佳选择。

12. 预后因素

软组织肉瘤的预后取决于治疗后是否复发、转移和疾病进展时间,初诊时肿瘤的分期、分级和初始治疗方法的规范性。通常肿瘤位于四肢的患者预后最好,其次是肿瘤位于躯干的患者,再次是肿瘤位于腹部和盆腔的患者,最后是头面部软组织肉瘤。目前公认的影响软组织肉瘤的预后因素如下。①肿瘤本身:初始治疗时肿瘤大小、深浅程度、病理分型和组织学分级、发生部位及其与周围血管、神经、关节等重要组织的关系;②治疗方法:首次手术切除能否达到安全的外科边缘,术后辅助化、放疗是否按时、规范;③复发或转移发生的时间、转移部位、转移病灶的数量、放化疗的疗效及能否再次获得第二次缓解。

对于骨肉瘤,肿瘤部位和大小、患者年龄和体重、是否存在转移灶及其数目和位置和对化疗的组织学反应、手术类型和手术边缘是影响四肢和躯干骨肉瘤患者预后的重要因素。另外,血清 ALP 和 LDH 水平升高(水平升高代表预后差)也被认为是骨肉瘤患者的预后指标。

13. 随访监测

每次治疗后,需要进行系统的随访监测。首先要进行常规询问相关的病史和体格检查,并进行功能性再评估。然后,要根据不同的部位选择不同的影像学检查项目(CT、MRI、核素骨显像、PET-CT 等),间叶源性肿瘤不常规推荐检查肿瘤标志物。最后,根据随访监测制订下一步具体的治疗方案。

一般而言,对于病理为中、高级别的软组织肉瘤患者术后前 2~3 年应每 3~4 个月随访 1 次,之后每年随访 2 次,5 年后每年随访 1 次;低级别患者前 3~5 年内应每 4~6 个月随访 1 次,之后每年随访 1 次。对于骨肉瘤的随访监测在前 2 年应每 3 个月 1 次,第 3 年应每 4 个月 1 次,第 4~5 年应每半年 1 次,此后应每年 1 次。

(杨铁龙　杨吉龙　陈勇　李涛)

参考文献

[1] 李继承,曾园山. 组织学与胚胎学[M]. 9 版. 北京: 人民卫生出版社, 2018.

[2] 王庭槐. 生理学[M]. 9 版. 北京: 人民卫生出版社, 2018.

[3] 步宏,李一雷. 病理学[M]. 9 版. 北京: 人民卫生出版社, 2018.

[4] STARKMAN S J, OLSEN S M, LEWIS J E, et al. Lipomatous lesions of the parotid gland: analysis of 70 cases[J]. Laryngoscope, 2013, 123(3): 651-656.

[5] MURPHEY M D, CARROLL J F, FLEMMING D J, et al. From the archives of the AFIP: benign musculoskeletal lipomatous lesions[J]. Radiographics, 2004, 24(5): 1433-1466.

[6] RYDHOLM A, BERG N O. Size, site and clinical incidence of lipoma. Factors in the differential diagnosis of lipoma and sarcoma[J]. Acta Orthop Scand, 1983, 54(6): 929-934.

[7] WEISS S W. Lipomatous tumors[J]. Monogr Pathol, 1996, 38: 207-239.

[8] JOHNSON C N, HA A S, CHEN E, et al. Lipomatous Soft-tissue Tumors[J]. J Am Acad Orthop Surg, 2018, 26(22): 779-788.

[9] LéAUTé-LABRèZE C, HARPER J I, HOEGER P H. Infantile haemangioma[J]. Lancet, 2017, 390(10089): 85-94.

[10] DEHART A, RICHTER G. Hemangioma: Recent Advances[J]. F1000Res, 2019, 8: F1000 Faculty Rev-1926.

[11] SMITH C J F, FRIEDLANDER S F, GUMA M, et al. Infantile Hemangiomas: An Updated Review on Risk Factors, Pathogenesis, and Treatment[J]. Birth Defects Res, 2017, 109(11): 809-815.

[12] DARROW D H, GREENE A K, MANCINI A J, et al. Diagnosis and Management of Infantile Hemangioma[J]. Pediatrics, 2015, 136(4): 1060-1104.

[13] AMOURI M, MESRATI H, CHAABEN H, et al. Congenital hemangioma[J]. Cutis, 2017, 99(1): 31-33.

[14] RIALON K L, MURILLO R, FEVURLY R D, et al. Impact of Screening for Hepatic Hemangiomas in Patients with Multiple Cutaneous Infantile Hemangiomas[J]. Pediatr Dermatol, 2015, 32(6): 808-812.

[15] WEBER F C, GREENE A K, ADAMS D M, et al. Role of imaging in the diagnosis of parotid infantile hemangiomas[J]. Int J Pediatr Otorhinolaryngol, 2017, 102: 61-66.

[16] SCHIESTL C, NEUHAUS K, ZOLLER S, et al. Efficacy and safety of propranolol as first-line treatment for infantile hemangiomas[J]. Eur J Pediatr, 2011, 170(4): 493-501.

[17] BROUILLARD P, BOON L, VIKKULA M. Genetics of lymphatic anomalies[J]. J Clin Invest, 2014, 124(3): 898-904.

[18] SUN R W, TUCHIN V V, ZHAROV V P, et al. Current status, pitfalls and future directions in the diagnosis and therapy of lymphatic malformation[J]. J Biophotonics, 2018, 11(8): e201700124.

[19] MULLIKEN J B, GLOWACKI J. Hemangiomas and vascular malformations in infants and children: a classification based on endothelial characteristics[J]. Plast Reconstr Surg, 1982, 69(3): 412-422.

[20] ELLURU R G, BALAKRISHNAN K, PADUA H M. Lymphatic malformations: diagnosis and management[J]. Semin Pediatr Surg, 2014, 23(4): 178-185.

[21] SCHOINOHORITI O K, THEOLOGIE-LYGIDAKIS N, TZERBOS F, et al. Lymphatic malformations in children and adol-

escents[J]. J Craniofac Surg, 2012, 23(6): 1744–1774.

[22] RAFNAR T, GUNNARSSON B, STEFANSSON O A, et al. Variants associating with uterine leiomyoma highlight genetic background shared by various cancers and hormone–related traits[J]. Nat Commun, 2018, 9(1): 3636.

[23] HARADA K, ISHIKAWA Y, FUJIWARA H, et al. Female paraurethral leiomyoma successfully excised through a vaginal approach: A case report[J]. J Obstet Gynaecol Res, 2018, 44(6): 1174–1176.

[24] TüRKçüOĞLU I, MEYDANLI M M, ENGIN–USTüN Y, et al. Evaluation of histopathological features and pregnancy outcomes of pregnancy associated adnexal masses[J]. J Obstet Gynaecol, 2009, 29(2): 107–109.

[25] LABERGE P–Y, MURJI A, VILOS G A, et al. Guideline No. 389–Medical Management of Symptomatic Uterine Leiomyomas – An Addendum[J]. J Obstet Gynaecol Can, 2019, 41(10): 1521–1524.

[26] GIULIANI E, AS–SANIE S, MARSH E E. Epidemiology and management of uterine fibroids[J]. Int J Gynaecol Obstet, 2020, 149(1): 3–9.

[27] DOUIS H, SAIFUDDIN A. The imaging of cartilaginous bone tumours. I. Benign lesions[J]. Skeletal Radiol, 2012, 41(10): 1195–1212.

[28] MURPHEY M D, CHOI J J, KRANSDORF M J, et al. Imaging of osteochondroma: variants and complications with radiologic–pathologic correlation[J]. Radiographics, 2000, 20(5): 1407–1434.

[29] GARCIA R A, INWARDS C Y, UNNI K K. Benign bone tumors—recent developments[J]. Semin Diagn Pathol, 2011, 28(1): 73–85.

[30] SHIGEKIYO S, NISHISHO T, TAKATA Y, et al. Intracanalicular Osteochondroma in the Lumbar Spine[J]. NMC Case Rep J, 2020, 7(1): 11–15.

[31] PACIFICI M. The pathogenic roles of heparan sulfate deficiency in hereditary multiple exostoses[J]. Matrix Biol, 2018, 71–72: 28–39.

[32] MAVROGENIS A F, PAPAGELOPOULOS P J, SOUCACOS P N. Skeletal osteochondromas revisited[J]. Orthopedics, 2008, 31(10): 810

[33] BERNARD S A, MURPHEY M D, FLEMMING D J, et al. Improved differentiation of benign osteochondromas from secondary chondrosarcomas with standardized measurement of cartilage cap at CT and MR imaging[J]. Radiology, 2010, 255(3): 857–865.

[34] 牛晓辉. 骨与软组织肿瘤的治疗进展[J]. 肿瘤防治研究, 2020, 47(01): 1–5.

[35] VODANOVICH D A, M CHOONG P F. Soft–tissue Sarcomas [J]. Indian J Orthop, 2018, 52(1): 35–44.

[36] DANCSOK A R, ASLEH–ABURAYA K, NIELSEN T O. Advances in sarcoma diagnostics and treatment[J]. Oncotarget, 2017, 8(4): 7068–7093.

[37] 中国临床肿瘤学会指南工作委员会. 中国临床肿瘤学会（CSCO）软组织肉瘤诊疗指南[M]. 北京：人民卫生出版社, 2021.

[38] 中国临床肿瘤学会指南工作委员会. 中国临床肿瘤学会（CSCO）经典型骨肉瘤诊疗指南 2020[M]. 北京：人民卫生出版社, 2020.

[39] SOINI Y. Epigenetic and genetic changes in soft tissue sarcomas: a review[J]. APMIS, 2016, 124(11): 925–934.

[40] CRAGO A M, DICKSON M A. Liposarcoma: Multimodality Management and Future Targeted Therapies[J]. Surg Oncol Clin N Am, 2016, 25(4): 761–773.

[41] CRAGO A M, BRENNAN M F. Principles in Management of Soft Tissue Sarcoma[J]. Adv Surg, 2015, 49: 107–122.

[42] FLETCHER CD B J, HOGENDOORN PC, MERTENS F. WHO Classification of Tumours of Soft Tissue and Bone[M]. 4 ed. Lyon, France IARC Press, 2013.

[43] NCCN Clinical Practice guidelines in Oncology:Soft Tissue Sarcoma(Version 6.2019)[M]. USA, 2019.

[44] NCCN Clinical Practice Guidelines in Oncology:Bone Cancer (Version 1.2020)[M]. USA, 2020.

[45] 郭卫，牛晓辉，肖建如，等. 骨肉瘤临床循证诊疗指南[J]. 中华骨与关节外科杂志, 2018, 11(4): 288–301.

[46] 中国抗癌协会肉瘤专业委员会. 软组织肉瘤诊治中国专家共识(2015 年版)[J]. 中华肿瘤杂志, 2016, 4(38): 310–320.

[47] DICKSON M A, D´ADAMO D R, KEOHAN M L, et al. Phase II Trial of Gemcitabine and Docetaxel with Bevacizumab in Soft Tissue Sarcoma[J]. Sarcoma, 2015, 2015(532478).

[48] 崔抗，赵瑞华，冯涵. 软组织肉瘤靶向治疗药物的研究进展[J]. 中国临床新医学, 2019, 12(4): 366–371.

[49] 任志午，王国文. 软组织肉瘤的靶向治疗进展[J]. 中国骨与关节杂志, 2015, 4(01): 38–41.

[50] BUI N Q, WANG D S, HINIKER S M. Contemporary management of metastatic soft tissue sarcoma[J]. Curr Probl Cancer, 2019, 43(4): 289–299.

[51] LIU X, XU J, LI F, et al. Efficacy and safety of the VEGFR2 inhibitor Apatinib for metastatic soft tissue sarcoma: Chinese cohort data from NCT03121846[J]. Biomed Pharmacother, 2020, 122(109587).

[52] LIAO Z, LI F, ZHANG C, et al. Phase II trial of VEGFR2 inhibitor apatinib for metastatic sarcoma: focus on efficacy and safety[J]. Exp Mol Med, 2019, 51(3): 171.

[53] CHI Y, FANG Z, HONG X, et al. Safety and Efficacy of Anlotinib, a Multikinase Angiogenesis Inhibitor, in Patients with Refractory Metastatic Soft-Tissue Sarcoma[J]. Clin Cancer Res, 2018, 24(21): 5233–5238.

[54] LIU W, JIANG Q, ZHOU Y. Advances of systemic treatment for adult soft–tissue sarcoma[J]. Chin Clin Oncol, 2018, 7(4): 42.

[55] TIAN T, LI X, ZHANG J. mTOR Signaling in Cancer and mTOR Inhibitors in Solid Tumor Targeting Therapy[J]. Int J Mol Sci, 2019, 20(3): 755.

[56] SCHöFFSKI P, CHAWLA S, MAKI R G, et al. Eribulin versus dacarbazine in previously treated patients with advanced liposarcoma or leiomyosarcoma: a randomised, open–label, multicentre, phase 3 trial[J]. Lancet, 2016, 387(10028): 1629–1637.

[57] GRIGNANI G, PALMERINI E, DILEO P, et al. A phase II trial of sorafenib in relapsed and unresectable high-grade oseosarcoma after failure of standard multimodal therapy: an Italian Sarcoma Group study[J]. Ann Oncol, 2012, 23(2): 508–516.

[58] DUFFAUD F, MIR O, BOUDOU–ROUQUETTE P, et al. Efficacy and safety of regorafenib in adult patients with metastatic osteosarcoma: a non-comparative, randomised, double–blind, placebo-controlled, phase 2 study[J]. Lancet Oncol, 2019, 20(1): 120–133.

[59] AGULNIK M, YARBER J L, OKUNO S H, et al. An open-label, multicenter, phase II study of bevacizumab for the treatment of angiosarcoma and epithelioid hemangioendotheliomas[J]. Ann Oncol, 2013, 24(1): 257–263.

[60] VERSCHRAEGEN C F, ARIAS–PULIDO H, LEE S J, et al. Phase IB study of the combination of docetaxel, gemcitabine, and bevacizumab in patients with advanced or recurrent soft tissue sarcoma: the Axtell regimen[J]. Ann Oncol, 2012, 23(3): 785–790.

[61] CHISHOLM J C, MERKS J H M, CASANOVA M, et al. Open–label, multicentre, randomised, phase II study of the EpSSG and the ITCC evaluating the addition of bevacizumab to chemotherapy in childhood and adolescent patients with metastatic soft tissue sarcoma (the BERNIE study)[J]. Eur J Cancer, 2017, 83(177–184).

[62] FERRARI A, MERKS J H M, CHISHOLM J C, et al. Outcomes of metastatic non–rhabdomyosarcoma soft tissue sarcomas (NRSTS) treated within the BERNIE study: a randomised, phase II study evaluating the addition of bevacizumab to chemotherapy[J]. Eur J Cancer, 2020, 130(72–80).

第2章 神经系统肿瘤分类

神经系统肿瘤包括中枢神经系统（CNS）肿瘤和周围神经系统（PNS）肿瘤。中枢神经系统肿瘤主要包括神经上皮组织肿瘤（如星形细胞肿瘤、少突胶质细胞肿瘤、室管膜肿瘤等）、髓母细胞瘤（中枢神经系统中最常见的胚胎性肿瘤）和脑膜瘤（最常见的脑膜原发性肿瘤）。周围神经肿瘤一般可分为两大类：一类来源于神经鞘膜，包括神经鞘瘤和神经纤维瘤；另一类伴有不同程度的神经细胞分化，主要发生在交感神经节和肾上腺髓质，其中原始而低分化的恶性肿瘤为神经母细胞瘤，高分化的良性肿瘤为节细胞神经瘤。

一、中枢神经系统肿瘤分类

自 Bailey 和 Cushing 于 1926 年首次提出神经上皮组织肿瘤的系统分类以来，在过去的一个世纪里，CNS 肿瘤的分类在很大程度上是基于组织发生的概念，即肿瘤可以根据其与不同的假定起源细胞的微观相似性和其假定的分化水平来进行分类。在技术上主要依靠显微镜下 HE 染色切片的光镜特征、谱系相关蛋白的免疫组化检测以及超微结构的观察。在 1979 年，世界卫生组织（WHO）发布了《中枢神经系统肿瘤的组织学分类》（第一版），是对该系统肿瘤生物学特性的深化认识，建立了统一的组织学分类标准，在国际上使用最为普遍，很好地指导临床诊疗、预后判断和疗效评定，也方便后续资料积累和经验交流，同时影响巨大。随着免疫组化检测技术、分子生物学、分子遗传学和神经放射成像技术等的不断发展，我们对肿瘤的认识也越来越深入，现有这一分类已显得不足，所以 WHO 又多次组织专家学者进行了修订和更新，先后分别于1993、2000、2007 年发布第二、三、四版《中枢神经系统肿瘤的组织学分类》。前两版分类仅描述 CNS 肿瘤的组织学特征，第三和第四版不仅描述组织学特征，还附加肿瘤临床、分子生物学和分子遗传学等信息，并开始使用国际肿瘤性疾病编码和分级法标识肿瘤。

以组织学为基础的 WHO 分类与分级系统作为"金标准"，在 CNS 肿瘤的诊断和治疗中起到重要作用。但组织学诊断可能出现模棱两可或不同观察者间的结果差异；根据组织学标准诊断出的即使是同一类型的肿瘤，也存在不同的生物学行为和临床特点、治疗反应及结局。过去 20 年的研究已经阐明常见的和一些罕见的脑肿瘤实体中肿瘤发生的遗传学基础，这在一定程度上提高了 CNS 肿瘤新分类的可能性。其中一些典型的遗传学改变在 2007 年的分类中已经有所体现，陈述了某些肿瘤发生、发展的分子特征。但是，由于条件尚不成熟，当时还未认为这些改变可以用来定义特定的实体，而是在传统组织学中确定的分类框架内作为临床预后或预计的参考指标。2014 年，在国际神经病理学学会的主持下，来自 10 个国家的 27 名神经病理学专家在荷兰哈勒姆讨论了在不打乱现有患者临床处理及临床与流行病学对应关系的前提下，如何突破病理完全依赖显微镜的诊断方式，并把分子指标纳入 CNS 肿瘤分类中。会议商讨内容最终形成"国际神经病理学学会指南"，其中显著的建议包括：①诊断的实体应尽可能狭义地定义，以优化观察者间的再现性、临床病理预测和治疗计划；②诊断应与组织学分类相"分层"，WHO 等级和分子信息列在"综合诊断"下面，即整合性诊断为第一层，组织学分类为第二层，WHO 分级为第三层，分子信息为第四层；③应确定每个肿瘤实体的定义是否需要分子信息；④一些儿科实体应与成人实体分开；⑤应向神经肿瘤学互补学科的专家征求关于肿瘤分类的指导性决定的意见；⑥诊断报告应遵循实体特定的分子检测结果和报告格式。这些都为 2007 年 CNS 肿瘤分类的重大修订奠定了基础。

在 2016 年，WHO 在 20 个国家 117 名研究者的工作基础上，采纳了多名神经病理学和神经肿瘤学专家的意见，在 2007 版的基础上首次对大多数脑肿瘤增加了分子分型，并于 2016 年 5 月发布了针对第四版的修订版，而没有将其命名为第五版。2016 年版相较于 2007 年的第四版从概念到实践都有很大提升，打破了完全基于显微镜下特征的诊断原则，首次在组织学基础上加入了分子学特征，推出整合了组织学表型和基因表型的 CNS 肿瘤分类，从而构建了分子时代 CNS 肿瘤诊断的新理念，在肿瘤分类的方法上具有突破性进展。这有助于增加生物学的均质性和肿瘤实体定义的严密性，进而提高诊断的准确性并改善患者的治疗及预后，但同时也会导致不符合严格定义的肿瘤实体群的增加，而这部分群体有待进一步研究和分类。

2021 年版 WHO《中枢神经系统（CNS）肿瘤分类（第五版）》（简称 WHO CNS 5）是继 1979 年、1993 年、2000 年、2007 年和 2016 年之后的脑和脊膜肿瘤分类国际标准的新版本（表 2-1）。WHO CNS 5 以 2016 年出版的修订版的 CNS 肿瘤分类（第四版）和之后，该领域的许多进展为基础，并广泛吸纳 CNS 肿瘤分子和实用方法分类学信息联盟（cIMPACT-NOW）的建议后编修而成。WHO CNS 5 有着重大变化，进一步推进了分子诊断在中枢神经系统肿瘤分类中的作用，但仍植根于其他已建立的肿瘤定性方法，包括组织学和免疫组化。为此，WHO CNS 5 在 CNS 肿瘤命名和分级方面建立了一些不同的方法，并强调了综合诊断和分层报道的重要性。同时，WHO CNS 5 还介绍了新的肿瘤类型和亚型，其中一些基于新的诊断技术，如 DNA 甲基组分析。

几十年来，CNS 肿瘤的分级一直不同于其他非中枢神经系统肿瘤。由于过去的 CNS 肿瘤分级在神经肿瘤学的实践中已经变得根深蒂固，因此在保留过去 CNS 肿瘤分级关键要素的基础上，WHO CNS 5 将 CNS 肿瘤的分级向非 CNS 肿瘤分级靠拢，两个具体的改变如下：使用阿拉伯数字（如 1、2、3 和 4）而不是罗马数字（如 Ⅰ、Ⅱ、Ⅲ和Ⅳ），以及肿瘤按类型而不是跨不同肿瘤类型来进行分级。尽管如此，由于 CNS 肿瘤分级仍然与其他肿瘤分级的系统不同，WHO CNS 5 赞成在肿瘤分级时使用术语"CNS WHO 分级"（表 2-2 至表 2-5）。

需要特别指出的是，WHO CNS 5 对神经肿瘤的分类做了一些调整和改变。由于副神经节瘤涉及交感神经和副交感神经系统的特化神经内分泌细胞，这些肿瘤现在已被列入神经肿瘤。此外，由于免疫组化和 DNA 甲基化的差异以及家族相关性的缺乏，马尾/终丝区副神经节瘤现在被认为是一种与其他部位常见的副神经节瘤不同的肿瘤类型。此外，现在已经认识到，以前被定义的"黑色素性神经鞘瘤"是一种具有独特遗传背景、高度特异性且常伴有侵袭性的肿瘤类型，使其有别于包括神经鞘瘤在内的其他所有神经鞘肿瘤；根据软组织肿瘤的分类，现将其更名为恶性黑色素性而神经鞘瘤。而神经纤维瘤中也增加了一个新的亚型：生物潜力未知的非典型性神经纤维瘤（ANNUBP），这是一种与 NF1 相关的肿瘤，具有令人担忧的恶性转化特征，但仍尚不足以明确诊断为恶性周围神经鞘瘤（MPNST）。

二、周围神经系统肿瘤的分类

周围神经系统肿瘤一般可分为两大类：一类来源于神经鞘膜，包括神经鞘瘤和神经纤维瘤；另一类伴有不同程度的神经细胞分化，主要发生在交感神经节和肾上腺髓质，其中原始而低分化的恶性肿瘤为神经母细胞瘤，高分化的良性肿瘤为节细胞神经瘤。

2013 年初，WHO 出版了《软组织和骨肿瘤 WHO 分类（第四版）》，将周围神经系统肿瘤重新划归软组织肿瘤分类中。2020 年，WHO 出版了新一版的《软组织肿瘤 WHO 分类（第五版）》，其中，周围神经鞘肿瘤包括神经鞘瘤（变异）、神经纤维瘤（变异）、神经束膜瘤、颗粒细胞肿瘤、真皮神经鞘黏液瘤、孤立性局限性神经瘤、异位脑膜瘤和脑膜上皮错构瘤、良性蝾螈瘤/神经肌肉性胆管瘤、混杂性神经鞘肿瘤、恶性周围神经鞘肿瘤和恶性黑色素性神经鞘肿瘤（表 2-6）。

2013 年版分类新增加了混杂性神经鞘肿瘤，该肿瘤由 Feany 等于 1998 年首次提出，之后又陆续发现了更多的病例。其发病率较低，但在神经鞘瘤病和神经纤维瘤病的患者中较为多见，它们之间有显著的相关性。形态学上表现为神经纤维瘤、神经鞘瘤、神经束膜瘤、甚至为颗粒细胞瘤的相互混合，以混杂性神经纤维瘤/神经鞘瘤和混杂性神经鞘瘤/神经束膜瘤为多见。前者表现为在神经纤维瘤的背景中可见散在性分布的显示施万细胞分化的结节，两种成分之间的分界相对较为清楚，并呈双相性形态，但在混杂性神经鞘瘤/神经束膜瘤中，两种瘤细胞成分相互混杂，常呈交织状或席纹状排列。尽管镜下胖梭形细胞提示为施万细胞，纤细的梭形细胞提示为神经束膜细胞，但常需要借助免疫组织化学标记加以识别，其中 S-100 蛋白和 EMA 双标法更能清晰显示该肿瘤的良性生物学行为。

2013 年的《软组织和骨肿瘤 WHO 分类（第四版）》首次将黑色素性施万细胞瘤的生物学行为确定为良性，其定义为一种罕见的迟发性转移性神经鞘瘤，由数量不等的施万细胞构成。50%发生在脊神经和脊旁神经节，特别是颈、胸段，其次是胃肠道的自主神经。

约半数病例可见沙砾体,称为沙砾体性黑色素性施万细胞瘤。在 2016 WHO CNS 肿瘤分类中,已经将黑色素性施万细胞瘤与其他施万细胞瘤分离开。在 2020 年软组织和骨肿瘤 WHO 的分类中,黑色素性神经鞘瘤由于其侵袭性的临床行为而被重新归类为恶性肿瘤,现在已被改称为恶性黑色素性神经鞘瘤(MMNST),术语为"生物潜力不确定的非典型性神经纤维瘤(ANNUBP)",它是新近提出的专门用于 1 型神经纤维瘤病(NF1)患者的,而不适用于散发性病变。ANNUBP 至少显示以下 4 个特征中的 2 个:细胞异型性,神经纤维瘤结构缺失,细胞过多,3/10 HPF> 有丝分裂率> 1/50 HPF。

总体而言,得益于更多新的诊断技术,如 DNA 甲基化谱分析、光学显微镜、组织化学染色、电子显微镜、分子遗传学等的快速发展和革新,人们对于中枢和周围神经系统肿瘤的分类也是在不断变化和更新的,但也都存在一定的局限性。这些分类只是反映了某一阶段、某一领域中部分专家们的见解和共识。随着对基础研究和临床认识的不断加深,专家们谨慎并逐渐地将新的知识和理念引入分类系统,包括纳入新识别的肿瘤实体、淘汰概念过时的肿瘤类型以及调整分类结构等。寄希望于新版本的改动和更新可以为从事神经系统肿瘤诊疗及基础研究方面的工作者提供具有实际意义的指导,并造福于神经系统肿瘤的患者。

表 2-1　2021 年 WHO 中枢神经系统肿瘤分类(第五版)

肿瘤名称	肿瘤名称
1. 胶质瘤、胶质神经元肿瘤和神经元肿瘤	中枢神经细胞瘤
成人弥漫性胶质瘤	脑室外神经细胞瘤
星形细胞瘤,IDH 突变型	小脑脂肪神经细胞瘤
少突胶质细胞瘤,IDH 突变伴 1p\19q 联合缺失	室管膜肿瘤
胶质母细胞瘤,DH 野生型	幕上室管膜瘤
儿童弥漫性低级别胶质瘤	幕上室管膜瘤,ZFTA 融合阳性
弥漫性星形细胞瘤,伴 MYB 或 MYBL1 改变	幕上室管膜瘤,YAP1 融合阳性
血管中心型胶质瘤	后颅窝室管膜瘤
青少年多形性低级别神经上皮肿瘤	后颅窝室管膜瘤,PFA 组
弥漫性低级别胶质瘤,伴 MAPK 信号通路改变	后颅窝室管膜瘤,PFB 组
儿童弥漫性高级别胶质瘤	脊髓室管膜瘤
弥漫性中线胶质瘤,伴 H3K27 改变	脊髓室管膜瘤,伴 MYCN 扩增
弥漫性半球胶质瘤,H3G34 突变型	黏液乳头型室管膜瘤
弥漫性儿童型高级别胶质瘤,H3 及 IDH 野生型	室管膜下瘤
婴儿型半球胶质瘤	**2. 脉络丛肿瘤**
局限性星形细胞胶质瘤	脉络丛乳头状瘤
毛细胞型星形细胞瘤	不典型性脉络丛乳头状瘤
毛细胞样高级别星形细胞瘤	脉络丛癌
多形性黄色星形细胞瘤	**3. 胚胎性肿瘤**
室管膜下巨细胞星形细胞瘤	髓母细胞瘤
脊索样胶质瘤	髓母细胞瘤分子分型
星形母细胞瘤,伴 MN1 改变	髓母细胞瘤,WNT 活化型
胶质神经元和神经元肿瘤	髓母细胞瘤,SHH 活化/ TP53 野生型
节细胞胶质瘤	髓母细胞瘤,SHH 活化/ TP53 突变型
婴儿促纤维增生型节细胞胶质瘤/婴儿促纤维增生型星形细胞瘤	髓母细胞瘤,非 WNT/非 SHH 活化型
胚胎发育不良型神经上皮肿瘤	髓母细胞瘤组织学分型
具有少突胶质细胞瘤样特征和簇状核的弥漫性胶质神经元肿瘤	其他类型的中枢神经系统胚胎性肿瘤
乳头状胶质神经元肿瘤	非典型畸胎样/横纹肌样肿瘤
形成菊形团的胶质神经元肿瘤	筛状神经上皮肿瘤
黏液样胶质神经元肿瘤	伴多层菊形团的胚胎性肿瘤
弥漫性软脑膜胶质神经元肿瘤	CNS 神经母细胞瘤,FOXR2 激活型
节细胞瘤	伴 BCOR 内部串联重复的 CNS 肿瘤
多结节及空泡状神经元肿瘤	CNS 胚胎性肿瘤
小脑发育不良性节细胞瘤(Lhermitte–Duclos 病)	**4. 松果体肿瘤**
	松果体细胞瘤
	中分化松果体实体瘤

(待续)

表 2-1　2021 年 WHO 中枢神经系统肿瘤分类(第五版)(续)

肿瘤名称	肿瘤名称
松果体母细胞瘤	脑膜黑色素细胞瘤和脑膜恶性黑色素瘤
松果体区乳头状肿瘤	**9. 淋巴和造血系统肿瘤**
松果体区促纤维增生型黏液样肿瘤,*SMARCB1* 突变型	淋巴瘤
5. 脑神经和椎旁神经肿瘤	CNS 淋巴瘤
神经鞘瘤	CNS 原发性弥漫性大 B 细胞淋巴瘤
神经纤维瘤	免疫缺陷相关的 CNS 淋巴瘤
神经束膜瘤	淋巴瘤样肉芽肿
混合型神经鞘瘤	血管内大 B 细胞淋巴瘤
恶性黑色素性神经鞘瘤	CNS 各种罕见淋巴瘤
恶性周围神经鞘瘤	硬脑膜 MALT 淋巴瘤
副神经节瘤	CNS 其他低级别 B 细胞淋巴瘤
6. 脑(脊)膜瘤	间变性大细胞淋巴瘤(*ALK+/ALK−*)
脑(脊)膜瘤	T 细胞及 NK/T 细胞淋巴瘤
7. 间叶性非脑膜上皮来源的肿瘤	组织细胞肿瘤
软组织肿瘤	Erdheim–Chester 病
成纤维细胞和肌纤维母细胞来源的肿瘤	Rosai–Dorfman 病
孤立性纤维性肿瘤	幼年性黄色肉芽肿
血管来源的肿瘤	朗格汉斯细胞组织细胞增生症
血管瘤和血管畸形	组织细胞肉瘤
血管网状细胞瘤	**10. 生殖细胞肿瘤**
横纹肌来源的肿瘤	成熟型畸胎瘤
横纹肌肉瘤	未成熟型畸胎瘤
尚未明确的分类	畸胎瘤伴体细胞恶变
颅内间叶性肿瘤,*FET–CREB* 融合阳性	生殖细胞瘤
伴 CIC 重排的肉瘤	胚胎性癌
颅内原发性肉瘤,*DICER1* 突变型	卵黄囊瘤
尤文肉瘤	绒毛膜癌
软骨及骨肿瘤	混合性生殖细胞肿瘤
成软骨性肿瘤	**11. 鞍区肿瘤**
间叶性软骨肉瘤	造釉细胞型颅咽管瘤
软骨肉瘤	乳头型颅咽管瘤
脊索肿瘤	垂体细胞瘤,鞍区颗粒细胞瘤和梭形细胞嗜酸细胞瘤
脊索瘤(包含差分化型脊索瘤)	垂体腺瘤/PitNET
8. 黑色素细胞肿瘤	垂体母细胞瘤
弥漫性脑膜黑色素细胞肿瘤	**12. CNS 的转移性肿瘤**
脑膜黑色素细胞增多症和脑膜黑素瘤病	脑和脊髓实质的转移性肿瘤
局限性脑膜黑色素细胞肿瘤	脑膜的转移性肿瘤

注:CNS,中枢神经系统;IDH,(生化)异柠檬酸脱氢酶;NK,自然杀伤细胞;PitNET,垂体神经内分泌肿瘤;SHH,音猬因子(重要的信号传导分子)。

表 2-2　2021 年 WHO 中枢神经系统肿瘤分级,包括新的分级方法、更新的分级或新发现的具有可接受分级的肿瘤

肿瘤名称	分级
星形细胞瘤,IDH 突变型	2,3,4
少突胶质细胞瘤,IDH 突变型和 1p/19q 联合共缺失型	2,3
胶质母细胞瘤,IDH 野生型	4
弥漫性星形细胞瘤,伴 MYB 或 MYBL1 改变	1
青少年多形性低级别神经上皮瘤	1
弥漫性半球胶质瘤,H3G34 突变型	4
多形性黄色星型细胞瘤	2,3
多结节及空泡状神经元肿瘤	1
幕上室管膜瘤 a	2,3
后颅窝室管膜瘤 a	2,3
黏液乳头型室管膜瘤	2
脑膜瘤	1,2,3
孤立性纤维性肿瘤	1,2,3

注:该分级是基于自然史和一些肿瘤类型,对于某些肿瘤类型,确切的分级标准和自然史尚不清楚。注意阿拉伯数字的使用。a 代表形态明确的室管膜瘤。

表 2-3　2021 年 WHO 中枢神经系统肿瘤分层报道结构

综合诊断 (结合组织学和分子诊断)
组织学分类
CNS WHO 分级
分子信息 (列出)

表 2-4　2021 年 WHO 中枢神经系统肿瘤分层报道举例

大脑	
综合诊断	幕上室管膜瘤,NOS
组织病理学分类	室管膜瘤
CNS WHO 分级	3
分子信息	从 FFPE 组织中提取的衍生物没有足够的测序质量,也没有足够的组织可以用于 FISH 研究

注:上述举例:①使用定位诊断;②虽未标明"间变性",但仍需组织学定级;③使用 NOS 名称(无特定分子分型)。缩略语:CNS,中枢神经系统;FFPE,福尔马林固定石蜡包埋;FISH,荧光原位杂交;NOS,未做特殊说明。

表 2-5　2021 年 WHO 中枢神经系统肿瘤分层报告举例

大脑	
综合诊断	弥漫性低级别胶质瘤,MAPK 通路改变
	亚型:弥漫性低级别胶质瘤,FGFR1 TKD 重复
组织病理学分类	少突胶质细胞瘤
CNS WHO 分级	未分级
分子信息	FGFR1 酪氨酸激酶结构域重复(二代测序)

注:上述举例①包括肿瘤类型及其亚型;②缺乏明确的等级;③综合诊断不一定包括组织学名称。缩略语:MAPK,丝裂原激活的蛋白激酶;FGFR1,成纤维细胞生长因子 1 型受体;TKD,酪氨酸激酶结构域。

表 2-6　2020 年 WHO 周围神经鞘肿瘤分类

肿瘤名称	ICD-O 编码
良性	
神经鞘瘤 NOS	9560/0
原始神经鞘瘤	9560/0
细胞性神经鞘瘤	9560/0
丛状神经鞘瘤	9560/0
上皮样神经鞘瘤	
微囊/网状神经鞘瘤	
神经纤维瘤 NOS	9540/0
原始神经纤维瘤	
细胞性神经纤维瘤	
非典型神经纤维瘤	
丛状神经纤维瘤	9540/0
神经束膜瘤 NOS	9571/0
网状神经束膜瘤	
硬化性神经束膜瘤	
颗粒细胞瘤	9580/0
神经鞘黏液瘤	9562/0
孤立性局限性神经瘤	9570/0
丛状孤立性局限性神经瘤	
脑膜瘤 NOS	9530/0
良性蝾螈瘤/神经肌肉性胆管瘤	
硬化性神经束膜瘤	
混杂性神经鞘瘤	9563/0
神经束膜瘤/神经鞘瘤	
神经鞘瘤/神经纤维瘤	
神经束膜瘤/神经纤维瘤	
恶性	
恶性周围神经鞘膜瘤	9540/3
上皮样恶性周围神经鞘瘤	9542/3
黑色素性恶性周围神经鞘瘤	9540/3
恶性颗粒细胞瘤	9580/3
恶性神经鞘瘤	9571/3

注:形态学编码依据肿瘤性疾病的国际分类(ICD-O),/0 表示良性肿瘤;/1 表示非特定性、交界性或行为不确定的病变;/2 表示原位癌和Ⅲ级上皮内瘤样病变;/3 表示恶性肿瘤。

（杨铁龙　杨吉龙　滕胜　赵军）

参考文献

[1] LOUIS D N, PERRY A, REIFENBERGER G, et al. The 2016 World Health Organization Classification of Tumors of the Central Nervous System: a summary [J]. Acta Neuropathol, 2016, 131(6): 803-820.

[2] LOUIS D N, OHGAKI H, WIESTLER O D, et al. The 2007 WHO classification of tumours of the central nervous system [J]. Acta Neuropathol, 2007, 114(2): 97-109.

[3] 杨学军, 江涛. 解读《世界卫生组织中枢神经系统肿瘤分类(2016 年)》[J]. 中国神经精神疾病杂志, 2016, 42 (06): 321-329.

[4] LOUIS D N, PERRY A, BURGER P, et al. International Society Of Neuropathology-Haarlem consensus guidelines for nervous system tumor classification and grading[J]. Brain Pathol, 2014, 24(5): 429-435.

[5] 白洁, 程敬亮, 高安康, 等. 2016 年 WHO 中枢神经系统肿瘤分类解读[J]. 中华放射学杂志, 2016, 50(12): 1000-1005.

[6] 魏社鹏, 赵继宗. 2016 年 WHO 中枢神经系统肿瘤分类解读[J]. 中华神经医学杂志, 2017, 16(05): 529-536.

[7] PCW F C B J H. World Health Organization classification of soft tissue and bone tumours[M]. Lyon: IARCP Press, 2013.

[8] HARDER A, WESEMANN M, HAGEL C, et al. Hybrid neurofibroma/schwannoma is overrepresented among schwannomatosis and neurofibromatosis patients[J]. Am J Surg Pathol, 2012, 36(5): 702-709.

[9] 贡其星, 范钦和. WHO 软组织肿瘤分类第四版(2013 年)的学习体会[J]. 临床与实验病理学杂志, 2013, 29(06): 587-590.

[10] 王坚, 朱雄增. 2013 版 WHO 软组织肿瘤新分类解读[J]. 中华病理学杂志, 2013, (06): 363-365.

[11] JO V Y, FLETCHER C D M. WHO classification of soft tissue tumours: an update based on the 2013 (4th) edition [J]. Pathology, 2014, 46(2): 95-104.

[12] 陈晓东, 韩安家, 赖日权. 解读 WHO(2013)软组织肿瘤分类的变化[J]. 诊断病理学杂志, 2013, 20(11): 730-733.

[13] 申楠茜, 张佳璇, 甘桐嘉, 等. 2021 年 WHO 中枢神经系统肿瘤分类概述[J]. 放射学实践, 2021, 36(07): 818-831.

[14] LOUIS D N, PERRY A, WESSELING P, et al. The 2021 WHO Classification of Tumors of the Central Nervous System: a summary[J]. Neuro-oncology, 2021, 23(8): 1231-1251.

[15] AHLAWAT S, FAYAD L M. Revisiting the WHO classification system of bone tumours: emphasis on advanced magnetic resonance imaging sequences. Part 2[J]. Pol J Radiol, 2020, 85: e409-e419.

[16] CHOI J H, RO J Y. The 2020 WHO Classification of Tumors of Soft Tissue: Selected Changes and New Entities[J]. Adv Anat Pathol, 2021, 28(1): 44-58.

[17] ANDERSON W J, DOYLE L A. Updates from the 2020 World Health Organization Classification of Soft Tissue and Bone Tumours [J]. Histopathology, 2021, 78(5): 644-657.

[18] KALLEN M E, HORNICK J L. The 2020 WHO Classification: What's New in Soft Tissue Tumor Pathology?[J]. Am J Surg Pathol, 2021, 45(1): 1-23.

第 3 章

周围神经良性病变

第 1 节　神经鞘瘤

神经鞘瘤是起源于神经鞘增生的施万细胞的原发性神经肿瘤,绝大多数为良性的,相当于 WHO Ⅰ 级。最常发生于头颈部,其次是四肢和躯干等部位。绝大部分是单发性的,并经常发生在 20~50 岁的成年人,男女发病比例相当。目前病因仍不清楚,可能与神经纤维瘤 2 型(NF2)基因的失活突变和辐射等有关。发生于儿童的神经鞘瘤非常罕见,约占 2%,通常位于前庭神经。从病理上来看,肿瘤由 Antoni A 型和 Antoni B 型两种形态的组织成分组成,二者所占比例不等。常常表现为无痛性的肿块,可偶然发现,当肿块增大压迫周围神经时,可引起放射性酸胀、疼痛或麻木感,并沿神经放射,也可引起神经支配肌群的萎缩和肌力下降。由于其对放化疗不敏感,在治疗上主要以手术切除为主,且预后良好。

一、流行病学

神经鞘瘤基本上全部由施万细胞组成,故又称施万细胞瘤,这有别于同样起源于神经鞘膜的神经纤维瘤,神经鞘瘤几乎包含所有的周围神经细胞,包括施万细胞、成纤维细胞、神经束膜细胞和轴突。在正常情况下,施万细胞围绕神经纤维而起到支持和隔绝神经的作用。神经鞘瘤在良性神经源性肿瘤中的发病率最高,占良性软组织肿瘤的 5%,占所有原发性颅内肿瘤的 8%~10%,其中前庭神经鞘瘤占所有颅内肿瘤的 6%。神经鞘瘤几乎可单发或多发于身体任何部位的神经干或神经根,而头颈部是最常见的部位,占 25%~45%,其次是四肢和躯干。脊髓神经鞘瘤是最常见的硬膜内髓外病变,约占成人所有神经鞘肿瘤的 24%。有 1%~3% 的神经鞘瘤出现在腹膜后,约占所有腹膜后肿瘤的 1%。

在绝大多数情况下,孤立性和散发性神经鞘瘤最常见(可占到 95%),而多发性的很少见,且与 NF2 和神经鞘瘤病有关。根据芬兰赫尔辛基大学医院在 1985—1995 年 10 年间收治的 455 例神经鞘瘤患者资料统计发现,90% 是单发的,5% 伴有多发性脑膜瘤同时伴有或不伴有 NF2,3% 是与 NF2 相关的多发性神经鞘瘤,2% 是与 NF2 不相关的神经鞘瘤病,在 11 例神经鞘瘤病的患者中有 2 例具有家族性发病特点。神经鞘瘤病的特征是年轻人(临床表现的平均年龄为 28 岁)出现多发性神经鞘瘤,无 NF1 或 NF2 的临床或影像学证据。2%~4% 的神经鞘瘤患者符合神经鞘瘤病的标准。约 80% 的神经鞘瘤病为散发性,20% 为常染色体显性遗传性。与 NF2 一样,神经鞘瘤病与 22 号染色体上的基因突变有关,但涉及不同的肿瘤抑制基因。

中枢神经鞘瘤通常起源于感觉神经根,常见的颅内部位是第 8 对神经的前庭支,但也可能起源于三叉神经,在 NF2 的背景下,也可能起源于其他下位脑神经,脑或脊髓实质受累少见。在头颈部神经鞘瘤中,咽旁间隙和颈侧是好发部位,可能与诸多脑神经及颈交感神经通过这些部位有关。从颈部的内侧来看,起源于最后 4 条脑神经(舌咽神经、迷走神经、副神经和舌下神经)或交感神经链,从侧面看,它们来自颈丛或臂丛的皮肤或肌肉分支。颅底部位脑神经来源者较少见,而来源于头颈部小分支的神经如喉上神经,鼻睫神经者更少见。对于四肢,尤以屈侧较大的神经干多见,如腘窝、肘窝、腋窝和腕部。肿瘤大多好发于感觉神经,但运动和自主神经也可累及,内脏神经很少发生该肿瘤。需要注意的是,嗅神经和视神经没有髓鞘,所以不会发生神经鞘瘤。同样的,骨组织也没有髓鞘,所以神经鞘瘤不会出现在骨内,但当肿瘤邻近胫骨、股骨,甚至颅骨等骨段时,病变可能会附着在骨膜上,削弱骨结构,有时会导致骨折,造成严重的结果。鉴于正常情况下脊髓中缺乏施万细胞,对于脊髓神经鞘瘤发生的各种假说和理论(如脊神经根进入区起源、沿血管周围神经丛的软膜下的延伸、异位神经嵴、从间充质细胞中分化出施万细胞、创伤或炎症后施万细胞的增殖等)被提出来,但至今其组织起源仍有争议。

二、病因学

神经鞘瘤大部分是散发性的,有些患者与 2 型神经纤维瘤病、神经鞘瘤病和 Carney 综合征等遗传性肿瘤综合征有关(图 3-1)。它的病因还未完全确定,可能与遗传因素(如 NF2 基因的失活突变)、辐射、外伤和慢性炎症反应等有关。

(一)与遗传因素有关

1. 可能与 NF2 基因的失活突变有关

NF2 是一种常染色体显性遗传疾病,易发生多发性神经鞘瘤、脑膜瘤和脊髓室管膜瘤,以双侧前庭神经鞘瘤为典型特征。与散发性肿瘤相比,NF2 型神经鞘瘤具有多样性、小叶生长、较高的侵袭性和增殖潜能等典型特征,发病年龄也较早。

在所有散发性和 NF2 型神经鞘瘤中,均可发现 NF2 基因缺陷,包括缺失、突变、等位基因缺失和基因启动子高甲基化等,但尚未发现其他一致的基因改变。研究表明,施万细胞转化为神经鞘瘤的主要原因可能是 NF2 基因失活和其蛋白 Merlin 的连续性缺失。

NF2 基因定位于染色体 22q12.2 处,该基因编码

有一种叫作 Merlin 或 schwannomin 的蛋白质。Merlin 与 ERM 家族蛋白具有显著的序列同源性,因而也被认为是细胞骨架相关蛋白家族(也称为 ERM 家族)中的一员。在细胞水平上,Merlin 存在于富含肌动蛋白的细胞突起、细胞基质和细胞-细胞接触部位上,也存在于细胞核内,是跨膜蛋白和肌动细胞骨架之间的连接蛋白,并参与细胞骨架和细胞膜的连接。Merlin 是一种多功能蛋白,参与整合和调节细胞内信号和细胞外信号通路,而这些信号通路控制着细胞的形状、增殖、运动和存活等。虽然 Merlin 本身没有内在的催化活性,但是可以与某些蛋白相互作用而使介导对细胞增殖的接触依赖性抑制,从而发挥肿瘤抑制作用。

NF2 基因的失活突变引发的 Merlin 缺失是散发性神经鞘瘤和遗传获得性神经鞘瘤的病因,其中的病理机制正在被阐述。Merlin 可参与多种通路,在细胞核和细胞膜上发挥作用,但这些不同的作用是相互关联的。Merlin 丝氨酸-518 残基处、丝氨酸-10 残基处这两个位点的磷酸化是其蛋白质丢失和失活的主要机制。Merlin 缺失可激活 Rac1 和 Ras、PAK1、mTORC1、EGFR-Ras-ERK、PI3K-Akt、WNT 和 Hippo 通路及酪氨酸受体激酶等。一个中心机制是在细胞核内失去了由 Merlin 诱导的对 E3 泛素连接酶 CRL4-DCAF1 复合物的抑制,导致包括整合素和生长因子受体在内的许多基因的转录增加。Merlin 还与细胞表面蛋白相互作用,包括 CD44 和黏附连接蛋白,因此,Merlin 缺失导致接触依赖性的细胞周期阻滞减少。

除了神经鞘瘤外,Merlin 缺失还可在许多其他肿瘤的发生、发展中发挥重要诱因作用,包括大部分脑

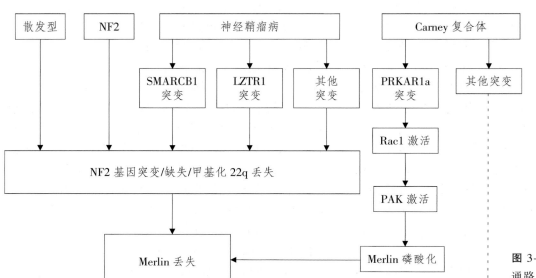

图 3-1 神经鞘瘤发病的遗传通路。

膜瘤、1/3 的室管膜瘤和部分间皮瘤等。这些肿瘤可能偶发或作为 NF2 的一部分而发生。另外，Merlin 可能对几种非 NF2 相关癌症类型的生长和进展起负调控作用。

2. 可能与其他基因改变有关

染色体动态的精确调节是重要且复杂的过程，保证了完整的转录调节，并阻止正常细胞向恶性转化。ATP 依赖的染色质重构复合物可利用 ATP 水解产生能量，并促使染色质构象的改变，同时使转录因子易于接近 DNA，从而参与这一调控过程。SWI/SNF 复合物是目前研究最多的 ATP 依赖的染色质重构复合物之一，在调节染色质结构和基因表达方面发挥了关键作用。编码 SWI/SNF 亚基的基因突变在多种人类癌症中经常被观察到，提示 SWI/SNF 复合物多种功能中有一种或多种可预防肿瘤的发生，是一种抑癌因子。它由 3 类亚基构成，其中 SMARCB1（INI1）是高度保守的核心亚基中的一种。

SMARCB1 基因（也称为 INI1、BAF47、SNF5）位于染色体 22q11.23，编码 SWI/SNF 复合物中重要的核心亚基，出现在所有 SWI/SNF 复合物中，表达于所有正常细胞，参与基因转录的表观遗传学调控。SMARCB1 作为抑癌基因，两个等位基因功能的缺失会导致 SMARCB1 缺陷相关的肿瘤。除了典型的恶性横纹肌样瘤（MRT）外，其基因表达部分的缺失也参与上皮样恶性周围神经鞘瘤、神经鞘瘤病中出现的神经鞘瘤、脊索瘤、肌上皮癌、鼻窦癌等肿瘤的发生。与完全丧失功能的 SMARCB1 突变导致的横纹肌样肿瘤患者相比，神经鞘瘤病患者的 SMARCB1 主要是亚等位基因的突变，这种突变会导致合成具有剩余功能的突变蛋白，而不会导致横纹肌样肿瘤。事实上，SMARCB1 丢失不是散发性和孤立性神经鞘瘤的特征。在 86% 的家族性和 40% 的散发性神经鞘瘤病的患者中，发现 SMARCB1 或 LZTR1 肿瘤抑制基因的生殖细胞系突变。在大多数家族性神经鞘瘤病和高达 50% 散发性神经鞘瘤病中 SMARCB1/INI1 呈马赛克样或部分缺失。此外，高达 2/3 的上皮样恶性周围神经鞘瘤显示该标志物丢失。在部分神经鞘瘤病的患者中，似乎存在一种三步四次打击的致瘤模型。Dorothy Halliday 等分析了 422 例神经鞘瘤病患者，其中有 53 例（占比 12.5%）出现 SMARCB1 致病性变异，有 78 例（占比 18.5%）出现 LZTR1 致病性变异。Jo 和 Fletcher 等对 57 例上皮样神经鞘瘤（一种少见的神经鞘瘤，最初由 Orosz 等于 1993 年首次描述）的研究，发现有 24 例（42%）显示 SMARCB1/INI1 表达完全缺失，提示 SMARCB1/INI1

异常可能在这部分肿瘤患者的发病机制中起作用。

亮氨酸拉链样转录调节因子-1（LZTR-1）基因位于染色体 22q11.21，与 SMARCB1（22q11.23）和 NF2（22q12.2）相比更靠近着丝粒。LZTR1 基因被认为是一种抑癌基因，编码了 BTB-Kelch 超家族的一名成员，而该超家族与 Cullin3（CUL3）基 E3 泛素连接酶复合物相互作用。多项遗传学研究都已指出 LZTR1 在努南综合征（一种常见的常染色体显性遗传病，以身材矮小、先天性心脏病和面部畸形等为特征）、肝癌、儿童癌症和神经鞘瘤之类的一系列人类疾病中发挥着作用。在一项测序分析研究中，40 例神经鞘瘤病的队列中分别有 5 例（占比 12.5%）和 13 例（占比 32%）发现了 SMARCB1 或 LZTR1 变异，47 例 NF2/SMARCB1 阴性神经鞘瘤病中有 16 例（占比 34%）鉴定出 LZTR1 变异，表明 LZTR1 缺失参与神经鞘瘤病的发生。M Steklov 等研究表明，小鼠 LZTR1 单倍性缺失会再现努南综合征的表型，而施万细胞 LZTR1 缺失则会驱动去分化和增殖。然而，LZTR1 在癌症发生或人类发展中的功能作用尚未被完全了解。最新研究表明，无论 RAS GTP 酶的类型如何，LZTR1 主要通过泛素-蛋白酶体通路促进 RAS 的多泛素化和降解，发挥着"RAS 杀伤蛋白"的作用，从而导致 RAS/MAPK 的信号抑制。

总之，在神经鞘瘤中，除了 NF2 的双等位失活外，其他基因（如 SMARCB1、LZTR1、COQ6 等）也参与了相关神经鞘瘤的发病机制，提示 SWI/SNF 染色质重构复合物在神经鞘瘤的发生中起重要作用。

（二）可能与辐射有关

放疗后，约 10% 的患者有患上继发性肿瘤的风险，其中大多数为骨肉瘤、纤维肉瘤、未分化多形性肉瘤和脑膜瘤。辐射诱发的周围神经肿瘤的发病率尚不清楚，据 Kathleen M 等回顾性统计分析，在 67 例恶性或非典型周围神经肿瘤中有 4 例（6%）显示出这种关联性。其中放射诱导的良性周围神经鞘瘤是放疗后少见的晚期并发症。文献中可见一些零星的放射后神经鞘瘤的报道，M Salvati 等报道了 5 例放射后听神经瘤，Ryuya Yamanaka 等报道了 28 例放射后神经鞘瘤。这些情况通常发生在年轻时初次接受辐射的患者中，经过长时间的辐射后间隔 10~50 年，可具有长期存活率。E Shore Freedman 等统计分析了 2311 例放疗后受试者，发现了 29 例神经鞘瘤（包括听神经瘤 10 例）、2 例神经纤维瘤和 1 例神经节瘤，且严格定位于治疗区域，因此判定是辐射诱发的，并通过对这些肿瘤潜伏期的分析，判定在辐射暴露至少 30 年后才发生。常见的病理表现为细胞核异型性、S-100 染色阳性和轻-中度细胞增生。放射后导致肿瘤的发生机制仍不明确。正常组织中基因突变的数量会随着辐射剂量的增加而增加，但辐射剂量与肿瘤诱导之间的关系是非线性的，表明其他因素可能在肿瘤诱导中起作用。动物实验研究表明，除了辐射后增生的施万细胞出现核和染色体的异常外，大剂量辐射外周神经可导致髓鞘解体、神经纤维坏死、施万细胞和神经内成纤维细胞明显增殖。最有可能的原因是这种辐射引起的施万细胞基因组不稳定，并与一些临床因素有关，如持续低剂量辐射、放疗后长期存活、对周围神经和支撑神经结构的辐射损伤、导致宿主免疫反应降低或对某些肿瘤有特殊敏感性的遗传因素（如 NF1）。

在极其罕见的情况下，神经鞘瘤会发生癌变，称为恶性神经鞘瘤，通常见于被诊断为神经纤维瘤病的患者。一般会有多个肿瘤，常位于下肢、上肢和背部等。

三、临床表现

神经鞘瘤的特征是形成一个偏心的无痛性椭圆形或梭形肿块，由神经束膜构成的包膜所包裹，周围是神经外膜，切开可见其不规则的内部结构。瘤体多附着于神经干的一侧，并沿神经干走行，两端连有"神经蒂"，即附着的神经干。神经束不进入瘤体，这与神经纤维瘤有明显不同。瘤体在生长过程中常把所附神经干推开，虽然手术不易损伤神经，但仍然需要注意避免误伤。肿瘤包膜可成为该段神经鞘的一部分，但很少造成神经支配的缺损。肿块质地有韧性，表面光滑，界限清楚，与周围组织无粘连，由于神经干走向的限制，肿瘤纵向活动受限，而侧方活动度较大。小肿瘤通常是非结节性的，而较大的肿瘤可能是多结节性的。同一神经干可能同时生长出多个肿瘤。

肿瘤体积小者多呈实质性，而增大后常有部分或全部囊性病变，少数可有波动感，当出血时，可沿包膜膨胀性生长，容易被误诊为囊肿或血管瘤。另外，神经鞘瘤包膜通常被弯曲的血管所覆盖，这在一定程度上有利于在切除肿瘤时不伤害母神经。而罕见的丛状变异可能在神经束之间发生浸润，因此很难切除。

神经鞘瘤通常生长缓慢，平均病程由数月至数年，直径大多小于 5cm，但少部分可在纵隔腔和腹膜后等非限制性的空间内生长成为一个大的肿瘤。北京大学深圳医院曾报道 1 例 35 岁女性巨大的左侧后肾旁神经鞘瘤（大小约为 13cm×8.5cm×6.5cm）。

四、不同部位病变的临床特征

临床症状与神经起源有着密切的关系，根据肿瘤大小及部位的不同，可产生不同程度的相应症状。通常在疾病早期阶段看不到显著的症状或体征，可在体检时偶然发现。在神经干上可触及圆形或椭圆形肿块，横向可有移动感，纵向相对固定。由于肿瘤多发于感觉神经和混合神经中的感觉根，所以较少见运动异常。当肿瘤增大压迫神经时，可引起放射性酸胀、疼痛或麻木感，并沿神经放射。在不同角度反复叩击肿块出现麻痛感或触电感，并向肢体远端放射称为 Tinel 征。发生于大神经干的肿瘤甚至可引起神经支配肌群的萎缩和肌力下降。另外，发生于胃肠道、泌尿系统等罕见部位的肿瘤，早期可无症状，并随着肿块生长可引起一些非特异的症状，如腹痛、腹胀等。肿瘤通常不会转移，但可能会对神经、血管和骨的邻近结构造成严重的局部问题。

（一）头颈部神经鞘瘤

最常见的是起源于任何有施万细胞鞘的周围神经、脑神经或自主神经。头颈部组织结构较复杂，肿瘤可发生于颞内、颅内、眼眶、腮腺内、鼻腔、咽旁或颈部，但也有一些罕见发生在喉、气管、食管和甲状腺的病例报道。多发生于青壮年且生长缓慢，病程较长，可长期无任何症状和体征，仅表现为单独的且生长缓慢的肿块。据 Gavin C W Kang 等统计报道，非前庭颅外头颈部神经鞘瘤最常表现为一种无明显危害的单侧咽旁颈部肿块。在后期，症状和体征与神经鞘瘤的大小及周围的解剖结构有关，可以出现压迫周围器官和神经的表现。例如，累及迷走神经时，可出现声音嘶哑和呛咳，当压迫气管时可引起反射性咳嗽；当臂丛神经受累和压迫肿块时可出现沿上肢向手部放射的电击感和疼痛感，肿块较大时可引起所支配肌肉不同程度的萎缩和肌力减退；来自交感神经的肿瘤患侧，可出现霍纳综合征（如患侧瞳孔缩小、上睑下垂、面部潮红、少汗）；来自面神经者则表现有腮腺肿块，早期仅表现为面部抽搐，后期可表现为面瘫、耳鸣或听力下降；来自舌下神经者则表现为颌下区肿块。

（二）前庭神经鞘瘤

前庭神经鞘瘤（VS）是颅内常见的神经鞘瘤，发病率约为 2/10 万，其位于脑桥小脑角区，约占脑桥小脑角肿瘤的 85%，占颅内肿瘤的 6%~9%。肿瘤覆盖第8（Ⅷ）脑神经前庭支，极少数发生于蜗神经，又名听神经瘤。大多数为散发性,约 5%与肿瘤易感性综合征 2 型神经纤维瘤病(NF2)有关。虽然是良性的,但这些肿瘤有生长的能力,并逐渐压迫周围重要结构,包括听神经、面神经、三叉神经、展神经、后组脑神经、小脑、脑干等,从而产生相应的症状。当压迫前庭及蜗神经可引起单侧的听力下降、耳鸣、失衡和眩晕。其中听力下降是最常见的临床表现,约占 95%,因蜗神经受压损伤或耳蜗供血受累所致;耳鸣约占 70%,以高频音为主,顽固性耳鸣在听力完全丧失后仍可存在;眩晕可反复发作,大多为真性旋转性眩晕,而以步态不稳和平衡失调为主,多出现在听神经瘤生长的早期,为前庭神经或血供受累所致,症状可随前庭功能代偿而逐渐减轻或消失。特殊的是,一旦发现 VS,单侧感音神经性耳聋、眩晕和耳鸣等症状通常可追溯到几年前。当肿瘤继续生长会影响三叉神经而导致面部麻木,而压迫面神经可产生面肌无力或抽搐。肿瘤明显增大后,最终会充满大部分的脑桥小脑角。当肿瘤还继续生长时,导致压迫脑干及小脑,并引起步态不稳、共济失调、辨距不良,还会产生阻塞性脑积水,并引发颅内压升高(头痛、恶心、呕吐等),甚至会出现生命危险。

(三)四肢神经鞘瘤

四肢神经鞘瘤可表现为没有症状的肿块。较大者因受累神经受压,可出现局部的麻痹、疼痛(多为一种模糊的疼痛)和感觉异常,并沿神经呈放射状疼痛。发生于腕部者可出现腕管综合征的表现,如手部疼痛、麻木、夜间麻醒、感觉过敏、功能障碍、一部分手部肌肉萎缩、精细动作的灵活性下降(如拿硬币、扣纽扣困难)。发生于踝部的肿瘤可压迫胫神经,出现踝管综合征的表现。早期仅有足踝活动后出现足底不适感,并有边界不清的针刺感、烧灼感及麻木感,行走、长时间站立或劳累后加重。晚期可引起足部肌肉的萎缩。

(四)椎管内神经鞘瘤

椎管内神经鞘瘤是脊柱最常见的原发性肿瘤,占所有椎管内肿瘤的 30%。按照解剖学分类,可分为椎管内、椎管旁及椎管内外型;按照与硬脊膜的关系分类,可分为髓外硬脊膜下、硬脊膜内外、硬脊膜外及椎旁、髓内神经鞘瘤等类型。好发于脊髓的背侧或者背外侧,以及脊神经的感觉根。总发病率约为 0.24/10 万。一般多发生在脊髓外、硬脊膜内,在蛛网膜下隙生长,因为肿瘤压迫神经或脊髓,症状和椎间盘突出症有相似之处,主要临床表现为疼痛、感觉异常和运动

障碍。早期多以肩背、腰骶部和肢体放射性疼痛为主要症状,其疼痛性质多为锐痛、刀割或针刺样剧痛,与椎间盘突出症相比,不仅程度剧烈且放射性疼痛明显,对症、牵引等综合治疗效果差。卧床休息时疼痛可加重,下床活动反而可稍减轻,可能与休息后硬膜外静脉充盈度增加,从而导致局部神经受压加重。而椎间盘突出症则以运动后疼痛加重,休息后减轻,二者临床表现有差异。另外,肢体麻木、乏力、跛行等症状也较早出现。位于脊髓后面或外侧的神经鞘瘤,可表现为压迫后束或脊髓丘脑束所出现的感觉障碍和温痛觉异常,感觉功能障碍一般从远端开始逐渐向上发展,在体格检查时可见感觉平面以下浅感觉减退,有别于髓内肿瘤自上而下发展的现象。感觉异常多表现为未受外界刺激而出现的麻木感、束带感、蚁走感及冷热感。圆锥、马尾部的典型表现为肛门和会阴部皮肤的感觉障碍。当肿瘤较大时可压迫脊髓,并出现肢体运动障碍,甚至发生大小便障碍(表现为括约肌功能紊乱)。单独位于马尾的神经鞘瘤,可不出现肌力改变,括约肌障碍出现较晚;位于颈椎管内的肿瘤压迫脊髓,表现为上肢肌无力,呈迟缓性麻痹,而双下肢为痉挛性瘫痪;胸椎管肿瘤无上肢症状,双下肢无力或痉挛性疼痛,可出现各种感觉异常和括约肌障碍。

(五)其他部位

其他部位,如胃部、肝脏、胰腺、肾脏等,多为个案报道,早期可无症状,可随着肿块生长引起一些非特异的症状。李强等分析了 82 例腹膜后神经鞘瘤,其主要症状为腹胀(30.5%)和腹痛(20.7%)。例如,胃部神经鞘瘤早期基本没有临床表现,常在出现其他症状并进行检查时被偶然发现。主要临床表现是上消化道出血,部分人甚至可出现上消化道大出血或休克。其他表现有上腹部不适、腹痛、腹胀、反酸、嗳气等。由于症状不典型,可能被长期误诊为胃炎和胃溃疡等疾病。

五、辅助检查

虽然术后组织病理学检查仍是金标准,但神经鞘瘤在超声(UC)、计算机断层成像(CT)和磁共振成像(MRI)的检查下也都有一些特征性表现,如细针穿刺细胞学(FNAC)满意的样本镜下可见梭形细胞,而这些都可辅助诊断。不同部位的周围神经鞘瘤,选择的影像学检查方法会有所差异。典型的神经鞘瘤不论检查方法和部位都与特征性的影像表现相似,而对于不典型的神经鞘瘤,增强后延迟强化是其共有特征。但它们的总体特异性并不高。据 Hin-Lun Liu 等报道,影像

学检查和 FNAC 对神经鞘瘤诊断的特异性分别为38%和20%。另外,在一项对术后病理证实的 20 例髓内神经鞘瘤患者的回顾性分析中,只有 3 例(15%)患者经术前 MRI 明确诊断。

(一)超声检查

　　超声检查能观察肿瘤的部位、数量、大小、边界、与周围神经和血管的关系、血流情况,分级依据 Adler 血流分级标准。对于颈部、躯干、四肢等浅表部位尤为适用。超声图像有一定规律性特征:直径多为 1.0~5.0cm,梭形或椭圆形,形态规则,边缘清晰完整,包膜结构完整呈高回声带,内部以弱回声及囊实混合回声为主,与邻近神经走行一致,内部血流信号不丰富,多为Ⅰ级和Ⅱ级,或无血流信号。肿块长轴的两端可探及低回声的神经干与肿块相延续,表现为两侧渐细的

锥形结构(鼠尾征),此特征的特异性高,可有助于明确神经的来源,但检出率低。王羽等认为当发现高度可疑的神经鞘瘤肿块时,应仔细扫查肿块与周围组织的关系,尽可能提高"鼠尾征"的检出率,进而推断肿块的神经来源,这样可为临床提供有价值的肿块定位和神经的来源信息,并指导手术。另外,对于发生于脏器部位的神经鞘瘤,可使用体表或内镜超声检查,其超声图像也有一定的诊断价值。例如,腹部内镜超声显示胰腺头部有一个清晰的低回声肿块,大小为 4.8cm×4.7cm,内含囊性成分;增强超声显示肿瘤均匀强化,多普勒超声未见瘤内血管分布。当声像图缺乏特征性表现时,应结合临床,以提高超声诊断的准确率。本节提供了数组神经鞘瘤典型的超声图像以飨读者(图 3-2 至图 3-9)。

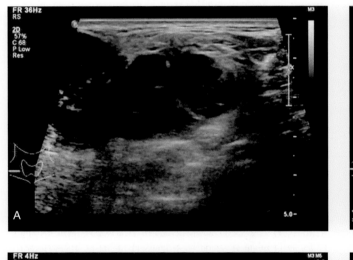
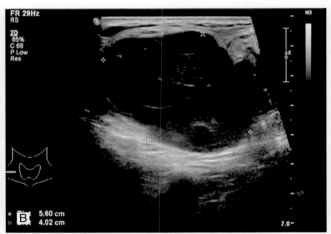
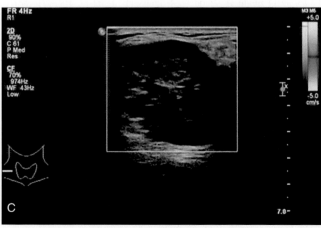
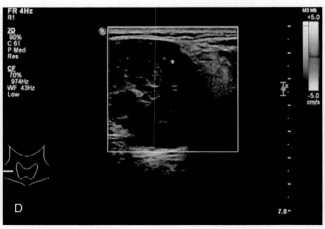

图 3-2　右侧中下颈颈后可见多个实性肿物,形态不规则,回声不均匀,最大:5.6cm×4.0cm,CDFI:可见少量血流信号。

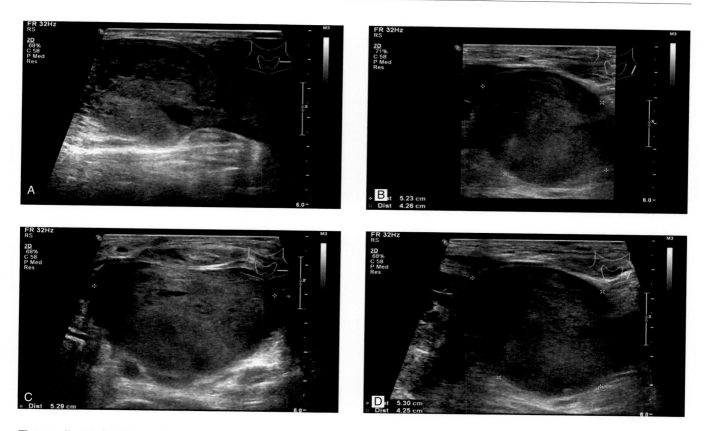

图 3-3　位于左中下颈可见多发实性肿物,呈融合状,内回声不均匀,内可见无回声区,最大为 5.5cm×5.3cm×4.3cm,肿物包绕左侧颈总动脉。

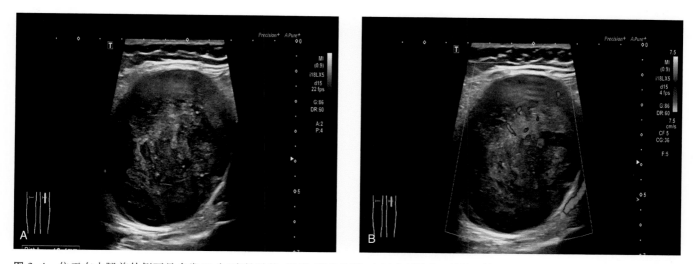

图 3-4　位于右小腿前外侧可见多发(3 个)实性肿物,界清,形态饱满,内回声不均匀、强弱不等,最大为 6.1cm×4.3cm×3.3cm。CDFI:可见较丰富血流信号。位于右侧腘窝可见多发(3 个)实性肿物,界清,形态饱满,内回声不均匀、强弱不等,最大为 6.2cm×6.6cm×5.1cm。CDFI:可见较丰富血流信号。(待续)

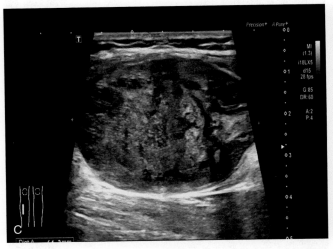 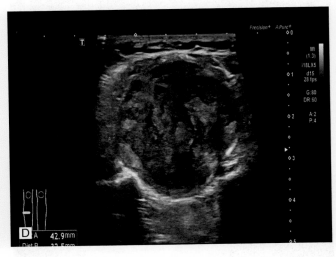

图 3-4　（续）

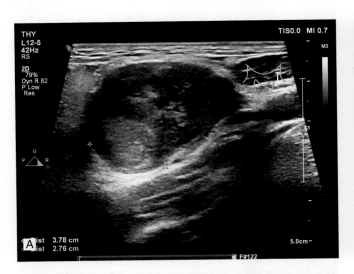 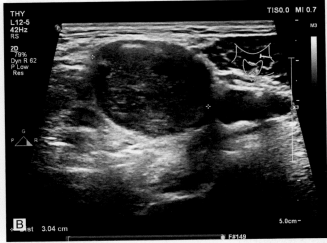

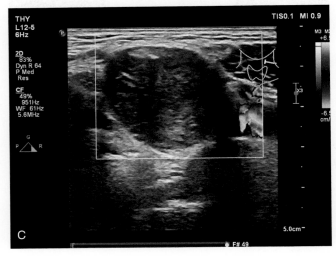

图 3-5　左上颈颈动脉内侧可见一实性肿物，界尚清，不规则，内回声不均，内可见无回声区。大小为 3.8cm×3.0cm×2.8cm。CDFI：未见明显血流信号

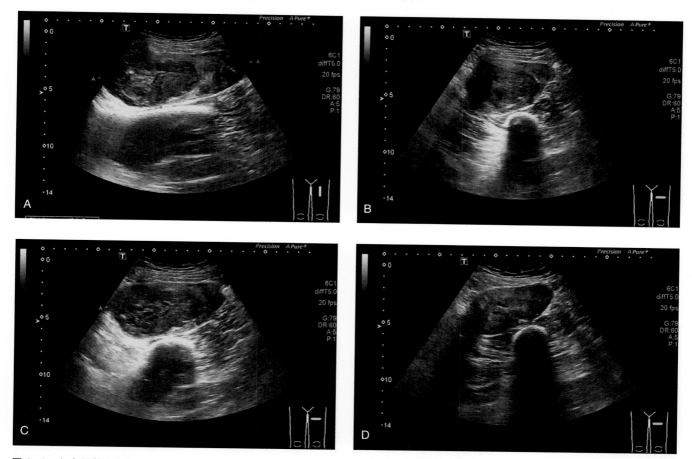

图 3-6　左大腿软组织深层可见一大小为 13.7cm×10.8cm×4.8cm 的实性肿物,界尚清,形态尚规则,内回声不均匀,内可见无回声区。

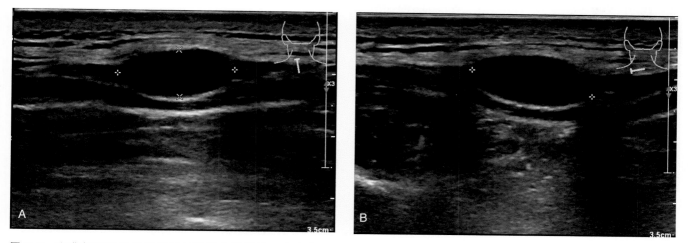

图 3-7　左背部近中线处脂肪层与肌层之间可见一大小为 1.9cm×1.8cm×0.7cm 的低弱回声肿物,界清,规则,后方回声稍增强。CDFI:未见明显血流信号。(**待续**)

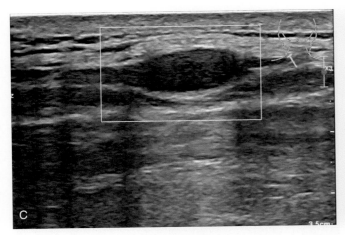

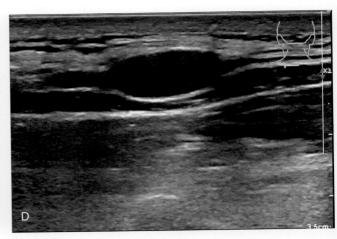

图 3-7　（续）

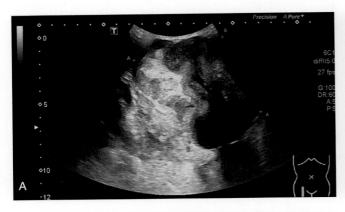

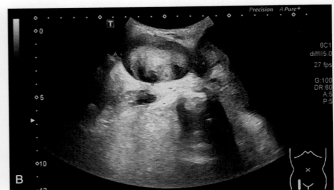

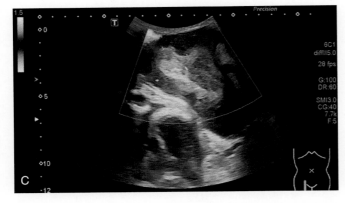

图 3-8　右髂窝、右腹股沟及右下肢可见多发低回声实性肿物，部分呈类圆形，部分呈长条形，界尚清，内回声不均匀，最大位于右腹股沟，为 10.5cm×8.3cm，可见少许血流信号。

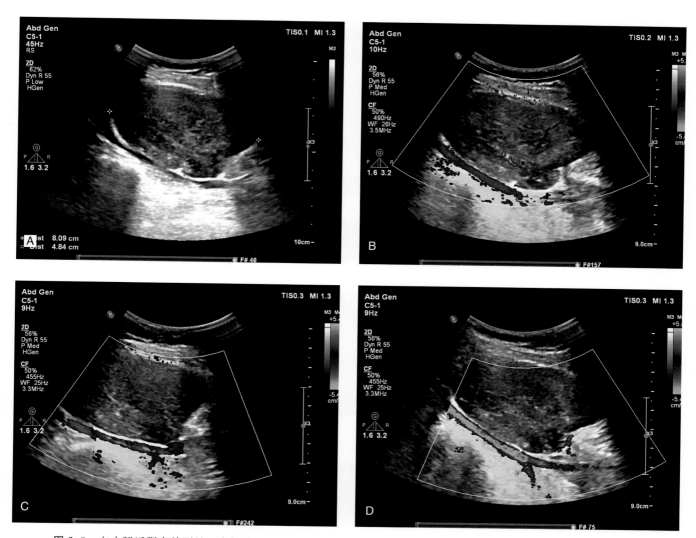

图 3-9　左小腿近腘窝处可见一实性肿物,界清,内回声不均匀,大小为 8.1cm×6.2cm×4.8cm。CDFI:可见血流信号。

(二)CT 检查

CT 检查对显示其发生部位、大小、形状、侵及范围具有重要作用。由于神经鞘瘤是由特殊的细胞构成(Antoni A 区和 Antoni B 区,二者比例不等),病理改变的特殊性致其 CT 表现也颇具特征性,且二者有明显相关性,这反映在 CT 的图像上,特别是增强 CT 的图像上有其特殊的表现。CT 可表现为均匀等密度、略低密度圆形或类圆形的肿块,增强呈均匀的轻度至明显强化;也可呈不均匀等密度(图 3-10 和图 3-11)、略低密度的肿块,并伴有中心点状或片状更低密度区,增强后肿块呈轻度至明显强化,中央更低密度区无明显强化,CT 增强扫描在肿瘤的定性方面具有很高的诊断价值(图 3-12)。例如,听神经瘤的 CT 检查

可见脑桥小脑角区域等密度或低密度团影块。瘤体内一般无钙化,形态大多为圆形、椭圆形,少数形态不规则。骨窗可显示内听道正常或呈不对称性扩大。增强扫描可见肿瘤实体部分明显强化,而囊性部分无明显强化。另外,CT 检查还可进行三维重建,进一步协助诊断。例如,颅底三维 CT 在颈静脉孔区神经鞘瘤的诊断中有重要的价值,重建的图像能清晰显示出颈静脉孔明显扩大,边缘由锐利变为圆钝,颈静脉结节被破坏,而内听道无扩大,从而易与听神经瘤鉴别,并可模拟手术进路,以帮助设计手术方案。

Antoni A 区与 Antoni B 区所占比重的差异是神经鞘瘤 CT 表现复杂性的基础。CT 平扫时肿块呈等、稍低密度,均匀增强者,组织病理学主要由 Antoni A 区及胶原构成;CT 平扫时等、稍低密度中伴有更低密

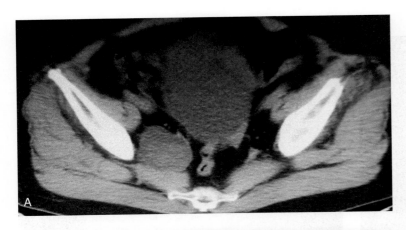

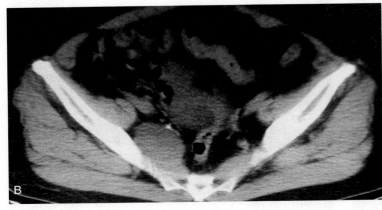

图 3-10　骶前神经鞘瘤。CT 提示右侧附件区可见囊性肿物影，大小约为 5.6cm×4.9cm，增强后呈不均匀强化。术后病理回报为神经鞘瘤。

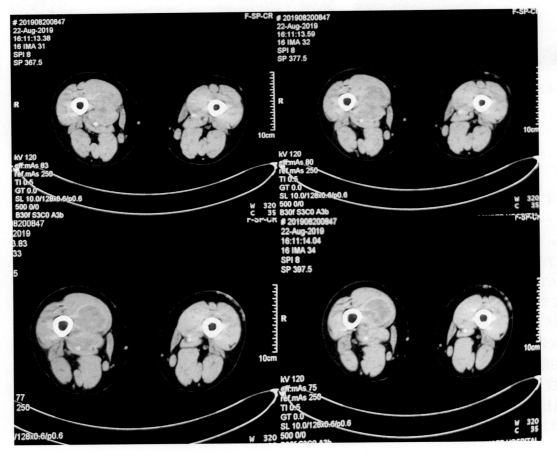

图 3-11　CT 提示右侧股内侧肌及大收肌内可见多发不规则稍低密度肿物影，相互融合，边界不清，最大横截面积约为 11.3cm×6.7cm×5.2cm，平扫 CT 值约 24Hu，增强扫描后稍显强化，强化欠均匀，边缘可见包膜较明显强化，与周围组织分界尚清。

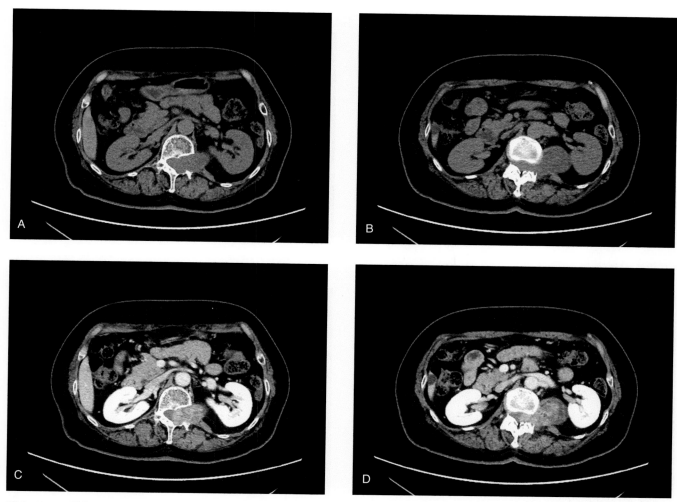

图 3-12　CT 平扫(A,B)及强化(C,D),女,64 岁,椎管内外神经鞘瘤。椎管内外见形态不规则软组织密度肿物,肿物经扩大的左侧椎间孔突出椎管外,增强后呈不均匀强化,周围骨质压迫吸收。

度区, 点状或片状的更低密度区主要由 Antoni B 区、囊性变组成;CT 平扫时等、低密度呈零星点状分布时,病理改变为 Antoni A 区、Antoni B 区均匀分布;CT 增强呈现轻度至明显不均匀强化时多为 Antoni A 区,无明显强化时多为中央更低密度区即 Antoni B 区;密度不均匀多由于肿瘤囊变、坏死、出血造成,而强化不均匀可能同时与细胞排列疏松有关,即 CT 均匀增强区由 Antoni A 区引起,强化不均匀则是由于 Antoni B 区的细胞过少且易形成出血囊性变。

(三)MRI 检查

　　MRI 检查具有无创、良好的软组织分辨率,且能多方位和多序列成像,可准确显示肿瘤发生的部位、形态及其与周围血管神经的关系,还能显示肿瘤内部各组病理组织的信号特点,从而提示肿瘤内黏液变、胶原纤维、出血、囊性病变等病理变化,T2WI 像最能评估肿瘤的病理变化及组织学成分。对于椎管内神经鞘瘤,MRI 可显示肿瘤的大小、部位,与硬脊膜的关系,其冠状位或轴位图像能清晰观察到肿瘤经过椎间孔穿出的走行和哑铃状肿瘤的全貌,对指导制订手术方案具有重要作用。所以 MRI 是诊断神经鞘瘤和鉴别起源神经(NOO)的首选检查方法。

　　MRI 检查常表现为 T1WI 低信号,T2WI 信号不均匀伴内部斑点状高信号,周围可见低信号纤维包膜,强度的不均匀性可能是由于肿瘤内出血、纤维化和钙沉积的混合所致;增强扫描呈不均匀强化或环形强化,多有囊性病变(图 3-13 和图 3-14)。而且与 CT 相比,MRI 能更好地了解神经鞘瘤与神经起源的关系。例如,MRI 可显示内听道内的微小听神经瘤,肿瘤位于内听道及脑桥小脑角,T1WI 呈低信号或等信号,

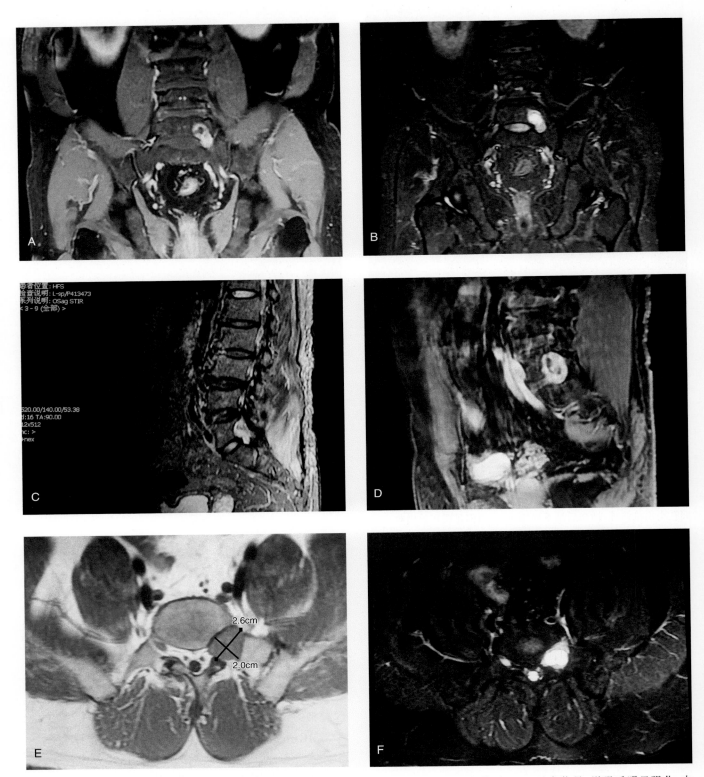

图 3-13 腰椎旁神经鞘瘤。MRI 可见腰 5/骶 1 左侧椎间孔区异常信号影，T2WI 呈等-高信号，DWI 呈高信号，增强后明显强化，中央可见低信号未强化区，病灶向椎体外延伸，大小约为 3.0cm×2.3cm×1.5cm。A-B：冠状位 MRI 图像；C-D：矢状位 MRI 图像；E-F 横断位 MRI 图像。

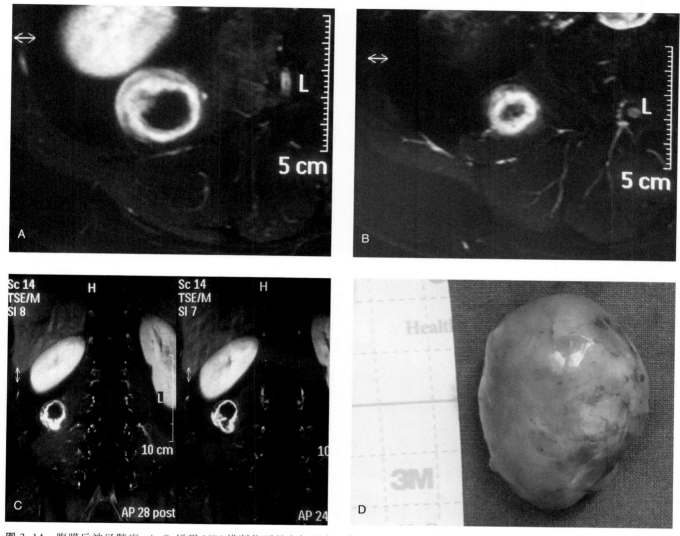

图 3-14　腹膜后神经鞘瘤。A-C:增强 MRI 横断位可见右侧腰大肌旁一类圆形肿物,边缘环形强化,中间低信号,考虑囊性变。D:神经鞘瘤术后大体标本。

T2WI 呈不均匀高信号,增强后呈不均匀强化,而且听神经瘤常常出现囊性病变及坏死区。

椎管内神经鞘瘤在 T1WI 上的信号强度往往等于或小于脊髓,而在 T2WI 上的信号强度有明显的高强度。T2WI 像上更高强度的病灶区域,通常对应囊性部分,而低强度可能代表出血、致密细胞或胶原沉积。椎管内神经鞘瘤的 MRI 特征还有肿块呈圆形、卵圆形或哑铃形,边缘光整,界线锐利,多位于椎管后外侧;相应节段可见椎间孔扩张;部分可见典型的"哑铃征"。特别的是,髓外硬膜内肿瘤在MRI 图像表现出周围增强的特征,这提示诊断为神经鞘瘤;如果发现髓内肿瘤位于脊髓背外侧,则可导致脊髓扩张,在 T2WI

像显示低密度区,并能明显增强,应怀疑为髓内神经鞘瘤。据 Demachi 等分析,在脊髓神经鞘瘤中,将 Antoni A 型和 Antoni B 型的组织类型与 MRI 上的信号特征之间建立相关性是非常困难的。但也有学者认为,这些不同的细胞群可能与神经影像学的特征相关,因为 MRI 上的异质性信号强度在Antoni B 组织占优势的区域更为常见。后续还需更多的研究加以验证二者的相关性。

另外还可见一些特征性的表现。①束状征:在 T2WI像上高信号的背景下,可见多发环状排列的低信号神经纤维,提示其神经来源于肿瘤。②靶征:肿块周围高信号,代表黏液瘤样组织,中心稍低信号,代表纤

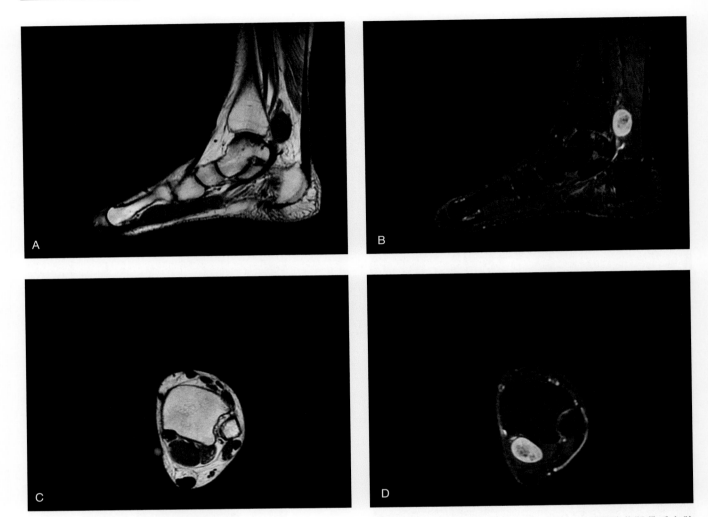

图 3-15　矢状位 T1WI(A)、抑脂 T2WI(B)、轴位 T1WI(C) 和抑脂 T2WI(D)。女 57 岁，左踝关节神经鞘瘤。左踝关节胫骨后方肿物，T1WI 呈稍低信号，抑脂 T2WI 周围呈高信号，中心呈稍低信号，呈"靶征"，边界尚清。

维胶原组织；在 T2WI 像上显示最佳，为颅外神经源性肿瘤的特征性表现（图 3-15）；也可见于神经纤维瘤，所以此征象特异度不高。③神经出入征：梭形肿块沿着神经干走行，两极有神经出入，常见于深部较大的神经，位于皮肤和皮下的神经鞘瘤受累的神经较细，在 MRI 上无法显示，但手术可发现肿瘤表面的小神经。理论上，神经干与肿瘤的关系有助于神经鞘瘤与神经纤维瘤的鉴别，神经鞘瘤位于神经一侧，呈偏心性生长，可与神经分离，而神经纤维瘤与神经关系密切，可见到神经从其中央对称性穿过。④脂肪分离征：肿瘤周围有脂肪包绕，在 T1WI 像上显示较清晰，此征象常提示神经鞘瘤，因为正常神经束周围有脂肪包绕，良性神经鞘瘤生长缓慢，推压脂肪而保留薄层脂肪；恶性周围神经鞘瘤呈浸润性生长，故脂肪分离征显示低于良性神经鞘瘤（图 3-16）。

修志刚等通过多模态 MRI 技术评价，使神经鞘瘤的"包膜完整、束状征及包膜下囊变"这 3 种 MRI 征象具有特异性，可作为神经鞘瘤 MRI 评价影像诊断的独立预测因素。然而，这些 MRI 的表现并不总是对神经鞘瘤有特异性，其对神经鞘瘤的诊断敏感性为 3.2%~38.0%，诊断作用仍有争议，需要辩证判断。

（四）细针穿刺细胞活检（FNAC）

通常在超声引导下细针穿刺细胞活检（US-FNAC）进行，其应用和研究主要局限于甲状腺结节及可疑淋巴结的诊断中。在一项 617 例 US-FNAC 头颈部包块（甲状腺、唾液腺和淋巴结）的患者分析中，发现其诊断敏感性为 88.2%，特异性为 98.2%，阳性预测率为 98.5%，阴性预测率为 85.7%，诊断准确性为 91.6%。这项技术虽然容易掌握，并且对大多数头颈部肿块

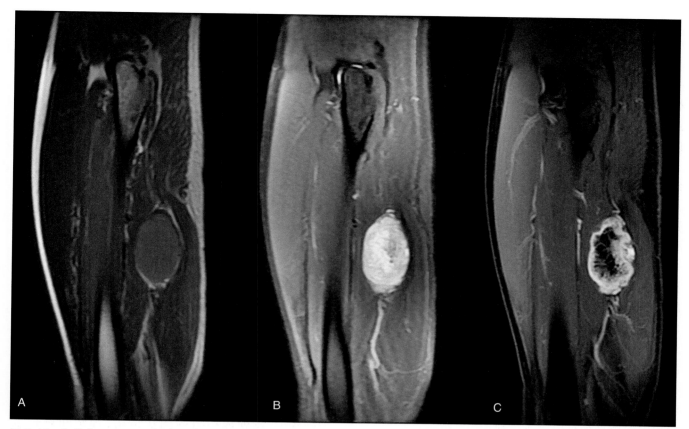

图 3-16　矢状位 T1WI(A)、抑脂 T2WI(B)、增强 T1WI(C)。男，50 岁，右大腿神经鞘瘤。右大腿中段股后肌间隙内肿物，T1WI 呈稍低信号，周围可见"脂肪分离征"，抑脂 T2WI 呈不均匀高信号，增强后呈明显不均匀强化，中心可见无强化低信号区。

诊断具有高度准确性，但对神经鞘瘤的诊断敏感性相对较低，为 0~40%，而且常常获取不到满意的标本，报道不满意样本率为 36%~50%，结果存在很大不确定性，所以对神经鞘瘤的诊断价值有限。这些局限性是由几种原因造成的，包括神经鞘瘤，通常包含致密的基质和低细胞的 Antoni B 区，并且经常发生囊性病变，并造成 FNAC 采集不到足够有价值的细胞；免疫组化染色通常对神经鞘瘤的诊断很重要，但对于用 FNAC 采集的细胞学标本是不适用的；目前尚未确定可用于诊断神经鞘瘤的满意标本的定义，神经鞘瘤的诊断取决于每个细胞病理学家自己的标准，这导致了广泛的不满意的标本率和敏感性。由于这些原因，FNAC 可用来排除恶性肿瘤的可能性，而不是用来鉴别神经鞘瘤。然而，Dongbin Ahn MD 等对获取的 28 份满意的标本进行分析，发现 FNAC 诊断神经鞘瘤的敏感性为 64.3%，表现出可接受的诊断性。因此，该研究者认为利用 FNAC 诊断神经鞘瘤的挑战主要是由于难以获得满意的标本，而不是对显微镜检查结果本身

的评估。另外，因术前 FNAC 具有一定的创伤性，可能会损伤神经和血管，或造成粘连，并增加手术难度，再者患者的接受程度也不同，这些都限制了这项技术在神经鞘瘤诊断中的应用，在各个医院的开展情况也有较大差异。

US-FNAC 使用的是一次性 21~25 Gauge 针。具体操作过程如下，与下文 US-CNB 类似。

总之，FNAC 的诊断准确性在很大程度上取决于操作者的技术水准、标本质量和细胞病理学家的经验。

(五)芯针穿刺组织活检

近年来，套管针或芯针活检(CNB)作为 FNAC 的补充和许多头颈部结构(包括甲状腺、唾液腺和淋巴结)开放手术活检的替代方法被广泛接受。由于 CNB 采集的是组织学标本，而不是细胞学标本，因此它可用于评估病变的组织学结构，并能实现准确的免疫组织化学。另外，不满意的标本率也非常低，具有较高的诊断准确性。尽管有这些优点，但 CNB 并不常用于

神经鞘瘤的诊断中,可能是考虑到针道较 FNAC 粗,会引发更严重的神经和血管损伤。目前关于 CNB 对这类肿瘤的诊断价值的研究非常少。Dongbin Ahn MD 等率先将 CNB 和 FNAC 进行对比,发现 CNB 诊断神经鞘瘤的准确性高于 FNAC,且没有增加并发症(血肿或永久性神经损伤等)的发病率。这是一个令人鼓舞的结果。

CNB 的高诊断准确性主要归因于该技术采集的组织标本,显示出与肿瘤相关的组织结构,如多细胞Antoni A 区和少细胞 Antoni B 区,以及进行的免疫组化检查,这对确认神经鞘瘤至关重要。另外,CNB 及相关免疫组化的费用要高于 FNAC。

具体 US-CNB 操作过程如下:使用的是一次性 18 Gauge 双动弹簧针,偏移长度 1.1 cm。①通过实时超声监测,穿刺部位、肿块周围和活检路径等,进行局部麻醉;②在超声引导下,采用长轴法将芯针插入皮肤,并向肿瘤边缘推进;③在确定活检路径后,依次发动针头的针芯和切割套管,芯针经过 2~3 次;④所有活检标本立即用 10% 的中性缓冲甲醛固定;⑤穿刺完成后,立即将活检部位按压 15~20 分钟,然后用超声检查是否有出血或血肿。

(六)特殊检查

特殊检查是指针对发生于特殊部位的神经鞘瘤所开展的一些特殊检查,例如前庭神经鞘瘤和面神经鞘瘤等。

听力学检查:①纯音测听(PTA),常表现为单侧或不对称的感音神经性听力下降;②听性脑干反应(ABR),常表现为蜗后病变Ⅰ、Ⅲ、Ⅴ波的潜伏期延长、波幅下降;③言语识别率(SRS),多数(72%~80%)有异常,准确性不如 MRI 和 ABR;④畸变产物耳声发射(DPOAE),早期可引出。

面神经功能检查包括肌电学检查和非肌电学检查。目前常用的面神经功能试验主要是其肌电学检查部分。在肿瘤源性面瘫,可见肌电图有纤颤电位和多相电位,表示变性和再生同时发生。当肿瘤生长相当缓慢时,肌纤维有足够时间被神经再生新芽重新支配,其速度与失神经支配的速度差不多一样快,所以可不出现纤颤电位,而且运动单元会很大,随意运动受到的干扰不明显。患病侧肌电图试验应与健康侧对比,以发现患病侧的微小差异。

前庭功能检查:眼震电图常见向健侧的自发性眼震,冷热试验及前庭诱发肌源性电位(VEMP)有助于判断听神经瘤的起源神经。

(七)其他检查

例如,可行肌电图检查和神经传导速度检查等,以协助诊断。

六、组织学特点

神经鞘瘤通常是孤立的、边界良好的、牢固且表面光滑的肿瘤。肉眼观其有完整的包膜,质韧,呈圆形(椭圆形)或结节状,常压迫邻近组织,但不发生浸润,与其所发生的神经粘连在一起。切面为灰白或略透明的灰黄色,可见漩涡状结构,有时也表现为继发性的退行性变,包括形成囊肿、透明质化、出血、钙化等(图 3-17),而骨化的腹膜后神经鞘瘤仅见于恶性。目前仍按照 Antoni 分类法对其进行病理分类。镜下可见肿瘤由两种形态的组织成分组成。①束状型(Antoni A 型):细胞细长,梭形,界限不清,核长圆形,互相紧密平行排列呈栅栏状或呈不完全的漩涡状,后者称 Verocay 小体,是本型特征性的表现;瘤体内尚可见多数扩张的血管、网状纤维和胶原纤维。②网状型(Antoni B 型):细胞稀少,排列成稀疏的网状结构,细胞间有较多的液体,常形成小囊腔;瘤细胞常有不同程度的异型性和脂肪变性、间质中多有网状纤维或胶原纤维。以上两种结构往往同时存在于同一个肿瘤中,其间有过渡形式,但多数以其中一种为主。各种神经鞘瘤中的这两种细胞的构成比可完全不同,从完全 Antoni A 型逐渐过渡到 Antoni A 型、Antoni B 型交错,甚至完全为 Antoni B 型所占有。

一般来说,瘤体较小的以 Antoni A 型为主,瘤体较大时常出现退行性变,则以 Antoni B 型为主。广泛的退行性变包括血管有厚的玻璃样变,常有血栓形成和扩张。偶尔会出现梗死样坏死区,这可能与血管的改变有关。广泛退行性变的肿瘤也称为"古代神经鞘瘤",可能表现出明显的退行性核异型性,不应与恶性改变相混淆。肥大细胞在神经纤维瘤和恶性周围神经鞘瘤中常见,但数量较多。在某些神经鞘瘤中,慢性炎性细胞浸润可能很明显,特别是在胃肠道内,其特征是周围有淋巴细胞套。虽然炎症在大多数神经鞘瘤中的意义尚不清楚,但在前庭神经鞘瘤中,CD163 阳性巨噬细胞的存在与血管密度和肿瘤生长有关。

约 10% 病程较长的肿瘤,表现为细胞少、胶原纤维多,形成纤维瘢痕并发生玻璃样变,仅在部分区域可见少量典型的神经鞘瘤的结构(图 3-18)。

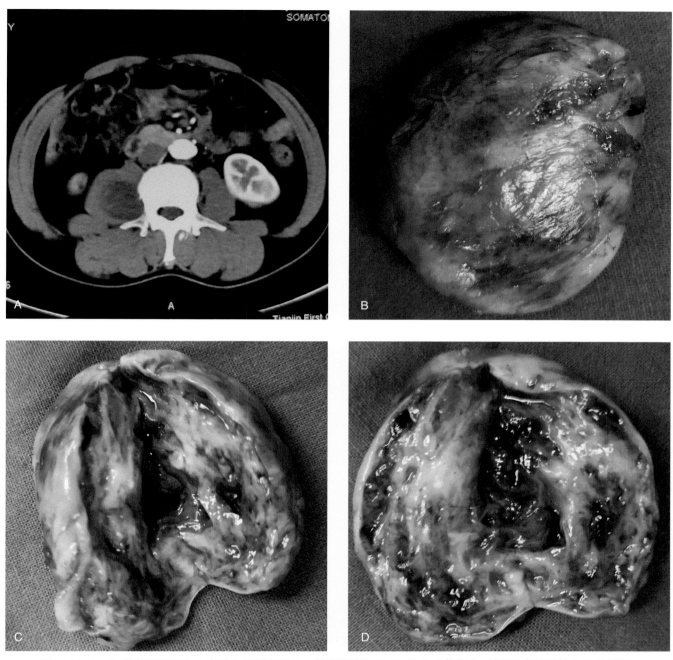

图 3-17　A：CT 横断面示腰 3~4 水平右侧腰大肌内一低密度肿物；B-D：肿物大体标本，剖开后内部可见出血及坏死。

七、神经鞘瘤的组织学分型

神经鞘瘤除了传统的类型外，还有一些形态上不同的变种。在 1985 年，ErlandsoW 等将神经鞘瘤分为 7 种亚型：经典型（Verocay 型）、脑神经型、细胞型、丛状型（多结节型）、古老型（变性型）、黑色素型、颗粒细胞型。在 1993 年版 WHO 中枢神经系统肿瘤分类中，神经鞘瘤被分为细胞型、丛状型和黑色素型，一直沿

用很长时间。在 2016 版 WHO 中枢神经系统肿瘤分类中，黑色素型神经鞘瘤归为单独的一类，而不再作为一个亚型存在。下面我们主要介绍以下 3 种：细胞型神经鞘瘤、丛状型神经鞘瘤和黑色素型神经鞘瘤。

（一）细胞型神经鞘瘤（CS）

细胞型神经鞘瘤占周围神经鞘肿瘤的 2.8%~5.2%。比传统神经鞘瘤具有更高的细胞数量和有丝分裂率，局

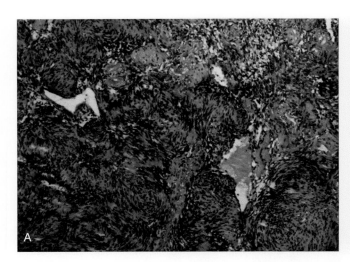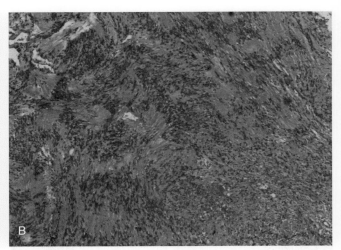

图 3-18　神经鞘瘤 HE 染色镜下观。

部可能具有侵袭性,但属于良性肿瘤,不会发生转移。多好发于中年人,多见于腹膜后、骨盆和纵隔等部位的椎旁区和椎内区域,部分见于颈部和四肢,约10%发生在颅内。切面为棕褐色,常有出血,但很少有囊性病变。在组织上主要由缺少 Verocay 小体的 Antoni A 区组成,Antoni B 区少见,一般不超过10%。在 Antoni A 区结构中,施万细胞除了排列成相互交叉的束状和漩涡状外,还可能排列成鱼刺状,这种排列可能被误诊为平滑肌肉瘤或纤维肉瘤。包膜和血管周围淋巴细胞浸润可能是一种突出的特征。可见核分裂象,但大都小于 4 个/10HPF。与典型的神经鞘瘤一样,细胞型神经鞘瘤也表现为 S-100 蛋白呈强阳性,有时表现出较强的胶质纤维酸性蛋白(GFAP)免疫反应性。其具有富细胞性和核分裂活跃的特性,很少侵犯颅内腔室,有时可表现为骨破坏,容易被误诊为恶性。在 GP Casadei 等回顾性分析中,有 15%的病例最初诊断为恶性肿瘤。区分细胞型神经鞘瘤和恶性周围神经鞘瘤(MPNST)的有用特征是其细胞有丝分裂率相对较高、界限良好、血管周围透明化、均匀弥漫的 S-100 蛋白免疫反应性和可变的胶质纤维酸性蛋白(GFAP)免疫反应性。免疫细胞化学可将其与平滑肌肉瘤、横纹肌肉瘤等其他细胞性软组织肿瘤区分。

诊断细胞型神经鞘瘤为良性的主要依据为:①有完整的包膜,其周围或下面可见淋巴细胞套;②血管周围有淋巴细胞浸润及玻璃样变性;③施万细胞相对核分裂象和不典型细胞不成比例增多;④有时可看到局限性 Antoni B 区结构;⑤S-100 蛋白强阳性,CD341SMA 阴性。

细胞型神经鞘瘤的局部复发率高达 40%,这取决于切除的范围和部位。

(二)丛状型神经鞘瘤(PS)

PS 是一种罕见的变异亚型,约占所有神经鞘瘤的 5%。在大体或组织学上呈丛状生长,常伴有多结节。常单发,且多没有明确的危险因素;多发性肿瘤与某些危险因素有关,如NF1、NF2、神经鞘瘤病、创伤和阳性家族史。多发于儿童或青少年,无性别差异,常累及躯干、头部、颈部和上肢等。多发生于表皮,深部组织中较少见。大多数报道的患者是小肿瘤,直径小于 2cm,起源于浅表神经。一般都有完整的包膜,瘤体内主要由 Antoni A 区结构组成,排列成短束或交错束状,有时可见核排列成栅栏状或 Verocay 小体。核分裂象极少见,一般少于 2 个/HPF。免疫组化示 S-100 蛋白呈强阳性,Ki-67 阳性细胞数<5%。

(三)黑色素型神经鞘瘤(MS)

MS 非常罕见,占所有神经鞘肿瘤<1%,目前报道的患者少于 200 例。多发于青年人,没有性别差异,通常累及脊神经、脑神经和交感神经,但偶尔也累及胃肠道、软组织、皮肤、肝脏和心脏。可分为砂粒体型(PMS)和非砂粒体型(NPMS),前者约50%伴发 Carney 综合征(由黏液瘤、皮肤色素沉着、内分泌功能亢进等组成的综合征)。如果肿瘤是多发性的,则 Carney 综合征的发病率可达 80%左右。而且 Carney 复合物引起的肿瘤往往比散发性肿瘤发生的时间要早(中位年龄为 22 岁,而不是 33 岁),并且可通过免疫组

化显示出 PRKAR1A 蛋白(Carney 复合物相关的抑癌基因 PRKAR1A 产物)表达减少。PRKAR1a 似乎是一个抑癌基因,失活不仅导致环磷酸腺苷(cAMP)活性和 Rac1 活性增加,还导致 Merlin 活性抑制(见下文)和施万细胞肿瘤的发展。这种砂粒体型,有钙球体(数量可能不是很多),常与肿瘤细胞的胞质空泡有关,有时类似脂肪组织。

　　肿瘤可发生黑变,因色素沉着而呈黑色或棕色,并具有与黑色素瘤相同的光镜和电镜特征,如胞质丰富,多形性强,核仁突出,通常无有丝分裂。镜下可见肿瘤由多边形上皮样和梭形瘤细胞混合构成,常伴有核内胞浆假包含体、明显的细胞质空泡和罕见钙化的砂粒体,通常缺乏 Verocay 小体;有些瘤细胞质内含有粗块状或细颗粒状色素颗粒,Fontana 染色呈阳性。核呈圆形和卵圆形,核仁明显,核分裂少见。如果核分裂较多,核明显出现异型,同时坏死浸润周围组织就要考虑恶性的可能。电镜下可看到黑色素小体。免疫组化显示肿瘤细胞 S-100、HMB45、Melan-A、Ⅳ型胶原蛋白、层粘连蛋白、波形蛋白(Vim)等呈阳性,GFAP 通常呈阴性,Ki-67 抗原标志指数<5%。其中 HMB45 和 Melan-A 是黑色素细胞的特异性标志物。

　　肿瘤通常是良性的,也有一定的比例表现为恶性,且有转移性扩散,尤其是脊柱肿瘤。复发往往是由于肿瘤侵犯邻近组织、切除困难或不完全而导致,局部复发率为 15%~35%,5 年内转移扩散率为 26%~44%,最常见的是肺转移。此型需要与原发性黑变细胞病变仔细鉴别,可通过基底膜物质、砂粒体或脂肪样细胞区分。如有必要,可对 GNAQ codon 209 进行突变分析,此突变对于细胞性黑色素细胞肿瘤是高度特异性的。黑色素性神经纤维瘤缺乏砂粒体或脂肪样细胞,表现出神经纤维瘤的其他组织学特征。基因表达谱显示黑色素型神经鞘瘤、黑色素瘤和传统神经鞘瘤之间存在着显著差异。目前针对这种肿瘤的预后信息较少,结局发展仍不清楚,甚至难以预料。治疗上应行全部切除,并需要长期随访。

八、诊断

　　肿瘤类型可根据病史、体格检查、影像学检查和细胞学检查(二者特异性并不高),可协助在术前明确诊断,有时肿瘤会有出血、有囊性病变,这就需要与血管瘤、囊肿和血肿等相鉴别。例如,单侧无症状颈部肿块在临床上可被错误地诊断为淋巴结肿大、淋巴管瘤、颈动脉瘤、神经纤维瘤、甲状腺囊肿(或结节)或腮腺囊肿(或其他肿瘤)。

　　具体说来,诊断包括定性诊断和定位诊断两个方面。①是否为神经鞘瘤:根据病史、症状和体征(是可变的,主要取决于肿瘤的位置和范围)、影像检查(超声、CT、MRI)及 FNCA 结果,可帮助在术前判定肿块性质,最终诊断仍依赖于术后病理结果(见前文所述)。②来源于哪支神经:由肿瘤所在解剖部位,可协助推断起源的神经。例如,对于发生于颈部的神经鞘瘤可有以下特点。发生于臂丛者,肿块多位于锁骨上后三角,另外在活检时,有手麻木感也有助于诊断;发生于迷走神经和交感神经者,多位于颈动脉三角;发生于颈丛者,多在胸锁乳突肌后缘中段;发生于舌下神经者多位于下颌角深处。

　　需要注意的是,术前的神经鉴别往往也比较困难,有些也很难在术前得到明确诊断,最终在手术中或手术切除标本的病理检查中才能得到证实。在这种情况下,与术前诊断为神经鞘瘤的患者相比,起源神经损伤的发病率更高。因此,最好是在确定起源神经的同时获得准确的术前诊断,这对于为这类肿瘤制订适当的治疗方案至关重要。

　　总之,即使有多种术前影像学检查和细胞学检查,对神经鞘瘤的术前明确诊断仍然是一个挑战,而对于发生不常见部位的尤为如此。术后组织病理学检查仍是金标准。例如,有学者报道了 1 例 61 岁女性体检发现腹腔包块,经过 CT、MRI 等检查未能明确诊断,后经开腹完全切除并送病理检查。病理大体为囊性肿块,大小为 6.0cm×6.0cm×4.8cm,颜色为黄白色;显微镜下显示部分区域钙化、骨化和出血。肿瘤主要由呈栅栏状排列的梭形细胞构成,可见高细胞区和低细胞区,未见非典型细胞或恶性肿瘤的征象。免疫组化显示 S-100 蛋白呈强阳性,而平滑肌肌动蛋白(SMA)、CD34 和 CD117 呈阴性。最后病理证实为良性腹膜后神经鞘瘤伴继发性退行性病变,包括出血、钙化和骨化。患者术后随访 21 个月未复发,预后良好。

九、鉴别诊断

　　鉴别诊断的重点为主要与神经纤维瘤、恶性神经鞘瘤相鉴别。椎管内神经鞘瘤还需要与其他髓内肿瘤(如室管膜瘤和星形细胞瘤等)、髓外硬膜内肿瘤(脊膜瘤和其他神经源性肿瘤等)、硬膜外肿瘤(转移瘤和淋巴瘤等)相鉴别。需要注意的是,其他的一些肿瘤如平滑肌瘤、纤维型脑膜瘤及纤维肉瘤等与此病也有相似之处,应注意鉴别。免疫组织化学检查有助于鉴别其组织发生来源,神经鞘瘤的神经系标志抗体 S-100 大多呈阳性。

(一)神经纤维瘤

神经纤维瘤是一种多起源于皮肤、皮下组织内神经组织的良性肿瘤,可单发或多发。一般为多发性,称为多发性神经纤维瘤,又称为神经纤维瘤1型,合并皮肤牛奶咖啡色斑和腋窝斑点。肿瘤以成纤维细胞为主要成分,呈中心性生长,常无包膜,有神经纤维进入瘤体,包绕神经干,与神经干融为一体,无法分离。单发性神经纤维瘤,则表现为体表能触摸到的、球形的、可推动的肿瘤。神经纤维瘤1型病变部位的皮肤多有棕褐色的色素沉着,包块质地较软,体积有时可长得较大。多发和单发的共性是均有麻木疼痛感,只是程度不同而已。二者的超声声像图也存在一定区别,神经纤维瘤无包膜回声,边界不清晰,声像图为类圆形低回声区,而神经鞘瘤常为单发,有包膜回声,呈偏心性生长,挤压神经干,边界清晰,内部实性低回声,典型者可见"鼠尾征""靶征"的表现。虽然包膜结构是否完整为神经鞘瘤和神经纤维瘤的一个主要区别,但并非所有神经鞘瘤均有完整包膜,而神经纤维瘤过度压迫周围组织时会出现假性包膜。当其体积较小或肿瘤所在神经分支过小时,则与神经鞘瘤难以鉴别,需要结合CT、MRI等检查。在MRI上,病灶边界清晰,T1WI像呈中等信号,即等于或略高于肌肉信号;T2WI像呈高信号。T2WI像高信号的肿瘤、中等信号的脂肪及较低信号的肌肉间可形成鲜明的对比。根据临床表现和影像学检查可鉴别。当鉴别困难时,也可通过病理鉴别。

在病理上,肉眼可见皮肤及皮下单发性神经纤维瘤边缘明显,无包膜,质实,切面灰白略透明,常不能找到其发源的神经。如发生肿瘤的神经粗大,则可见神经纤维消失于肿瘤中,肿瘤质实,切面可见漩涡状纤维,很少发生变性、形成囊腔或出血。镜下可见肿瘤由大量施万细胞和成纤维细胞构成,排列紧密,成小束并分散在神经纤维之间,伴大量网状纤维和胶原纤维及疏松的黏液样基质,没有Antoni A和B区域结构特征。根据以上特征可与神经鞘瘤相鉴别。

(二)恶性神经鞘瘤(MNST)

恶性神经鞘瘤亦称恶性周围神经鞘瘤、神经肉瘤、恶性施万细胞瘤、恶性神经纤维瘤、神经纤维肉瘤等,统称为恶性周围神经鞘瘤(MPNST)。起源于周围神经施万细胞,多由神经纤维瘤或神经纤维瘤病恶变而来,而神经鞘瘤恶变者罕见。好发于近侧肢体和躯干,常累及坐骨神经、臂丛和骶丛神经。个别发

生于腹膜后、纵隔和内脏。多数表现为无痛性快速生长的肿块,肿块质地软硬不一,边缘不清晰。高度恶性者可有局部皮肤温度升高、红肿、血管怒张。起源于大神经干者可引起感觉或运动功能异常。在MRI上,T1WI像为等于或略高于肌肉信号,T2WI像为不均匀高信号,增强后不均匀强化,中央可见坏死区。在病理上,大体可见肿瘤为分叶状或不规则状,来源于神经干者其长轴与神经干长轴一致,边缘清晰,常有假包膜。切面暗红、灰白色鱼肉样或黏胶样。镜下可见形态单一的梭形细胞密集并排列成束状,胞核弯曲、深染并有中度多形性,可见坏死出血区域。根据以上特征可与神经鞘瘤相鉴别。

(三)颈动脉体瘤

颈动脉体瘤为副神经节瘤,是发生于颈动脉体的化学感受器的肿瘤。常见于颈总动脉分岔部,也可见于颈部其他动脉周围,多见于青壮年,女性多于男性。临床常以颈部肿块而就诊,肿块多位于下颌角前下方和胸锁乳突肌前面,边缘清晰,与皮肤无粘连。有时瘤体可触及搏动。可合并迷走神经压迫症状如音哑、呛咳;交感神经压迫症状如霍纳综合征。在MRI上,T1WI像肿瘤呈均匀中等、中等偏低信号强度,T2WI像肿瘤信号强度增高明显,肿瘤较大时信号强度不均匀,可见血管信号流空征。MRI增强肿瘤强化明显,较小肿瘤均匀强化,较大肿瘤不均匀强化,内见血管流空非强化影,称为"盐胡椒面征"。MRI冠状面及矢状面可清楚显示肿瘤的准确位置和全貌。MRI可清楚显示颈部血管的推移情况。而颈部神经鞘瘤以咽旁间隙较多见,内部囊性病变坏死明显,增强扫描强化不如颈动脉体瘤。在病理上,肉眼可见肿块大小一般为2~6cm,椭圆形,有包膜,表面光滑,大部分由颈外动脉供血,有丰富的血管和神经网。镜下为富含细胞和血管的肿瘤。根据以上特征可与颈部神经鞘瘤相鉴别。

(四)皮肤平滑肌瘤

皮肤平滑肌瘤是由平滑肌细胞组成的良性肿瘤,可分为毛发平滑肌瘤、血管平滑肌瘤及结节状肌瘤。多见于20~30岁,多发损害者多见于男性,而单发者则在性别上无差异。其具体发病机制尚不明确,目前部分学者认为与遗传显著相关。其主要表现为疼痛性丘疹或结节,疼痛是由于平滑肌细胞受刺激引起收缩压迫神经或平滑肌痉挛所致,而部分患者无疼痛。寒冷的物体刺激患处引起该部位皮肤皱缩,可用来辅助诊

断。由于缺乏特征性临床表现及实验室检查项目，临床易误诊，确诊只能依赖组织病理学检查及免疫组化检查，其特征是真皮或皮下组织内散在分布大量增生粗大的平滑肌束，纵横交错，平滑肌束间常杂有胶原纤维，瘤细胞类似正常的平滑肌细胞，核细长而两端钝圆，无异形性及核分裂；SMA 和 desmin 阳性可明确平滑肌分化现象。根据以上特征可与浅表部位的神经鞘瘤相鉴别。

（五）脊膜瘤

脊膜瘤是起源于蛛网膜和软脊膜等脊膜组织的肿瘤，是椎管内的常见肿瘤，占 10%~30%，其中约 85% 的肿瘤位于髓外硬脊膜内，而生长在硬膜外和椎管外者少见。髓外硬膜内常见的肿瘤中，脊膜瘤的发病率仅次于神经鞘瘤而位于第二位，女性多见。发病部位多位于胸段蛛网膜下隙背外侧，其次为颈段，而腰、骶段少见。常于椎管内神经孔处生长，多以硬脊膜为基底部生长，并使相邻硬脊膜增厚，生长范围累及多个椎体，但骨质结构极少受到破坏。瘤体通常小而质地硬，具有完整的包膜，血运丰富。多数为单发、良性，少数可多发或有恶性变，瘤内可有钙化。硬膜外脊膜瘤无特征性临床表现，病程长短不一，数月至数年不等，症状包括疼痛、运动及感觉异常、大小便障碍等，后背疼痛常先于运动及感觉异常出现，而大小便障碍出现较晚。

MRI 特征表现为平扫 T1WI 以等信号、等低信号为主，低信号较少见，T2WI 以高信号、等高信号为主，低信号较少见；增强扫描显示多数脊膜瘤呈明显异常且对比强化，增强程度高且均匀，并可勾画出轮廓完整的肿瘤，肿瘤局部邻近脊膜增厚并明显呈线样强化，即"脊膜尾征"，不同病理类型的 MRI 信号特点可无明显特征性差异。而神经源性肿瘤在 T2WI 像呈高或混杂信号，增强后多表现为明显不均匀强化或环形强化，并可见囊性病变。在病理上，肉眼可见肿瘤常与硬膜紧密相连，呈球形或分叶状，包膜完整。肿块质实，切面灰白色，呈颗粒状或条索状，可见灰白色钙化，切之有砂粒感，偶见出血和坏死。镜下可见脑膜瘤细胞分化良好，无核分裂象。特征性图像是肿瘤细胞呈大小不等的同心圆状或漩涡状排列，其中央的血管壁常有透明变性，以致钙化形成砂粒体（砂粒体型常见）。瘤细胞还可为长梭形，呈致密交织的束状结构，有时胞核可呈栅栏状排列，其间还可见网状纤维或胶原纤维（纤维细胞型），也可呈现以上两种图像的过渡或混合（过渡型）。这些特点有助于与椎管内神经鞘瘤相鉴别。

（六）室管膜瘤

室管膜瘤是由脑室和脊髓中央管周围的室管膜细胞或者室管膜下细胞，以及脊髓终丝的室管膜丛组成的肿瘤，可发生于整个神经轴，是一种罕见的中枢神经系统肿瘤。90% 的病例位于颅内，其中约 2/3 发生于后颅窝，主要发生于儿童，占儿童所有中枢神经系统肿瘤的 8%~10%，有超过一半的病例发生在 3 岁以下的儿童，预后较差；发生于脊髓的室管膜瘤少见，而发于圆锥及终丝水平部位髓外的室管膜瘤更为少见，多见于 30~50 岁成年人，男性稍多于女性，预后比较满意。发病年龄高峰为 1~5 岁或 45 岁左右，男女比例约为 1.9:1。室管膜瘤位于颅内可出现头痛，伴头晕、恶心、呕吐，可有强迫体位，其中位于幕上有颅内压增高症状、运动障碍、视力障碍、癫痫；位于幕下有颅内压增高症状、平衡障碍、颈部疼痛及僵硬。脊髓室管膜瘤有四肢疼痛、麻木及出现感觉、运动方面的异常。脊髓室管膜瘤体沿马尾神经纵轴生长，呈梭形、圆形，多为单发，边缘清晰，累及范围较长，可达 4~5 个椎体节段。在 MRI 上，多位于脊髓中央，T1WI 像呈等或稍低信号，T2WI 像呈等或稍高信号，瘤体易出血、坏死、钙化及出现囊性病变时，则呈混杂不均信号，瘤体内及上、下两端常见坏死及继发的脊髓空洞，并在肿瘤的上、下极可见含铁血黄素沉积引起的极低信号；增强扫描呈中度明显强化，均匀或不均匀，边缘显示清晰，但囊壁不强化；DWI 像呈等、稍高信号。而神经鞘瘤一般不超过 3 个椎体节段，且多位于脊髓后部，多无出血表现，囊性清晰变区常位于瘤体中央，其囊壁强化是其特点。在病理上，肉眼可见瘤体边缘清晰，球状或分叶状，切面灰白或淡红色，质地均匀或颗粒状，可有囊性病变、钙化、出血，坏死不明显。镜下可见瘤细胞密度中等，大小形态一致，呈卵圆形、梭形或胡萝卜形，胞质丰富、粉染，核圆形或椭圆形，罕见或无核分裂象。特征性结构是瘤细胞围绕管腔呈放射状排列形成的室管膜菊形团，或围绕血管排列，并以细长胞突与血管壁相连形成血管周假菊形团，其血管周形成的红染无核区免疫组化染色显示为富于 GFAP 蛋白的胶质纤维。这些特点有助于与椎管内神经鞘瘤相鉴别。

（七）星形细胞肿瘤

星形细胞肿瘤是最常见的胶质瘤，高峰发病年龄为 30~40 岁，其中男性多于女性。以大脑额叶和颞叶最为多见，有时可多叶受累。发生于脊髓的非常少见，需要与脊髓神经鞘瘤相鉴别。在脊髓胶质瘤中，星形细胞瘤占 30%~40%,室管膜瘤占 60%~70%,且 2 型占髓内大多数肿瘤。脊髓星形细胞瘤是硬膜内髓腔内最常见的脊髓肿瘤,占所有脊髓肿瘤的 6%~8%。多发生于 30 岁以下,是儿童髓内肿瘤中最常见的类型,且多数为低级别肿瘤(Ⅰ级和Ⅱ级)。最常见的症状为背痛、感觉功能障碍或运动功能障碍。在 MRI 上,星形细胞瘤,大多边缘不清晰,在 T1WI 像上表现为等信号或低信号,而在 T2WI 像上表现为高信号,在 MRI 增强扫描上绝大多数表现出一定程度的增强。而且囊肿是脊髓星形细胞瘤的常见表现。这些囊肿通常位于肿瘤内,并有周围的对比增强。另外,大约 57% 的脊髓星形母细胞瘤是由于起源于脊髓实质而在脊髓中表现为偏心,因此可能造成脊髓直径的局灶性扩张或导致正常脊髓实质移位。星形细胞肿瘤按病理学特征分为毛细胞型星形细胞瘤(Ⅰ级)、室管膜下巨细胞星形母细胞瘤(Ⅰ级)、多形性黄色星形母细胞瘤(Ⅱ级)、弥漫性星形母细胞瘤(Ⅱ级)、间变型星形细胞瘤(Ⅲ级)、胶质母细胞瘤(Ⅳ级)和大脑胶质瘤病。在病理上,肉眼可见肿瘤大小可为数厘米大的结节至巨大肿块不等。除毛细胞型星形细胞瘤、多形性黄色星形细胞瘤和室管膜下巨细胞星形细胞瘤的边缘较清晰之外,多数边缘不清,在肿瘤组织出现坏死并出血时,似乎与周边组织边缘清晰,但边缘外仍有瘤组织浸润。瘤体灰白色,质地因瘤内胶质纤维多少而异,可呈胶冻状外观,并可形成大小不等的囊腔。由于肿瘤的生长、占位和邻近脑组织的肿胀,使脑部的原有结构受到挤压而扭曲变形。镜下可见肿瘤细胞形态多样,不同类型肿瘤细胞核的多形性、核分裂象、瘤细胞密度、血管内皮增生程度及瘤组织坏死情况不一,这也是组织学分级的依据。星形细胞瘤的细胞骨架含有胶质纤维酸性蛋白(GFAP),免疫组织化学染色呈阳性反应。电镜下可见在瘤细胞质中成束排列的中间丝。这些特点有助于与椎管内神经鞘瘤相鉴别。

(八)转移瘤和淋巴瘤

硬膜外肿瘤为椎管常见肿瘤,以转移瘤和淋巴瘤为主,所以硬膜外神经鞘瘤需要与二者相鉴别。它们常见于中老年群体,病情进展快,常伴疼痛感,患者多有脊髓压迫症,累及胸椎、腰椎,表现为神经根、脊髓受压,随后可能出现下肢感觉、运动功能障碍,或伴括约肌功能失调。

转移瘤常有原发恶性肿瘤病史,原发肿瘤常为肺癌、乳腺癌,病灶为多发且具有跳跃性特征,T1WI 像呈低信号而 T2WI 像呈高信号;增强扫描可见明显增强,肿瘤与脊髓之间可见条状低信号相隔,蛛网膜下隙受压变窄。而且转移瘤常合并锥体及附件骨质破坏,椎体轮廓不清晰,椎间盘一般不受累。

硬膜外淋巴瘤占所有硬膜外肿瘤的 9%,占所有淋巴瘤的 0.1%~6.5%。恶性淋巴瘤晚期可发生硬脊膜外侵犯,并引发脊髓压迫症状,此类型大都有原发灶表现,与神经鞘瘤比较容易鉴别。而原发于椎管内硬膜外的淋巴瘤(定义为特征性组织病理学表现为淋巴瘤,仅在脊髓硬膜外隙可见,其他部位淋巴瘤的诊断结果为阴性)则较为罕见,其与神经鞘瘤鉴别有一定困难。原发性椎管内硬膜外淋巴瘤(PSEL)多见于男性,男女发病率比为 3.5:1,年龄多在 50~70 岁;常累及胸椎,其次为腰椎、颈椎。症状和体征与其他硬膜外肿瘤相似,缺乏特征性,主要表现为脊髓压迫而无系统性淋巴瘤的全身症状。Epelbaum 等描述了其临床表现的两个阶段:第一个是前驱期,在此期间会出现局限性背痛和偶发性神经根痛,这可能持续数月至一年;在第二阶段,由于脊髓压迫,神经系统症状会迅速恶化,通常超过 2~8 周。其他学者也有类似发现。由于临床表现缺乏特征性,不易与其他椎管内硬膜外占位性病变区别,临床诊断较困难,影像学检查非常重要。在 MRI 上,肿物以呈梭形纵向生长为主,沿硬膜外隙包绕压迫脊髓,多无椎体骨质转移;肿块在 T1WI 像呈等信号或低信号,T2WI 像序列呈等或高信号,信号较均匀或稍显混杂,增强后有较明显均匀强化;病变以低信号硬脊膜为界并与脊髓相隔,与脊髓分界清晰;肿块可沿神经根向椎管外生长并包绕神经根,椎间孔扩张,横断面呈哑铃状。根据以上特点可与神经鞘瘤相鉴别。

(九)硬膜外非肿瘤性病变

硬膜外非肿瘤性病变,如血肿和慢性脓肿。硬膜外血肿多因凝血障碍和血管畸形出血所致,常急性发病,血肿信号在 CT 或 MRI 上随时间改变符合血肿发展演变的规律,增强后无强化,易与肿瘤相鉴别。慢性脓肿尤其是所谓肉芽肿型,其中无脓腔或脓腔甚小而不能显示者,MRI 难与其他硬膜外占位性病变区别,但 T1WI 显示病变内有脂肪组织残存,也是区别于其他疾病的特征。这些特点有助于与脊髓神经鞘瘤相鉴别。

十、治疗

由于肿瘤与原发神经关系密切,因此准确诊断神经鞘瘤并识别其起源神经是治疗神经鞘瘤的关键。具体治疗措施取决于肿瘤的部位、是否引起明显症状或生长是否迅速。

（一）随访观察

如果肿瘤是良性的，惰性生长，且恶性转化可能性非常小，而对于肿瘤较小且无症状的，可选择警惕性随访观察。对于前庭神经鞘瘤（VS），欧洲神经肿瘤学协会（EANO）指南推荐（证据等级Ⅲ，推荐等级C），在没有任何以肿瘤为导向治疗的情况下，通过连续的 MRI 扫描和听力监测观察 VS，这种适合于偶发的、无症状的 VS。观察管理的任务是监测肿瘤生长和听力功能，以获取数据，为潜在的治疗决策提供依据。另外，在一项针对美国国家癌症数据库（NCDB）收录的 2004—2014 年被诊断的 28 190 例 VS 患者的回顾性研究中，研究者发现，虽然手术仍是美国最常见的治疗方式，但VS的管理方式发生了很大的变化，从最初的手术和放疗转向"影像学观察随访"。这也进一步说明了观察随访的可行性。VS 影像学观察随访特别适用于局限于内听道的小肿瘤、生长不明显，并且听力尚好者，以及无明显症状的 70 岁以上高龄患者。EANO 建议对未经治疗的 VS 患者每年进行一次 MRI 随访监测，连续随访 5 年，此后可延长随访间隔；对大的 VS 患者的随访，建议间隔 6 个月。对于较小的且无症状的面神经鞘瘤同样可以进行随访观察。需要注意的是，观察监测必须考虑患者的依从性，因为不依从性可能导致随访失败。如果肿瘤明显变大或症状明显加重，可考虑接受手术治疗或立体定向放射治疗。

（二）立体定向放射手术与立体定向放射治疗

随着 CT 及 MRI 技术的飞速发展，20 世纪 50 年代，瑞典学者 Lars Leksell 首先提出立体定向放射治疗（SRT）方法，通过将放射线从不同方位定向照射病灶，在病灶中心形成大剂量的聚集，并减少周围正常组织的损伤，促使病变组织坏死，从而替代手术达到切除肿瘤的目的。1969 年 Lars Leksell 第一次将其应用于治疗前庭神经鞘瘤，自此前庭神经鞘瘤的治疗不再局限于随访观察和手术，这种治疗方式成为相当重要的一种治疗方法，实现了该病在治疗上的多元性和个性化。

目前针对前庭神经鞘瘤的立体定向放射治疗可分为两种：立体定向放射手术（SRS）和立体定向放射治疗（SRT）。这两项技术主要区别在于 SRS 分割次数多为单次，每次放疗剂量显著高于常规放疗剂量；SRT 分割次数为多次，每次分割剂量多低于放射手术剂量，并具有减轻放射性脑损伤、促使肿瘤乏氧细胞再氧化的特点。由于普遍认为分次治疗并不能提高治愈率，所以目前 SRS 在前庭神经鞘瘤的放疗中占据主导位置。但 EANO 指南指出，对于较大的肿瘤，必须要进行分割治疗。对于这部分患者，使用多达 10 个部分的分割放疗或低分割立体定向放射治疗被越来越多地使用。

SRS 是实施运用高度适形性和精确性的单次分割高剂量放疗。通常用于治疗小到中等体积（通常小于 3cm）且无囊性病变的前庭神经鞘瘤。对于双侧前庭神经鞘瘤（BVS）、仅存听力侧肿瘤及手术后复发、拒绝开颅手术或不能耐受者尤为适用，其具有危险性小、安全可靠、省时简便等优点。5 项非随机性的前瞻性研究（证据类别Ⅱ）结果显示，对于小于 3cm 的 VS 患者，SRS 在保留面神经和听力功能方面优于显微手术。一项使用伽马刀进行 SRS 治疗的分析研究表明，在肿瘤边缘剂量为 12~14Gy 的情况下，5 年肿瘤控制率为 90%~99%，听力保留率为 41%~79%，面神经保留率为 95%~100%，三叉神经保留率为 79%~99%。Peter L Santa Maria 等进行的一项回顾性队列研究发现，在接受 SRS 治疗的患者中，听力随时间下降的比例很高。另外，多位研究者认为，在进行 SRS 治疗时的听力质量是功能性听力保留的关键预测因素，而诊断时的肿瘤大小、年龄和性别不是有力的预测因素。Matthew L Carlson 等进行的一项系统回顾分析研究表明，即使在听力功能正常的患者中，SRS 后听力也会相应下降，具体说来，2 年后的听力保留率很高（75%~100%），5 年后的保留率中等高（50%~75%），10 年后的保留率中等低（25%~50%）。其 5 年和 10 年后的听力保留率与显微手术患者相当。不过后者的听力保留率是基于特定的，旨在保留听力的手术病例得出的，可能存在一定的偏差。

需要强调的是，SRS 和 SRT 只能部分控制 VS 的生长，且增加手术的风险，降低面神经和其他脑神经功能的保留率。再者，随着显微外科技术的发展，尤其是近年来术中显微镜联合内镜技术的运用，使术中面神经和听神经保护技术大大进步，中小型肿瘤手术的面、听神经功能保留率已较前大幅提高，不亚于伽马刀，而且手术可彻底摘除肿瘤，不存在复发的情况。因此，不少学者倾向于针对中小型肿瘤，首选观察或手术，而对于不能耐受手术的患者则考虑做伽马刀。另外，对于某些患者，其肿瘤与面神经粘连紧密，可考虑术中近全切除肿瘤术后补充放疗，这样显微手术联合立体定向放射治疗能充分发挥出二者优势，既能控制肿瘤生长，又能保留面神经功能。总体而言，严格把握放疗的适应证非常重要,要与患者进行详细充分沟通,告知其相关风险与获益情况。SRS 具体治疗内容如下。

1. 治疗方法

可以使用以 60Gy 为基础的伽马刀、射波刀、改良的直线加速器(LINAC)和质子束实现。其中伽马刀运用最广泛。

2. 剂量选择

伽马刀治疗通常以 50% 的等剂量曲线包裹肿瘤,对于保留有用听力的患者,给予肿瘤周边 12~13Gy 的处方剂量,对已无有用听力的患者,周边剂量 13~14Gy,耳蜗受照射剂量不超过 5Gy。LINAC 治疗使用无头架定位系统,分 3~5 次治疗,一般使用 80% 的周边剂量,平均总的周边剂量为 17Gy。由于并发症发生率的高低与照射剂量及肿瘤体积呈正相关,因此,较高的剂量会有较高的风险。

3. 放射外科术治疗后的处理

治疗结束后立即拆除立体定向头架;可给予静脉注射甲基泼尼松龙40mg 或地塞米松 10mg,以缓解放射后的急性反应。伽马刀治疗后可观察数小时,一般 24h 内出院。

4. 并发症

①急性反应:射线引发的急性反应包括治疗后即刻出现的头晕、头痛、恶心、呕吐等,治疗前后类固醇的应用,能很好预防或缓解症状。②中期反应:治疗后数月出现的头痛、头晕及患侧面痛、麻木、无力、平衡障碍,甚至脑积水症状等。由于肿瘤膨胀或瘤周水肿造成,多数为一过性,经休息、药物治疗可缓解。③晚期反应:治疗 2~3 年后,新症状的发生多是由于肿瘤复发或脑积水造成的,需要相应的处理。放射直接引起的脑神经损伤,很难恢复。

5. 疗效评估

SRS 治疗后的患者均需做神经影像(MRI 或 CT)的连续定期随访,建议治疗后 6 个月、1 年、2 年及逐年或隔年随诊。保留有用听力的患者在复查影像的同时应做测听试验(PTA 和 SDS)。

(三)手术治疗

对于有症状或在随访影像学上增大的肿瘤,提倡手术切除。由于肿瘤对放化疗不敏感,手术就成为首选最有效的治疗方法。在保护神经完整性的前提下切除肿瘤组织是手术治疗的重点和难点。肿瘤有完整的包膜,一般可完全切除肿瘤,而不损伤神经,术后恢复的时间取决于肿瘤的大小和部位。对于位置表浅、范围较小者可局部切除肿瘤,可行保留原发神经的囊内全切除术,但对于广泛的肿瘤或面神经鞘瘤,应考虑次全切除或牺牲神经功能的重建和康复。倘若肿瘤巨大且靠近颅底及重要结构,为避免损伤这些进出颅底的重要结构可酌情部分切除。次全切最适合于老年人或体弱的患者。

手术入路根据术前假定的诊断、肿瘤的位置和大小及外科医生的喜好而不同。例如,听神经瘤手术的常用入路包括乙状窦后入路、迷路入路、耳囊入路、颅中窝入路等。对于位置较深、范围较大的头颈部神经鞘膜瘤常采用的手术入路有腮腺入路、经口入路、经颈入路、经颈合并下颌中线裂开入路、经颈合并耳后 C 形切口入路等。尽量要做到良好暴露,兼顾术后伤口美观,位于颈动脉三角、锁骨上区及颌下三角可采用横切口或弧形切口;颈后三角采用纵切口,易于拉开胸锁乳突肌,显露肿瘤;若肿瘤较大者亦可采用 T 形切口。

术前肿瘤定位和术中操作仔细轻柔是手术成功的关键。在手术过程中,切口要大于肿瘤直径,并以肿瘤为中心,这样既可以完整切除肿瘤,又便于保护神经免受损伤。术中显露肿瘤和神经干上、下段,查清肿瘤与神经干的关系,沿神经干纵向切开神经外膜,从上、下正常部位向肿瘤分离神经束。肿瘤表层的神经束多被较大的肿瘤挤压变扁变薄(图 3-19 和图 3-20)。若见到与肿瘤相连的条索状组织,应仔细辨认,切勿误伤;必要时可用电刺激器来鉴别神经与粘连带,也可在显微镜下操作。

手术不能保证神经功能的完整性,术后神经系统会有永久性和暂时性损失的风险。即使是神经保留手术,如囊内摘除术,尤其是主要脑神经引起的肿瘤,也是如此。术前应与患者仔细讨论这种可能性,讲明风险利害。手术的决定应基于手术风险和收益之间的平衡,即术前症状学的严重程度和术后预期的神经功能缺损,要让患者在充分知情的情况下决定是否进行手术或观察。如果术中不能保留起始神经,外科医生必须准备好进行端-端吻合或间置神经移植。对于术后神经功能缺损情况,可协调与语言和吞咽治疗师、物理治疗师等进行康复治疗。

下面重点举例说明几种神经鞘瘤的手术治疗难点和要点。

对面神经鞘瘤的手术治疗仍有难点。由于切除肿瘤时,很难保持面神经干的完整性,手术中肿瘤及受累及的面神经需要一起切除,然后行面神经功能重建手术。面神经移植或面神经-舌下神经吻合重建后的面神经功能多数为Ⅲ~Ⅳ级(House&Brackmann 分级),

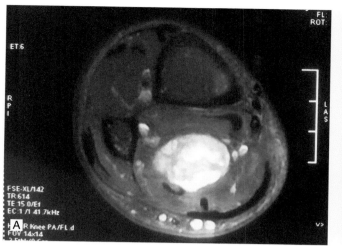
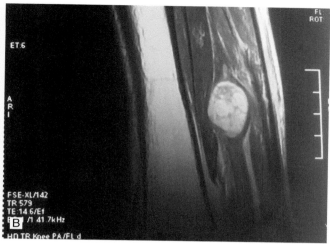
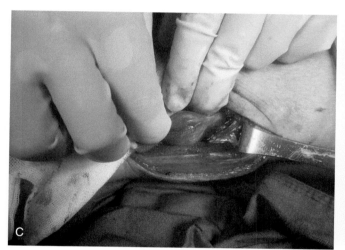
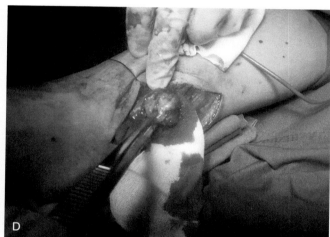
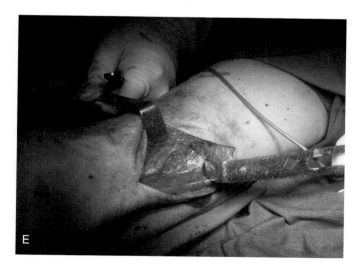

图 3-19　患者主因"右小腿下段后侧软组织肿物发现 4 年"入院。A-B：MRI 示右小腿腓肠肌内类圆形异常信号影。C：术中可见病变呈梭形膨大。D：包膜内病变形态不均一。E：保留被压迫的神经主干，完整切除肿瘤。

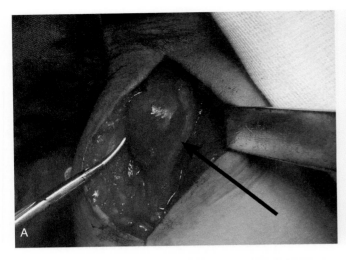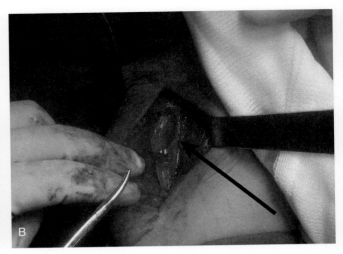

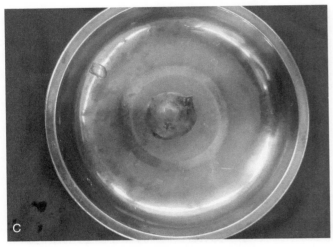

图 3-20　A：术中可见腋下神经鞘瘤与神经关系密切。B：保留神经包膜，完整切除肿瘤。C：腋下神经鞘瘤大体标本。

具有明显的联动，无法恢复到正常的面神经功能。面神经鞘瘤大多数为良性、生长缓慢，对于面神经功能正常或轻微面瘫的患者是否手术或何时手术存在争议。Kania RE 等、Alicia M Quesnel 等均主张若术前无面瘫或有轻度面瘫者可暂不手术，等面瘫加重或肿瘤突向脑干时再及时手术。在面神经功能H~B 分级>Ⅲ级或者影响内耳功能时，可考虑手术治疗。减压术和保守术的作用尚未明确，但在术中诊断或面部功能良好的大型肿瘤时可分别考虑。手术具有很大的局限性，保守治疗占有一席之地，因而早期识别面部神经鞘瘤是优化治疗的关键。患者的年龄、面部功能丧失的风险、听力损失和持续的生长发育仍然是决策过程中需要考虑的重要因素。

前庭神经鞘瘤(VS)的手术治疗也有局限性。EANO指出，听力正常(Gardner-Robertson A 级)的 VS 患者显微手术后即刻、2 年和 5 年后听力保留率为 50%~75%，10 年后听力保留率为 25%~50%。影响显微手术后听力保留的因素有肿瘤(<1cm)、远端内听道脑脊液底盖和术前听力良好。持续性面瘫的风险为 3%~46%，这取决于肿瘤的大小和是否立即发生术后轻瘫。为了提高功能保留率，VS 手术必须进行术中监测，包括体感诱发电位和面神经监测。总之，VS 手术难度较大，建议开展 VS 手术的医疗机构或科室需要达到相应的资质和技术水平，并配备术中电生理监测等必要设备。同时 VS 手术已逐渐成为功能性手术，患者对保留面、听功能的要求非常高。因此，对于VS 的治疗，临床医生应将保留面、听功能作为选择治疗指征和治疗方式的重要参考因素，应尊重患者的知情权和选择权，充分考虑肿瘤分期、部位、生长速度、是否囊性变、患侧或对侧的听力水平、患者的年龄、全身状况、心理预期、社会角色等，选择综合的治疗方式。

治疗症状性脊髓神经鞘瘤的金标准是完全手术切除，可阻止症状的进展，帮助大多数患者恢复，并降低复发率。尽管近年来在病情评估和诊断方面取得了突破性进展,但脊髓神经鞘瘤的手术技术并没有明显改变。在大多数病例中,后路椎板切除术/椎板成形术是首选的手术途径。显微外科技术非常关键,尤其是对于少见的髓内神经鞘瘤。在显微镜下可看清肿瘤与脊髓间的界限,用显微器械进行操作。牵拉脊髓时要轻柔,不要用力,分离时最好将肿瘤向脊髓的对侧轻轻牵拉。操作要准确,术野要清晰,手要稳,不允许晃动及误伤,否则会增加脊髓的损伤。

需要注意的是,即使有显微镜的协助,术中轻柔操作也很难保证不对脊髓造成损伤。为了实时了解脊髓的功能状态,防止对脊髓造成不可逆的医源性损伤,辅助应用术中神经生理监测(IONM)是非常有必要的。IONM 可让外科医生更安全地操作,提高肿瘤全切除率。常用的监测模式包括感觉诱发电位(SEP)、运动诱发电位(MEP)和肌电图学(EMG)。SEP 直接反映的是脊髓后索的状态,术中信号范围低于 50% 被认为对其有显著影响;MEP 监测皮质脊髓束的功能状态,在脊髓内肿瘤切除术中与运动功能结局相关性很高。髓内神经鞘瘤术中可能出现的主要是脊髓损伤,联合应用 SEP 和 MEP 可对脊髓功能进行全面监测。但由于EMG 监测可实时进行且非常敏感,对手术部位的神经根进行监测可敏感地反映脊髓受到的牵拉、挤压、电凝等多种刺激。因此,不少学者建议综合运用SEP、MEP 和 EMG 进行多模式神经电生理监测(MIOM),实时反馈脊髓上行和下行神经传导通路功能的完整性,协助术者了解脊髓功能状态,从而达到最小的神经损伤,最大限度地切除髓内肿瘤。再者,适当的术前和术中神经生理学监测还可确定那些罕见的源自功能活跃神经根的神经鞘瘤。在可能的情况下,应避免切断运动神经根,以保持患者的生活质量。总之,神经生理监测已成为指导手术切除和预防术后神经损伤的有效工具。

另外,对于椎管哑铃形神经鞘瘤处理也是手术的难点。有相当一部分椎管内神经鞘瘤顺延神经根生长,进入椎间孔,骑跨在硬膜内、外而呈哑铃形,这两部分在椎间孔处相互连接形成肿瘤的峡部,肿瘤可位于硬膜内、外或仅位于硬膜外。可发生于椎管内任何节段,以颈胸段最多。这些肿瘤可能广泛地生长在椎管外,压迫椎旁和髂腰肌等肌肉,并侵犯腹膜。对于椎管哑铃形肿瘤,原则上先切除椎管内的部分,后切除椎管外的部分,因为先切除椎管外部分时,若操作粗暴,容易增加脊髓损伤。实际操作中,应根据肿瘤的部位、大小及肿瘤周围正常结构的破坏情况,灵活选择手术入路,通常以距离最近、损伤最小及一次性切除

肿瘤为原则(图 3-21 和图 3-22)。具体来看,当肿瘤主体位于椎管外,经由椎间孔向椎管内生长时,先切除椎管外的肿瘤,可使术野暴露充分,再通过异常扩大的椎间孔切除椎管内的肿瘤,从而达到一期切除椎管内、外肿瘤。当较大的硬膜下肿瘤同时合并存在椎旁肿瘤时,则应考虑联合入路或分期手术切除。肿瘤切除过程中,应注意勿损伤相邻的重要结构,颈段应注意椎动脉,胸段应注意胸腔内的大血管,腰骶段应注意腹膜后及腹腔内的重要结构。肿瘤切除后,神经根出口袖套处硬膜常难于修补,此时不能强行缝合修补,不然会损伤神经或使硬膜腔变得狭窄,从而对脊髓产生压迫。这时可用邻近筋膜肌片附上纤维蛋白胶粘贴在硬膜缺损处,使肌筋膜成为硬膜的部分,对各层组织严密缝合,不留无效腔,防止术后脑脊液漏的发生。在某些情况下,单由一科室医生难以完成手术时,需要请相关科室协助完成。

除了与神经纤维瘤病有关的脊髓神经鞘瘤,全切除术几乎可治愈该病变。然而,亚全切除累及广泛肌肉(如椎旁)的哑铃形肿瘤有很高的复发风险。再者,肿瘤压迫脊髓和脊髓缺血的程度也决定着脊髓神经鞘瘤的预后。对于不适合手术或复发肿瘤的患者,放疗可被视为次选治疗方式。如果最终病理证实为恶性神经鞘瘤,后续应辅以放化疗协同治疗。

术后随访为患者治疗全过程中重要的一个环节,可协助指导治疗术后并发症,并可以及早发现复发病例,为再次治疗争取时间。刘慧茹等成功随访头颈部神经鞘瘤患者 19 例,随访时间 3 个月至 10 年,中位期 6 年;其中 15 例完整切除者均无复发;4 例部分切除者有 1 例复发,经放疗及再次手术治疗后肿瘤缩小。Erhan Emel 等随访 49 例脊髓神经鞘瘤[来自 47 例患者,其中女性 26 例,男性 21 例;平均年龄(45.8±13.7)岁,并全部排除了 NF1、NF2 和神经鞘瘤病],其中43 例进行了全切除(GTR),5 例实现了次全切除(STR),1 例(占比 2%)患者接受了活检手术,然后拒绝了第二次手术。经STR 治疗的 5 例患者后来进行了第二次手术,4 例获得了 GTR,累计有 47 例(95.9%)获得了GTR。平均随访时间为(61.4±21.5)个月,最终只有发生在同一患者身上的 2 例(占比 4%)出现复发,1 例(占比2%)术后预后不佳,47 例(占比 95.9%)症状和体征获得改善。整体上手术治疗效果良好,复发率低。

总体而言,大多数肿瘤能手术根治,切除后肿瘤很少复发,极少数与脑干或脊髓等紧密粘连未能完全切除者易复发,复发的肿瘤仍属于良性。大部分肿瘤患者术后随访观察,症状改善明显,预后良好。

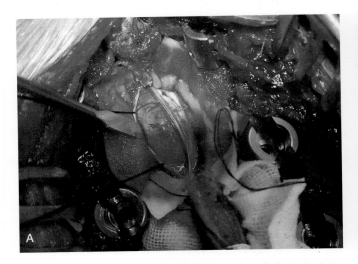
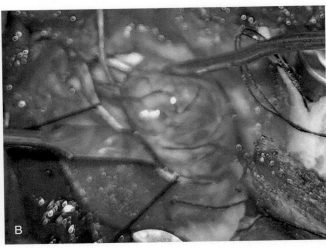

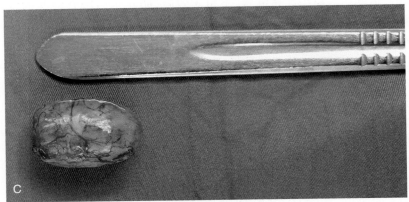

图 3-21 A：术中可见椎管内硬膜下脊髓外神经鞘瘤；B：神经纤维一端与肿瘤相连并穿过肿瘤；C：病变外观可见膜表面有血管。

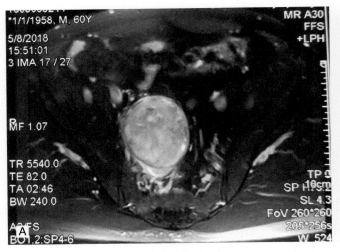
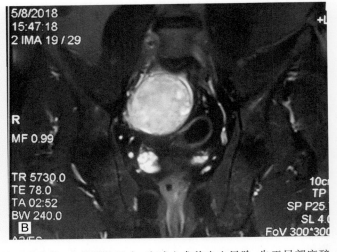

图 3-22 患者主因"骶前软组织肿物发现 16 天"入院。MRI 提示骶前巨大肿物。患者肿物巨大，为减少术前出血风险，先于局部麻醉下行腹主动脉球囊植入术，后于全麻下行骶前肿物切除术，术后病理标本大小约为 6.5cm×6cm×5cm。（待续）

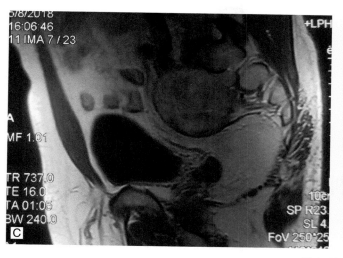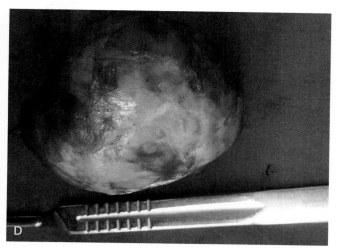

图 3-22 (续)

(四)靶向治疗

Scott R Plotkin 等率先在进展性前庭神经鞘瘤 (VS)合并 NF2 的患者中使用了抗 EGFR 单克隆抗体贝伐珠单抗治疗，结果显示其改善了患者的听力，并与生长中的 VS 体积减小有关。在一项针对伴有进展性 VS 的 NF2 患者的前瞻性的、多机构的、非对照的 II 期研究试验中，14 例患者进行了贝伐单抗治疗(剂量为7.5mg/kg，每 3 周给药 1 次，共46 周，用药后监测 24 周)，结果显示听力改善 36%，而且在 12 个月的试验期内没有患者出现听力下降的情况。最近，在日本开展的一项针对更大规模临床试验前的小规模可行性研究中，纳入了 10 例伴有双侧 VS 的 NF2 患者，在贝伐珠单抗治疗后，41%的患者肿瘤基线体积减小20%或更多，这一发现与大多数发表的数据一致。因此，贝伐珠单抗有可能成为 NF2 相关 VS 的首选治疗。然而，目前针对 NF2 相关 VS 的其他靶向药物，例如厄洛替尼(抗 EGFR)、拉帕替尼(抗 ErbB2 和 EGFR)和依维莫司(mTOR 复合物1 抑制剂)等，试验结果显示均与肿瘤缩小或听力改善无关。但随着研究的深入，这些通路抑制剂仍然可能成为 NF2 相关未来治疗 VS 的一种策略，但对于散发性 VS 及其他部位的神经鞘瘤的治疗，则有更长的路要走。

(五)其他治疗

恶性神经鞘瘤还可以采取化疗、放疗、靶向治疗、免疫治疗等方法治疗。

(六)综合治疗

根据患者发病部位、症状和医院的医疗技术水平，再结合患者自身情况(文化程度、经济情况、依从性和期望值等)，经多学科会诊后，采取个体化的综合治疗，包括随访观察、立体定向放射外科和手术切除等治疗。在治疗风险很大或治疗效果不佳时，并征得患者同意的情况下，也可尝试参加一些临床试验，以期从中获益。

十一、总结与展望

综上所述，神经鞘瘤多为良性肿瘤，早期无明显症状和体征，可偶然发现。在术前行超声、CT、MRI 等影像检查，或行 FNAC 和 CNB 检查，可协助明确诊断。诊断的金标准为病理诊断。由于其惰性特征加上对放化疗不敏感，治疗包括警惕性观察等待、囊内完整切除、不可避免地牺牲原发神经的完全切除、有时在牺牲原发神经的情况下也仅能行部分切除等。术中应注意保护神经和血管，减少术后并发症的发生率。术后复发少见，预后良好。我们希望以后能有以下提升。

(1)研究者加深加快对其发病机制方面的研究，并与医药、器械公司实施战略合作，将成果进行转化，研制出新药物和新疗法，为临床治疗提供更多选择。

(2)随着诊疗病例的增多，临床和影像医生会增进神经鞘瘤在影像学表现的认识，捕捉到更多有诊断价值的征象，对一些存疑的征象能准确鉴别，提高诊断的准确性。

(3)随着对 FNAC 和 CNB 技术的认识加深和操作

水平的提高,临床医生能更好地把控相关风险,减少出血、血肿和神经损伤等并发症的发生率,保障患者的安全。做到既安全高效又灵敏准确,不断拓宽这两项技术在神经鞘瘤诊断中的应用渠道。

(4)关于手术操作经验的总结和交流越来越多,商讨出手术操作规范,提高手术的水平,减少神经损伤。针对损伤神经的修复和功能重建方面的认识和经验越来越多,达到全面提高手术治疗的目的。

(5)深入开展多学科诊疗协作,如软组织肿瘤科、神经外科、神经内科、耳鼻喉外科、颌面外科、整形外科、影像科、病理科和康复科等多学科针对神经鞘瘤诊疗进行研讨协作,再结合患者意愿,共同制订高效化和个体化的诊疗和随访方案,并根据不同的治疗阶段,分别由不同学科施以治疗。

第 2 节　神经鞘瘤病

神经鞘瘤病是一种全身多发非双侧前庭神经、非皮内神经鞘瘤,较少发生脑膜瘤,在组织学上表现良性的肿瘤易感综合征。

一、流行病学

由于其临床表现与 NF2 有所重叠,起初认为是轻型的 NF2。随后多位学者研究证明了神经鞘瘤病与NF2 在临床和分子水平有很大的差异,其发病过程不是由于 NF2 基因的生殖系突变所致。因此,神经鞘瘤病不同于 NF 两种经典的表现形式(NF1 型和NF2型),而是被认为是 NF 的第 3 种表现形式。神经鞘瘤病通常表现为多发性脊髓神经鞘瘤和周围神经鞘瘤;脑膜瘤可发生在 5%的神经鞘瘤病患者中,且仅在 SMARCB1生殖系突变阳性神经鞘瘤病患者中有报道。另外,单侧前庭神经鞘瘤可能与神经鞘瘤病有关,尽管情况非常少见,但不能将其作为区分神经鞘瘤病和 NF2 的排除标准。然而,双侧前庭神经鞘瘤是 NF2 的标志性特征,出现比例为 90%~95%,在神经鞘瘤病患者中还没有报道。

神经鞘瘤病是一种罕见的疾病,目前很少见其发病率报道。早期芬兰的一项人群分析研究(要求对神经鞘瘤病的诊断需要进行组织学确认,但包括明确的、推定的或可能的病例),结果表明神经鞘瘤病与 NF2一样普遍,预测年发病率约为 0.58/100 万。近期英国进行的一项大规模回顾性研究,结果表明 NF2 理论患病率为 1/67 700,出生率为 1/27 965;神经鞘瘤病在英国的患病率约为 1/155 000,曼彻斯特地区的患病率为 1/126 135;而出生患病率难以估计,曼彻斯特地区1953—1962 年出生患病率(不包括嵌合性 NF2 病例)为 1/68 956,这是唯一公开较为准确的预测值。考虑病例确定的困难,神经鞘瘤病的真实发病率可能会更高。随着更多的病例被发现,将可能有越来越多的表

型被认识。例如,脑膜瘤和恶性周围神经鞘瘤(MPNST)可发生在神经鞘瘤病的背景下。

神经鞘瘤大多数是单发性的,而多发性的比较少见。J. Antinheimo 等统计分析,大约 3%的神经鞘瘤患者有与 NF2 相关的多发性神经鞘瘤,约 2%的神经鞘瘤患者有与 NF2 无关的多发性神经鞘瘤(称为神经鞘瘤病)。MacCollin 等统计分析,神经鞘瘤病占所有神经鞘瘤切除术患者的 2.4%~5%。神经鞘瘤病在诊断时的平均年龄、男女患病比例方面与单发性神经鞘瘤的基本相似,表现为好发于 20~50 岁(中位年龄 40 岁)的成年人,男女患病比例相当。神经鞘瘤病中神经鞘瘤的大小可变化很大,有的直径<1mm 的,也有大至10cm 的,其平均大小大于单发性神经鞘瘤。另外,神经鞘瘤的数目多少不一。G.Chick 等对 6 例散发性神经鞘瘤病患者进行回顾性分析,发现每例患者的平均神经肿瘤数量是 4.7 个,范围为 2~20 个。

神经鞘瘤病累及中枢神经系统时,较为常见的是脊髓肿瘤据报道检出率可达 74%,且多位于腰椎(53%),其次是胸椎(35%)和颈椎(23%);脊髓肿瘤通常局限于脊柱的一个区域(59%),但在一些患者中,肿瘤涉及两个区域(33%)或整个脊柱。脑神经肿瘤非常少见(8%),非前庭脑神经鞘瘤在神经鞘瘤病中的发生率约为 NF2 的一半,二者均多累及三叉神经。周围神经鞘瘤在神经鞘瘤病中非常多见(89%),其中四肢是最常见的受累部位(上肢和下肢分别为 46%和 45%),其次是头颈部(29%)、胸部(16%)、骨盆(15%)和腹部(9%)。另外,约 1/3 的神经鞘瘤病患者病变局限于单个肢体或身体的某一部位或脊柱的一个有限区域(通常<5 个相邻节段),其中常见受累的部位为下肢(35%)、上肢(23%)、脊柱(23%)和其他部位(19%,如骨盆)。神经鞘瘤病常累及脊髓和周围神经,与单发性神经鞘瘤好发部位为头颈部而有所不同。

大多数神经鞘瘤病患者是散发性的,即没有遗传性,只有 15%～25% 为家族性发病,这与 NF1 和 NF2(多见家族性病例)不同。散发性的个体发病年龄晚于家族性的个体。研究表明,神经鞘瘤病是常染色体显性遗传病,外显性不完全,即部分患者可不发生肿瘤,而 NF2 表现出完全外显性和相对的家族内同质性。虽然 SMARCB1 和 LZTR1 相关神经鞘瘤病的外显率均小于 100%,但外显率数据有限。外显率降低在 LZTR1 相关神经鞘瘤的患者中更常见。在家族性病例中,不完全外显情况是常见的,受影响的家族成员可能携带家族性突变,但不表现出慢性疼痛或特征性肿瘤,这与 NF2(完全外显性)有明显的对比差异。有报道在家系患者中遗传概率为 50%,但在散发性患者中的遗传概率尚不明确。从文献中很难判断家族性的发病情况,因为许多病例报道没有特别提到是否有亲属患病。在一项以人群为基础的研究中,11 例患者中有 2 例患者有 1 例或多例受影响的亲属,而在一项以转诊为基础的研究中,10 例患者中有 1 例患者有 1 例或多例受影响的亲属。在一项针对 87 例神经鞘瘤病的回顾性分析研究中,7 个不同神经鞘瘤病家族中共有 11 人患病,占比为 13%。

与其他肿瘤的易感综合征(如 NF1)一样,神经鞘瘤病的恶性转化是一个理论风险,而确切风险仍不清楚。神经鞘瘤的出现快速生长和顽固性疼痛时,应引起警惕,可能发展为恶性肿瘤。

二、病因学

目前神经鞘瘤病的病因及发病机制仍未完全阐明,但现有研究证据表明两种主要抑癌基因(SMARCB1 基因和 LZTR1 基因)致病性突变参与其发病过程。另外,还有 NF2 基因(体系突变)及一些其他未知的基因改变可能也参与其中。一些节段性神经鞘瘤病患者携带杂合子 LZTR1 变异体。目前认为节段性分布的成因可能有两种,即胚胎早期某些细胞内 NF2 基因的突变,导致出现嵌合现象;也有可能是单纯体细胞基因突变导致神经鞘瘤病的节段性分布。全基因组和全外显子组测序分析等技术的最新发展,使其可以用于鉴定这些新基因,这将有助于明确所涉及的所有受影响的细胞通路,也将为新疗法的发展明确目标。

Jacoby 等检测了 20 例无血缘关系的神经鞘瘤患者及其受影响亲属的 NF2 位点,结果发现肿瘤经常有典型的 NF2 基因截短变和 22 号染色体周围区域杂合性的缺失;另外,NF2 位点的嵌合性改变和 NF2 基因突变的体系累积可能参与其发病过程。

MacCollin 用微卫星标记对家族性神经鞘瘤病中家系成员进行连锁分析,结果发现其致病基因并非 NF2 基因,而是可能位于在 22 号染色体 D22S1174 附近,D22S420 和 D22S1148 之间的 8.48Mb 区域内(包含有 SMARCB1 基因和 LZTR1 基因)(图 3-23)。David L Kaufman 等对 1 例神经鞘瘤病患者中的 7 个神经鞘瘤标本进行 NF2 基因的突变筛选,结果在 4 个肿瘤标本中检测到非相关的截断 NF2 基因突变;血液样本中没有发现 NF2 基因突变;NF2 位点的杂合性缺失在所有肿瘤中都存在,并且在所有病例中都丢失了相同的等位基因。分子分析将神经鞘瘤病与其他形式的 NF2 区别开来。结合受影响家庭的连锁分析和神经鞘瘤 NF2 基因的突变筛选,表明神经鞘瘤病不是由于 NF2 基因的生殖系突变所致。相反,SMARCB1 或 LZTR1 的生殖系致病性突变已在 86% 的家族性神经鞘瘤患者和 40% 的散发性神经鞘瘤患者中被证

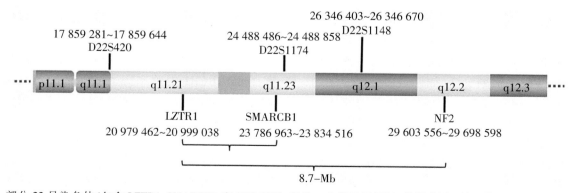

图 3-23　部分 22 号染色体(包含 LZTR1、SMARCB1 和 NF2 基因,以及一些微卫星标记)的模式图。神经鞘瘤病家系连锁分析表明,其致病基因可能位于在微卫星标记 D22S420 和 D22S1148 之间的 8.48Mb 区域内。注:着丝粒方向在图的左侧,端粒方向在图的右侧。

实。然而,多项研究表明,神经鞘瘤病的神经鞘瘤中经常有独立的影响 NF2 等位基因的体系突变,说明其也可能参与发病过程。

(一)与体细胞 NF2 基因改变有关

体细胞的肿瘤特异性的 NF2 基因突变在神经鞘瘤病中很常见,参与下文所述的 SMARCB1 或 LZTR1 生殖系突变阳性的神经鞘瘤病中的 3 步 4 次打击致瘤模型。而且,体细胞内的 NF2 基因嵌合性突变,可能在患有神经鞘瘤病的但并不携带 SMARCB1 或 LZTR1 生殖系突变的病例中更为常见。但在神经鞘瘤病患者中并没有发现生殖系 NF2 基因突变,这也是区别于 NF2 的根本所在。

(二)与 SMARCB1 基因改变有关

1. 在神经鞘瘤中检测到 SMARCB1 致病性突变

2007 年,Theo J M Hulsebos 等首次报道,在一个家族性(一对父女)神经鞘瘤病患者的神经鞘瘤中,发现 SMARCB1基因的生殖系突变;免疫组化结果显示,来自这对父女 4 个独立神经鞘瘤的 SMARCB1蛋白表达缺失。尽管具体致病机制不明确,但上述发现表明 SMARCB1 是家族性神经鞘瘤病的易感基因,这是发现的第一个致病基因。Sushama Patil 等研究表明,在家族性神经鞘瘤病的神经鞘瘤中,有 93% 的肿瘤呈 SMARCB1 的嵌合性表达;在散发性神经鞘瘤病的神经鞘瘤中,有 55% 的肿瘤呈 SMARCB1 的嵌合性表达;在与 NF2 相关的神经鞘瘤中,有 83% 的肿瘤呈 SMARCB1 的嵌合性表达;在孤立的散发性神经鞘瘤中,只有 5% 的肿瘤呈 SMARCB1 的嵌合性表达。这些结果证实了 SMARCB1 在多种神经鞘瘤综合征中的作用,并提示在孤立的散发性的神经鞘瘤中发生了不同的肿瘤发生途径。随后的分子遗传学研究表明,SMARCB1 的致病性突变发生在 40%~50% 的家族性神经鞘瘤病患者和 8%~10% 的散发性患者。

在神经鞘瘤病患者中发现的 SMARCB1 致病性突变在位置和类型上与恶性横纹肌样瘤的患者不同。SMARCB1 的生殖系截断突变(如移码、无意义)、一个或多个外显子的缺失或整个 SMARCB1 基因的缺失,可见于 15%~60% 的横纹肌样肿瘤患者,而且这些改变最常见于基因的中心部分。而在神经鞘瘤病中,其致病性突变更常位于基因的 5′ 或 3′ 端,其中最常见的致病性突变位于 3′非翻译区,而且主要是亚等位基因的非截断性(错义、框内删除/复制,或剪接位点)突变。与完全丧失功能的 SMARCB1 突变导致的恶性横纹肌样瘤患者相比,神经鞘瘤病的突变模式会导致合成具有剩余功能的突变蛋白,因而不会导致恶性横纹肌样瘤。事实上,SMARCB1 致病性突变不是散发性单发性神经鞘瘤的特征。

2. SMARCB1 的致病机制

染色体动态的精确调节是重要且复杂的过程,保证了完整的转录调节、阻止正常细胞向恶性转化。ATP 依赖的染色质重构复合物可利用 ATP 水解产生的能量促使染色质构象改变,使转录因子易于接近DNA,从而参与这一调控过程。SWI/SNF 复合物是目前研究最多的 ATP 依赖染色质重构复合物之一,在调节染色质结构和基因表达方面发挥关键作用,是一种抑癌因子。编码 SWI/SNF 亚基的基因突变在多种人类癌症中经常被观察到,提示 SWI/SNF 复合物多种功能中有一种或多种可预防肿瘤发生。它由三类亚基构成,其中 SMARCB1(INI1)是高度保守的核心亚基中的一种。

染色质 B 亚家族成员的 SWI/SNF 依赖性基质相关的肌动蛋白调节因子(SMARCB1)基因,也称为 INI1、BAF47、SNF5,位于染色体 22q11.23,转录本有 9 个外显子,编码的蛋白质含有 394 个氨基酸,是 SWI/SNF 复合物中重要的核心亚基,出现在所有 SWI/SNF 复合物中,表达于所有正常细胞,参与基因转录的表观遗传学调控,影响调节细胞周期、生长和分化基因的表达。SMARCB1 作为抑癌基因,两个等位基因功能的缺失会导致 SMARCB1 缺陷相关的肿瘤。SMARCB1 基因在多种相关联的靶基因和信号通路中起着重要作用,不同的肿瘤类型表现出不同的异常蛋白表达模式。目前 SMARCB1 蛋白表达异常有 3 种模式。① 完全缺失:会引起恶性横纹肌样瘤、上皮样恶性周围神经鞘瘤、肾髓质癌、肌上皮瘤、骨外黏液样软骨肉瘤、小儿脊索瘤、胰腺未分化横纹肌样癌、鼻腔基底细胞癌、胃肠道横纹肌样癌等;②嵌合性表达:会引起神经鞘瘤病、胃肠道间质瘤和骨化性纤维黏液瘤;③减少表达:会引起滑膜肉瘤。

经典的肿瘤发生的 Knudson 双打击模型,不足以解释 SMARCB1 生殖系突变阳性神经鞘瘤病中肿瘤的发生或生长。研究发现,在这些患者的神经鞘瘤中有频繁的体细胞性、肿瘤特异性 NF2 突变和第二个 NF2 等位基因缺失。因此,这类病例是由至少两个抑癌基因的双等位基因失活引起的。有学者提出在一些(但不是所有的)SMARCB1 生殖系突变阳性神经鞘瘤病中,似乎存在一种三步四次打击的神经鞘瘤致瘤模型。第一步是 SMARCB1 生殖系突变失活(第一次打击);

第二步是 22q 杂合性丢失（LOH），包括野生型 SMARC-B1 丢失（第二次打击），以及 NF2 等位基因丢失（第三次打击）；第三步是剩余的 NF2 等位基因（位于第一步 SMARCB1 生殖系突变的同一条染色体上），出现体细胞突变失活（第四次打击）。这种三步四次打击的致瘤模型可能也适用于在 SMARCB1 生殖系突变阳性的神经鞘瘤病患者中观察到其他的良性肿瘤，如脑膜瘤和平滑肌瘤，因为在这些肿瘤内也检测到 SMARCB1 和 NF2 的双等位失活。需要注意的是，SMARCB1 生殖系突变患者肿瘤中 22q 的 LOH 似乎不是由有丝分裂重组介导的，后者是一种经常导致其他肿瘤抑制基因 LOH 的机制。Hadfield 等分析发现在 8 例具有 SMARC-B1 生殖系突变阳性的肿瘤中，22q 的 LOH 仅由 22q 内的全部或大量染色体的丢失引起，而不是由有丝分裂重组引起；而有丝分裂重组所致 LOH 占 NF2 相关性神经鞘瘤全部 LOH 事件的 19%，占没有 SMARCB1 生殖系突变神经鞘瘤患者的 23%。这一现象进一步支持了三步四次打击的致瘤模型。

尽管 SMARCB1 生殖系基因突变和 NF2 体系基因突变频繁结合，但大部分家族性神经鞘瘤患者和大多数散发性神经鞘瘤患者并没有已知的致病性突变。在 SMARCB1 生殖系突变阳性神经鞘瘤病中，三步四次打击的致瘤模型可解释大多数肿瘤，但在所有神经鞘瘤中并没有观察到 NF2 基因的双等位失活，反而至少有 19% 的病例只表现出 NF2 单等位基因失活。在这一亚组肿瘤中，只有一个 NF2 等位基因的失活可能足以促进 SMARCB1 双等位基因失活的肿瘤细胞增殖。由于 SMARCB1 生殖系突变阳性神经鞘瘤病的 LOH 事件通常包括 22q 的大部分，那么位于 22q 的其他肿瘤抑制基因也将是单倍子不足，这可能也有助于神经鞘瘤的发生或生长。随后的研究表明 LZTR1 即是这些疑似肿瘤抑制基因中的一种。

（三）与 LZTR1 基因改变有关

1. 在神经鞘瘤病中检测到 LZTR1 生殖系突变

SMARCB1 的生殖系突变并不能解释所有的神经鞘瘤病的发病情况。2014 年，Arkadiusz Piotrowski 等研究发现，在约 80% 的缺乏 SMARCB1 基因突变但伴有 22q 染色体丢失的神经鞘瘤病的病例中有 LZTR1 的生殖系突变，因此首次认定 LZTR1 是神经鞘瘤病的第二个致病基因，这解释了一些没有 SMARCB1 的生殖系突变病例的发病情况。在一项测序分析研究中，40 例神经鞘瘤病队列中分别有 5 例（占比 12.5%）和 13 例（占比 32%）发现了 SMARCB1 或 LZTR1 致病性变异，

47 例 NF2/SMARCB1 阴性神经鞘瘤病中有 16 例（占比 34%）鉴定出 LZTR1 致病性变异，表明 LZTR1 缺失参与神经鞘瘤病的发生。在一项队列研究中，Justin T Jordan 等评估了 37 例临床诊断为神经鞘瘤病患者的基因突变情况，结果在 5 例患者（13.5%）中发现了 LZTR1 的致病性变异，在 15 例患者（40.5%）中发现了 SMARCB1 的致病性变异，但在 17 例患者（45.9%）中没有发现致病性变异。Dorothy Halliday 等分析了 422 例神经鞘瘤病患者，其中有 53 例（占比 12.5%）有 SMAR-CB1 致病性变异，有 78 例（占比 18.5%）有 LZTR1 致病性变异。D Gareth evans 等对 168 例散发性神经鞘瘤病患者同时进行了 SMARCB1 和 LZTR1 检测，发现 LZTR1 致病性变异的比例（24.4%）显著高于 SMARC-B1 致病性变异的比例（13.7%）；对 45 例家族性神经鞘瘤病进行 SMARCB1 和 LZTR1 检测，发现 14 例（31%）没有可检测到的 SMARCB1 或 LZTR1 致病性变异，说明其发病仍有其他病因。尽管 LZTR1 致病性变异在散发性病例中占有较大比例，但作为家族性神经鞘瘤病的病因并不常见。目前尚不清楚这是否是由于 LZTR1 的外显率降低或某些其他机制所致。另外，有研究表明少数散发性神经鞘瘤病患者的 22q 染色体 NF2 基因有 6MB 着丝粒的致病性变异。

2. LZTR1 的致病机制

亮氨酸拉链样转录调节因子 1 基因位于染色体 22q11.21，与 SMARCB1（22q11.23）和 NF2（22q12.2）相比更靠近着丝粒。LZTR1 基因的转录本有 21 个外显子，编码的 LZTR1 是一种含有 840 个氨基酸的高尔基蛋白，属于 BTB-Kelch 超家族的一个成员，是一种肿瘤抑制因子。LZTR1 基因是一种抑癌基因，多项遗传学研究都已指出 LZTR1 在 Noonan Syndrome（努南综合征，一种比较常见的常染色体显性遗传疾病，以身材矮小、先天性心脏病、面部畸形和患癌风险增加等为特征）、神经鞘瘤病、胶质母细胞瘤、肝癌、儿童肿瘤等一系列人类疾病中发挥着作用。

三步四次打击的神经鞘瘤致瘤模型同样适用。特殊的是，由于 SMARCB1 基因位于 LZTR1 基因和 NF2 基因之间，LZTR1 和 NF2 二者都因缺失或单体性 22q 而丢失，因此，两个 SMARCB1 等位基因中的任何一个会发生不可避免地丢失。实际上，LZTR1 生殖系突变阳性神经鞘瘤病的肿瘤发生应遵循三步五次打击致瘤模型。此外，如果 22 号染色体上显示 LOH 的染色体区域也包括 LZTR1，则具有 SMARCB1 生殖系突变的神经鞘瘤病患者可能遵循三步五次打击致瘤模型。在肿瘤发生的三步四次或三步五次打击致瘤模

型中,神经鞘瘤是否会在生长速度、增殖指数或位置上表现出差异还有待研究。

在神经鞘瘤病中,其致病性突变分布于整个基因,包括截断和框外剪接(53%)、错义(40%),以及框内或未知效应的剪接位点突变(7%)。非外显性、可变表达性和高比例的错义突变使得对具有不确定性意义突变的分类具有挑战性。LZTR1 基因出现生殖系致病性突变后,被认为是失活的,从而导致生成的LZTR1 蛋白质出现单倍剂量不足(一个等位基因突变后,另一个等位基因能正常表达,但这只有正常水平50%的蛋白质不足以维持细胞正常的生理功能)。

LZTR1 是 cullin 3(CUL3)泛素连接酶复合物的调节器,可能参与细胞凋亡和泛素化。M Steklov 等研究表明,小鼠 LZTR1 单倍剂量不足,会再现努南综合征表型,而施万细胞中的 LZTR1 缺失则会驱动去分化和增殖;通过捕获来自完整的哺乳动物细胞的LZTR1 复合物,鉴定出 RAS 是 LZTR1–CUL3 复合物的底物;通过泛素化组分析,发现 LZTR1 缺失可取消 Ras 蛋白在170 位点上发生的泛素化。LZTR1 发生的致病性突变要么破坏 LZTR1–CUL3 复合物形成,要么破坏它与RAS 蛋白之间的相互作用。Taiki Abe 等研究表明,无论RAS GTP 酶的类型如何,LZTR1 主要通过泛素–蛋白酶体通路促进 RAS 的多泛素化和降解,发挥着"RAS 杀伤蛋白"的作用,从而导致 RAS/MAPK 信号活性的抑制。LZTR1 的突变通过对 RAS 泛素化的失调驱动人类疾病的发生。

(四)与 COQ6 基因改变有关

Zhang 等于 2014 年提出了神经鞘瘤病的一个可能的候选致病基因——辅酶 Q10 生物合成单氧酶 6 基因(COQ6 基因)。在这个家族性神经鞘瘤病家系中,研究者通过使用基因组和外显子组测序,在 14q24.3 号染色体上的 COQ6 基因中发现一个杂合子错义突变;受影响的家族成员似乎没有携带 SMARCB1、LZTR1 或 NF2 的生殖系突变;在两个家族成员的两个神经鞘瘤中也没有检测到这些基因的体细胞突变。而且免疫组化染色表明,SMARCB1、LZTR1 和 NF2 基因呈现正常的蛋白表达水平。以上免疫组化的结果是不同寻常的,因为在 93%的神经鞘瘤(取自家族性神经鞘瘤病患者)中观察到 SMARCB1 的嵌合性表达。并且在该家族神经鞘瘤中,并未发现 COQ6 的双等位基因失活。

辅酶 Q10 是线粒体呼吸链中的一个电子载体,也是一种保护细胞免受活性氧(ROS)损伤的脂溶性抗氧化剂。ROS 水平的升高,以及 ROS 清除剂和机体抗氧化酶水平的降低,与包括肿瘤在内的各种人类疾病有关。辅酶 Q10 生物合成基因(包括 COQ4 基因和COQ6 基因)发生突变,将导致原发性辅酶 Q10 缺乏症。原发性辅酶 Q10 缺乏症的表现是非常异质的,涉及许多常见的氧化应激增加的疾病,如神经退行性疾病、肿瘤、心血管疾病、糖尿病、衰老和阿尔茨海默病等。氧化应激的慢性增加可能通过放大基因组不稳定性触发转化并促进肿瘤的进展。COQ6 基因敲除损伤了大鼠施万细胞的线粒体功能,增加了 ROS 的过量生成,COQ6 蛋白的减少与 ROS 的产生呈正相关。COQ6 基因的错义突变导致的 COQ6 单倍性不足,可能通过未知的机制引起 COQ10 的缺乏和施万细胞中ROS 的慢性长期过剩,从而使家族成员易患家族性神经鞘瘤病。该家族性神经鞘瘤病的平均发病年龄约为 40 岁,提示其有慢性疾病进展。因次,COQ6 基因突变和 COQ10 缺乏症可能在家族神经鞘瘤病的发展中发挥作用。但这一家族性神经鞘瘤病的确切癌基因机制仍有待进一步阐明。COQ6 基因功能丧失的确切致癌机制仍然是一个有待阐明的并且具有挑战性的难题。

(五)与一些其他的基因改变有关

对神经鞘瘤病患者的血液标本中 DNA 进行突变筛查,结果发现家族性病例中,38%是由 LZTR1 生殖系突变引起的,48%是由 SMARCB1 生殖系突变引起的。因此,在 14%的家族性神经鞘瘤病例中,尚未发现易感生殖系突变。在散发性神经鞘瘤中,30%是由 LZTR1 生殖系突变引起的,10%是由 SMARCB1 生殖系突变引起的。根据这些评估,60%的散发性神经鞘瘤患者的致病突变事件仍然未知。在这些没有SMARCB1 或 LZTR1 生殖系突变的患者中,可能在远端作用的调控区存在突变,或具有能使这些基因沉默的表位突变,但到目前为止还没有对此进行研究。另外,有学者推测体细胞内的 SMARCB1 或 LZTR1 嵌合性突变,可能不是散发性神经鞘瘤病患者中出现较高比例的 SMARCB1 和 LZTR1 生殖系突变检测呈阴性的原因。Piotrowski 等发现,在缺乏 SMARCB1 突变的22q 相关神经鞘瘤病的病例中,约 80%的 LZTR1 基因突变易诱发多发性神经鞘瘤,这表明各种遗传异常可能潜在地导致患有同一疾病。

SMARCB1、LZTR1 和 NF2 显然作为经典的肿瘤抑制基因发挥作用,因此,假设其他神经鞘瘤病的易感基因也可能以肿瘤抑制的方式起作用,是比较合理的。尽管不能排除另一个神经鞘瘤易感基因位于基因组的其他地方,但人们很容易推测它可能位于 22 号染色体上,因为在神经鞘瘤病中,该染色体经常受到 LOH 的影响。22 号染色体跨越了 5100 万个碱基对,是第一个被测序的染色体。因此,在这些不明原因的病例中,潜在的肿瘤发生模型也可能包括三个突变步骤,类似于 SMARCB1 和 LZTR1 突变阳性肿瘤的三步四次打击致瘤模型。Sneha M Pinto 等对 22 号染色体上编码的蛋白质组进行了详细注释,描述了基因家族(如 IGLL、APOL、APOBEC 基因家族)的分布,并鉴定了 367 个基因编码的蛋白质产物。在 22 号染色体上分布的一些其他肿瘤相关基因,如位于 22q11.21 的 BID、CLTCL1、COMT(与乳腺癌有关)、CRKL(与慢性粒细胞白血病有关)、SEPT5(与白血病有关);位于 22q11.23 的 BCR(与慢性粒细胞白血病有关)、GSTT1(与膀胱癌有关)、MIF、MMP11(与乳腺癌有关);如位于 22q12.1 的 CHEK2(与乳腺癌有关)、MN1(与脑膜瘤有关);位于 22ql2.2 的 EWSR1(与尤文肉瘤有关)、LIF(与白血病有关)、PATZ1(与结肠癌有关);位于 22q12.3 的 MYH9、TIMP3;位于 22q13.1 的 MKL1(与急性巨核细胞白血病有关)、PDGFB(与胶质瘤有关);位于 22q13.2 的 BIK(与乳腺癌有关)、CYP2D6(与乳腺癌有关)、EP300(与白血病有关);位于 22q13.33 的 TYMP。这 22 个其他肿瘤相关基因可能是研究神经鞘瘤病易感基因中的候选基因。

Byung-Joo Min 等对 10 例散发性非前庭神经鞘瘤病患者[共有 8 例男性和 2 例女性,诊断时的年龄中位数为 43 岁(24~66 岁)]的血液样本进行了基因分析,一共检测到 26 个变异;在 7 例患者中检测到的 10 个基因中的 13 个变异被预测为具有致病性,其中 ARID1A、PTCH2 和 NOTCH2 基因各有 2 个变异,MSH6、ALPK2、MGMT、NOTCH1、CIC、TSC2 和 CDKN2A 基因各有 1 个变异。这 10 个基因中有 7 个抑癌基因:PTCH2、ALPK2、CIC、NOTCH1、NOTCH2、TSC2、CDKN2A;有 3 个 DDR(DNA damage repair,DNA 损伤修复)基因:ARID1A、MGMT 和 MSH6。没有 SMARCB1 或 LZTR1 基因变异的散发性神经鞘瘤病,可能是由于 22 号染色体以外的与癌症发生相关的基因组变异引起的。

对神经鞘瘤病患者的神经鞘瘤体细胞突变的全基因组分析尚未形成,但这将有助于我们加深对肿瘤遗传过程的了解,也有助于确定肿瘤中细胞通路的改变,从而揭示尚未确定的神经鞘瘤病易感基因的参与情况。Sameer Agnihotri 等对非 NF2、非神经鞘瘤病相关的神经鞘瘤组织(13 个脑神经鞘瘤和 13 个脊神经鞘瘤)进行了全外显子组基因测序,结果显示未检测到 NF2、LZTR1、SMARCB1 或 SMARCE1 的生殖系突变或缺失,但发现了 441 个体细胞单核苷酸变异,相当于每编码 1Mb 有 0.16 个突变。突变数目的比例是相当低的,与其他低突变率的肿瘤,如尤文肉瘤和横纹肌肉瘤相比,突变率相差无几。在 125 份神经鞘瘤的样本中,有 96 份(77%)检测到体细胞 NF2 突变和(或)22q 丢失。在这 26 例神经鞘瘤中,有 2 例(8%)检测到体细胞 LZTR1 突变,但未检测到体细胞 SMARCB1 突变。另外,研究者在 125 份神经鞘瘤样本中检测到 DDR1(11%)、TSC1(9%)、CAST(8%)、ALPK2(8%)、TSC2(7%)和 TAB 3(3%)基因突变。此外,在 29% 的神经鞘瘤样本中,发现 ARID1A 或 ARID1B 中存在突变失活。ARID1A/ARID1B 和 SMARCB1 共同编码 SWI/SNF 染色质重塑复合物的亚基成分。另外,通过 RNA 测序发现,在 10% 的神经鞘瘤中存在频发的体细胞 SH3PX-D2A-HTRA1 基因融合。基因组分析表明,这一机制是由染色体 10q 上 9Mb 的染色质平衡倒置引起的。SH-3PXD2A-HTRA1 融合蛋白在施万细胞和神经鞘瘤细胞系中的表达,会导致细胞增殖、侵袭性生长和体内肿瘤的发生。在神经鞘瘤病的背景下,这种体细胞基因融合是否也有助于肿瘤的发生还有待研究。

(六)不常见肿瘤表型中的基因改变

单侧前庭神经鞘瘤在神经鞘瘤病中非常罕见,仅见一些零星报道,而且它们的组织学和生长模式均未被描述。在这些零星病例中,单侧前庭神经鞘瘤可以有或者没有 SMARCB1 或 LZTR1 生殖系突变。脑膜瘤可发生在 5% 的神经鞘瘤病患者中,且仅在 SMARCB1 生殖系突变阳性神经鞘瘤病患者中有报道。另外,脑膜瘤的发病与 SMARCE1 致病性变异有关。在没有发现任何其他神经鞘瘤病的情况下,散发的胶质母细胞瘤作为单一肿瘤出现,可能是患者存在 LZTR1 体系突变,而且这种突变在生殖系中是不存在的。在大约 1/5 的胶质母细胞瘤中发现了 LZTR1 体系致病性变异。同样,在没有发现任何其他神经鞘瘤病的情况下,散发性脑膜瘤作为单一肿瘤出现,可能是患者存在 SMARCB1 体系突变,而且这种突变在生殖系中是不存在的。在发生 SMARCB1 或 LZTR1 体系突变情况下,这些肿瘤的易感性是不可遗传的。

三、神经鞘瘤病与 NF2 的关系

虽然神经鞘瘤病与 NF2 在临床表现上与分子水平上是不同的,但在表现形式和表型上有重叠(表 3-1)。例如,一个散发的患者可能最初表现为多发性非前庭神经鞘瘤,提示诊断为神经鞘瘤病,但后来发展为双

表 3-1　神经鞘瘤病与 NF2 在临床表现上的重叠及差异

临床表现	临床表现的频率	
	NF2	神经鞘瘤病
双侧前庭神经鞘瘤 [a]	90%~95%	无
单侧前庭神经鞘瘤 [b]	18%	罕见
颅内非前庭神经鞘瘤	24%~51%	9%~10%
颅内脑膜瘤	45%~58%	5%
脊髓肿瘤	63%~90%	74%
室管膜瘤	18%~58%	无
周围神经神经鞘瘤	68%	89%
皮下肿瘤 [c]	43%~48%	23%
皮肤斑块 [d]	41%~48%	无
皮内肿瘤	27%	无
视网膜错构瘤	6%~22%	无
黄斑前膜	12%~40%	无
囊下白内障	60%~81%	无

[a], 符合曼彻斯特标准的患有单侧前庭神经鞘瘤和其他 NF2 相关肿瘤的患者, 患对侧肿瘤的风险很高, 尤其是当患者在诊断时的年龄小于 18 岁时。此外, 60% 的单侧前庭神经鞘瘤患者表现出 NF2 基因的体细胞嵌合性突变。[b], 迄今为止, 已经在 5 例患有单侧前庭神经鞘瘤和至少 2 例非前庭神经鞘瘤的患者中发现了 LZTR1 生殖系突变。在患有单侧前庭神经鞘瘤的一个家族中发现了 SMARCB1 生殖系突变。也有学者报道过 1 例表现为单侧前庭神经鞘瘤的神经鞘瘤病患者, 但未发生 SMARCB1 或 LZTR1 生殖系突变。[c], 皮下肿瘤是组织学上的周围神经神经鞘瘤, 可见结节状肿瘤。[d], 皮肤斑块是离散的, 边界清晰, 通常直径小于 2cm 的皮损稍微升高。它们被认为是神经鞘瘤, 表面粗糙, 常伴有色素沉着和毛发过多。

侧前庭神经鞘瘤, 转而诊断为 NF2。此外, 散发的多发性非前庭神经鞘瘤的患者可以是 NF2 嵌合性基因突变。NF2 的其他特征性表现(如多发性脑膜瘤或室管膜瘤)在多发性非前庭神经鞘瘤患者中发生是非常可疑的, 需要警惕 NF2 的可能。市面上所能购买的 NF2 突变分析套装并不能完全帮助区分神经鞘瘤病和 NF2, 因为目前使用的检测方法可能不能检测到全部的突变。然而, 详细的包含前庭部位的影像学检查, 以及前庭功能、眼科评估等一系列临床评估将有助于神经鞘瘤病和 NF2 的鉴别。

四、临床表现

神经鞘瘤病与 NF2 在临床表现上既有重叠又有差异(表 3-1)。与具有特征性皮肤学表现的 NF1 患者和年轻时具有第 8 脑神经功能障碍的 NF2 患者不同, 神经鞘瘤病患者常表现为一些非特异性症状, 如病变部位疼痛或弥漫性疼痛, 以及麻木、无力、感觉异常、神经功能缺损等神经压迫症状, 这些症状可能会延迟出现, 或者较晚才在影像学上发现病变。在体格检查时, 患者常表现为 Tinel 征呈阳性。

疼痛是神经鞘瘤病患者最常见的症状, 可能并不总是局限于神经鞘瘤部位, 包括局部的、多灶的或弥漫性的疼痛。研究表明, 肿瘤体积增大与疼痛程度增高有关。疼痛通常会变成慢性疼痛, 其可以致残, 使得患者可能不得不延长病假或者无法工作。疼痛可能引发患者出现焦虑和抑郁等精神症状。对于这部分患者, 其生活质量将会降低很多。另外, 也有一部分患者可表现为神经压迫症状, 如麻木、无力、感觉异常、神经功能缺损等, 或者表现为无症状性肿块。身体局部无力和(或)肌肉萎缩很少作为神经鞘瘤病的唯一症状出现。神经鞘瘤引起的神经功能障碍是很少见的, 一旦发生, 往往是手术引起的并发症。

节段性神经鞘瘤病的特征是多发性神经鞘瘤, 累及单个肢体或 5 个及以下相邻的脊柱节段。Abdulqader Alaidarous 等分析了 12 例节段性神经鞘瘤病患者(8 例女性, 4 例男性)的临床特征, 发现肿瘤的数目是可变的, 有 6 例患者有 10 个以上的肿瘤; 所有患者均有周围神经鞘瘤。初始症状的中位年龄为 29 岁(6~60 岁), 诊断的中位年龄为 34.5 岁(13~65 岁)。疼痛是大多数患者的最初症状(12 例中有 7 例), 生活质量可能受到影响。分子研究显示 9 例患者中有 3 例存在杂合性 LZTR1 变异。

单侧前庭神经鞘瘤在神经鞘瘤病患者中非常少见, 目前仅见一些零星病例报道。单侧前庭神经鞘瘤会引起听力下降、耳鸣、失衡、眩晕、步态不稳、共济失调、面肌无力或抽搐等症状，严重者可引发颅内压升高（头痛、恶心、呕吐等），甚至有生命危险。大约 5% 的神经鞘瘤病患者可发生脑膜瘤，且好发于大脑镰。目前仅在 SMARCB1 生殖系突变阳性神经鞘瘤病患者中有脑膜瘤的发病报道。发生脑膜瘤的患者，会因肿瘤呈膨胀性生长，而往往表现为头痛和癫痫；根据肿瘤位置的不同，还可出现视力、视野、嗅觉或听觉障碍及肢体运动障碍等。在老年人中，尤以癫痫发作为首发症状为多见。颅压增高症状大多不明显，尤其在高龄患者中。因脑膜瘤生长缓慢，可能会出现肿瘤往往长得很大，但临床症状还不严重的情况。邻近颅骨的脑膜瘤常可造成骨质的变化。

五、影像学检查

神经鞘瘤病的诊断是建立在双侧前庭器官不受累的情况下发现多个神经鞘瘤的基础之上。由于 MRI 在评估脑桥小脑角和前庭肿块方面具有无可比拟的优势，因此它仍然是放射学评估的主要手段。但如果患者有 MRI 检查的禁忌证，可考虑行颞骨和内耳道区域的高分辨率 CT。对于周围神经鞘瘤的评估，MRI 仍然是首选的检查方式，但 CT 和超声也可根据临床情况进行选择性应用。但它们的总体特异性并不高。据 Hin-Lun Liu 等报道，影像学检查和细针穿刺细胞学检查（FNAC）对神经鞘瘤诊断的特异性分别为 38% 和 20%。

神经鞘瘤病的影像学表现主要为沿外周神经、脊髓分布的多个离散的、清晰的圆形至椭圆形肿块。高达 1/3 的患者表现为节段性神经鞘瘤病，神经鞘瘤局限于单个肢体或在 5 个或更少的相邻脊髓节段内。神经纤维瘤通常起源于神经中部，而神经鞘瘤则倾向于在起源神经上呈偏心分布。

在超声检查中，神经鞘瘤病的表现为多发的低回声实性肿块，边界清晰。在 CT 中，单发性神经鞘瘤（非神经鞘瘤病或 NF2 相关性的神经鞘瘤）可表现为均匀等密度、略低密度圆形或类圆形肿块，增强呈均匀的轻度至明显强化；也可呈不均匀等密度、略低密度肿块，并伴有中心点状或片状更低密度区，增强后肿块呈轻度至明显强化，中央更低密度区无明显强化。在 MRI 上，单发性神经鞘瘤常表现为 T1WI 像低信号，T2WI 像信号不均匀伴内部斑点状高信号，周围可见低信号纤维包膜，强度的不均匀性可能是由于肿瘤内的出血、纤维化和钙沉积的混合所致；增强扫描呈不均匀强化或环形强化，多有囊性变。对于神经鞘瘤病

相关性的神经鞘瘤，其在 CT 和 MRI 上的影像学表现与单发性神经鞘瘤相类似。但与单发性神经鞘瘤和丛状神经纤维瘤的靶征表现（病灶在平扫 T2WI 和增强 T1WI 扫描上有一个相对较低信号的中心部分）不同，神经鞘瘤病相关性神经鞘瘤，在平扫 T2WI 像上呈均匀的高信号；增强扫描后，强化很明显，但有点不均匀。另外，虽然没有单一的特征能可靠地鉴别神经鞘瘤病相关性神经鞘瘤，但与其他神经鞘瘤相比，它们往往有更多的瘤周神经水肿、瘤内黏液样改变和神经内生长模式。再者，神经鞘瘤病的病灶分布越分散，也就越有可能与丛状神经纤维瘤相鉴别，因为后者肿瘤的数量越多，其会合程度越高。虽然这是一个有趣的观察，但在临床上，神经鞘瘤病主要需要与多发性和单发性神经纤维瘤相鉴别。

如果在脊柱或其他身体部位的影像检查过程中发现可疑多发性神经鞘瘤，应对头颅行高分辨率 MRI 来判定有无前庭神经鞘瘤，出现双侧前庭神经鞘瘤的患者应诊断 NF2。另外，对于神经鞘瘤病、NF1 和 NF2 这些肿瘤综合征患者可进行全身 MRI 检查（允许在一次图像采集过程中对全身进行扫描成像），因为它们通常有很高的肿瘤负荷及跨解剖平面的大肿瘤。然而，在临床中，对于发病年龄在 30 岁以上，仅表现为外周多发神经鞘瘤，视、听神经检查呈阴性，且无相关家族史的患者，头颅 MRI 检查并非必须，可选择密切观察和随诊。

六、病理特征

散发性神经鞘瘤、神经鞘瘤病相关的神经鞘瘤和 NF2 相关的神经鞘瘤在组织学上的表现是相同的，因此这凸显了影像学表现和临床特征在神经鞘瘤病诊断中的重要性。与神经纤维瘤相比，神经鞘瘤内部更常表现为不均匀的特点，这是由囊性病变、透明化和钙化引起的。

镜下可见神经鞘瘤由高细胞区 Antoni A 型（有 Verocay 小体）和少细胞区 Antoni B 型组织成分组成，具体详见神经鞘瘤章节。肿瘤组织呈良性表现，为 WHO Ⅰ 级。

七、诊断

患者表现出的病变部位局部或弥漫性疼痛，以及麻木、无力、感觉异常、神经功能缺损等神经压迫症状，以及 Tinel 征阳性等均是非特异性的，而且有些患者可表现为无痛性肿块，这都使得临床特征在神经鞘瘤病诊断中的价值有限。影像学检查，尤其高分辨 MRI，

具有重要的诊断价值。除了常规病理检查外,分子学检测在神经鞘瘤病诊断中发挥巨大的作用。目前对其诊断主要是一种排除性诊断。

由于神经鞘瘤病比较罕见,有些临床表现与NF2有重叠,其临床特征及影像学表现也无特异性,还有一些未知表型和致病基因未被发现,加上许多临床医生对该疾病缺乏足够认识,这些因素都可能造成神经鞘瘤病的误诊或延误性诊断。Vanessa L Merker等对87例神经鞘瘤病患者进行回顾性分析,发现这些患者初始症状的中位年龄为30岁(8~59岁),诊断时的中位年龄为40岁(16~70岁),从最初症状到诊断的中位延迟为7年(0~39岁)。

对于出现多发性疑似神经鞘瘤患者,临床医生需要评估其肿瘤发生的位置(表皮、皮内、皮下、软组织内)及类型(神经鞘瘤、脑膜瘤),有无前庭神经鞘瘤(双侧的情况下需要排除),有无家族史(包括神经鞘瘤病或NF2家族史)等情况。随着对神经鞘瘤病的临床特征认识的加深及分子遗传学技术的发展与应用,目前已制定多个相关诊断标准,以进一步规范及指导神经鞘瘤病的临床诊疗。

Jacoby等于1997年制定了神经鞘瘤病的第一个诊断标准,即存在2个及以上经病理学确诊的不同部位的神经鞘瘤,且18岁之后的头颅增强MRI无前庭神经鞘瘤表现,可诊断为多发性神经鞘瘤病。随着对神经鞘瘤病临床及分子认识的加深,研究者先后于2005年、2006年、2011年等制定了更加严格的诊断标准。

MacCollin等于2005年提出了一套里程碑式的临床诊断标准。该套标准尽可能兼顾了敏感性和特异性,可操作很强,行之有效,但受限于当年研究深度及认识水平,并没有包括分子检测及考虑多发性脑膜瘤的可能。其中确定的诊断标准:①年龄>30岁且有2个及以上的非前庭神经鞘瘤,且至少有1例经病理证实,且高分辨率的MRI证实无双侧前庭神经鞘瘤,且没有已知的生殖系NF2基因突变;或者;②有1例经病理证实的非前庭神经鞘瘤,外加1例符合上述①标准的一级亲属(无须参考患者的年龄、MRI扫描结果,或NF2基因突变检测结果)。可能的标准:①年龄<30岁且有2个及以上非皮内神经鞘瘤,且至少有1例病理学证实,且高分辨率MRI扫描未见前庭神经鞘瘤,且无已知的生殖系NF2基因突变;②年龄>45岁,且有2个及以上非皮内神经鞘瘤,且至少有1个经组织学证实,无第八脑神经(听神经)功能障碍症状,无已知的生殖系NF2基因突变;③有非前庭神经鞘瘤的

放射学证据和一级亲属符合神经鞘瘤病的确定标准。另外,节段性神经鞘瘤病的诊断标准:符合上述神经鞘瘤病的确定或可能的标准,但病变局限于单个肢体或5个及以下的相邻脊柱节段。

Baser等于2006年提出修订版的诊断标准,要求所有明确或可能患有神经鞘瘤病的患者都不能满足任何现有的NF2诊断标准,且在高分辨率的MRI扫描中没有发现前庭神经鞘瘤,且没有与NF2相关的一级亲属,且没有已知的体细胞的NF2基因突变,旨在增加神经鞘瘤病诊断标准的特异性。其中确定的标准:①年龄>30岁且有2个及以上的非前庭神经鞘瘤,且至少有1例经病理证实;②有1例经病理证实的神经鞘瘤,一级亲属符合上述①标准。可能的标准:①年龄<30岁且有2个及以上非皮内神经鞘瘤,且至少有1例经病理证实;②年龄>45岁,且有2个及以上非皮内神经鞘瘤,且至少有1个经病理证实;③有1例神经鞘瘤的放射学证据,且一级亲属符合神经鞘瘤病的确诊标准。节段性神经鞘瘤病的诊断标准:符合上述神经鞘瘤病的确定或可能的标准,但病变局限于单个肢体或5个及以下的相邻脊柱节段。排除标准:①有生殖系致病性NF2突变;②符合NF2的诊断标准;③有与NF2相关的一级亲属。NF2的特征性表现是双侧前庭神经鞘瘤,绝大多数NF2患者在45岁之前表现出前庭神经鞘瘤的症状,>45岁、未行头颅MRI、无前庭神经鞘瘤症状的多发性神经鞘瘤患者为可疑神经鞘瘤病患者。

在2011年国际神经鞘瘤病研讨会上,研究者提出了新的诊断标准,首次增加了分子诊断指标并考虑多发性脑膜瘤的情况。具体如下。

1. 分子诊断标准

(1)2个及以上经病理证实的神经鞘瘤或脑膜瘤,并且至少2个肿瘤伴有22号染色体杂合性丢失(LOH)及2个不同的NF2基因突变;如果有一个共同的SMARCB1致病突变,则诊断为SMARCB1相关性神经鞘瘤病。

(2)1个经病理证实的神经鞘瘤或脑膜瘤,并且生殖系SMARCB1致病性突变。

2. 临床诊断标准

(1)2个及以上的非皮内神经鞘瘤,其中1个经病理证实,且高分辨率的MRI检查(内耳道低于3mm厚度的MRI详细检查)未发现双侧前庭神经鞘瘤。需要注意的是,一些嵌合性NF2患者将在年轻时被纳入本诊断,而且已有报道发现一些神经鞘瘤病患者有单侧前庭神经鞘瘤或多发性脑膜瘤。

（2）1 个经病理证实的神经鞘瘤或者颅内脑膜瘤,且有患病一级亲属。

3. 临床可能的诊断标准

2 个及以上的非皮内神经鞘瘤,但均未经病理证实;需要注意的是与肿瘤相关的慢性疼痛的发生,增加了神经鞘瘤诊断的可能性。

4. 排除标准

有生殖系 NF2 致病性突变;符合 NF2 的诊断标准;有与 NF2 相关的一级亲属;神经鞘瘤仅限于以前的放疗领域。

2013 年,国际神经鞘瘤病登记处(ISR)提出入组标准。分子诊断标准:符合神经鞘瘤诊断的分子诊断试验呈阳性(从血液标本或肿瘤组织中检测到 SMARCB1 或 LZTR1 致病性突变),且一级亲属无 NF2 家族史。临床诊断必须满足以下所有条件:①2 个及以上的非前庭神经鞘瘤,至少 1 个经活检证实;②高分辨率的 MRI 检查(内耳道低于 3mm 厚度的 MRI 详细检查)未发现单侧或双侧前庭神经鞘瘤;③年龄<20 岁患者,其生殖系 NF2 突变检测结果为阴性,可以入组;年龄>40 岁患者,出现单侧前庭神经鞘瘤,可以入组。排除标准:①有生殖系 NF2 致病性突变;②符合 NF2 的诊断标准;③有与 NF2 相关的一级亲属;④神经鞘瘤仅限于以前的放疗区域。

需要特别注意的是,单侧前庭神经鞘瘤或脑膜瘤的存在并不能排除诊断。单侧前庭神经鞘瘤不是神经鞘瘤病的一个重要特征,但没有证据表明神经鞘瘤病患者

发展出现单侧前庭神经鞘瘤的频率与普通人群有所不同。对于一般人群,特别是 50 岁以后的人群,单侧散发性前庭神经鞘瘤的发病率会增加。单侧前庭神经鞘瘤可发生在 LZTR1 生殖系突变阳性神经鞘瘤病(并不常见)和模仿神经鞘瘤病的嵌合性 NF2 中,这造成了神经鞘瘤病与 NF2 有一定的诊断重叠。神经鞘瘤病患者 LZTR1 的生殖系突变增加了其患前庭神经鞘瘤的风险,而造成与 NF2 有更多的重叠情况。另外,在 SMARCB1 生殖系突变阳性神经鞘瘤病和 NF2 中均会出现脑膜瘤,但并没有因此引起二者诊断的重叠情况。

综上所述,目前神经鞘瘤病的诊断取决于分子和(或)临床诊断标准(表 3-2)。对于未确诊的神经鞘瘤病患者,应对患者本人及其后代进行密切的随访检查。

八、鉴别诊断

神经鞘瘤病主要需要与 NF1 和 NF2 等相鉴别。

(一)NF1

在 NF 各型中,NF1 的发病率最高,为 1/3000,其特征性表现为皮肤多发牛奶咖啡斑、皮肤皱褶雀斑、虹膜 Lisch 结节(虹膜色素错构瘤)、视网膜神经胶质母细胞瘤、皮肤和丛状神经纤维瘤及长管骨或蝶骨发育不良等,且一级亲属也有类似临床表现,可伴发胶质母细胞瘤及认知障碍,并可发生恶性转变,如发生恶性周围神经鞘瘤(MPNST)。

表 3-2　目前最新神经鞘瘤病的综合诊断标准

联合分子和临床诊断标准

2 个及以上肿瘤伴有 22q(在 22 号染色体的长臂上)杂合性丢失(LOH)[a] 及 2 个不同的体细胞 NF2 基因突变,和有 2 个及以上经病理证实的神经鞘瘤或脑膜瘤;或者检测到生殖系 SMARCB1 或 LZTR1 致病性突变,和 1 个经病理证实的神经鞘瘤或脑膜瘤

临床诊断标准

2 个及以上的非皮内神经鞘瘤,其中 1 个经病理证实,且高分辨率的 MRI 检查(内耳道低于 3mm 厚度的 MRI 详细检查)未发现双侧前庭神经鞘瘤(一些嵌合性 NF2 患者将在年轻时被纳入本诊断,而且已有报道发现一些神经鞘瘤病患者有单侧前庭神经鞘瘤或多发性脑膜瘤);或者 1 个经病理证实的神经鞘瘤或者颅内脑膜瘤,且有患病一级亲属

临床可能诊断标准

2 个及以上的非皮内神经鞘瘤,但均未经病理证实;与肿瘤相关的慢性疼痛的发生,增加了神经鞘瘤诊断的可能性

排除标准

①有生殖系 NF2 致病性突变;②符合 NF2 的诊断标准[b];③有与 NF2 相关的一级亲属;④神经鞘瘤仅限于以前的放射治疗区域

[a],在 2 个以上肿瘤中,22q 的缺失导致 LOH 的发生,应该有不同的断点,这些缺失被认为是独立事件;对 LOH 丢失程度的分析是必要的,以排除一个大的丢失作为第 1 次打击(hit)事件(在不同的肿瘤中是相同的)参与嵌合性 NF2 发病的情况。如果在患者的不同肿瘤中,检测到相同的 SMARCB1 致病性突变,就可能诊断为 SMARCB1 相关性神经鞘瘤病;类似的,如果在患者的不同肿瘤中检测到相同的 LZTR1 致病性突变,则可诊断为 LZTR1 相关性神经鞘瘤病。[b],有学者确定了 5 例单侧前庭神经鞘瘤和至少 2 例非前庭神经鞘瘤,符合 NF2 诊断标准,但有生殖系 LZTR1 致病性突变而不是生殖系 NF2 突变。

（二）NF2

NF2 的发病率较低，为 1/40 000，以双侧前庭神经鞘瘤（BVS）为主要特征，可伴有颅内非前庭神经、脊髓、外周神经的神经鞘瘤或脑膜瘤、脑室管膜瘤等。此外，高达 75% 的 NF2 患者会有眼部表现，包括白内障、视网膜错构瘤或黄斑前膜等。一级亲属也有类似发病情况。2/3 或更多的 NF2 患者会在非前庭神经部位出现神经鞘瘤；对于儿童 NF2 患者，皮肤神经鞘瘤可能先于前庭神经鞘瘤出现。另外，NF2 患者的脊柱神经鞘瘤比单发性神经鞘瘤和神经鞘瘤病患者中的神经鞘瘤更具侵袭性。

神经鞘瘤病与 NF2 之间的临床重叠使得鉴别诊断有些困难，特别是对于散发性出现多发的神经鞘瘤，但没有双侧前庭神经鞘瘤和可检测的 NF2 生殖系基因突变的患者。这些患者有可能是嵌合性 NF2 或是神经鞘瘤病。在这种特殊情况下，通过提取患者血液标本和不同肿瘤组织中的 DNA，进行 LZTR1、SMARCB1 和 NF2 基因的综合突变检测，可区分这些病例。对于有明确家族史及小于 30 岁神经鞘瘤病患者，应给予更为彻底的排查和密切随访，因为约 20%NF2 患者的早期表现仅为外周或脊髓旁多发神经鞘瘤，而随着病情的进展才逐渐出现双侧前庭神经病变。对于患有多发性非前庭神经鞘瘤的患者，在以后的生活中可能会发展成脑膜瘤或白内障。然而，如果在年轻人群中出现白内障、皮肤神经鞘瘤、脑膜瘤、胶质母细胞瘤或室管膜瘤伴多发性非前庭神经鞘瘤，应引起怀疑这种疾病可能是 NF2 而不是神经鞘瘤病。

目前曼彻斯特 NF2 诊断标准包括：①有双侧前庭神经鞘瘤（VS）；②有一级亲属与 NF2 和单侧 VS 相关，或者与脑膜瘤、胶质母细胞瘤、神经纤维瘤、神经鞘瘤、后囊下晶状体混浊中的任意 2 个相关；③有单侧 VS 伴发脑膜瘤、胶质母细胞瘤、神经纤维瘤、神经鞘瘤、后囊下晶状体混浊中的任意 2 个；④有多发性脑膜瘤（2 个或多个）和单侧 VS，或者伴发胶质母细胞瘤、神经纤维瘤、神经鞘瘤和白内障中的任意 2 个。

九、治疗

考虑神经鞘瘤病的恶性倾向极微，对于体积小、生长慢且症状不明显的肿瘤可予以观察并定期随访，注意排查 NF1 和 NF2 的可能性。然而，延缓手术也具有一定的风险。首先，肿瘤的不断生长可逐渐造成明显的神经功能损伤，从而影响手术的治疗效果。其次，延缓手术治疗还可增加肿瘤出现恶性病变的风险。但

也有学者认为，一些患者发生的恶性肿瘤可能是误诊，在神经鞘瘤病中诊断恶性神经鞘瘤应当慎重。对于疼痛、麻木等症状明显的患者，往往需要手术治疗，这与单发性神经鞘瘤的手术指征是一致的。手术需要由经验丰富的显微外科医生进行，充分暴露视野后，在显微镜下仔细分离，尽可能保护神经组织。术后给予神经营养药物，并通过体格检查、电生理检查等密切关注神经功能。一般而言，手术能取得良好的治疗效果，如局部疼痛能得到完全或部分缓解。王志新等曾报道诊治过 1 例 35 岁女性节段性神经鞘瘤病患者（术后病理证实），表现为右手掌多发肿块，且逐渐增大并伴有疼痛，压迫肿块时疼痛加重。术前 B 超下可见右手掌侧多发低回声实性肿块，分布于掌浅弓远、近侧，豌豆骨远侧，肿块边缘清晰。术中于右手掌侧行 Z 形切口，切开屈肌支持带，显露正中神经、尺神经、指总神经，分别在掌浅弓水平的中指、环指、小指总经、尺神经浅支处分离出多个类圆形肿块，在显微镜下完整切除肿块后送组织病理检查，其间未损伤神经主干。

由于神经鞘瘤病患者有全身多发肿瘤及新发肿瘤的特性，在患病期间可能需要进行多次手术治疗。术后可能出现神经功能缺损，而且可能还比较常见，医生应在术前告知患者这种可能性。这是因为肿瘤数量庞大，可能累及多条神经，也可能几个肿瘤存在于同一条神经上并且彼此靠近，这样将会增加手术难度，同时也会增加手术损伤神经的风险。另外，如果肿瘤体积非常大且相互接触，一些神经纤维可能因此被压缩而导致损伤，在术前即可引起神经功能缺损，那么术后也将继续遗留神经功能缺损的症状。术前神经功能状态在很大程度上影响着术后并发症的严重程度。据 Vanessa L Merker 等分析报道，86 例神经鞘瘤病患者一共接受了 217 次神经鞘瘤切除手术（平均每位患者手术次数为 2 次），其中 70 例患者接受了 145 次周围神经手术，手术部位遍布全身；40 例患者共行脊柱手术 72 例，其中颈椎 20 例（28%），胸椎 11 例（15%），腰骶椎 30 例（42%），多节段性 11 例（15%）；术后部分患者出现持续性功能障碍，如感觉异常、虚弱无力、膀胱功能障碍等。

术后有些患者的局部疼痛、麻木等症状可获得完全或部分缓解，有些患者未获得缓解。Vanessa L Merker 等统计分析，发现局部疼痛仅在不到一半的外周神经鞘瘤切除术后获得完全缓解。李朋等统计分析，发现 46 例椎管内神经鞘瘤病患者存在术前疼痛症状，39 例术后疼痛症状消失，6 例疼痛缓解，1 例无明显缓

解。因此，与外周神经鞘瘤相比，大多数椎管内神经鞘瘤引起的疼痛可能通过手术取得满意的治疗效果。对于疼痛明显的患者，术后缓解不明显的抑或未做手术的患者，由专业医生对其疼痛的程度进行评估后，可针对性地选择一些止疼类药物，如弱阿片类药物（如可卡因、双氢可待因）、强阿片类药物（如吗啡、芬太尼、哌替啶、舒芬太尼、羟考酮）、对乙酰氨基酚、非甾体消炎药（如布洛芬、双氯芬酸、美洛昔康、塞来昔布和氯诺昔康）、曲马朵、氯胺酮、加巴喷丁和普瑞巴林等。对于出现抑郁、焦虑等精神症状的患者，应经由精神心理科医生会诊，并协助诊治。

十、预后

手术后患者一般预后良好。在高确诊地区的病例中，神经鞘瘤病患者接近正常预期寿命的情况明显优于 NF2。王志新等成功随访 4 例上肢节段性神经鞘瘤病患者，最短为 5 个月，最长为 11 年，平均随访时间 4.5 年，均未发现患者出现复发及神经功能受损等情况。李朋等对 70 例发生于中枢神经系统的神经鞘瘤病患者进行术后随访，发现多数患者术后恢复良好，未见明显并发症，其中痊愈 38 例（54.3%），好转 24 例（34.3%），稳定 6 例（86%），加重 2 例（29%）；术后 7 例仍存在疼痛症状，6 例仍存在不同程度的肌力减弱，9 例仍存在不同程度的肢体麻木。需要注意的是，部分患者可能会在原手术部位出现肿瘤复发或在其他部分出现新发肿瘤，这需要密切随访，可能需要再次手术治疗。

第 3 节　神经纤维瘤病 I 型

神经纤维瘤病是由于神经嵴细胞分化异常所导致的多系统、多器官损害性遗传性肿瘤综合征，是人类神经系统常见的遗传病之一。它是一种以神经系统和皮肤肿瘤为特征的神经皮肤疾病。NF 的总体发病率约为 1/3000，全球的患者总数高达 250 万。我国目前约有 55 万例 NF 患者。NF 虽然属于良性肿瘤，但却往往因受累部位广泛、局部压迫症状明显而产生严重的临床后果。目前按其表型及致病基因不同，主要分为 I 型（NF1，占比 96%）、II 型（NF2，占比 3%）、III 型（神经鞘瘤病，很少见）。NF1 是一种起源于周围神经的良性肿瘤，主要表现形式为表皮型神经纤维瘤（CNF）和丛状神经纤维瘤（PNF），其中 5%~10% 的 PNF 患者在一生当中有恶变为恶性周围神经鞘瘤（MPNST）的可能；NF2 主要累及中枢神经系统（前庭神经、脑膜、脊髓等），最明显的特征是双侧前庭神经鞘膜瘤（又称"听神经瘤"），同时可合并多发性脑膜瘤、室管膜瘤、其他脑神经及脊神经的神经鞘瘤；III 型神经纤维瘤病，又称为神经鞘瘤病，施万细胞瘤病，以成人期出现多发性神经鞘瘤和疼痛为主要特征，且不伴有听神经鞘瘤。NF 患者的寿命比正常人群的减少 10~15 年，且可能由于社会认知的缺乏而遭受歧视与孤立。

每年 5 月 17 日是世界神经纤维瘤病关爱日。2020 年的关爱日活动提出了一些有温度的口号，如关爱 NF，从我做起；消除歧视，为 NF 亮灯；希望罕见病不再罕治等。这些公益活动的举办将会增进社会对这部分群体的关注和帮扶。

针对 NF1，目前的医疗手段仍停留在对症治疗阶段，现有的医疗技术尚无法从基因水平上对其进行根治。目前合理的措施包括对危险人群的筛查、早期诊断、密切随访，以及在 NF1 自然病程发展特点的基础上建立多学科治疗的框架。治疗的目标是通过各种治疗手段尽量延缓疾病的进展，最大限度地改善患者的生活质量。临床治疗通常仅限于针对特定并发症的监测和症状治疗，通常是外科手术治疗，但是由于肿瘤难以完整切除，术后复发率高，极大地限制了治疗的效果。

可喜的是，干预肿瘤生成微环境的药物和相关分子信号通路的抑制剂为治疗带来一些新的思路和曙光。

特殊的是，NF1 患者还面临着生育的难题，有生育需求的患者可以向专业的遗传学专家和妇产科医生进行产前咨询。在生育前进行相应的基因检查和产前诊断是非常必要的，这将有助于将生育 NF1 患儿的风险降到最低，帮助 NF1 患者生育一个健康的宝宝。

一、流行病学

神经纤维瘤病 I 型（NF1），旧称 von Recklinghausen 病，是一种常见的常染色体显性遗传性神经皮肤病，与良性和恶性肿瘤的形成风险增加相关。NF1 是一种肿瘤抑制综合征，主要影响皮肤、骨骼和神经系统，其特征是易发生神经纤维瘤、视神经通路胶质母细胞瘤、皮肤牛奶咖啡斑和骨骼异常等。

NF1 的并发症具有广泛性、不可预测性以及可变性大等特点，即使是在具有相同 NF1 生殖系突变的家族性病例中亦是如此。NF1 在临床上和遗传学上与 NF2 不同，后者是一种罕见的疾病，以双侧前庭神经鞘瘤和其他良性神经系统肿瘤为特征。

NF1 是神经纤维瘤病中最常见的表现形式，约占96%，其出生患病率为 1/3300~1/2700，无种族和性别差异。节段性 NF1 的发病率为 1/400 000~1/360 00，表现为病变局限于身体的某一个区域，从狭窄的条带到一个象限，有时到身体的一半，分布通常是单侧的，但也可以是双侧的，以对称或不对称的方式分布。NF1 是一种常染色体显性遗传病，平均来说，50% 的病例是家族性的（遗传性的），其余的是由新发的 NF1 基因突变引起的。与一般人群相比，NF1 患者的预期寿命降低了 8~21 岁，并且在年轻人（<40 岁）中引起死亡率增加，其中最常见的早期死亡原因是多发或多种类的恶性肿瘤。与普通人群相比，NF1 患者患良恶性肿瘤和非肿瘤性疾病的风险均增加。NF1 患者 50 岁时患恶性肿瘤的累积风险为 20%~39%，终身的患癌风险为59.6%。具体来说，与普通人群相比，个体患恶性肿瘤的风险增加了 2~5 倍，患高级别肿瘤的风险增加了 50倍。NF1 患者患恶性脑瘤（高级别胶质母细胞瘤风险增加约 40 倍）、内分泌癌（肾上腺癌风险增加>74 倍）和结缔组织恶性肿瘤（MPNST 风险增加>1000 倍）的风险极高。此外，早发乳腺癌（发病年龄<50 岁）的风险增加了约 5 倍。患有 NF1 的儿童发生恶性髓系疾病的风险增加，尤其是青少年慢性粒细胞白血病/青少年髓细胞白血病；总体白血病的发病风险增加了约 7 倍。据报道，影响中枢神经系统的良性肿瘤的风险也显著增加，在 NF1 患者中，约15% 的病例发现了视神经通路胶质母细胞瘤。另外，血管病变、心脏病变、呼吸系统疾病、神经系统疾病、认知、学习和社会问题等多种非肿瘤性疾病，在 NF1 患者中的发病率或发病风险也是增高的。

NF1 的流行病学研究仍然面临许多挑战，包括在大多数国家缺乏基于人群的 NF1 患者信息的注册登记。目前许多研究都依赖于死亡资料和非人群队列来估计相关风险，然而，这些方法会产生有偏倚的评估值。此外，很少有研究能超越描述流行病学的范畴来确定与 NF1 相关的医学和社会问题的危险因素。这些都有赖于后续流行病学研究的深入与拓展。

二、病因学

NF1 是一种涉及神经、皮肤、骨骼、心脏和血管等多器官、多系统病变的遗传性疾病，表型谱较广，但很多表型的形成机制尚不完全清楚。NF1 基因定位于染色体 17q11.2，全长为 350kb，含有 60 个外显子，编码相对分子质量为 327 000 的含有 2818 个氨基酸的神经纤维蛋白。NF1 基因是人类基因突变率最高的基因位点之一，其自然突变率可达 1×10^{-4} 等位基因，约是大多数单基因病的 100 倍。有记录的 NF1 突变位点超过 500 个，这对基因型-表型研究带来极大困难。在所有 NF1 基因改变中，90% 以上是各种类型的基因内突变，另外 5%~10% 是 17q11 上跨越整段 NF1 基因的缺失，称为微小缺失。

NF1 是由于 NF1 抑癌基因的两个等位基因中的一个发生了生殖系突变。尽管这种杂合性的生殖系突变足以引起 NF1，但第二个等位基因在体细胞内的功能丧失是肿瘤形成所必需的。在经典的 NF1 中，NF1 基因突变发生于受精前，但在嵌合性或节段性 NF1 中则发生于受精后，且只有一小部分细胞存在 NF1 基因的生殖系突变中。在胚胎发育期间发生突变的时间决定了疾病的严重程度，如在胚胎发育早期发生的体细胞突变可能产生与经典型 NF1 难以区分的轻度全身性表现，而在胚胎发育后期发生的体细胞突变则导致节段性 NF1。特殊的是，对于具有相同的 NF1 生殖系突变的患者（即使来自同一个家系），他们之间的临床特征（临床表现的类型和严重程度）也会表现出极大的差异性。

虽然在 NF1 基因中鉴定出 2800 多种不同的致病性突变，但只有 31 种是常见的，且足以在大多数受影响的个体中被发现。在每一种情况下，NF1 基因突变都会导致编码的神经纤维蛋白功能的丧失。神经纤维蛋白在许多细胞类型中表达，包括神经元、胶质母细胞、免疫细胞、内皮细胞和肾上腺髓质细胞等，但在不同的细胞类型中功能可能不同。特殊的是，神经纤维蛋白在神经系统中的表达水平特别高（包括周围神经干中的施万细胞，神经胶质细胞和神经元），这在一定程度上解释了 NF1 好发周围神经纤维瘤和胶质母细胞瘤的倾向。

神经纤维瘤蛋白的肿瘤抑制功能主要依赖于其由第 20~27 外显子编码，包含 360 个氨基酸的关键结构。该结构与 GTPase 激活蛋白家族具有高度同源性，因而可以促进活化性的 GTP 结合型的 RAS 转化为非活化性的 GDP 结合型的 RAS，最终使 RAS 信号失活，即是 RAS 的负调节因子。活化性的 Ras 可通过激活 PI3K/AKT/mTOR 通路和 RAF/MEK/ERK 通路（即 MAPK 信号通路）上调细胞分化、增殖和存活水平。根据细胞类型的不同，RAS 信号可能会影响不同的下游效应器，从而导致不同的效应。除了在 RAS 通路中发挥调控作用外，神经纤维瘤蛋白还是腺苷酸环化酶的正调节因子，而腺苷酸环化酶是负责调控细胞内 cAMP 生成的酶。以 NF1 患者的施万细胞为例，降低的神经纤维瘤蛋白水平会导致施万细胞内 cAMP 水平降低，从而减少细胞凋亡。NF1 基因突变引起神经纤维蛋白生成缺失，从而导致高水平的活化性的 RAS，进而导致 PI3K/AKT/mTOR 通路和 RAF/MEK/ERK 通路失调，加上会引起低水平的细胞内的 cAMP 水平，共同导致细胞以不受控制的方式进行分化、增殖，凋亡减少，并可能导致肿瘤生长。

NF1 基因异常小鼠的模型的建立（包括组织特异性条件下 NF1 基因敲除和杂合性 NF1 基因突变的小鼠），对于探讨 NF1 相关临床特征的发病机制至关重要，也有助于探寻潜在的治疗靶点。然而，没有一个小鼠模型能表现出人类 NF1 的全部或大部分特征。NF1 基因突变、高水平的活化性的 RAS、TP53 突变、一些肿瘤微环境的改变，以及一些其他未知因素等众多因素协同作用，共同参与 NF1 相关良恶性肿瘤（神经纤维瘤、胶质母细胞瘤、MPNST），以及皮肤牛奶咖啡斑、皮褶雀斑、骨骼异常等非肿瘤性病变的发生。NF1 的具体发病机制仍有许多未知之处。

与 NF1 相关的神经纤维瘤、视神经通路胶质母细胞瘤、骨骼异常等表型的可能的发病机制。

（一）神经纤维瘤

神经纤维瘤内部成分不均一，包括施万细胞、成纤维细胞、神经周围细胞、轴突、肥大细胞、内皮细胞和丰富的细胞外基质等。目前的研究表明，施万细胞在神经纤维瘤的发生中起着重要作用。皮肤神经纤维瘤被认为是由皮肤来源的前体细胞引起的。在小鼠模型中，皮肤源性前体细胞中的 NF1 双等位基因丢失导致了皮肤神经纤维瘤的形成。另外，施万细胞前体中 NF1 双等位基因缺失的小鼠也产生了丛状神经纤维瘤，在组织学上与人类的相似。有学者阐释了丛状神经纤维瘤的发病机制模型，肿瘤细胞（施万细胞）和非肿瘤细胞（巨噬细胞、肥大细胞和成纤维细胞）之间的复杂相互作用决定了丛状神经纤维瘤的发生和生长。

NF1 缺陷施万细胞分泌的 KIT-L（KIT 配体）增加了 NF1 突变肥大细胞的增殖和迁移；后者进入发育中的神经纤维瘤时，会导致 TGF-β（转化生长因子-β）的释放，促进 NF1 突变的施万细胞的生长，并形成丰富的 ECM。重要的是，骨髓来源的肥大细胞是肿瘤形成和维持所必需的。肿瘤微环境中的其他细胞，如巨噬细胞，可能在肿瘤的发生和持续生长中起着积极的作用。其他细胞类型（包括内皮细胞和成纤维细胞）向神经纤维瘤发展的机制尚待阐明。成纤维细胞也能产生胶原（Collagen）和其他细胞外基质蛋白，进一步支持丛状神经纤维瘤的生长。每种细胞类型（肥大细胞、巨噬细胞、成纤维细胞和施万细胞）和非细胞成分（KIT-L、巨噬细胞 CSF1、TGF-β 和 ECM）都是设计治疗药物的潜在靶点。

（二）视神经通路胶质母细胞瘤

视神经中肿瘤细胞和非肿瘤细胞之间的相关作用是胶质母细胞瘤的发生和发展，以及胶质母细胞瘤相关视力受损的基础。在这个模型中，NF1 缺陷的神经胶质母细胞（如胶质母细胞瘤干细胞和星形胶质母细胞）通过表达趋化因子募集小胶质母细胞，而小胶质母细胞又可以产生生长因子和其他趋化因子（如 CCL5、CXCL12），来促进神经胶质母细胞的增殖。此外，小胶质母细胞还可以产生神经毒素（如 IL-1β），损害视神经轴突，最终导致视网膜神经节细胞丢失、视网膜神经纤维变薄和视力受损。与丛状神经纤维瘤相似，每种细胞类型和非细胞成分都能成为治疗药物设计的潜在靶点。

（三）骨骼异常

骨的正确建立和维持需要骨吸收细胞（破骨细胞）和成骨细胞（成骨细胞）之间协调的相互作用。NF1 患者中出现的骨骼异常是由于破骨细胞和（或）成骨细胞中 NF1 的两个等位基因的丢失引起的。神经纤维蛋白是骨矿化的必要调控因子。在小鼠模型中，NF1 基因丢失后的成骨细胞功能障碍导致焦磷酸盐生成的增加，而焦磷酸盐抑制骨矿物（羟基磷灰石）的生成和骨矿化，导致骨密度降低和骨折风险增加。此外，NF1 条件性敲除的小鼠减少了 BMP2（骨形态遗传蛋白 2）诱导的骨祖细胞分化为成骨细胞，并影响骨重塑。然而，Florent Elefteriou 等研究发现 CAMP 依赖性的 ATF4 依赖性的胶原合成和骨形成在缺乏神经纤维蛋白的 NF1（-/-）小鼠的成骨细胞中增加了。尽管这些发现似乎是相互矛盾的，但 NF1 缺陷的成骨细胞通过细胞因子(例如,骨桥蛋白)促进破骨细胞迁移和成熟为活性破骨细胞,从而造成骨形成和骨破坏循环的功能失调。

4. 学习、认知和社会学问题的发生

NF1 基因(+/−)小鼠模型试验表明,与 NF1 相关的学习障碍可能是由于 Ras 活性过高造成的,Ras 活性过高会导致GABA(γ−氨基丁酸)介导的抑制性神经传递增强,导致的长期电位(LTP)的损伤,而LTP是一种学习和记忆的细胞机制。洛伐他汀(HMG−CoA 抑制剂)是大脑中 p21RAS/MAPK 活动的有效抑制剂,挽救了 NF1(+/−)小鼠的 LTP 缺陷,逆转了它们的空间学习和注意力损伤。因此,洛伐他汀在 NF1 的治疗中可能是有用的。但是,神经纤维蛋白或 RAS 调控GABA的传递的具体机制尚不清楚。Yijun Cui 等研究证明:ERK 信号在 GABA 释放、LTP 和学习中的作用,并表明信号通路的破坏导致了 NF1 学习障碍小鼠模型的学习缺陷;神经纤维蛋白调节 ERK/synapsin Ⅰ 依赖性的 GABA 的释放,进而调节海马区 LTP 和学习;与NF1突变相关的学习缺陷可以通过使用 GABA(A)拮抗剂的阈下剂量来挽救;只有涉及抑制性神经元的NF1缺陷,才会导致海马抑制、LTP 和学习异常,而不是星形胶质细胞或兴奋性神经元。

神经元中神经纤维蛋白水平与多巴胺水平呈正相关,这表明多巴胺能信号的变化可能在 NF1 的行为表现中起作用。脑神经元双等位 NF1 基因缺失后,小鼠海马学习和注意系统功能出现缺陷,反映出多巴胺信号传导减少及神经纤维蛋白对多巴胺稳态的控制减弱。重要的是,这些缺陷可以通过给老鼠服用提高大脑多巴胺能水平的药物(如哌甲酯)来纠正。

三、临床表现

几乎所有 NF1 患者都会出现色素性病变(如皮肤牛奶咖啡斑、皮褶雀斑)和皮肤神经纤维瘤。有些患者还会出现骨骼异常(脊柱侧凸、胫骨假关节和眼眶发育不良)、脑肿瘤(视神经通路和脑干胶质母细胞瘤)、周围神经肿瘤(脊髓神经纤维瘤、丛状神经纤维瘤和 MP-NST),以及学习、认知和社会学问题。这些病变在患者的一生中是逐渐进展的(表 3-3),尽管其具体表现、进展速度和并发症的严重程度在个体之间差别很大。

(一)皮肤色素性病变

大多数 NF1 患者在生命的第一个十年出现临床症状,其中最常见的非肿瘤性表现是色素性病变,包括牛奶咖啡斑(CALM)、腋窝/腹股沟区雀斑(图 3−24)。几乎所有受影响的个体皮肤都会出现多个牛奶咖啡

斑,近 90%的个体会出现雀斑。通常,NF1 最早的临床表现是皮肤牛奶咖啡斑,通常在发病后 2 年内出现。99%的患者在 1 岁时有 6 个及以上的咖啡斑;有 ≥75%的出现6 个及以上的咖啡斑的人群最终符合 NF1 的诊断标准。皮肤牛奶咖啡斑通常在儿童早期增加,且终身都会有新的咖啡斑的出现。一般而言,特征性的牛奶咖啡斑呈卵圆形,边缘清晰,颜色均匀(比个人皮肤的色素略深),大小为 1~3cm。但是,它们也可能更小或更大(覆盖身体的大部分),更浅或更深,或形状不规则。色素性病变也可能是非常规的,比如在一个更大、更典型的牛奶咖啡斑中,可能伴有雀斑或一个更深的小牛奶咖啡斑。一般而言,牛奶咖啡斑平坦,与周围皮肤齐平;如果病变部位皮肤隆起,或与周围皮肤相比有不寻常的柔软性或不规则纹理的特征,则可能有潜在的丛状神经纤维瘤。较深的牛奶咖啡斑在皮肤非常白皙或非常黑的人身上可能很难看到,因为皮损的颜色与其皮肤颜色相似。在这种情况下,伍德灯(Wood灯),又称过滤紫外线灯,发出的光可以用来显示色素斑。除了头皮、眉毛、手掌和脚底之外,身体上几乎任何地方都可能出现皮肤牛奶咖啡斑。在 NF1 患者中,牛奶咖啡斑的数目不同。多发性牛奶咖啡斑(青春期前直径>0.5cm 或青春期后直径>1.5cm)是NF1 的诊断标准之一。这些病变没有恶性潜能,并且随着日晒而变暗,随着年龄的增长而褪色。

牛奶咖啡斑由大量黑色素细胞组成,具有 NF1 双等位基因失活,其组织学特征是黑色素细胞内有巨大的黑色素小体,但这种异常情况并非 NF1 患者所独有。牛奶咖啡斑中的黑色素细胞对生长因子,如肝细胞生长因子和 KIT 配体(也称为干细胞因子)有反应;生长

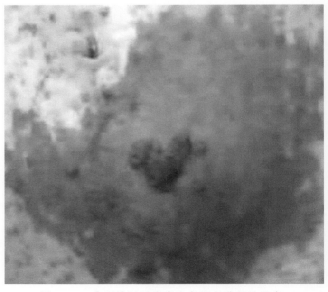

图 3-24 Ⅰ 型神经纤维瘤患者的咖啡斑及丘疹。

表 3-3　NF1 的主要临床表现的发病年龄和频率

临床表现	发病年龄	发生频率
皮肤		
牛奶咖啡斑	出生至 12 岁	>99%
雀斑	>3 岁	85%
血管球瘤	>13	5%
黄色肉芽肿	在婴儿期一过性出现	0.7%
周围神经系统		
皮肤神经纤维瘤	通常为青少年	99%
皮下的神经纤维瘤	通常为青少年	15%
丛状神经纤维瘤(可见的)	出生	26.7%
丛状神经纤维瘤(深部的)	出生	44% 腹腔或盆腔 20%
神经纤维瘤性神经病变	成人	1.3%
恶性周围神经鞘瘤(MPNST)	5~75 岁	2%~5%(终身风险 8%~13%)
眼睛		
Lisch 结节	>3 岁	>95%
脉络膜的异常	>2 岁	>99%
先天性青光眼	出生	0.7%
双侧性先天性上睑下垂	出生	<5%
骨骼异常		
脊柱侧凸	出生至 18 岁	10%
伴有或不伴有假关节的骨发育不良	出生至 3 岁	2%
蝶骨翼发育不良	出生	1%
巨头畸形	出生	45%
骨质疏松症	童年起	不详
身材矮小(低 10%~25%)	出生	30%
中枢神经系统-肿瘤		
大脑和脊髓胶质母细胞瘤	终身	2%~3%
视神经通路胶质母细胞瘤	出生至 7 岁	15%~20%
胚胎发育不良性神经上皮瘤	终身	<5%
中枢神经系统-畸形		
中脑导水管狭窄	终身	1.5%
希阿里 1 型畸形	终身	1.5%
学习、认知和社会学问题		
学习障碍	出生	30%~60%
认知障碍 IQ<70	出生	4%~8%
ADHD(注意缺陷多动障碍)	出生	38%
癫痫	终身	6%~7%
心脏、血管疾病		
先天性心脏病-特别是肺动脉狭窄	出生	2%
肾动脉狭窄或动脉瘤	终身	2%
脑血管疾病	终身	2.5%~6%
呼吸系统疾病		
限制性肺缺损-神经纤维瘤压迫	童年起	<5%
MPNST 肺转移	5~75 岁	<5%

(待续)

表 3-4 NF1 的主要临床表现的发病年龄和频率(续)

临床表现	发病年龄	发生频率
胃肠道间质瘤(GIST)	成人	6%(终身风险 4%~25%)
发育不良	出生	<5%
类癌/生长抑素瘤	成人	1.5%
其他肿瘤		
嗜铬细胞瘤	>10 岁	0.1%~5.7%
乳腺癌	成年女性< 50 岁	5 倍风险增加
横纹肌肉瘤	终身	1.4%~6%
白血病	儿童	7 倍风险增加
其他疾病		
多发性硬化	成人	<5%

因子激活受体酪氨酸激酶信号并促进细胞生长。与未患 NF1 的个体相比,来自牛奶咖啡斑中的黑色素细胞在体外的增殖增加。

雀斑是 NF1 的另一个常见临床特征,通常见于 5~8 岁的患儿,且常常发生于牛奶咖啡斑出现之后。在 7 岁时,高达 90% 的患者会出现雀斑。雀斑在颜色上类似于牛奶咖啡斑,但直径较小,通常呈簇状出现,常出现于腋窝和腹股沟区。腋窝雀斑在出生时就很明显,但更多的是出现在儿童后期。雀斑也经常出现在其他皮肤皱褶并拢的部位,包括上眼睑上方、颈部周围、女性乳腺下方。类似的雀斑在没有 NF1 基因改变的白皮肤人群中也很常见。一些 NF1 患者在面部、躯干和近端肢体上可见弥漫性雀斑分布。

NF1 患者还有一些其他的皮肤改变,如幼年黄色肉芽肿和斑疹痣。它们在 2 岁以下且少于 2 个诊断标准的儿童中发生频率很高,可能有助于支持这些幼儿的早期 NF1 诊断。幼年黄色肉芽肿是小的、褐色或橙色的丘疹,可能成簇出现。斑疹痣(NA)是一种苍白的(比周围的皮肤颜色浅)、界限清楚、血管化有限,但是大小不一、形状不规则的皮肤斑疹。斑疹痣最常位于躯干部位,尤其是前胸壁,且常常是多发性的。在加热或剧烈摩擦后,斑疹痣周围的皮肤可能变成红斑,而斑疹痣仍保持苍白。

(二)眼部病变

Lisch 结节是 NF1 最常见的眼部表现,是良性黑色素细胞性虹膜肿瘤(虹膜错构瘤)。Lisch 结节通常首次见于 5~10 岁儿童,而几乎所有成人 NF1 患者都有 Lisch 结节,通常发生于双眼,且多位于虹膜下方,是 NF1 的特征性表现。Lisch 结节通常无症状,也不会损害视力,但可随年龄增大而增多。最好由有经验的眼科医生在裂隙灯下检查患者是否有 Lisch 结节。裂隙灯检查可见虹膜部位的粟粒状橙黄色圆形小结节,境界清楚,为 Lisch 结节。在部分患者中,通过近红外检眼镜可发现同时伴有脉络膜损伤,Lisch 结节与脉络膜损伤伴有一定相关性。因此在临床工作中要仔细结合 Lisch 结节情况,密切随访脉络膜损伤情况。另外,NF1 患者眼部表现还有先天性青光眼和双侧性先天性上眼睑下垂。

(三)神经纤维瘤

儿童和成人 NF1 患者最常见的肿瘤是周围神经鞘肿瘤,包括神经纤维瘤(皮肤和丛状神经纤维瘤)和 MPNST。超过 80% 的 NF1 患者在青春期发展成神经纤维瘤(图 3-25 和图 3-26),并且大多数人在一生中会继续产生新的肿瘤,尽管每年出现的个数可能有很大的差异。特殊的是,许多女性 NF1 患者在怀孕期间,其神经纤维瘤的数量会迅速增多,大小会迅速增大;在某些情况下,这种增长趋势在产后会得到恢复;说明类固醇激素变化可能促进肿瘤生长和血管生成,但激素刺激如何调节神经纤维瘤生长的分子机制尚不明确。神经纤维瘤的数量因个体和家庭而异,从几个到数百个,甚至可达数千个。

神经纤维瘤是一种良性肿瘤,可发生在小的神经末梢到大的脊神经根等任何周围神经。神经纤维瘤是由施万细胞、成纤维细胞、神经周围细胞、轴突、肥大细胞、内皮细胞和丰富的细胞外基质组成的复杂的周围神经鞘肿瘤。一般认为,施万细胞是参与神经纤维瘤形成的主要细胞。神经纤维瘤可以发生在身体的任何地方,可以是皮肤的、皮下的或身体深层的。从临床上看,神经纤维瘤有四种类型:离散性皮肤神经纤维瘤、离散性皮下神经纤维瘤、结节状或弥漫性丛状神经纤维瘤和脊髓神经纤维瘤。

皮肤神经纤维瘤是 NF1 中最常见的肿瘤,在 99% 以上的成人患者中可见。这些生长缓慢的病变累及表皮和真皮,出现在儿童晚期或青春期早期,并且随着年龄增长而增多,未发生恶性转化。在一项研究中,10% 的小于 10 岁的患儿有 10 个以上的皮肤神经纤维瘤,而>85%的 40 岁以上的患者中有 100 个以上的皮肤神经纤维瘤。

皮肤神经纤维瘤应与广泛浸润的丛状神经纤维瘤相区别开来,后者起源于较深的组织并侵入真皮。患者和临床医生报道了多种不同的皮肤神经纤维瘤的表现,从几乎不可见的带有细微变色的扁平结节到大而有蒂的肿块。具体来说,在形态学上,皮肤神经纤维

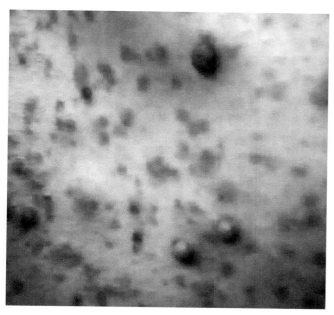

图 3-25 皮肤神经纤维瘤。

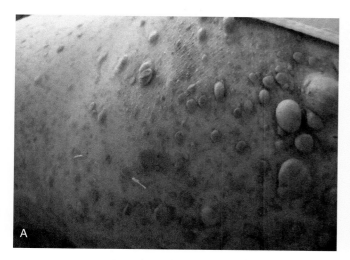
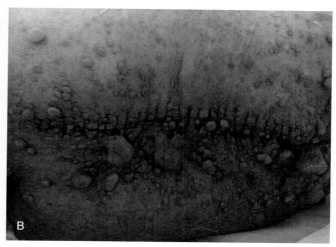
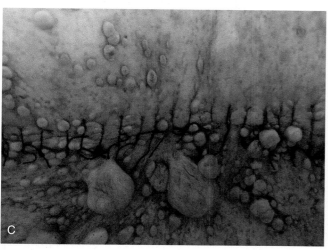
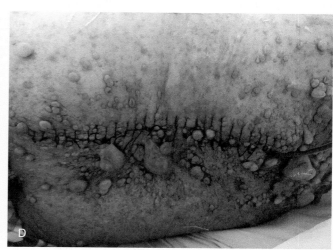

图 3-26 皮肤多发性神经纤维瘤。

瘤可表现为新生的/潜伏的、扁平的、无柄的、球状的和有蒂的病变，即便是在同一个患者身上也可表现为多种形态，但尚不清楚这些类型是否代表皮肤神经纤维瘤的进化阶段或独特的亚型。皮肤神经纤维瘤的大小不等，一般为 0.5~30mm，柔软，通常是无痛的。由于大量肥大细胞与肿瘤相关，这些肿瘤可能引起局部瘙痒。尽管皮肤神经纤维瘤在组织学上是良性的，但当患者体内存在成百上千个神经纤维瘤时，则会引起严重的负面情绪及身体上的不适，并可造成毁容，直接导致生活质量的下降。

丛状神经纤维瘤是一种组织学上良性的周围神经鞘肿瘤，影响 40%~50% 的 NF1 患者。丛状神经纤维瘤通常首先出现在儿童早期，常在数年内相对稳定，但它们也能迅速生长，尤其是在青春期或怀孕期间。在大多数人中，这些肿瘤在生命的第一个十年中生长最为显著，随后增长缓慢或没有增长。丛状神经纤维瘤起源于多个神经束，肿瘤可能是多发性和广泛性的，并可引发严重的机体损伤。它们肉眼可见，但多见于身体深部；无症状时，内部的病变只能通过 MRI 等影像学检查发现。根据其位置不同，可以引起不同的症状，包括疼痛、畸形、局部压迫、神经和血管损伤，视力功能损伤、呼吸系统、膀胱和肠道功能损伤等。头面部的丛状神经纤维瘤常伴有皮肤和皮下组织过度增生，表面皮肤增厚、褪色，易引起颈、面、唇、舌、颈后等头面部的弥漫性肥大而引发毁容。

丛状神经纤维瘤有 4%~15% 的恶变为 MPNST 的风险，并因此导致死亡率的增加。在软组织肿瘤中发现丛状神经纤维瘤成分是病理学家诊断 MPNST 的一个重要依据。症状的严重程度和性质的任何变化（如间隔生长、疼痛加剧），尤其是成年期丛状神经纤维瘤的生长，都应提示要进行恶性转化的评估。另外，有新的神经症状或体征（如局部肢体无力、感觉改变）的患者应进行 MRI 检查评估。MRI 是诊断丛状神经纤维瘤的金标准，可能显示其异质性生长模式和其特殊的影像学表现（图 3-27）。弥漫性丛状神经纤维瘤不对称性地浸润周围神经，边界不清，常与显著的病态甚至死亡率的增加相关。结节状丛状神经纤维瘤表现为圆形或卵圆形肿块，边界清楚。离散性皮肤或皮下神经纤维瘤、结节状和弥漫性丛状神经纤维瘤的组织病理学有很大的差异，说明不同类型的神经纤维瘤的形成机制可能有所不同。

遗传性脊髓神经纤维瘤病是一种罕见的疾病，以皮肤牛奶咖啡斑和多发性脊髓神经纤维瘤为特征，对称性地侵犯神经根。脊髓神经纤维瘤的影像学证据是

常见的，但症状性病变（如感觉和运动损伤等）是罕见的，在一项大型观察性研究中占 2% 以下。上颈椎的神经纤维瘤容易引起脊髓压迫，尤其是 C2 和 C3，但神经症状和体征通常较轻，而与神经影像学检查结果不相符。颅内神经纤维瘤在 NF1 患者中是罕见的，而头颈部神经纤维瘤是常见的，且可能是高度病态的，并与毁容、视力问题、吞咽困难和呼吸系统问题有关。

非典型神经纤维瘤是一种症状性的高细胞性良性周围神经鞘瘤，由核深染的细胞组成，但很少有核分裂，且没有核坏死。这些肿瘤生长活跃，在 FDG-PET 检查上显示葡萄糖摄取增加。在临床上，非典型神经纤维瘤介于良性神经纤维瘤和 MPNST 之间，可能是良性神经纤维瘤向 MPNST 过渡的状态。

在嵌合性 NF1 患者中，节段性神经纤维瘤表现为肿瘤局限于身体的某一个区域，比如肩部和前胸部，分布通常是单侧的，但也可以是双侧的，常以对称或不对称的方式分布。

（四）中枢神经系统肿瘤

1. 视神经通路胶质母细胞瘤

15%~20% 的 NF1 患者会发展出现低级别胶质母细胞瘤，其中大约 80% 出现在视神经通路，有些（15%）可能出现在脑干，而很少累及小脑、皮质和皮质下区域。视神经通路胶质母细胞瘤通常出现在小于 7 岁的 NF1 患儿中。这些肿瘤主要是 WHO- I 级胶质母细胞瘤，称为毛细胞型星形细胞瘤，在组织学上与无 NF1 的个体中偶尔出现的胶质母细胞瘤难以区分。与 NF1 相关的视神经通路胶质母细胞瘤通常有三种表现形式：①突眼（眼球突出）的快速出现，伴有中度至重度视力丧失；②通过无任何视觉症状的异常眼科检查才发现；③早熟的迹象，比如生长加快。然而，只有 30%~50% 的患者出现症状，其中只有 1/3 需要干预。肿瘤可以出现在视神经通路的任何地方；症状取决于肿瘤的位置，可以引发突眼、视力下降、视野缺损、早熟（由下丘脑受累引起），以及罕见的梗阻性脑积水症状，如头痛、恶心和呕吐等多种症状。视神经通路胶质母细胞瘤的眼科征象包括瞳孔传入缺陷、视神经萎缩、乳头水肿（视盘肿胀）、斜视（眼睛错位）或色觉缺陷。以视交叉胶质母细胞瘤为首发症状的儿童患者可出现早熟迹象，最常见的表现是由于生长激素分泌不当而加速线性生长，但通常有眼科检查正常。

2. 脑干胶质母细胞瘤

脑干胶质母细胞瘤与视神经通路肿瘤相似，但往往发生于稍大的儿童。脑干胶质母细胞瘤表现为

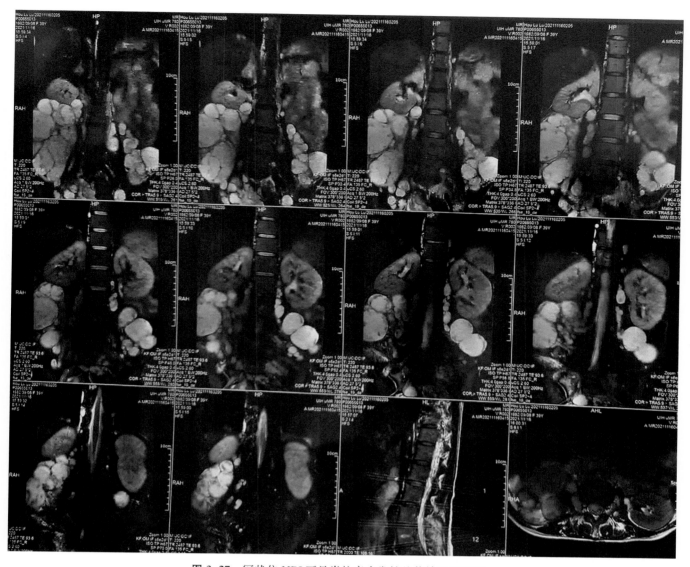

图 3-27　冠状位 MRI 可见脊柱旁多发性丛状神经纤维瘤。

弥漫性或局灶性肿瘤；与散发型的相比，在 NF1 相关的脑干胶质母细胞瘤常有一个更为缓慢的发展过程，侵袭性较低，尽管有时它们表现得非常活跃。其比散发型的更易偶然发现。这些肿瘤可能由于脑室梗阻而引起症状；受影响的儿童可能会因脑神经病变、嗜睡、步态不稳或头痛而就医。

　　高级别胶质母细胞瘤在 NF1 中很少见（<3%）。然而，基于成人和儿童胶质母细胞瘤的自然病史分析表明，在成年 NF1 患者中的胶质母细胞瘤可能具有较强的侵袭性，除非是良性的。胶质母细胞瘤是仅次于 MPNST 引发 NF1 患者死亡的第二大常见原因。

（五）骨骼异常

　　在 NF1 患者的骨骼中，成骨细胞和破骨细胞的功能似乎都不正常。骨骼异常是 NF1 的严重并发症，包括骨质减少或骨质疏松症、脊柱侧凸、蝶骨翼发育不良、先天性胫骨发育不良和假关节形成，通常出现在儿童时期，但会持续到成年。其中蝶骨翼发育不良和长骨发育不良是 NF1 的诊断条件。

　　NF1 患者骨质减少（骨密度降低）的发生率增加，会被认为是骨质疏松症的前兆，其骨折风险随年龄的增长而增加。骨质疏松症发生在 NF1 患者的早期，并且随时间不断进展。此外，儿童和成人的非发育异常骨骼骨折风险更大，这可能与破骨细胞功能失调或维生素 D 水平降低有关。对于那些维生素 D 含量低的人，建议补充维生素 D。与同龄、同性别和同体重未受影响的儿童相比，患有 NF1 儿童的肌肉力量有所下降。

　　脊柱侧凸可分为为非营养不良性和营养不良性

的,可见于 10% 的 NF1 患者,最常累及下颈椎和上胸椎。脊柱侧凸相关的脊柱病理改变包括硬脑膜扩张、椎体退行性变和椎体压缩。非营养不良性的脊柱侧凸可以发展到成年期,类似于常见的青少年脊柱侧弯,与椎体异常无关。营养不良性的脊柱侧凸一般见于儿童期(6~8 岁患儿),通常累及短节段(4~6 个节段)脊柱,导致椎体和肋骨变形,短节段脊柱呈锐角性改变,可能进展非常快,需要早期进行脊柱融合手术治疗。

蝶骨翼发育不良可能在颅骨成像中偶然发现,也可能表现为斜视或眼眶不对称。该病变往往是静止的,但也可能是渐进性进展的,偶尔会破坏眼眶的完整性,产生搏动性的眼球内陷,也可以引发视力缺陷,严重者可致失明。视力丧失与严重的视力缺陷有关,早期应用钛网和颅骨骨移植进行眼窝类骨质重建,似乎能更好地保留视力。

长骨发育不全最常见于胫骨和腓骨,这是 NF1 罕见但确是特征性的表现。病变是先天性的,几乎都是单侧性的。它通常表现为婴儿期出现下肢前外侧弓,这与儿童开始行走时常见的生理弓有很大的不同。早期识别的胫骨发育不良允许进行支持治疗,这可能防止骨折。最初的影像学改变是脊髓管变窄而不是长骨皮质变薄,弓尖处皮质增厚。长骨发育不良似乎反映了骨骼本身的异常,通常与相邻的神经纤维瘤无关。相反,NF1 的另外两个特征性的局灶性骨病变,即蝶骨翼发育不良和椎体发育不全,与相邻的丛状神经纤维瘤或硬脑膜扩张有关(或二者都有)。

高达 5% 的 NF1 患者患有长骨假性关节,且最常见于胫骨。在婴儿早期,患肢先出现弯曲,随后出现病理性骨折,反复骨折不能愈合,就会导致假性关节的发生。

(六)学习、认知和社会学问题

在 30%~60% 的 NF1 患儿中观察到特定的学习障碍。有特定学习障碍的儿童,无论其文化或社会经济背景如何,在没有明显的神经、遗传或一般医学问题的情况下,都无法充分发挥其学术潜力。认知障碍是 NF1 患者最常见的神经系统并发症,通常表现为低平均智商,而智商低于 70 的严重智力缺陷是罕见的,发生率为 4%~8%,仅略高于一般人群。NF1 基因的微缺失与更显著的智力损伤有关。在 NF1 患者中,在其智力正常,或者更罕见的其智力高于平均水平的情况下,认知障碍可能依然很明显,包括笨拙、读写困难、视觉空间问题、工作记忆障碍和注意力障碍。虽然笨拙出随着年龄的增长而改善,但成年后的总体认知障碍保持稳定。行为问题包括睡眠障碍、社交障碍、自尊

心低下和对社会性问题的理解能力差。在 NF1 患儿中,高达 81% 的病例存在中-重度的 1 个以上的认知障碍特征;近 40% 的病例符合 ADHD(注意缺陷多动障碍)的诊断标准。Victor-Felix Mautner 等开展的一项研究表明,患有 NF1 和 ADHD 的成年人的生活质量和情绪稳定性低于单纯患有 NF1 的成年人。研究表明,抑郁症和其他精神疾病的患病率增加,至少有 1/3 的成年 NF1 患者受到影响。J S Cohen 等开展的一项基于互联网问卷的横断面研究,发现在 498 例自述患有 NF1 的成年人中,55% 的患者(其中女性占比 61%,男性占比 43%)有明显的抑郁症状。另外,ASD(自闭症谱系障碍)的发生频率在 NF1 患者中也增加。

(七)MPNST

NF1 患者患 MPNST 的终生风险为 8%~13%,预测年发病率为 0.16%(与普通人群的 0.001% 相比),可见于 8%~16% 的 NF1 患者中,且主要发生于 20~35 岁的成年人,而很少有发生于儿童的病例报道。DGR Evans 等进行的一项对比分析,结果表明 NF1 相关的 MPNST($n=21$)诊断的中位年龄为 26 岁,而散发性的 MPNST($n=37$)的为 62 岁。而在另外两项 NF1 相关的 MPNST 的研究中($n1=148$;$n2=130$),诊断时的中位年龄为 33~34 岁,比散发性 MPNST 年轻约 10 岁。尽管与 NF1 相关的 MPNST 可以自发出现,但它们通常出现在预先存在的丛状神经纤维瘤内。MPNST 并非由皮肤神经纤维瘤引起,因此,皮肤神经纤维瘤负荷沉重的患者,似乎不存在患 MPNST 的高风险。

MPNST 的危险因素包括巨大的内部神经纤维瘤负荷、大量的真皮下神经纤维瘤、非典型神经纤维瘤、神经纤维性神经病变、先前的放疗史、MPNST 的个人或家族史及 NF1 基因位点的微缺失。例如,出现 NF1 基因位点的微缺失的患者,患 MPNST 的风险是没有这种改变的患者的 2~3 倍。识别有症状的丛状神经纤维瘤的个体或有以上一种或多种危险因素的个体是很重要的,但 MRI 和 PET-CT 的连续筛查是不被推荐的。PET-CT 是诊断 MPNST 最敏感和最特异的非侵入性诊断工具。

MPNST 的症状与良性丛状神经纤维瘤的有重叠之处,但是质地硬的、快速生长的引起持续性或夜间疼痛,或神经功能缺损的神经纤维瘤,应该怀疑是 MPNST。因为患有 MPNST 的 NF1 患者可能会在 1~2 周内,出现无法解释的疼痛、肿瘤快速生长、神经纤维结构改变或无法解释的神经功能障碍。与非 NF1 相关的 MPNST 相比,NF1 相关的 MPNST 的预后较差。MPNST

是导致 NF1 患者预期寿命降低或死亡的主要原因,5 年生存率为 15%~50%,只有21%的患者在确诊后存活时间超过 5 年。低级别 MPNST 约占 NF1 相关的 MPNST 的 5%,与高级别肿瘤(5 年生存率约为 20%)相比,其 10 年生存率可达 100%。

(八)其他肿瘤性病变

1. 嗜铬细胞瘤

嗜铬细胞瘤起源于肾上腺髓质、交感神经节或其他部位的嗜铬组织,可持续或间断地释放大量的儿茶酚胺,引起持续性或阵发性高血压和多个器官功能及代谢紊乱。约1%(0.1%~5.7%)的 NF1 患者会出现嗜铬细胞瘤,其诊断时的平均年龄为 42 岁,22%为无症状的。NF1患者中的嗜铬细胞瘤表型与散发型的相似,但与普通人群相比,NF1 患者患嗜铬细胞瘤的风险增加了 50~250倍。大约 84%的嗜铬细胞瘤患者有单侧的肾上腺肿瘤,9.6%的患者有双侧肾上腺肿瘤,6.1%的患者有腹腔交感神经链、Zuckerkandl 结节(甲状腺腺叶后外侧缘的结节状突出部分)或膀胱等异位的嗜铬细胞瘤。在 NF1 患者中,恶性的嗜铬细胞瘤占比 11.5%,与散发性的发病率相似,常伴有远处转移;20%为多灶性的。

对于 30 岁以上怀孕的,出现阵发性高血压和高血压相关性头痛、心悸或出汗的 NF1 患者,应怀疑其患有嗜铬细胞瘤的可能性。在这种情况下,检测患者的随机血浆游离肾上腺素水平比其他方法更为敏感和特异性。如果血浆游离肾上腺素水平升高不显著(低于 4 倍升高),则应进行 24 小时的儿茶酚胺和肾上腺素水平检测。虽然嗜铬细胞瘤的定位通常是通过 CT 或 MRI 完成的,但功能成像(如 FDOPA-PET)有助于发现多灶性病灶。然而,无症状的 NF1 相关的嗜铬细胞瘤患者的生化或影像学检查是不推荐的。嗜铬细胞瘤患者的长期随访包括每年监测血浆游离肾上腺素水平。手术切除是这些肿瘤的标准治疗方法。

2. 白血病

白血病,特别是青少年慢性粒细胞白血病和青少年髓单核细胞白血病,以及骨髓增生异常综合征在患有 NF1 的儿童中并不常见,但比没有 NF1 的儿童更常见。总体而言,NF1 患儿的白血病发病风险增加了约 7 倍。

3. 胃肠道间质瘤

胃肠道间质瘤(GIST)是胃肠道最常见的间质肿瘤。GIST 被认为起源于 Cajal 间质细胞或其祖细胞,这些细胞是自主神经相关的调节胃肠动力的胃肠起搏细胞。散发性的 GIST 主要发生在胃(70%)和小肠(10%~20%),多发性的很少见。在过去,NF1 相关的 GIST 常被报道为胃肠神经纤维瘤。实际上,GIST 与 NF1 密切相关,NF1 患者患 GIST 的终生风险可能高达 6%,且常见于中年人,而很少发生在儿童人群中。在瑞典的一项基于人群的研究中,有 33%的 NF1 患者有 GIST。因此 GIST 是 NF1 患者最常见的胃肠道表现。GIST 可表现为肠梗阻、腹痛、(急性或慢性)胃肠道出血等,有时候可能无明显症状,而是在腹部影像学检查或尸检中偶然发现。与非 NF1 相关性的散发型 GIST 相比,NF1 相关的 GIST 发病年龄更早,常位于胃肠道较远的部位,在小肠部位表现出多发性病灶,其有丝分裂指数较低。在基因学上,二者也有差异。大多数(80%~85%)散发型的 GIST 的肿瘤细胞有功能性增强的 KIT 基因突变;在某些情况下,肿瘤细胞有激活的 PDGFRA 基因突变,导致下游信号级联通路(包括RAS-MAP 激酶、PI3K-AKT 和 JAK-STAT3 通路)的激活。相比之下,NF1 相关的 GIST 缺乏 KIT 或PDGFRA 基因突变,而有野生型 NF1 等位基因的肿瘤特异性失活,导致功能性神经纤维蛋白的缺乏。另外,与 NF1 相关的 GIST 和散发型的 GIST 有相似的染色体区域的得失,经常丢失 11、14、22 和 1p 染色体。这些染色体的得失证实,除了第二次 NF1 基因打击外,NF1 相关的GIST 还需要多个事件才能出现症状。二者在表型和基因上的不同,表明它们的发生涉及不同的发病机制。尽管 RASMAP 激酶通路的激活似乎是 NF1 相关和散发型 GIST 发病的共同分子机制,但最初的遗传事件是不同的。一项大型研究的随访数据表明,NF1 相关的 GIST 的预后比同等大小和分期的散发性的 GIST 要好。

4. 十二指肠生长抑素瘤

生长抑素瘤起源于胰腺或十二指肠中的嗜铬细胞,能产生多种胺类激素肽(包括生长抑素),是一种罕见的神经内分泌肿瘤。十二指肠生长抑素瘤通常与 NF1、结节性硬化症和 Von Hippel-Lindau 综合征有关,其发病率约为 1/4000 万,占胃肠道神经内分泌肿瘤的 2%。2/3 的十二指肠生长抑素瘤发生在 Vater 乳头或壶腹周围。大多数出现十二指肠生长抑素瘤的 NF1 患者,没有表现出典型的腹泻、糖尿病和胆石症症状,而是表现为体重减轻、黄疸、腹痛和胃肠道出血等。特殊的是,在 NF1 患者中确诊十二指肠生长抑素瘤时,肿瘤往往已经发生转移。

5. 乳腺癌

患有 NF1 的女性患乳腺癌的风险增加,其发病年龄可能比一般人群更早。S Sharif 等评估了 304 例(≥20 岁)女性 NF1 患者和一般人群患乳腺癌的风险情况,发现在所有年龄组中,女性 NF1 患者患浸润性乳腺癌(这也是一般人群中最常见的亚型)的风险增加。50 岁以下女性 NF1 患者终生患乳腺癌的风险为 8.4%,是普通人群累积风险的 5 倍;40 多岁女性 NF1 患者患乳腺癌的风险为 5.8%,发病年龄中位数为 44 岁。而在大于 50 岁的女性 NF1 患者中,其患乳腺癌的风险则与一般人群的差不多。NF1 相关的乳腺癌患者的预后较差,与散发型的乳腺癌相比,其 5 年生存率很低,死亡率很高。一项对英格兰西北部 1186 名 NF1 患者的研究中,患有 NF1(临床诊断)女性的乳腺癌死亡率是对照组的 3.5 倍。预后差可能是因为在 NF1 患者中,三阴性和 HER2(人表皮生长因子受体 2)阳性亚型乳腺癌的发病率较高。NCCN 指南建议从 30 岁开始,每年进行乳腺 X 线检查,如果有任何可疑特征,应考虑对 30~50 岁的女性 NF1 患者行乳腺增强 MRI 检查。目前没有足够的证据支持女性 NF1 患者使用乳腺切除术来降低风险,尽管这可能是基于阳性的家族史或个人乳腺癌史。降低乳腺癌风险的决定应以家族史为指导,例如,一级和二级乳腺癌亲属(特别是早发或双侧乳腺癌)越多,患者患有乳腺癌的风险就越大。

6. 横纹肌肉瘤

横纹肌肉瘤是儿童最常见的软组织肉瘤。Lillian Sung 等前瞻性入组了 1025 例横纹肌肉瘤患儿,结果发现有 5 例(占比 0.5%)与 NF1 相关;NF1 相关的横纹肌肉瘤的发病率约为普通人群(0.02%~0.03%)的 20 倍。膀胱和前列腺是 NF1 患儿原发性横纹肌肉瘤的常见部位,其他部位包括头部、颈部、躯干和四肢。

(九)其他非肿瘤性病变

1. 血管病变

NF1 相关的血管病可影响大、中、小血管。虽然静脉和肺动脉也可能受累,但动脉血管系统最常受到影响。NF1 相关的血管病通常无症状,因此这些病变的发病率、临床表现和自然史的特点未能很好地被描述。相关的血管异常类型包括动脉狭窄、烟雾性动脉病、动脉瘤、动静脉畸形、心脏瓣膜异常以及 NF1 相关的血管压迫和(或)肿瘤侵袭。与 NF1 相关的血管病的总发病率为 0.4%~6.4%,其中脑血管病的发病率为 2%~5%。Gustavo S Oderich 等开展的一项 NF1 相关的血管病的回顾性研究,结果表明肾动脉狭窄最常见(41%),其次是脑血管病(19%)和腹主动脉异常(12%)。丛状神经纤维瘤是一种富血管性的肿瘤,可自发出血,有时严重到危及生命。手术治疗有症状的血管病

变或大动脉瘤是安全、有效和持久的。

高血压可能在儿童期发生,并影响到大部分成人 NF1 患者。NF1 患者中血压升高最常见的原因是原发性高血压、嗜铬细胞瘤、年轻人肾动脉狭窄、主动脉缩窄等。与普通人群相比,肾血管性因素是导致 NF1 患儿高血压的主要原因。

与普通人群相比,儿童和成人 NF1 患者发生任何类型脑卒中的概率都显著增加,且发病年龄更小;这种风险在出血性脑卒中最为显著,但在儿童缺血性脑卒中也有所增加。涉及心脏或大脑的主要动脉的 NF1 血管病变,可能会引发严重甚至致命的后果。与普通人群相比,NF1 患者发生脑动脉解剖变异性狭窄或扩张和颅内动脉瘤的频率更高。NF1 患者中的脑血管异常通常表现为颈内动脉、大脑中动脉或大脑前动脉狭窄或闭塞。小的毛细血管在病变血管狭窄区周围形成并扩张,在脑血管造影上表现为"烟雾"状。脑辐射对脑血管的影响是多方面的,临床表现为多种多样。烟雾病综合征(自发性基底动脉环闭塞症)是 NF1 患儿因原发性脑肿瘤,特别是接近 Willis 环的脑肿瘤,如视神经通路胶质母细胞瘤,而接受脑照射的一种潜在的严重并发症。高剂量颅脑放疗后,这些患者发生烟雾病综合征的风险增加。

2. 心脏病变

肺动脉瓣狭窄在 NF1 患者中比在普通人群中更常见。在 NF1 基因缺失的人群中,先天性心脏缺陷或肥厚性心肌病尤其常见。成人 NF1 患者可发展成肺动脉高压,通常与实质性肺疾病有关,这是 NF1 的另一个迟发,但可能相当严重的特征。心内神经纤维瘤也可能发生。

3. 慢性神经系统疾病,神经病变和疼痛

头痛(包括偏头痛)、睡眠障碍/紊乱、帕金森综合征、多发性硬化和癫痫等多种慢性神经系统疾病,在 NF1 中的发病率增加,且在成人 NF1 患者中更为常见;它们之间具有相关性。

神经纤维瘤性神经病变一直被认为是 NF2 的一个常见特征,但也是 NF1 的一个不寻常的和无法解释的临床表现。神经纤维瘤性神经病变是一种独特的、非进行性的、对称性的多发性神经病变,比较罕见(2%~3%),成人起病。NF1 相关的神经病变的临床和组织学特征与 NF2 的不同。病因可能是由于施万细胞、成纤维细胞和神经束膜细胞之间信号传递不当,从而引发的弥漫性神经病理性过程。NF1 相关的神经病变的特征是典型的无精打采、神经长度依赖性感觉运动性多发性神经病,以感觉体征为主,电生理表

现轻微异常。大多数患者表现为无痛性的,可能是由神经微损伤引起的。

慢性疼痛在成人 NF1 患者中是常见的,并对生活质量产生负面影响。NF1 相关的疼痛可能由周围神经纤维瘤、脊柱侧凸或假性关节炎引起。然而,通常情况下,无法确定解剖学上的相关性。新发、日益严重的疼痛,应警惕可能是 MPNST 的症状。

(十)生活质量

儿童和成人 NF1 患者的生活质量评估均低于一般人群。该疾病引发的多系统、多脏器损伤,包括容貌的影响、恶性肿瘤的发生、认知和行为障碍、临床焦虑症和抑郁症、社会心理负担等,以及治疗的经济压力都可能影响 NF1 患者的生活质量。

四、表型－基因型的关系

NF1 致病性突变的分子检测的复杂性,与该基因较大(含有 60 个外显子)、突变热点相对缺乏、新突变率高和致病突变的多样性有关。目前采用一种多步骤的方法,对血液 DNA 和 mRNA 进行基因组分析,并对 NF1 的全部缺失进行荧光原位杂交检测,可以识别出 95% 以上的 NF1 致病性突变。但对于节段性 NF1 患者,由于 NF1 突变通常在血液中检测不到,因此有必要对受影响的组织进行分析。

虽然应用分子与遗传学技术可以检测出 NF1 的致病性突变,但目前仅发现极个别的表型-基因型相关性的证据。温和的表型:①位于 2971 位点的单氨基酸缺失,常表现为牛奶咖啡斑和雀斑;②在密码子 Arg 1809 的错义突变,常表现为发育迟缓、学习障碍、肺动脉狭窄、努南综合征、无浅丛状神经纤维瘤或症状性视神经通路胶质母细胞瘤;③外显子 17(c2970_2972del p.Met992del) 3 bp 的框内缺失,常表现为多个咖啡斑,经常伴有皮肤雀斑,可能有认知障碍,无皮肤或浅丛状神经纤维瘤、Lisch 结节、典型的 NF1 骨性病变、症状性视神经胶质瘤等。严重的表型:①具有 NF1 基因微缺失(NF1 中最常见的单一突变)的患者发病年龄更小,常表现为大量神经纤维瘤、面部畸形、发育迟缓、智力降低,以及患 MPNST 的风险增加;②位于GAP相关结构域外的 5 个相邻密码子(844~848)之一的错义突变的患者,常出现浅丛状和(或)脊髓神经纤维瘤、有症状和无症状的视神经通路胶质母细胞瘤、骨骼异常,患恶性肿瘤的风险很高。

除以上极个别情况外,大部分 NF1 患者的表型-基因型难以建立相关性。具有相同的 *NF1* 基因突变往往

会在不同患者(即便是同一家系成员)之间产生差异性明显的表型。因此,对于 NF1 患者的表型和严重程度,目前仍很难预测。对于基因型与表型存在一定的相关性的 NF1 患者,需要根据检测到的突变进行更加个体化的随访监测,从而实现基因型驱动的个性化医疗。

五、影像学表现

如前所述,NF1 有多系统和多脏器病变,因此需要借助 X 线检查(包括钼靶成像、DEXA、双能 X 线吸收测定)、CT、MRI、^{18}F-FDG-PET、PET-CT 等多种影像学检查来协助诊断评估。鉴于目前治疗 NF1 相关肿瘤的治疗方法的局限性,许多专家对无症状患者影像学检查的应用仍存在争议。目前尚不清楚 MRI(全身和局部扫描)、^{18}F-FDG-PET 和 PET-CT 在筛查 NF1 相关恶性肿瘤(主要是 MPNST)的最佳选择方式、时机和效果。

(一)X 线检查

X 线检查具有方便、快捷、经济、灵敏度和特异性较高的优点。

对于骨骼异常(如蝶骨发育不良、胫骨发育不良、假关节)可使用普通 X 线检查;针对骨质疏松症的患者应定期进行 DEXA 扫描;对于乳腺癌的初筛可以选用钼靶成像。NCCN 指南推荐对于 30 岁的女性开始进行每年一次的乳腺 X 线检查,考虑对 30~50 岁的女性进行每年一次的乳腺MRI 检查。

(二)CT 检查

因为 CT 扫描使患者暴露于电离辐射,可能增加恶性肿瘤的风险,所以在临床应用中有限。NF1 相关的神经纤维瘤在 CT 平扫上表现为等或稍低密度,增强后呈轻中度强化。NF1 相关的胶质母细胞瘤在 CT 平扫上表现为位于视神经通路和脑干部位的边缘清晰的囊实性或实性肿块,有时可并发出血;在增强 CT 上表现为实性部分及囊壁多明显强化及延迟强化。

(三)MRI 检查

MRI 检查具有无辐射、软组织分辨率高、多方位成像的优点,可以准确显示病灶的位置、大小、形状、与周围组织的关系以及肿瘤内部的供血情况等,目前是 NF1 患者首选的影像学检查方式。

NF1 相关的神经纤维瘤在 MRI 上表现为外周神经分布区多发软组织肿块影,且大部分沿神经干走行,多呈圆形、卵圆形或梭形,边缘清晰。在 T1WI 上,肿块

多与脊髓和肌肉信号相似,在 T2Wl 上呈明显高信号,增强后肿块实质明显强化。

NF1 相关的胶质母细胞瘤在 MRI 上也表现为位于视神经通路和脑干部位的边界清楚的囊实性或实性肿块。在 T1WI 上,肿瘤实质为低信号,或等、低混合信号,低信号区的信号>囊液;实质呈低信号时,其周围受压脑组织常显示为薄层高信号带;囊液在 T1WI 上为低信号,一般较实性部分低,有时囊液的比重不同时,会出现分层,出现液平面,下层的信号可略低;囊壁的厚薄不均匀。在 T2WI 像上,肿瘤实性部分及囊性部分均呈高信号,实性部分信号均匀或混杂,囊性部分信号可稍高于实性部分也可与其信号相仿。T2 FLAIR 肿瘤的实性部分呈高信号,囊性部分常常也呈高信号,可高于实性部分信号。DWI 及 ADC 图显示肿瘤弥散不受限,肿瘤的实性部分在 DWI 呈高信号或高、等混杂信号,囊性成分因所含成分不同可高或低于脑脊液,也可与实性部分信号相似。增强扫描肿瘤的实性部分和部分囊壁显示明显强化,肿瘤的囊壁增强不明显或不增强。一般而言,肿瘤的强化程度与肿瘤的恶性程度呈正相关。这与肿瘤的恶性程度越高,肿瘤血管发育越不成熟和血脑屏障破坏越重相关,是肿瘤恶性的生物学行为引起的。

MRI 是评价肾血管性高血压的首选影像学检查方法。然而,对于肾功能受损(GFR<30mL/min)的患者,可以使用 CT 扫描和 CT 血管造影。如果成像为阴性,则考虑行肾血管造影。

(四)PET-CT 检查

PET-CT 可准确定位可疑恶性病灶,如 MPNST,并提供病灶内详尽的功能与代谢等分子信息,一次显像可获得全身各方位的断层图像,具有灵敏、准确、特异及定位精确等特点,可达到早期发现、鉴别恶性肿瘤的目的。R E Ferner 等人开展的一项评定 ^{18}F-FDG-PET 和 PET-CT 诊断 NF1 相关的 MPNST 的效果方面的研究,纳入 105 例 NF1 患者(包含 116 个病灶,其中59 个经组织学证实),结果显示它们的灵敏度为 0.89,特异性为 0.95,诊断效用很好。随后的多项研究也进一步证实了 ^{18}F-FDG-PET 和 PET-CT 诊断 NF1 相关的 MPNST 方面具有很好的灵敏度和特异性。

总之,典型的 NF1 相关的神经纤维瘤、视神经通路和脑干胶质母细胞瘤、恶性肿瘤(MPNST、嗜铬细胞瘤、十二指肠生长抑素瘤等)会有各自比较特异的影像学表现。对于疑难的不典型的病变,需要多位临床专家、影像学专家共同会诊后再鉴别诊断。

六、其他检查

NF1 患者通常不需要进行特殊的实验室检查,但也有特殊情况,例如,白血病患儿可能需要经常做血常规检查,有时候需要行骨髓穿刺以做骨髓涂片;为了评估骨质疏松症可能需要测定维生素 D 的水平;针对嗜铬细胞瘤可能进行需要测定游离肾上腺素和儿茶酚胺的水平等。同时,针对一些特定的表型,往往需要进行一些针对性的专科检查。比如,针对视神经通路胶质母细胞瘤,需要进行定期的眼科学检查(包括视力监测和视盘评估),有时候为评定有无早熟情况而对儿童的生长和发育进行评估;针对出现学习、认知和社会学问题的 NF1 患者,需要进行学习、认知能力和心理状态方面的评估等。

七、病理特征

(一)NF1 相关的神经纤维瘤

NF1 相关的神经纤维瘤呈多发性分布于皮肤、皮下或身体内部。神经纤维瘤相当于 WHO- I 级,组织学为良性。肉眼观,神经纤维瘤呈结节状或息肉状,境界清楚,但无包膜,常不能找到其发源的神经,也可弥漫侵及皮肤和皮下(图 3-28)。切面灰白,质实,可见漩涡状纤维,也可呈胶冻状,很少发生出血、囊性变(图 3-29)。光镜下,肿瘤组织由增生的施万细胞、神经束膜样细胞和成纤维细胞构成,交织排列,成小束并分散在神经纤维之间,伴有大量网状纤维和胶原纤维及疏松的黏液样基质(图 3-30 和图 3-31)。若细胞密度增大,核异型并见核分裂象,提示有恶变的可能。

(二)NF1 相关的胶质母细胞瘤

胶质母细胞瘤包括星形细胞瘤、少突胶质母细胞瘤和室管膜肿瘤。星形细胞肿瘤和少突胶质母细胞瘤往往呈弥漫浸润性生长,室管膜肿瘤则倾向于形成实体瘤。星形细胞肿瘤按病理学特征可分为 7 种:毛细胞型星形细胞瘤(I 级)、室管膜下巨细胞星形细胞瘤(I 级)、多形性黄色星形细胞瘤(II 级)、弥漫型星形细胞瘤(II 级)、间变型星形细胞瘤(III 级)、胶质母细胞瘤(IV 级)和大脑胶质母细胞瘤病。其中 NF1 相关的胶质瘤主要是毛细胞型星形细胞瘤(I 级),属于星形细胞胶质母细胞瘤中 7 种病理类型中的一种,病理特征如下:大体上,肿瘤边界较清,有假包膜或无包膜,呈灰黄色或灰红色,多数病例肉眼可见到大小不等的囊性变。囊腔可以很大,将肿瘤推至一侧,形成囊内壁

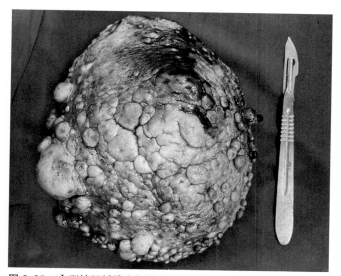

图 3-28　Ⅰ型神经纤维瘤切除（表面可看到大量皮肤神经纤维瘤）。

瘤结节，囊内绝大部分为黄色清亮液体，亦可为新鲜或陈旧的血性液体。光镜下可见肿瘤组织通常为双向性的，双极、纤维样长（毛样）细胞与短突起的星芒状细胞混合在一起，后者类似原浆型星形细胞。毛样细胞倾向于密集成束，在血管周围尤其明显且密度也较大；星芒状细胞呈花边状排列，常伴有微囊变。可见多形核、核分裂象及血管增生，肿瘤内血管壁透明样变性为其重要特征。特征性结构为 Rosenthal 纤维（分布于细胞间，表现为球形、棒状或胡萝卜状嗜酸性毛玻璃样团块）、颗粒状透明小滴和胞浆内嗜酸小体，表明有变性。

八、诊断

NF1 的首个诊断标准于 1987 年由美国国立卫生

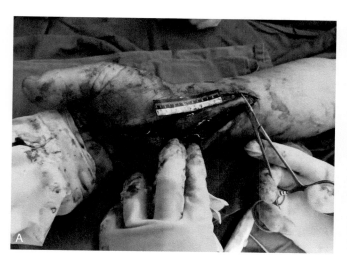

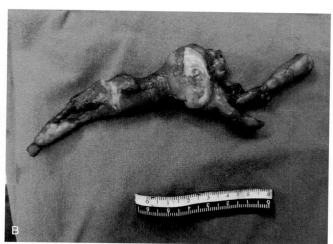

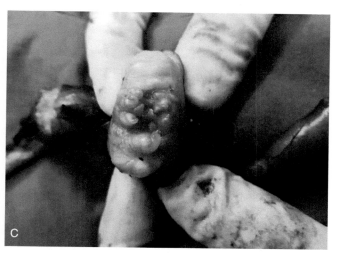

图 3-29　A：术中右前臂近腕部可见一神经纤维瘤；B-C：肿物切面呈灰白色。

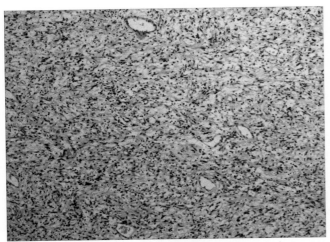

图 3-30　神经纤维瘤镜下图像。

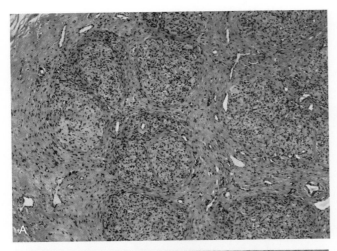

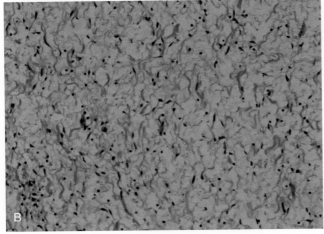

图 3-31　镜下丛状神经纤维瘤的病理表现。

研究院(NIH)共识会议制定。当出现以下两种或两种以上的情况时,根据临床情况可以作出 NF1 的诊断:①6 个及以上的皮肤牛奶咖啡斑,其最大直径在青春期前>0.5cm,青春期后>1.5cm;②2 个及以上的任何类型(皮肤或皮下的)的神经纤维瘤或 1 例丛状神经纤维瘤;③腋窝或腹股沟区皮褶雀斑;④视神经通路胶质母细胞瘤;⑤2 个及以上的虹膜 Lisch 结节(错构瘤);⑥一种特殊的骨发育不良,包括蝶骨翼发育不良或长骨皮质变薄,伴或不伴假关节;⑦有符合上述 NF1 诊断标准的一级亲属(即父母、兄弟姐妹或子女)。NF1 的分子遗传学检测很少被用于诊断。

一般而言,NF1 的外显率在 20 岁左右能达到100%。该诊断标准在成人 NF1 患者中,具有高度的特异性和敏感性。在大多数情况下,可以根据病史、体格检查和系谱检查轻松做出诊断,无须额外的影像学检查或 NF1 基因检测。然而,对于婴儿或新生儿而言,某些表型随着年龄的增长才会逐渐显现。若按照NIH的诊断标准进行诊断时则相对较难,有学者认为这对于 3 岁以下儿童通常是无效的。因此,建议对具有阴性家族史的幼儿进行 NF1 基因突变分析,以确定其是否患病。

九、鉴别诊断

(一)Legius 综合征

Legius 综合征是一种罕见的常染色体显性遗传病,临床表现有牛奶咖啡斑、腋窝雀斑、头颅畸形和轻度学习障碍,但是其特征不是增加肿瘤风险。在患有Legius 综合征的成年人中发现了脂肪瘤,但没有中枢神经系统肿瘤、Lisch 结节和神经纤维瘤。这种情况似乎比 NF1 症状要轻,是由 15q14 号染色体上的抑癌基因 SPRED1 突变引起的。根据以上情况可与 NF1相鉴别。

(二)努南综合征

努南综合征是一种遗传性的多系统疾病,以典型的面部畸形、发育迟缓、学习困难、身材矮小、先天性心脏病、胸部形状异常、肾异常、淋巴畸形等为特征。其中典型的面部畸形包括紧致闪亮的皮肤、面部表情减少、睑裂狭小、内眦距过宽、鼻尖粗大、外耳结构异常、额部发际上翘和眉毛稀疏。这种疾病非常罕见,其确切遗传病因仍不清楚,但有研究表明所有患者均发现 8q21.3~8q22.1 微缺失。

另外,NF1 需要与神经纤维瘤-努南综合征相鉴别,后者是一种由 NF1 基因杂合性突变引起的罕见疾病,以 NF1 和努南综合征的共同表型为特征。有学者报道了散发性的相关病例,表现为身材矮小、上睑下垂、"中脸发育不全"、明显的蹼颈、学习障碍和肌无力等，没有神经纤维瘤病家族史。根据以上情况可与 NF1 相鉴别。

十、遗传咨询与基因检测

NF1 的遗传方式是常染色体显性遗传，这意味着家族中每一代基本都有患者。①如果夫妇俩有一方是患者，那么每一次生育，子女患病的可能性为 50%。②如果夫妇俩双方都是患者，那么每一次生育，理论上子女患病的可能性高达 75%，但由于 NF1 纯合突变是致死的，这样的患儿一般不能出生，因而其患病率为 66%。

对具有 NF1 基因新突变的儿童的父母应进行检查，以排除嵌合性 NF1 的可能性。嵌合性 NF1 患者有一个很小，但无法量化的风险率（0~50%），生出一个经典型的 NF1 患儿，这取决于 NF1 基因突变对其性腺的影响程度。对于疑似嵌合性 NF1 的个体，应采集血液和受影响的组织（如牛奶咖啡斑）进行基因检测。

1988 年在瑞典哥德堡对所有患有"神经纤维瘤病"的个体进行的一项研究发现，生育率降低了约 20%，并将这种差异归因于社会因素而非生物学因素。而一项针对 77 对 NF1 夫妇中 156 例胚胎植入前遗传学诊断的研究显示，活产的比例较低（与非 NF1 夫妇相比），但这一比例与其他常染色体显性或 X 连锁疾病的夫妇相当；活产率增高与拥有更多未受影响的可移植胚胎显著相关。

为了解中国 NF 群体的真实情况，深圳市泡泡家园神经纤维瘤病关爱中心于 2020 年对全国的 NF 群体进行了国内首次基础调研，共搜集了来自患者的有效问卷 635 份，其中：①NF1 型患者 436 例（68.66%）；②NF2 型患者 87 例（13.70%）；③神经鞘瘤病患者 9 例（1.42%）；④其他或未知类型 103 例（16.22%）。在婚育情况调研中，共有 145 位患者已生育，其中 104 位患者的孩子依然是患者（71.72%）；有 87 位患者（27.1%）表示如果未来要生育，会通过辅助生殖等技术来阻断 NF 的遗传；另有 23.05% 的患者表示不要孩子，打算丁克或考虑领养。从这份报告中，我们可以看到中国 NF 群体的遗传率很高，生育问题是这部分群体所面临的巨大挑战。

我们考虑到 NF1 的遗传风险，预防意外怀孕、胚胎植入前遗传学诊断与产前诊断非常重要。其中胚胎植入前的遗传学诊断，允许在胚胎发生的第 3 天选择健康的胚胎。由于技术上的限制，具有新生突变、体细胞 NF1 嵌合体和大型基因组重排的个体不太可能进行胚胎植入前的遗传学诊断。如果没有做胚胎植入前的

遗传学诊断，也可以常规使用超声检查进行产前诊断。但文献中有关 NF1 胎儿超声特点的报道非常少，已报道的超声异常多为孤立性、非特异性，包括口腔肿瘤、巨舌、大头畸形、长骨短、羊水过多、腹水、心包和胸腔积液、心脏异常、脑积水等。所以超声检查在产前诊断 NF1 的价值是有限的。而 MRI 检查提供了重要的附加信息，有利于产前诊断。鉴于 NF1 的表型在胎儿或新生儿期可能不表现或缺乏特异性，而影像学检查又具有局限性，那么可以通过脐带血穿刺术获取血液标本，或者羊膜腔穿刺术或绒毛膜绒毛取样来获取胎儿的细胞样本，进行染色体核型分析、单核苷酸多态性微阵列（SNP array）检测和荧光原位杂交（FISH）来弥补这些不足。该组合方法可以准确地检出胎儿期有无已知的 NF1 致病性基因突变或新突变，从而有效地减少这类基因组疾病的漏诊。总的来说，由专业的临床医生对 NF1 患者提供遗传咨询与产前诊断服务非常有必要，可以帮助 NF1 患者增进遗传风险和防范措施的理解与认识，进而帮助他们筛选，并生育一个健康的宝宝。

十一、治疗

针对 NF1 目前还没有明确的治疗方法，现有的医疗技术尚无法从基因水平上对其进行根治。目前合理的措施包括对危险人群的筛查、早期诊断、密切随访，以及在 NF1 自然病程发展特点的基础上建立多学科治疗的框架。治疗的目标是通过各种治疗手段尽量延缓疾病的进展，最大限度地改善患者的生活质量。临床治疗通常仅限于针对特定并发症的监测和症状性治疗，通常是外科手术治疗（图 3-32）。另外，干预肿瘤生成微环境的药物和相关分子信号通路的抑制剂为治疗带来一些新的思路和曙光。

（一）皮肤色素性病变的治疗

针对皮肤牛奶咖啡斑、皮褶雀斑的诊断性评估包括：①进行皮肤检查；②如果皮肤牛奶咖啡斑 >6 个，建议转介给遗传学家、神经病学专家或皮肤科专家。管理策略包括：①对于这些色素病变不明显的无须特殊处理，密切观察即可；②如果病变明显，位于面部、颈部等身体外露部位，使用化妆品难以遮盖，或患者有强烈的美观需求，可以考虑进行皮肤外科治疗。

（二）神经纤维瘤的治疗

1. 皮肤神经纤维瘤

目前治疗皮肤神经纤维瘤的主要方法是物理去

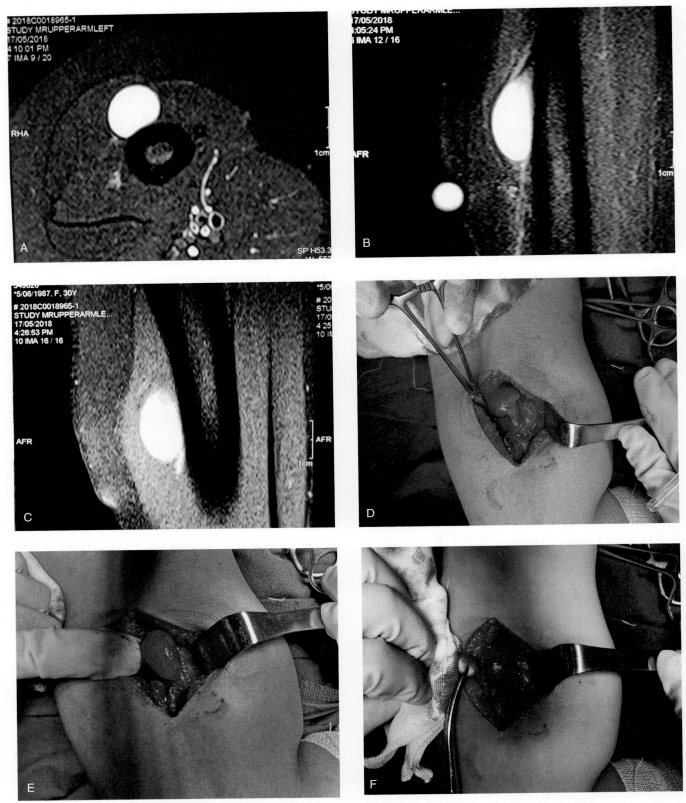

图 3-32　A-C：术前 MRI 可见右上臂近肱骨处一高信号软组织肿物；D-F：术中可见右前臂蒂状肿物。

除方法,这在许多情况下是有效的。然而,考虑到一些患者有广泛的皮肤累及,通常不可能切除所有的肿瘤,常常需要多次治疗。物理去除方法包括传统外科手术切除、激光切除、电干燥法。传统外科手术切除术通常适用于数量不多的有症状的皮肤神经纤维瘤,术后会遗留疤痕。激光切除术已经使用了几十年,包括光凝固术、CO_2 激光消融术和射频消融术等。Er:YAG 激光气化多发性皮肤神经纤维瘤是一种简单、快速的手术,其美容效果明显优于 CO_2 激光消融术或电切术。Cécile Méni 等开展的一项回顾性横断面研究,评估了 106 例 NF1 患者(其中 70% 的患者有超过 50 个神经纤维瘤)在 CO_2 激光消融术后的疼痛和治疗安全性的情况,结果表明 90% 以上的患者对治疗满意,疼痛很轻,愈合良好,并发症(如出血、瘢痕、感染)较少。电干燥法使皮肤脱水和变性,可在有限的时间内清除大量病灶,减少瘢痕,并减轻不适,提高患者的接受度。在一项回顾性研究中,97 例 NF1 患者进行了单期或多期的皮肤和皮下神经纤维瘤的电干燥法,结果表明平均每次切除 450 个病灶,获得满意的美观效果,患者满意度很高。

总体来说,这 3 种治疗方式都会有轻微的瘢痕、轻度的不适感,但患者的满意度很高。由于随着时间的推移而不断出现新发的神经纤维瘤,所以需要反复且多次治疗。另外,与 NF1 相关的瘙痒可能是神经性的,因此可能对局部和全身性治疗(包括加巴喷丁和普瑞巴林)有反应,但是缺乏相应的证据。部分患者使用了润肤剂或口服抗组胺药,但效果往往很有限。

2. 丛状神经纤维瘤

对于肿瘤数目很少或没有与肿瘤相关的神经功能异常的患者,谨慎的等待(或观察)可让患者保持神经功能多年。考虑到丛状神经纤维瘤恶性转化的风险增加,放疗通常被推迟。症状性的丛状神经纤维瘤可引起毁容,并可能损伤机体功能甚至危及生命。手术切除的指征为神经损伤、疼痛和严重的毁容,目的是恢复或保护机体功能。国内有学者指出对于 NF1 相关的神经纤维瘤符合如下任意一条即可行手术治疗:①瘤体破溃,出血;②瘤体短期内明显增大;③瘤体出现疼痛;④瘤体压迫周围软组织,影响功能;⑤瘤体影响美观;⑥瘤体产生骨质损伤,诱发畸形;⑦病理学检查已证实瘤体恶变。然而,由于丛状神经纤维瘤的瘤体较多,缺乏包膜而易于侵袭,与周围组织边缘不清,而且可能邻近机体重要结构,难以通过外科手术彻底切除,加上瘤体内血供丰富,术中出血量大,手术风险较大,且可能造成神经功能严重受损。而若仅行部分切

除,患者术后容易出现复发。根据肿瘤生长部位和切除范围的不同,复发率也各有不同,即使是复发率最低的部位四肢,也达到 20% 以上,而复发率最高的部位头面颈,可高达60% 以上。因此,肿瘤切除应以症状(如疼痛和神经功能受损等)为导向,并对风险获益进行全面评估。

鉴于手术难度大、风险高,而放疗的适用性又有限,现有的医学治疗方法很少可以减缓这些肿瘤的生长或诱导其消退。目前开展了一些针对 NF1 和丛状神经纤维瘤的生物靶点探究及针对性的药物临床试验(如干扰素、伊马替尼、西罗莫司等),以期从中筛选出有效药物,为临床诊治开拓新的思路。根据这些药物作用靶点的不同,可分为两大类:①干扰肿瘤微环境(如上皮细胞、成纤维细胞、肥大细胞和小神经胶质细胞等)的药物,如干扰素、甲磺酸伊马替尼、吡非尼酮;②肿瘤形成相关信号通路的阻断剂,如西罗莫司、替吡法尼、索拉非尼和司美替尼。

干扰素(IFN)可作用于免疫细胞和血管内皮细胞,分别通过免疫调节和抗血管生成来抑制肿瘤细胞的增殖,而 IFN 与聚乙二醇的结合可以通过降低蛋白质的水解来增加其血浆半衰期,进而增强活性。Regina Ⅰ Jakacki 等开展的一项聚乙二醇化干扰素 alfa-2b 应用于患有 NF1 不能切除的丛状神经纤维瘤的年轻患者的 Ⅱ 期临床试验,纳入 82 例可评估患者(中位年龄 10 岁,范围 1.6~21.4 岁),结果表明 4 例患者(5%)出现了影像学反应(肿瘤体积缩小 ≥20%);在 26 例有症状的患者中,有 3 例虽无影像学改变,但符合临床反应标准;出现影像学进展的患者组的中位疾病进展时间(TTP)较安慰剂组的高一倍(29.4 个月比 11.8 个月,$P=0.031$);说明部分患者从治疗中获益。

甲磺酸伊马替尼是酪氨酸激酶抑制剂,可以调节细胞周期,影响细胞增殖、分化和凋亡,目前临床上常用于治疗慢性粒细胞白血病和 GIST。Kent A Robertson 等开展的一项伊马替尼 Ⅱ 期临床试验,纳入 36 例出现典型丛状神经纤维瘤的 NF1 患者,结果表明有 6 例(17%)有反应(肿瘤体积缩小 ≥20%)。这个初步结果很令人鼓舞。

吡非尼酮是一种口服抗感染、抗纤维化药物,对特发性肺纤维化有活性;可能通过抑制成纤维细胞增殖和胶原合成,介导对 NF1 和丛状神经纤维瘤的抗肿瘤活性。Brigitte C Widemann 等开展的一项吡非尼酮应用于进展性的 NF1 相关的丛状神经纤维瘤的儿童和青壮年患者的 Ⅱ 期临床试验,结果表明虽然吡非尼酮的耐受性良好,但没有表现出本试验中定义的活

性,也没有必要对这些患者进行进一步的评估。

哺乳动物西罗莫司靶蛋白(mTOR)作为细胞分解代谢和合成代谢的总开关,控制着蛋白质翻译、血管生成、细胞运动和增殖。神经纤维蛋白可以调节mTOR 通路的活性。西罗莫司是一种抑制 mTOR 活性的大环内酯类抗生素。Brian Weiss 等开展了一项西罗莫司(mTOR 抑制剂)治疗非进展性 NF1 相关的丛状神经纤维瘤的 Ⅱ 期临床试验,结果表明,没有患者在治疗 6 个月时出现放射学获益。而在 Brian Weiss 等开展的另一项西罗莫司治疗进展性 NF1 相关的丛状神经纤维瘤的 Ⅱ 期临床试验,结果表明西罗莫司可将这些患者的 TTP 延长了近 4 个月;虽然 TTP 的改善是中度的,但由于明显或频繁的毒性反应很少,且目前几乎没有其他治疗选择,也可考虑在选定的患者中使用西罗莫司来减缓进展性的丛状神经纤维瘤的生长。

RAS 信号通路在 NF1 相关的丛状神经纤维瘤中失调。替吡法尼作为法尼基转移酶的抑制剂,可通过抑制 RAS 信号的法尼基化来阻断 RAS信号。Brigitte C Widemann 等开展的替吡法尼(RAS 信号抑制剂)应用于进展性的 NF1 相关的丛状神经纤维瘤的儿童和青少年患者的随机、交叉、双盲、安慰剂对照的 Ⅱ 期临床试验,结果表明与安慰剂相比,替吡法尼具有良好的耐受性,但没有显著延长 TTP。

索拉非尼是一种新型多靶点抗肿瘤药物,可同时作用于肿瘤细胞和肿瘤血管,其具有双重的抗肿瘤作用,既可以通过阻断由 RAF-MEK-ERK 介导的细胞信号传导通路而直接抑制肿瘤细胞的增殖,也可以通过抑制 VEGFR 和 PDGFR 而阻断肿瘤新生血管的形成,间接地抑制肿瘤细胞的生长。AeRang Kim 等开展的一项索拉非尼在 NF1 和 NF1 相关的丛状神经纤维瘤患儿中的 Ⅰ 期临床试验,纳入 9 例不能手术的患儿(中位年龄为 8 岁,范围为 6~12 岁),结果表明,多例患儿服药后出现了难以忍受的不良反应,如疼痛、皮疹和情绪改变等,予以减低药物剂量后,仍然无法耐受;不良反应似乎与生活质量的下降相对应;而对于用药时间超过 3 个月的患儿,并未观察到肿瘤缩小。

MEK1/2 属于丝氨酸/苏氨酸蛋白激酶,可激活ERK,是 RAS 与 RAF 的下游应答因子。司美替尼(Selumetinib,AZD6244)是一种口服、高效选择性的非ATP竞争性的 MEK1/2 抑制剂,通过抑制 RAS/RAF/MEK/ERK 信号通路,而具有潜在的抑制肿瘤生长功效。Eva Dombi 等开展的一项司美替尼用于不能手术的NF1 相关的丛状神经纤维瘤患儿的 Ⅰ 期临床试验,24 例 3~18 岁的患儿接受了递增剂量的司美替尼治疗,结果表明,在安全性评价中,儿童耐受性良好,最大耐受剂量为 25mg/m² (约为成人推荐剂量的60%),最常见的毒性反应包括痤疮、皮疹、胃肠道反应和无症状肌酸磷酸激酶升高;在疗效评价中,有 17 例(71%)获得部分反应(肿瘤体积较基线缩小≥20%),治疗期间均未出现肿瘤进展。Andrea M Gross 等开展的一项司美替尼用于不能手术的 NF1 相关的丛状神经纤维瘤患儿的 Ⅱ期临床试验,纳入 50 例患儿(中位年龄为 10.2 岁,范围为 3.5~17.4 岁),结果表明大部分患儿有持久的肿瘤缩小和临床获益(如疼痛减轻、生活质量提升、面貌和运动能力改善等)。

可喜的是,美国 FDA 于 2020 年 4 月宣布批准阿利斯康和默沙东公司共同开发的 Koselugo(司美替尼)上市,用于治疗携带有症状性和(或)进展性的不能通过手术治疗的丛状神经纤维瘤,2 岁及以上 NF1 的儿童患者。这是首款经美国 FDA 批准上市的用于 NF1 的口服靶向药物。这是这些患儿们的福音。该药在临床实际应用中将会积累更多临床用药经验和药效评价数据,进而可能使得更多的患者获益。

(三)神经系统肿瘤(胶质母细胞瘤)的治疗

由于大多数视神经通路胶质母细胞瘤是无症状的且临床保持稳定,所以无须治疗。通过眼科检查和MRI 检查监测的目的是发现症状性的视神经通路胶质母细胞瘤。特殊的是,年龄较小(学步和学龄前)的儿童由于语言和感觉发育不完善,很少主诉看不清或看不见,即便当时已经发生严重的视力丧失,因此,NF1患儿必须每年进行眼科检查。目前已有指南推荐每年对 10 岁以下的所有患儿进行一次眼科检查。对于 10岁以后的筛查频率没有太多的共识;一些中心至少每2 年进行一次筛查,直到 18 岁,或者在初步确诊后的10~25 年内进行筛查。筛查内容包括视力、视野和色觉的眼科评估,以及眼睛的解剖评估。如眼部检查不正常,应行颅脑及眼眶 MRI 检查。此外,所有儿童应每年进行身高和体重测量,以筛查性早熟。使用标准化的儿童生长图表对于检测加速生长的第一个迹象至关重要,然后可以通过使用促黄体激素释放激素激动剂来防止加速生长,以保持成人身高,并防止其相关的心理社会影响。

过去,只有在明确的影像学检查发现进展后才开始治疗。然而,最近治疗的重点转向了视力的保持。对于有疼痛性眼球突出和失明的患者,或因视交叉病变引起脑积水的患者,应考虑手术治疗。目前使用的卡铂化疗方案(无论是否使用长春新碱),可稳定肿瘤,并可能减少肿瘤的大小。然而,令人失望的是,尽管化疗后肿瘤保持稳定,但大多数儿童的视力并没有得到改善。因为放疗会增加血管病变(如闭塞性血管病变)和恶性肿瘤(如 MRNST)的发生风险,所以,只有在绝对必要时才应用于 NF1 患者。另外,Aparna Kaul 等进行的一项动物实验表明 AKT 或 MEK 介导的 mTOR 抑制剂可以抑制 NF1 相关的视神经通路胶质母细胞瘤的生长。在一项 MEK 抑制剂-司美替尼用于 NF1 相关的复发、难治性或进行性低级别胶质母细胞瘤的儿科患者的多中心、II 期临床试验中,纳入 25 例符合条件的和可评估的患者,具体方案为"口服司美替尼,25 mg/m^2,每天 2 次,28 天 1 个疗程,多达 26 个疗程",结果表明 25 例患者中有 10 例获得了持续的部分缓解;17 例患者无进展事件,中位随访时间为 48~60 个月(IQR 39·14~51·31);在安全性方面,最常见的 3 级或更严重的不良事件是肌酸磷酸激酶升高[5 例(10%)]和黄斑丘疹[5 例(10%)],且没有治疗导致的死亡报道。以上结果表明,司美替尼可作为这些亚组患者的标准化疗的替代方案。

(四)骨骼异常的治疗

出现脊柱侧凸、胫骨发育不良、或假关节的 NF1 患者应转诊给骨科医生。根据脊柱侧凸的类型和严重程度,支撑或手术融合可能是必需的。营养不良性脊柱侧凸通常需要手术治疗,而非营养不良性脊柱侧凸通常可以保守治疗。有学者提出,维生素 D 缺乏导致 NF1 相关的骨质疏松症。然而,在 NF1 患者中补充维生素 D 对骨密度和骨折的影响尚不清楚。目前也没有已证实的甲状旁腺疾病与 NF1 相关的公开证据。

阿仑磷酸盐是一种双磷酸盐药物,可抑制骨吸收性破骨细胞的功能,最终导致骨矿物质密度的增加和骨折风险的降低。但是,体外研究表明,来自 NF1 患者的破骨细胞对双磷酸盐的敏感性降低。Eetu Heervä 等开展的一项前瞻性研究中,纳入 6 例患有 NF1 相关的骨质疏松症患者(5 例男性和 1 例女性,年龄范围 28~76 岁),受试者每周补充 70mg 阿仑磷酸钠,每天补充 20μg 维生素 D,以评估口服阿仑磷酸盐药物对 NF1 相关的骨质疏松症的影响。在经过 23 个月的随访后,6 例患者中有 5 例出现骨密度升高,但没有统计学意义;血清中骨转换标志物 CTX 和 PINP 水平降低,提示骨重建较慢,如预期的一样;意想不到的是,随访期间血清破骨细胞活性标志物 TRAP5b 的水平没有发生变化。然而,在阿仑磷酸钠治疗过程中出现了一例新的胫骨应力性骨折。由于纳入病例数较少,本次

试验结果难以具有普遍效应。所以在 NF1 患者中应用双磷酸盐药物的剂量和临床疗效仍待进一步评估和验证。

(五)认知、学习和社会学问题的治疗

由精神心理科医生、康复科医生、儿科医生等,对 NF1 患者进行系统全面的认知、学习和社会学问题方面的测试评估。治疗上:①制订个性化的教育方案改善学习障碍,以及进行认知、躯体运动、语言、生活及工作技能方面的训练以提高他们的生活及工作能力;②对出现的抑郁、焦虑、自闭症、注意缺陷多动症等症状,考虑进行相应的心理疏导、必要的药物治疗及其他相关治疗。哌甲酯的治疗常对注意缺陷多动障碍的儿童有益。

(六)MPNST 的治疗

手术仍然是治疗高级别 MPNST 的基石,目的是获得明确的外科边缘,即使对于大的非肢体(如腹部)部位的肿瘤也有益处。目前罕见评估辅助化疗或放疗对 MPNST 益处的随机性研究,但荟萃分析和最近的研究表明,它们可能在一些不伴有转移性病变的 MPNST 患者中发挥作用。在晚期和转移性 MPNST 中,预后很差;在一项多机构的回顾性研究中,阿霉素联合异环磷酰胺的有效率约为 21%。早期病变在多模式治疗后复发率高,晚期病变对细胞毒性化疗药物的反应率低,并倾向于快速进展和高死亡率。

(七)其他表型的治疗

如前所述,除了多发神经纤维瘤和胶质母细胞瘤之外,NF1 患者还可以并发 MPNST、GIST、横纹肌肉瘤乳腺癌、嗜铬细胞瘤、十二指肠生长抑素瘤、白血病等多种良恶性肿瘤。同样的,除了皮肤牛奶咖啡斑和皮褶雀斑,NF1 患者还可以出现的许多非肿瘤性病变,如血管病变、心脏病变、呼吸系统疾病、神经系统疾病等,这些都需要转介给相应科室进行系统性规范化治疗。然而,目前相关的治疗措施或手段仍然很有限,治疗具有一定难度。

十二、临床随访

由于 NF1 患者的表型众多,一些特征可能在出生时出现,但大多数随着年龄的增长而逐渐出现,且病情严重程度逐渐增高,因此有必要对其进行随访,而且是多学科(包括骨与软组织肿瘤科、皮肤科、神经内科、神经外科、整形外科、普通外科、心血管内科、精神

心理科等)的随访监测,以满足持续的健康和发育需求,并将严重并发症的风险降到最低。

临床随访的一个重点,是监测 NF1 是否出现恶变。在一项针对 69 例 NF1 患者的回顾性研究中,其中 48 例至少有一个丛状神经纤维瘤,21 例有 MPNST,通过对三种临床症状,即疼痛、肿块增大和神经系统症状对恶性转化的预测价值与组织学参数的相关性进行了评估,结果发现只有肿块增大对恶性转化有很高的阳性和阴性预测值,分别为 0.92 和 0.95。在多因素分析中,肿块增大与恶性转化具有独立相关性(OR 为 167.8,95%CI 14.0~2012.1)。所以要高度警惕 NF1 患者体内肿块增大的情况。同时对于 NF1 患者临床症状本身的评估、分类标准,可参考日本厚生劳动省(负责医疗卫生和社会保障的最高行政部门)提出制订的 DNB(Dermatological,皮肤;Neurological,神经;Bone,骨骼)分级系统(表 3-4)。虽然其临床指导意义有限,但这是目前仅有的已发表的分级系统,在随访过程中可以作为重要参考。

虽然 NF1 与显著的临床变异性有关,但大多数受影响的儿童遵循正常范围内的生长和发育模式。对患有 NF1 的儿童,需要每年对其进行智力发育、教育情况和生活状况的评估,并对皮肤、脊柱、血压、视力、身高、体重、头围及心理状态等方面进行评估。出现复杂 NF1 表型的成年患者,更加需要在一个专业的正规的医院(诊疗中心)进行多学科的终身管理。

十三、预后

NF1 患者出现的多系统、多部位的病变,经积极监测治疗后,部分可以得到缓解,部分仍然继续存在,且可能会继续出现新的病变。由皮肤和皮下神经纤维瘤等病变引发的容貌改变,严重者可以毁容,会严重影响患者的情绪、生活和工作。由视神经通路胶质母细胞瘤引发的视力损伤是不可逆的,这也将给患者带来巨大影响。与一般人群相比,NF1 患者的预期寿命降低了 8~21 岁,并且在年轻人(<40 岁)中引起死亡率增加,其中最常见的早期死亡原因是由恶性肿瘤引起。贾雪原等对经手术治疗的 23 例 NF1 患者成功进行了随访,随访时间为 3~102 个月,平均为 42 个月,其中 1 例恶性病例因颅内转移而死亡,1 例因合并其他部位肿瘤二次入院行瘤体切除术,其余均无复发;有神经功能受损的患者均有恢复,肢体功能均能满足生活需要。

表 3-4　日本关于 NF1 严重程度的 DNB 分级系统

分级	D(皮肤)	N(神经)	B(骨骼)	日常生活和社会活动受影响情况
1	D1	N0	B0	日常生活和社会活动没有受到影响
2	D1~2	N0	B1	日常生活和社会活动受到轻微影响
		N1	B0~1	
3	D3	N0	B0	日常生活受到轻微影响,社会活动受到严重影响
4	D3	N1	B0~1	日常生活受到中度影响,社会活动受到严重影响
	D3	N0~1	B1	
5	D4	任何 N	任何 B	由于身体异常而导致的日常生活受到严重影响
	任何 D	N2	任何 B	
	任何 D	任何 N	B2	

D1,色素斑及少量神经纤维瘤;D2,色素斑及许多神经纤维瘤;D3,大量神经纤维瘤(数目>1000,大小>1cm);D4,严重丛状神经纤维瘤或恶性周围神经鞘瘤(MPNST);N0,无神经系统症状;N1,有神经系统症状(如瘫痪或疼痛)或(和)神经系统异常表现;N2,严重或进行性神经系统症状;B0,没有骨骼病变;B1,轻度或中度骨骼病变(脊柱或四肢不需要治疗的畸形);B2,严重的营养不良型骨骼病变,需要手术治疗的脊柱畸形(如脊柱侧凸或后凸),四肢严重骨骼畸形(如假关节、骨折),或颅骨/面骨缺损。

第 4 节　神经纤维瘤病 II 型

神经纤维瘤病 II 型(NF2)是由于 NF2 基因突变导致的一种以多发性神经鞘瘤和脑膜瘤为特征的遗传性肿瘤倾向性疾病。NF2 同NF1 一样也是一种常染色体显性遗传病,临床上以双侧前庭神经鞘瘤为主要特征性表现。NF2 没有 NF1 常见,出生患病率为 1/33 000~1/25 000,没有性别和年龄差异。NF2 相关肿瘤的治疗理念和目标不同于散发性的肿瘤,目前也没有任何治疗方式可以根治。想要通过外科手术切除每个发病灶是不可能的,同样也是不可取的。避免面、听神经的损伤在 NF2 治疗中尤为重要,术中不应过分强调肿瘤的彻底切除。事实上,NF2 患者的主要治疗目标是尽可能地保持功能和最大限度地提高生活质量。另外,NF2 患者还面临生育难题,有生育需求的可以向专业的遗传学专家和妇产科医生进行产前咨询。在生育前进行相应的基因检查和产前诊断是非常必要的,这将有助于将生育NF2 患儿的风险降到最低,帮助 NF2 患者生育一个健康的宝宝。

一、流行病学

实际上,NF2 人群中的诊断率要明显低于出生时的患病率,因为许多病例可能直到 30 岁或更晚的年龄才出现典型的 NF2 的特征,而有些病例可能在诊断前已经死亡。随着早期诊断水平和治疗措施的提高和改善,NF2 的诊断率可能会随之提升。大约 50% 的 NF2 患者在 20 岁时出现症状和(或)肿瘤表现,几乎所有患者在 60 岁时都出现症状和(或)肿瘤表现。NF2 的平均发病年龄为 18~24 岁,到 30 岁时,几乎所有受影响的个体都会出现双侧前庭神经鞘瘤。双侧前庭神经鞘瘤可以发生在 90%~95% 的 NF2 患者中,占全部听神经瘤(前庭神经鞘瘤)的 1%~4%。除了前庭神经鞘瘤,NF2 患者还常出现其他颅神经、脊神经和周围神经神经鞘瘤、颅内(包括视神经)和椎管内脑膜瘤,以及一些低级别中枢神经系统恶性肿瘤(如室管膜瘤,很少发生低级别胶质母细胞瘤)。另外,眼科特征(包括视力下降和白内障)在 NF2 患者中也很突出;约 70% 的 NF2 患者出现皮肤肿瘤,表现为皮内斑块样病变或更多深层皮下结节性肿瘤。尽管该病仍被归类为"神经纤维瘤病",但神经纤维瘤相对少见,而且许多报道的神经纤维瘤可能代表误诊的混合神经鞘瘤/神经纤维瘤。

二、病因学

在 NF2 患者中发现了多种 NF2 基因改变,包括大片段缺失、截断突变、无义突变、移码突变、错义突变和剪接位点突变,以及基因结构改变,包括插入、删除和重排。其中大片段缺失会导致没有蛋白质产物的产生,无义突变和移码突变导致出现截短蛋白质产物,错义突变导致出现完整但异常的蛋白质产物。50%~60% 的 NF2 患者没有家族史,是由新发 NF2 基因突变引起的,包括生殖系突变和体细胞嵌合体。对于发生新生 NF2 基因突变的患者,以双侧前庭神经鞘瘤为首发症状的,70% 的病例表现为在胚胎形成前发生了突变,30% 的病例表现为在胚胎形成后发生了突变,后者是一种体细胞嵌合体,在 NF2 中比在几乎所有其他遗传性疾病都更为常见;而在以单侧前庭神经鞘瘤为首发症状的,体细胞嵌合体的发病率为60%。这类患者的病情通常较轻,将疾病传给后代的风险低于 50%。

目前研究认为,NF2 相关的神经鞘瘤、脑膜瘤、室管膜瘤、眼科特征和皮肤病变等多种表型与NF2 基因失活有关,但其中确切致病机制尚不完全清楚。对于神经鞘瘤应筛查是否有 NF2、SMARCB1、LZTR1 基因突变,脑膜瘤应筛查是否有 NF2、SMARCB1、SMARCE1、SUFU 基因突变。再结合其他临床表现,以期将这些肿瘤表现区分为散发性的、NF1 相关的、NF2 相关的或者神经鞘瘤病相关的。

NF2 基因定位于染色体 22q12.2 处,编码一种70kda 的称为 Merlin 或 Schwannomin 的蛋白质。Merlin 在人类胚胎发育过程中广泛表达。而在成人中,Merlin 的表达分布较为局限,其高水平主要见于施万细胞、脑膜细胞、晶状体纤维细胞和神经细胞。Merlin 是一种肿瘤抑制因子,被认为可将肌动蛋白细胞骨架与细胞膜连接起来,并介导对细胞增殖的接触依赖性抑制,从而发挥肿瘤抑制的作用。Merlin 与 ERM 家族蛋白具有显著的序列同源性,因而也被认为是细胞骨架相关蛋白家族(也称为 ERM 家族)中的一员。在细胞水平上,Merlin 存在于富含肌动蛋白的细胞突起、细胞基质和细胞-细胞接触部位上,也存在于细胞核内,是跨膜蛋白和肌动细胞骨架之间的连接蛋白,参与细胞骨架和细胞膜的连接。在已经描述的剪接变异体中,Merlin 的所有亚型都有一个保守的 N 末端 FERM 结构域,它将蛋白质定位在质膜上,主要粘连在紧密的连接处。Merlin 的 N 端 FERM 结构域高度保守,与 CD43、CD44 和 ICAM 等蛋白质相互作用,而 C 端可能通过另一个肌动蛋白结合位点与肌动蛋白丝结合。ERM 蛋白(如 Merlin)通过结合蛋白的头部和尾部而表现出自我调节,其折叠和展开受 C 末端磷酸化的调节。尽管 Merlin 与其他 ERM 蛋白质同源,并与类似的结合蛋白质相互作用,但在细胞黏附和增殖方面,Merlin 似乎与这些蛋白质作用相反。ERM 蛋白质在磷酸化状态下是有活性的,并受到细胞-细胞黏附的抑制,而 Merlin 则通过丝氨酸去磷酸化抑制细胞-细胞或细胞-基质黏附的增殖。因此,Merlin 的缺失会导致细胞增殖的接触依赖性抑制功能失活。

Merlin 是一种多功能蛋白,参与整合和调节细胞内信号和细胞外信号通路,而这些信号通路调控着细胞的形状、增殖、运动和存活等。Merlin 可以在细胞核和细胞膜上发挥作用,而且这些不同的作用是相互关联的。Merlin 丝氨酸-518-残基处、丝氨酸-10-残基处,这两个位点的磷酸化是其蛋白质丢失和失活的主要机制。Merlin 缺失可激活 Rac/PAK/JNK、Ras、EGFR-Ras-ERK、PI3K-Akt、FAK/SRC、WNT/B-catenin、Hippo 通路和 RTK(酪氨酸受体激酶)等。除了在细胞膜发挥作用外,Merlin 可能会转移到细胞核并抑制 E3 泛素连接酶 CRL4-DCAF1 复合物,还可能通过与 mTOR 信号传导的相互作用调节蛋白质和脂肪酸的合成。当 Merlin 缺失时,则会使得细胞核内失去这种抑制性,进而导致包括整合素和生长因子受体在内的许多基

因转录的增加。因此,Merlin 功能丧失对不同细胞系的细胞内信号传导有复杂而显著的影响。

三、临床表现

NF2 患者可以出现多发性神经鞘瘤(包括前庭神经鞘瘤,其他颅、脊髓和皮肤神经鞘瘤)、脑和脊髓脑膜瘤、其他中枢神经系统肿瘤(如室管膜瘤,很少是低级别胶质瘤)、眼部表现(如早发白内障、视网膜错构瘤)、皮肤牛奶咖啡斑(可能出现在多达 50% 的患者中,但通常数量较少,且与 NF1 中的雀斑无关)等,病变累及身体的多个部位,因此会出现多种临床表现。尽管在 NF2 中有时可见牛奶咖啡斑和皮肤神经纤维瘤,但是它们的数量通常较少,并没有纳入 NF2 的诊断标准中。在英国,Evans 等统计分析了 120 例 NF2 患者(大多是成人患者)的临床表现(表 3-5),单侧或双侧听力损失出现的比例很高。另外,NF2 患者之间的表型具有可变性,一些患者在早期可表现出严重的表型和多发性肿瘤,而一些患者可能在其一生中几乎没有症状。另外,不同患者之间肿瘤的类型、大小、位置和数量不同。虽然这些肿瘤不是恶性的,但它们的解剖位置和表型的多样性和特殊性导致了很高的发病率和早期死亡率。

在临床上,NF2 可分为 Gardner 型(轻度表型)和 Wishart 型(中重度表型),前者是一种温和的表型,表现为患者通常在生命后期出现一些数量很少的且生长缓慢的肿瘤,后者是一种更具侵袭性的表型,表现为患者在 20 岁以前即可发展出现多发性肿瘤,病变进展迅速。实际上,疾病的严重程度在很大程度上取决于 NF2 基因的改变类型。例如,出现 NF2 基因生殖系截短性改变的患者常常表现出非常严重的疾病表

表 3-5　120 例 NF2 患者(大多是成人患者)的临床表现

临床表现	受影响个体的百分比(%)
单侧听力损失	35%
面部无力 [a]	12%
耳鸣	10%
双侧听力损失	9%
平衡功能障碍	8%
癫痫	8%
面部感觉损失	6%
失明	1%
没有症状,但在检查中发现(因为有患病的父母)	11%

[a],可由脊髓肿瘤、单神经病变或多神经病变引起。

型,而出现错义突变或嵌合性突变的患者通常有更温和的疾病过程。Dorothy Halliday 等评估分析了 142 例 NF2 患者的临床表型与 UK NF2 Genetic Severity Score(英国 NF2 基因严重程度评分)的关系,结果显示遗传严重程度评分与 10 项临床指标(包括诊断时的平均年龄、双侧前庭神经鞘瘤患者比例、颅内脑膜瘤、脊柱脑膜瘤和脊柱神经鞘瘤、NF2 眼科特征、听力等级、首次放疗年龄、首次手术年龄和开始贝伐珠单抗的年龄)显示出显著的相关性,因此,遗传严重程度评分可以预测 NF2 的临床表型。

由于 NF2 被认为是一种成人发病的疾病,因此它可能在儿童中被忽视。当 NF2 在儿童期出现时,疾病的严重性更高。10 岁及以下的儿童患者与成人发病的患者的临床表现有很大差异。只有 20% 的儿童患者以听力丧失或耳鸣为主要症状,而这些症状通常是大多数成人发病患者的第一个临床表现。在儿童中,皮肤肿瘤(伴有牛奶咖啡斑的神经鞘瘤可能会被误诊为神经纤维瘤)、眼部表现(如早期出现的晶状体混浊、视网膜错构瘤、视神经增粗、动眼神经麻痹、弱视和斜视)、耳鼻喉问题(如可能被忽略或视作耳部感染的青少年早期听力损失和耳鸣)和神经功能障碍(由脑、脊髓和周围神经肿瘤引起)等可能是其正式确诊前的临床表现。其中,皮肤肿瘤和眼部表现可能是儿童 NF2 患者的首发临床表现。仔细检查可疑患儿的皮肤和眼睛,可以在儿童期识别 NF2 的重要临床症状,从而及时开展针对 NF2 的监测和治疗。另外,儿童 NF2 患者也可能表现为单神经病变(持续性面瘫或手足下垂)或任何部位孤立的脑膜瘤或神经鞘瘤。由于肿瘤负荷、早期手术干预、肿瘤切除术后的效果和并发症的不同,NF2 患儿的临床病程变化很大。

(一)前庭神经鞘瘤

前庭神经鞘瘤是 NF2 中最常见的肿瘤,通常出现在双侧。双侧前庭神经鞘瘤通常大小不一,而且其中一个通常早于另一个出现。前庭神经鞘瘤可以造成 NF2 患者出现听力损失、耳鸣或平衡功能障碍等多种症状中的一种或多种。60% 的成人和 30% 的儿童患者以前庭神经鞘瘤引发的听力损失为主要症状。听力损失常常是 NF2 患者的首发症状,通常在发病时是单侧的,可与耳鸣相伴出现,也可能先于耳鸣出现。听力损失一般随着时间的推移而进展,可能是由于肿瘤本身或外科手术造成的。听力损失在患者之间有很大的差异,有些患者可能出现快速进行性或突发性听力损失。大多数情况下,在诊断后的最初一年或两年内,听

力可以得到合理的保护。

另外,前庭神经鞘瘤导致的头晕或平衡功能障碍等症状也可以作为首发症状出现。而恶心、呕吐或真正的眩晕等症状是罕见的,通常见于肿瘤的晚期状态。此外,神经鞘瘤也可能发生在其他颅神经和周围神经上,感觉神经比运动神经更容易受影响。与散发性的神经鞘瘤相比,NF2 相关的神经鞘瘤具有多样性、小叶生长、较高侵袭性和增殖潜能等典型特征,发病年龄也较早。NF2 相关神经鞘瘤在组织学上是良性的,并且似乎没有增加新发恶性肿瘤的风险。

(二)脊髓肿瘤

随着 MRI 作为一种筛查方式的应用,在 NF2 人群中经常可以看到多发性、广泛的脊髓肿瘤,这些肿瘤在最初诊断时可能是静止的。至少有 2/3 的 NF2 患者会出现脊髓肿瘤,这通常是极具破坏性的和难以控制的。脊髓肿瘤可能导致压迫症状,包括肌肉无力、感觉异常或疼痛等。髓外的神经鞘瘤和脑膜瘤是最常见的两种脊髓肿瘤类型。神经鞘瘤通常起源于脊髓脊神经根,向椎管内侧和外侧延伸,呈"哑铃形"。脊髓脑膜瘤可能发生在 1/3 的 NF2 患者中。然而,脊髓脑膜瘤往往是无症状的,许多只是偶然发现。而且仅仅通过影像学检查是很难将其与神经鞘瘤相区分。因此,脊髓脑膜瘤确切的发病率尚不清楚。脊髓髓内肿瘤,如星形细胞瘤和室管膜瘤,可以发生在 5%~33% 的 NF2 患者中。总体而言,在 NF2 患者中累及脊髓的肿瘤,大多数是多发性的。它们在影像学的检查中可能经常出现,但在许多患者中几乎都没有症状。

(三)脑膜瘤

脑膜瘤是一种肿瘤细胞增殖,具有脑膜上皮细胞分化的组织学、超微结构和免疫表型证据,具有多种组织学表现和遗传学异常。已知 NF2 会增加患者出现脑膜瘤的风险,但是决定哪些患者会发展为脑膜瘤的分子遗传因素尚不清楚。这些脑膜瘤大多数发生在颅内,但也可位于脊髓。有 45%~58% 的 NF2 患者诊断为颅内脑膜瘤,约 20% 的患者诊断为脊髓脑膜瘤。NF2 患者终生患脑膜瘤的风险可能接近 80%。多发性脑膜瘤的发生是 NF2 的一个标志,也是 NF2 的一个主要诊断标准,可见于约 50% 的 NF2 患者。

颅内脑膜瘤是在 NF2 患者中第二常见的肿瘤类型。颅内脑膜瘤最常见于沿大脑镰和脑凸区(占比 70%),其次是颅底(占比 25%)和脑室(占比 3%)。NF2 相关的脑膜瘤在前颅底和中颅底出现的频率较低,类

似于散发性的脑膜瘤,后者更倾向于覆盖在脑凸起上的硬脑膜。视神经鞘脑膜瘤比较少见,发生在4%~8%的NF2患者中,是视力下降的重要原因,而发生于眼眶的脑膜瘤也可能因压迫视神经而导致视力下降。发生于颅底的脑膜瘤可以引起颅神经病变,造成压迫脑干和脑积水。NF2相关的脑膜瘤的发病年龄通常早于散发性的,而且NF2在儿童中未诊断的频率很高,因此在儿童期出现的脑膜瘤应怀疑是NF2的可能性,并仔细寻找该疾病的其他特征。NF2相关的脑膜瘤与儿童散发性的脑膜瘤没有区别,但前者的Merlin缺失频率较高,后者的脑侵犯频率较高。总体而言,大多数脑膜瘤(>60%)在临床随访期间很少或没有生长,少数肿瘤出现进展并需要手术治疗。

(四)室管膜瘤

室管膜瘤是肿瘤细胞的增殖,其组织学、分子和超微结构特征在脑室和椎管内是相似的。NF2患者不会出现颅内室管膜瘤,而脊髓室管膜瘤发生率高达50%,一般表现为脊髓内病变。NF2患者常发展为多发性脊髓室管膜瘤,表现为沿脊髓和马尾呈典型的"串珠状"。室管膜瘤最常见于颈髓交界处或颈椎(63%~82%),其次是胸椎(36%~44%)。腰椎和终丝是散发性室管膜瘤的常见部位,很少受累。放射学证据显示在少数室管膜瘤患者中出现肿瘤进展,而12%~20%的患者因进行性的神经功能障碍,则需要最终的手术干预。

(五)胶质母细胞瘤

胶质母细胞瘤的诊断被用作NF2的诊断标准之一。然而,在临床病理学检查中,近80%的NF2相关的胶质瘤是脊髓髓内或马尾室管膜瘤。弥漫性星形细胞瘤和毛细胞性星形细胞瘤在NF2患者中非常少见,而且这些病变与NF2的因果关系尚不清楚。有学者认为,高级别胶质母细胞瘤不是NF2的一个特征,在未放疗的患者中,应该被其排除在诊断标准之外。

(六)皮肤病变

NF2患者经常表现出一些皮肤病变,但是这些病变通常远不如NF1患者明显。近70%的NF2患者出现皮肤病变,但只有10%的患者出现10个以上的皮肤病变。最常见的是"斑块状"的皮肤丛状神经鞘瘤,伴有轻度色素沉着和毛发生长加快。其次,可见一些皮下结节性的神经鞘瘤,通常与周围神经相关;这些肿瘤表现为神经的梭形肿胀,两侧神经增厚。这些病变在散发性神经鞘瘤或神经鞘瘤病中是看不到的,并且由肿瘤性施万细胞组成,沿着周围神经扩张,渗透到邻近的皮肤和皮下,并包围附属器结构,如毛囊、皮脂腺和小汗腺。除了常见的皮肤和皮下部位之外,还可见一些罕见异常部位的神经鞘瘤,如肌内神经鞘瘤和浸润性腱内神经鞘瘤。特殊的是,与NF2相关的神经鞘瘤肿瘤常常浸润神经纤维,而散发性的更常生长在神经附近,并压迫神经。

这些皮内和皮下神经鞘瘤可能发生在疾病进程的早期,特别是在具有更严重的Wishart表型的患者中。如果能及时且尽早识别这些皮肤病变,将有利于NF2的早期诊断、遗传学分析和监测管理。

(七)眼科特征

在NF2患者中,眼科特征也很突出,其中最明显的是白内障。白内障可见于60%~80%的NF2患者,并可能引发视物模糊或视力受损。这些通常是老年前期后囊下晶状体混浊,很少需要手术切除。然而,儿童皮质楔形晶状体混浊可能是从出生不久就会出现。另外,视神经脑膜瘤和视网膜错构瘤也可造成NF2患者的视力受损。

(八)神经病变

单神经病变可能是NF2在儿童时期的表现特征,并且最常影响面神经,也可能造成面瘫,而且往往不能完全恢复。面瘫可能发生在前庭神经鞘瘤。另外,其他脑神经根也可能受到影响,特别是动眼神经根和三叉神经根。此外,一些NF2患儿可能患有脊髓灰质炎样疾病,下肢肌肉群消瘦,但又不能完全恢复,可能引起单侧足下垂。肌肉功能的受损也可能影响上肢,导致大鱼际肌或小鱼际肌的萎缩,还可能引起单侧手下垂。在成年时期,3%~10%的NF2患者可能会发展出现严重的多发性神经病变,即使是在没有任何肿瘤压迫神经的情况下依然可能出现。神经病变的具体发病机制尚不清楚。Christian Hagel等通过腓肠神经活检发现,这不仅是由于肿瘤的生长,还可能是小的神经内膜肿瘤、施万细胞的弥漫性增殖和神经周细胞的增殖造成的。

四、表型－基因型的关系

相关研究和文献报道均表明NF2中基因型和表型之间只有很少的相关性。NF2家族内的变异性远远低于家族间的变异性,表明潜在的基因型对表型有强烈的影响。与NF1不同,NF2基因的大量缺失与轻度表型相关,即使是很大片段的缺失,也与智力障碍无关。

　　NF2 基因的生殖系突变的类型是 NF2 相关颅内脑膜瘤、脊髓肿瘤和周围神经肿瘤数量的重要决定因素。携带有 NF2 生殖系错义突变、剪接位点突变、大量缺失或体细胞嵌合体的患者,与携带有 NF2 生殖系无义突变或移码突变的患者相比,前者出现肿瘤数目明显减少。剪接位点突变与各种表型相关,从无症状到严重表型。剪接位点突变发生部位不同,病情轻重程度亦不同,其中携带有 1~5 外显子的剪接位点突变患者的病情,较携带有 11~15 外显子患者的更严重。错义突变和剪接位点突变,特别是发生于 NF2 基因的 3′端,通常与温和的 Gardner 表型相关,有较少的脑膜瘤,预后较好。然而,保守的 N-末端 FERM 结构域改变和截断突变通常与严重的 Wishart 表型相关,表现为发病年龄早、眼科和皮肤病变的发病率高,以及数目更多的NF2 相关的颅内脑膜瘤、脊髓肿瘤和周围神经肿瘤,并且预后差。另外,截断突变也与脊髓肿瘤患病率的增加有关。此外,携带有 NF2 基因 3′端的致病性变异(特别是外显子 14~16 中的致病性变异)与携带有 5′端的致病性变异的患者相比,前者患脑膜瘤的风险更低。

　　一般而言,截断突变与错义、剪接位点突变或缺失相比,会造成更高的相关死亡率。因此,应对这类患者进行密切随访。特殊的是,如果截断突变发生在体细胞,并呈体细胞嵌合体状态,将可能导致较温和的表型。

五、影像学检查

　　目前针对 NF2 的影像学检查,主要是 CT 和MRI。与 CT 相比,MRI 具有更高的软组织分辨率,在对神经纤维瘤病颅内及椎管内病灶的显示中,无论在定位、定量及定性方面均有显著优势;其图像更加细致,且通过多参数、多方位成像,可以提供更多的诊断信息。

(一)CT 检查

　　在 CT 平扫时,听神经瘤表现为桥小脑角区囊实性结节及肿块影,较大的肿块的密度不均匀,较小的结节的密度均匀,呈稍高密度,肿块内部密度稍低。增强扫描后肿块呈明显不均匀强化,实性部分明显强化,囊性部分未见强化,听神经增粗强化,与肿块相连。骨窗位像提示内听道均有不同程度地呈漏斗状扩大。

　　在 CT 平扫时,脑膜瘤呈稍高或等密度,多位于大脑的凸面,宽基底紧贴硬脑膜,部分可见较多大小不等点状、条片状钙化,邻近骨质可见增生硬化,未见明显骨质破坏,呈长期受压改变。相对于 MRI 检查,CT检查对发现脑膜瘤内部钙化及邻近骨质改变有较大的优势,有利于与其他肿瘤相鉴别诊断。增强扫描后,脑膜瘤往往呈明显均匀强化,并可见"脑膜尾征"(在增强的 MRI 或 CT 图像上,表现为强化并增粗的硬脑膜从肿块延伸出来,长为 0.5~0.75 Px,形状似一条尾巴)。由于 CT 检查具有伪影,可能会漏诊一些较小的脑膜瘤病变。

　　在 CT 平扫时,脊髓室管膜瘤呈类圆形和椭圆形肿块,与正常的脊髓组织分界不清;增强扫描时,囊性室管膜瘤壁强化较明显,而实性的肿块呈现轻-重度均一或不均一的强化。对于椎管内肿瘤,CT 检查难以显示清楚,并具有一定的局限性。

(二)MRI 检查

　　NF2 患者在 MRI 检查下表现为病变部位多、病灶数目多、病灶大小不等和病灶形态多样。NF2 相关的良性和低级别的中枢神经系统肿瘤可能引起严重的并发症,因此需要 MRI 监测以优化管理。增强 MRI 是诊断 NF2 多发性、多类型颅内和脊髓肿瘤的金标准。重要的是,增强 MRI 可早期发现无任何临床症状的颅内和椎管内的小肿瘤;直径 1~2mm 的内听道内肿瘤亦可明确诊断,诊断率>90%。早期的 MRI 检查可以早发现肿瘤、早监测和早治疗,进而提高听力保留率。

　　听神经瘤在 T1WI 上多呈等或稍低信号,在 T2WI上呈混杂信号,实性部分呈等或稍低信号,部分呈多囊状态,并可见 T2 低信号的液平面。增强扫描后,肿块呈明显不均一强化,并可见与邻近听神经相连,且相连的听神经明显增粗。瘤体较大时内部可发生囊性变、坏死,在 T1WI 呈低信号、T2WI 呈高信号。另外,在 MRI 上,也可见一些其他部位的非前庭神经鞘瘤,如三叉神经鞘瘤,信号特征与前庭神经鞘瘤的相似。

　　脑膜瘤在 T1WI 上多呈等或稍低信号,在 T2WI 上多呈稍高信号。增强后多为明显均匀强化,并可见长短不一的"脑膜尾征"。部分脑膜瘤合并钙化时,呈 T1 低、T2 高信号,增强扫描无强化。另外,室管膜瘤在 MRI 上也有一定特点,在 T1WI 呈等或低信号,在 T2WI 呈高信号,增强后肿块明显强化。

六、其他检查

　　主要是针对听力功能、眼科学方面的一些特殊检查。

(一)听力功能检查

1. 纯音测听检查

NF2 的纯音测听表现为高频受累的感音神经性

聋,语言分辨率差。发病早期可出现 ABR 的波Ⅲ、Ⅳ、Ⅴ的潜伏期延长,Ⅰ~Ⅲ、Ⅰ~Ⅳ波间期亦延长,严重时各波消失。

2. 脑干听觉诱发电位

ABR 可作为双侧听神经瘤的初筛方法,可辅助早期诊断。但肿瘤较小时,其敏感性较低,准确率仅 25%~30%。

(二)眼科学检查

通过专业的眼科学检查来评估患者有无晶状体混浊(白内障)、视网膜错构瘤或黄斑部视网膜前膜等,以及由此引发的视力受损情况。

七、病理特征

(一)NF2 相关的神经鞘瘤

在组织学上,神经鞘瘤由末端逐渐变细的纺锤状细胞和嗜酸性至透明的细胞质组成,在结构上分为富细胞区(Antoni A)区和少细胞区(Antoni B)区。NF2 相关的前庭神经鞘瘤表现出与散发性肿瘤相似的形态学特征,以富细胞区 Antoni A 区为主,可能表现为栅栏状核和 Verocay 小体;还含有典型的是少细胞区 Antoni B 区,细胞外基质更突出,可能有胶原或黏液样外观。与散发性的肿瘤相比,它们的有丝分裂指数增加,复发风险更高,可能是由于一些肿块的多克隆起源,难以完全手术切除,以及在神经上有额外的小结节。血管周围透明化通常是神经鞘瘤的一个显著组织学特征,可能有助于诊断具有异常组织学外观的病变。神经鞘瘤常表现为退行性改变(也称为"古老改变"),包括多形性增加、细胞核异常和染色过多。这种变化与复发或恶性转化的风险增加并不相关。在免疫组化上,神经鞘瘤的胞质和胞核 S100 染色呈强而弥漫的阳性。这些变化的生物学基础及其对细胞功能的影响尚不清楚。

(二)NF2 相关的脑膜瘤

NF2 相关的脑膜瘤可能是任何组织学亚型,但通常是纤维变异型的,有时可见散在的砂粒体。脑膜瘤细胞多数表现为卵圆形或梭形细胞,可见染色质、散在的核假包含体和轻度的细胞学异型性。另外,NF2 相关的脑膜瘤通常比散发性的相关肿瘤有更高的有丝分裂指数,非典型脑膜瘤在这种情况下并不少见。这些差异的遗传学基础还不完全清楚,因为散发性Ⅰ级脑膜瘤也经常表现为 22 号染色单体和 NF2 功能丧失。

(三)NF2 相关的室管膜瘤

大多数 NF2 相关的室管膜瘤属于 WHO Ⅱ级病变,典型组织学表现包括明显的血管周围假玫瑰花结和散在的真正室管膜玫瑰花结,部分区域表现为明显的乳头状结构还可见一些其他组织学亚型,包括黏液乳头状、单核细胞性和间变性室管膜瘤。

八、诊断

NF2 的首个诊断标准于 1987 年由美国国立卫生研究院(NIH)共识会议制定,并于 1991 年进行了修订。如果患者有以下任一情况,则符合 NF2 的诊断标准:①用适当的影像学检查方式,如 MRI 或 CT,检测到双侧第Ⅷ脑神经肿块(无须组织学验证);②有患有 NF2 的一级亲属,且有单侧第Ⅷ脑神经肿块,或者出现以下任意两种——神经纤维瘤、脑膜瘤、胶质母细胞瘤、神经鞘瘤和青少年后囊下白内障。由此可见,只有出现双侧前庭神经鞘瘤或有 NF2 家族史的患者才符合 NIH 诊断标准的条件,这使其成为标准很严格的诊断标准。但该诊断标准也有局限性,有一小部分具有 NF2 相关的多个特征的患者难以通过该诊断标准确诊。

鉴于以上情况,研究者们于 1992 年又提出了 NF2 曼彻斯特(NIH)诊断标准。如果患者有以下任一情况,则符合 NF2 的主要诊断标准:①双侧前庭神经鞘瘤;②有 NF2 家族史,伴发单侧前庭神经鞘瘤,或伴发以下任意两种——脑膜瘤、胶质母细胞瘤、神经纤维瘤、神经鞘瘤、后囊下晶状体混浊。附加标准:①单侧前庭神经鞘瘤,伴发以下任意两种——神经纤维瘤、脑膜瘤、胶质母细胞瘤、神经鞘瘤和青少年后囊下白内障;②多发性脑膜瘤(两个及以上),伴发单侧前庭神经鞘瘤,或者伴发以下任意两种——胶质母细胞瘤、神经纤维瘤、神经鞘瘤、白内障。曼彻斯特标准是临床实践中应用最广泛的标准。

在 1997 年,国家神经纤维瘤病基金会(NNFF)又提出了新的修订标准。在此标准中,确诊 NF2 的标准为满足以下任一情况:①双侧前庭神经鞘瘤;②有患有 NF2 的一级亲属,且在 30 岁以前出现单侧前庭神经鞘瘤,或者伴发以下任意两种——脑膜瘤、神经鞘瘤、胶质母细胞瘤、青少年晶状体混浊(后囊下性白内障或皮质性白内障)。假定或可能的 NF2 的诊断标准为满足以下任一情况:①30 岁以前出现单侧前庭神经鞘瘤,伴发以下至少一种——脑膜瘤、神经鞘瘤、胶质母细胞瘤、青少年晶状体混浊(后囊下白内障或皮质性白内障);②多发性脑膜瘤(两个或更多),且伴发 30

岁以前出现单侧前庭神经鞘瘤，或者伴发以下至少一种——神经鞘瘤、胶质母细胞瘤、青少年晶状体混浊（后囊下白内障或皮质白内障）。

在临床实践中，虽然以上诊断标准可以确诊大多数 NF2 患者，但仍有一些散发性患者，在没有出现双侧前庭神经鞘瘤的情况下，诊断较困难。对于出现脑膜瘤、神经鞘瘤和皮肤特征（如神经纤维瘤/神经鞘瘤，但少于 6 个的皮肤牛奶咖啡斑）的儿童，临床医生应怀疑其患 NF2 的可能性。所有表现为非前庭神经鞘瘤的 NF2 患者在儿童时期都有明显的诊断性延迟，因此有必要对不寻常的皮肤和眼睛特征进行详细的评估。有研究表明，并非所有具有 NF2 基因突变的个体随后都被诊断为 NF2，这可能是由于非致病性突变、医疗条件差、温和的表型或迟发性的症状，或其他因素引起的。

九、遗传咨询与产前诊断

同 NF1 一样，NF2 也是常染色体显性遗传病，后代有遗传 NF2 的风险。①如果夫妇俩有一方是患者，那么每一次生育，子女患病的可能性为 50%；②如果夫妇俩双方都是患者，那么每一次生育，子女患病的可能性高达 75%。携带有体细胞嵌合体的患者的病情通常较轻，将疾病传给后代的风险低于 50%。因此，对于 NF2 患者而言，在考虑生育时非常有必要进行遗传咨询和产前诊断。具体事项可以参照 NF1 的相关章节内容。

十、治疗

NF2 相关肿瘤的治疗理念和目标不同于散发性的肿瘤，目前也没有任何治疗方式可以根治。想要通过外科手术切除每个发病灶是不可能的，同样也是不可取的。避免面听神经的损伤在 NF2 治疗中尤为重要，术中不应过分强调肿瘤的彻底切除。事实上，NF2 患者的主要治疗目标是尽可能地保持功能和最大限度地提高生活质量。在制订 NF2 具体的治疗方案时，首先要考虑防治脑干受压和颅内高压等威胁生命的严重并发症，其次要考虑尽可能保留一侧耳朵有实用听力和尽可能避免双侧面瘫。对于有脑干、脊髓受压或梗阻性脑积水的患者，建议手术治疗。如果患者没有出现相应的神经功能障碍，或者程度很轻，可以选择警惕性的观察等待，这能让患者保留有神经功能很长时间，生活质量也相对较高。

（一）前庭神经鞘瘤的治疗

外科手术治疗仍然是 NF2 相关的前庭神经鞘瘤的标准治疗方法。治疗目标是最大限度地发挥和保留

有用的听力。由于肿瘤位置深，周围毗邻重要结构，如脑干、血管、颅神经等，手术较困难，术后并发症较多，尤其是术后听神经和面神经的损伤。虽然微创显微外科技术的发展与应用，在一定程度上提高了治疗的效果，但目前仍面临很多困难。面部和喉部无力是前庭神经鞘瘤手术常见的并发症。对这些并发症的治疗可以显著提高这些患者的生活质量。在以最小限度地神经损伤、最大限度地保障患者的生命安全的前提下，经由专业的多学科团队（包括神经外科、眼科、耳鼻喉外科等）最大限度地切除肿瘤，并保留有效听力和面神经功能。

由于放疗使得后续手术切除和听觉功能脑干植入更加困难，而且可能造成神经鞘瘤的恶性转化，因此，它的使用仍存在一定的争议。近年来立体定向放射外科（SRS）的应用逐渐兴起。尽管 SRS 也会损害听力，但它允许解剖性保留耳蜗神经，并可通过人工耳蜗植入实现听力恢复。一般来说，虽然与散发性的前庭神经鞘瘤相比，SRS 对 NF2 相关的前庭神经鞘瘤的疗效较差，但对中小型的 NF2 相关的前庭神经鞘瘤也能达到长期的局部控制。然而，Ivo J Kruyt 等对比分析了 GKRS（伽马刀放射外科）对 NF2 相关的和散发性的前庭神经鞘瘤的治疗效果，结果表明 GKRS 对这两种前庭神经鞘瘤均有效，而且在肿瘤控制、听力保护或并发症方面没有发现显著差异；使用低边际剂量治疗生长中的 NF2 相关的前庭神经鞘瘤，显示了良好的长期肿瘤控制率。对于 NF2 患者，表型是GKRS 后的最终结果为最强有力的预测因素：GKRS 对表现为 Feling-Gardner 表型的和（或）中小型的前庭神经鞘瘤的患者的治疗效果好，而对 Wishart 表型的大的前庭神经鞘瘤的患者治疗效果很差。

最近，开展了一些针对 NF2 相关的进行性前庭神经鞘瘤的靶向药物临床试验。Scott R Plotkin 等开展的一项厄洛替尼（Erlotinib）（一种 EGFR 抑制剂）的临床试验，纳入 11 例 NF2 相关的进行性前庭神经鞘瘤患者，给药方案为厄洛替尼每天口服 150mg，结果表明厄洛替尼并未达到影像学反应标准或改善听力。

Matthias A Karajannis 等开展的一项拉帕替尼（一种 EGFR/ErbB2 抑制物）的 Ⅱ 期临床试验，纳入 21 例 NF2 相关的进行性前庭神经鞘瘤患者，结果表明拉帕替尼具有轻微毒性，对这些患者具有一定的客观活性（包括肿瘤体积缩小和听力改善），未来的研究可以探索与其他分子靶向药物如贝伐珠单抗的联合治疗。Matthias A Karajannis 等开展的另一项依维莫司（一种 mTORC1 抑制剂）的 Ⅱ 期临床试验，纳入 10 例 NF2相关的进行性前庭神经鞘瘤患者（包括 2 例儿童患者），结

果表明依维莫司治疗无效。Marisa A Fuse 等开展的一项 MEK1/2 抑制剂治疗 NF2 相关的神经鞘瘤的临床前评估试验，结果表明 MEK 抑制剂在神经鞘瘤模型中表现出不同的抗肿瘤疗效，可能出现曲美替尼耐药；该结果支持进一步研究 MEK 抑制剂与其他靶向药物联合治疗 NF2 相关的神经鞘瘤。可喜的是，已经有越来越多的临床试验结果表明，贝伐珠单抗（一种抗肿瘤血管生成抑制剂）可导致大部分 NF2 相关的前庭神经鞘瘤的肿瘤体积缩小和听力改善。

总体而言，针对 NF2 相关的前庭神经鞘瘤的治疗仍面临许多风险和挑战，需要结合患者的病变情况和就医需求制订个体化的治疗方案，并向患者及家属讲明相关的风险，保障医疗安全。对于不能手术或手术后复发的 NF2 患者，可以参加一些临床试验，以期从中获益。

（二）脑膜瘤和脊髓肿瘤的治疗

手术仍然是 NF2 进行性或症状性脑膜瘤的标准治疗方法。许多 NF2 患者可能患有多发性脑膜瘤，由于不建议切除所有的病灶，因此必须仔细选择需要手术切除的脑膜瘤。对于正在生长或开始引起诸如颅内压升高、脑积水、头痛和癫痫等并发症的脑膜瘤，需要手术切除。放射外科治疗脑膜瘤的效果不如前庭神经鞘瘤。NF2 相关的脊髓神经鞘瘤和脑膜瘤如果引起压迫症状，可能需要手术切除。NF2 相关的脊髓室管膜瘤通常是保守治疗，因为它们在大多数情况下是没有症状的。

（三）其他表型的治疗

主要是针对 NF2 患者出现一些眼科病变，由眼科医生进行系统评估后进行监测或治疗。

十一、预后

由于 NF2 病变累及多系统和多脏器，尤其是发生于前庭部位的神经鞘瘤严重损害面神经和听神经功能，致残率或致死率较高。在 1990 年以前诊断的患者，其预期寿命只有 15 年。随着对 NF2 的早期诊断和管理水平的改善，这种情况也有所改善，但许多 NF2 患者仍然遗留听力丧失、耳鸣和面瘫等多种严重并发症，且可能会在年轻时时死亡。赵赋等回顾性分析了 175 例 NF2 患者，随访 1~255 个月后，154 例仍然生存（生存率为 88%），21 例出现死亡（死亡率为 12%），中位生存时间为（208.4±10.6）个月；出现症状年龄较小（如<19 岁）和伴发脊髓肿瘤是其预后不佳的重要影响因素。另外，发生脑膜瘤的数量和出现截短突变均对预后有不利的影响。

第 5 节   神经纤维瘤病患者的随访观察及专家共识

如前所述，神经纤维瘤病包括 NF1、NF2 和神经鞘瘤病。三者均可出现有多部位的病变，且表型可以多样化。NF1 的临床表现多样化非常显著，可累及多个部位或器官。几乎所有 NF1 患者都会出现色素性病变（如皮肤牛奶咖啡斑、皮褶雀斑）和皮肤神经纤维瘤。骨骼异常（脊柱侧凸、胫骨假关节和眼眶发育不良）、脑肿瘤（视神经通路和脑干胶质母细胞瘤）、周围神经肿瘤（脊髓神经纤维瘤、丛状神经纤维瘤和恶性周围神经鞘瘤）、学习、认知和社会学问题等也是 NF1 患者的临床表现。这些病变在患者的一生中是逐渐进展的，尽管其具体表现、进展速度和并发症的严重程度在个体之间差别很大。NF1 的一些特征可能在出生时就已经出现，但大多数随着年龄的增长才逐渐出现，因此有必要对其进行随访，而且是多学科（包括软组织肿瘤科、皮肤科、神经内科、神经外科、整形外科、普通外科、心血管内科、精神心理科等）的随访监测，

以满足持续的健康和发育需要，并将严重并发症的风险降到最低。虽然 NF1 与显著的临床变异性有关，但大多数受影响的儿童遵循正常范围内的生长和发育模式。对患有 NF1 的儿童，需要每年对其进行智力发育、教育情况和生活状况的评估，并对皮肤、脊柱、血压、视力、身高、体重、头围及心理状态等方面进行评估。出现复杂 NF1 表型的成年患者，更加需要在一个专业的正规医院（诊疗中心）进行多学科的终身管理。

NF2 主要累及中枢神经系统（前庭神经、脑膜、脊髓等），最明显的特征是双侧前庭神经鞘膜瘤（又称"听神经瘤"），同时可合并多发性脑膜瘤、室管膜瘤、其他脑神经及脊神经的神经鞘瘤。患者大都会出现听力受损，早期经由 MRI 扫描可以发现占位性病变，在进行详细的听力评估后综合制订诊疗方案。同 NF1 一样，NF2 患者同样需要多学科的观察随访及监控，包括耳鼻喉科、骨科、神经外科等，以便早期发现病变并早期

干预(保守随访观察或放疗、手术治疗等),以最大限度地保留患者的有效听力,提高生活质量。

神经鞘瘤病是一种全身容易多发非双侧前庭神经、非皮内神经鞘瘤,较少发生脑膜瘤,在组织学上表现良性的肿瘤易感综合征,被认为是 NF 的第三种表现形式。相较于 NF1 和 NF2,神经鞘瘤病的临床表现较为单一,预后较好,但也非常有必要进行随访监测。对于体积小、生长慢、症状不明显的肿瘤,可予以观察并定期随访,注意排查 NF1 和 NF2 的可能性。

总体而言,对于 NF1、NF2 和神经鞘瘤病的观察随访及监控是非常有必要的,需要向患者说明这些疾病的发病特点(多部位和多系统累及,恶性转化风险,以及遗传下一代的风险等)及对身体的危害。虽然目前还没有确切的治疗手段来阻止或延缓病变的进展,但基于每种病变类型的定期随访有利于了解良性病变的状态,有无出现新的表型,也可以早期发现可疑的恶性病变(如 NF1 患者出现的 MPNST),从而采取精细化、个体化的干预措施,尽最大努力改善患者的生存获益,提高其生活质量。如果任由其自由发展,治疗过程不规范,这将会给患者造成巨大的损害。2021年在《中国修复重建外科杂志》上发表的《Ⅰ型神经纤维瘤病临床诊疗专家共识(2021 版)》提供了一种可操作的方法,供相关人员参考。

第 6 节　神经纤维瘤病与恶性周围神经鞘瘤的关系

恶性周围神经鞘瘤(MPNST)是一种少见的起源于外周神经分支和神经鞘膜的侵袭性软组织肉瘤。MPNST 在一般人群中的发病率约为 1:100 000,是第六种最常见的软组织肉瘤,占所有软组织肉瘤的 5%~10%。MPNST 通常起源于大中型神经,其中四肢肿瘤占 33%~46%,躯干肿瘤占 34%~41%,头颈部肿瘤占 17%~25%。不到 15% 的 MPNST 在最初诊断时是转移的,但 MPNST 表现出转移到肺或骨髓的倾向。MPNST 可分为散发性的、NF1 相关的和放疗相关的三种类型。MPNST 是一种相对少见的晚期放疗并发症,据报道发病率为 0.06%,而且预后很差。

MPNST 与 NF1 关系非常密切,国外的数据显示,约 50% 的 MPNST 的发生与 NF1 有关。尽管与 NF1 相关的 MPNST 可以自发出现,但它们通常出现在预先存在的丛状神经纤维瘤内。MPNST 并非由皮肤神经纤维瘤引起,因此,皮肤神经纤维瘤负荷沉重的患者似乎不存在患有 MPNST 的高风险。一般而言,普通人群终生罹患 MPNST 的风险不足 0.1%,而 NF1 患者一生罹患 MPNST 的风险为 8%~13%,二者相差巨大。一项芬兰的以人群为基础的 NF1 患者系列研究,证实了 MPNST 的风险显著增加[标准化发病率(SIR)=2056];30 岁、50 岁和 85 岁的 NF1 相关的 MPNST 的风险分别为 8.5%、12.3% 和 15.8%;高级别 MPNST 通常是致命的,对 NF1 死亡率有显著贡献(标准化死亡率>2000),且存活率没有性别差异。芬兰的数据也显示在有或没有 NF1 的患者中,MPNST 存活率没有差异。这些结果不同于过去 50 年来的 48 项研究中,对 1800 例以上患者的荟萃分析的结论:尽管在过去 10 年中 NF1 相关的 MPNST 预后有所改善,但与散发的 MPNST 病例相比,其死亡率是增加的。

据估计,NF1 相关的 MPNST 的年发病率为 0.16%(与普通人群的 0.001% 相比),可见于 8%~16% 的 NF1 患者中,且主要发生于 20~35 岁的成年人,而很少有发生于儿童的病例报道 DGR Evans 等进行的一项对比分析中,结果表明 NF1 相关的 MPNST(n=21)诊断的中位年龄为 26 岁,而散发性的 MPNST(n=37)的为 62 岁。而在另外两项 NF1 相关的 MPNST 的研究(n=148,n=130)中,诊断时的中位年龄为 33~34 岁,比散发性 MPNST 年龄约小 10 岁。

在 NF1 患者中,周围神经纤维瘤恶性转化为 MPNST 的分子机制尚不清楚。在丛状神经纤维瘤和 MPNST 中观察到 NF1 双等位基因的失活,这可能是丛状神经纤维瘤发生的起始事件,但尚不足以引起随后的 MPNST 的发生和发展。NF1 基因突变可以引起高水平的 RAS,进而引起 PI3K/AKT/mTOR 通路和 RAF/MEK/ERK 通路(即 MAPK 信号通路)的信号改变,参与丛状神经纤维瘤的发生和恶性转化。有趣的是,多达 10%~15% 的皮肤神经纤维瘤、40% 的丛状神经纤维瘤和>60% 的 MPNST 显示 NF1 的双等位基因杂合性缺失(LOH),这表明 NF1 在 MPNST 肿瘤发展中可能以经典的 Knudson 双打击假说方式起作用。重要的是,这个恶性转化过程还需要获得一些额外的遗传学异常,包括 TP53、CDKN2A、INK4A 基因失活,SUZ12 或 EED 的失活,或者是 EGFR、PDGFRA 和 KIT 的扩增等。

MPNST 的症状与良性丛状神经纤维瘤的有重叠之处,但是质地硬的、快速生长的引起持续性或夜间疼痛,或神经功能缺损的神经纤维瘤,应该怀疑是 MPNST。因为患有 MPNST 的 NF1 患者可能会在 1~2 周内,出现无法解释的疼痛、肿瘤快速生长、神经纤维结构改变或无法解释的神经功能障碍。与非 NF1 相关的MPNST 相比,NF1 相关的 MPNST 的预后较差。MPNST 是导致 NF1 患者预期寿命降低或死亡的主要原因,5 年生存率为 15%~50%,只有 21% 的患者在确诊后存活时间超过 5 年。低级别 MPNST 约占 NF1 相关的 MPNST 的 5%,与高级别肿瘤(5 年生存率约为 20%)相比,其 10 年生存率可达 100%。

总体而言,MPNST 和 NF1 关系非常密切,有一部分 NF1 的患者会发展出现 MPNST 而引发严重不良事件。对 NF1 患者需要做好随访监测,尤其是对出现丛状神经纤维瘤的部位做好监测管理。NF1 患者出现新的病变或原有症状(病变)加重,应及时到专科医院就诊,注意筛查排除 MPNST 的可能性。尽可能做到早发现、早诊断、早治疗,以便获得更好的生活质量。

(杨铁龙　王智超　李婷　张超　刘昊天　孙伟

吴志强　李海欣　李祥春　李绪斌　赵纲　王坚

冯一星)

参考文献

[1] KURTKAYA-YAPICIER O,SCHEITHAUER B,WOODRUFF J M. The pathobiologic spectrum of Schwannomas[J]. Histol Histopathol,2003,18(3):925-934.

[2] GRAFFEO C S,VAN ABEL K M,MORRIS J M,et al. Preoperative diagnosis of vagal and sympathetic cervical schwannomas based on radiographic findings[J]. J Neurosurg,2017,126(3):690-697.

[3] CUTFIELD S W,WICKREMESEKERA A C,MANTAMADIOTIS T,et al. Tumour stem cells in schwannoma:A review[J]. J Clin Neurosci,2019,62(21-6).

[4] MORTUZA S,ESMAELI B,BELL D. Primary intraocular ancientschwannoma:a case report and review of the literature[J]. Head Neck,2014,36(4):E36-E38.

[5] PROPP J M,MCCARTHY B J,DAVIS F G,et al. Descriptive epidemiology of vestibular schwannomas [J]. Neurooncology,2006,8(1):1-11.

[6] WONG B L K,BATHALA S,GRANT D. Laryngeal schwannoma:a systematic review[J]. Eur Arch Otorhinolaryngol,2017,274(1):25-34.

[7] COLREAVY M P,LACY P D,HUGHES J,et al. Head and neck schwannomas-a 10 year review[J]. J Laryngol Otol,2000,114(2):119-124.

[8] CABANILLAS R,RODRIGO J P,SECADES P,et al. The relation between hypoxia-inducible factor(HIF)-1 alpha expression with p53 expression and outcome in surgically treated supraglottic laryngeal cancer[J]. J Surg Oncol,2009,99(6):373-378.

[9] NAIR A G,KALIKI S,MISHRA D K,et al. Epibulbar schwannoma in a 12-year-old boy:A case report and review of literature[J]. Indian J Ophthalmol,2015,63(7):620-622.

[10] KILICOGLU B,KISMET K,GOLLU A,et al. Case report:mesenteric schwannoma[J]. Adv Ther,2006,23(5):696-700.

[11] EMEL E,ABDALLAH A,SOFUOGLU O E,et al. Long-term Surgical Outcomes of Spinal Schwannomas:Retrospective Analysis of 49 Consecutive Cases[J]. Turk Neurosurg,2017,27(2):217-225.

[12] FASS G,HOSSEY D,NYST M,et al. Benign retroperitoneal schwannoma presenting as colitis:a case report [J]. World J Gastroenterol,2007,13(41):5521-5524.

[13] VIRSEDA RODRíGUEZ J A,DONATE MORENO M J,PASTORNAVARRO H,et al. Primary retroperitoneal tumors:review of our 10-year case series[J]. Arch Esp Urol,2010,63(1):13-22.

[14] HIROKAWA D,USAMI K,HONG S,et al. Pediatric intracranial lower cranial nerve schwannoma unassociated with neurofibromatosis type 2:case report and review of the literature[J]. Childs Nerv Syst,2019,35(6):1041-1044.

[15] SANTARIUS T,DAKOJI S,AFSHARI F T,et al. Isolated hypoglossal schwannoma in a 9-year-old child[J]. J Neurosurg Pediatr,2012,10(2):130-133.

[16] ANTINHEIMO J,SALLINEN S L,SALLINEN P,et al. Genetic aberrations in sporadic and neurofibromatosis 2(NF2)-associated schwannomas studied by comparative genomic hybridization(CGH)[J]. Acta Neurochir(Wien),2000,142(10):1099-1104.

[17] KOELLER K K,SHIH R Y. Intradural Extramedullary Spinal Neoplasms:Radiologic-Pathologic Correlation [J]. Radiographics,2019,39(2):468-490.

[18] ANTINHEIMO J,SANKILA R,CARPéN O,et al. Population-based analysis of sporadic and type 2 neurofibromatosis-associated meningiomas and schwannomas[J]. Neurology,2000,54(1):71-76.

[19] HILTON D A,HANEMANN C O. Schwannomas and their pathogenesis[J]. Brain Pathol,2014,24(3):205-220.

[20] 徐静. 头颈部神经鞘瘤临床诊断和治疗(附 25 例报告)[J]. 中国实用医药,2012,7(7):67-68.

[21] ROGNONE E,ROSSI A,CONTE M,et al. Laryngeal schwann-

oma in an 8-year-old boy with inspiratory dyspnea [J].
Head Neck,2007,29(10)：972-975.

[22] MANKIN H J,MANKIN K P. Schwannoma：a rare benign
tumor of soft tissues[J]. Musculoskelet Surg,2014,98(2)：
95-99.

[23] HENNIGAN R F,FLETCHER J S,GUARD S,et al. Proximity
biotinylation identifies a set of conformation-specific interact-
ions between Merlin and cell junction proteins[J]. Sci Signal,
2019,12(578)：eaau8749.

[24] RUGGIERI M,PRATICò A D,SERRA A,et al. Childhood
neurofibromatosis type 2 (NF2) and related disorders：from
bench to bedside and biologically targeted therapies[J]. Acta
Otorhinolaryngol Ital,2016,36(5)：345-367.

[25] STAMENKOVIC I,YU Q. Merlin,a "magic" linker between
extracellular cues and intracellular signaling pathways that
regulate cell motility,proliferation,and survival[J]. Curr Prote-
in Pept Sci,2010,11(6)：471-484.

[26] PEĆINA-ŠLAUS N. Merlin,the NF2 gene product [J]. Pathol
Oncol Res,2013,19(3)：365-373.

[27] CUI Y,GROTH S,TROUTMAN S,et al. The NF2 tumor
suppressor merlin interacts with Ras and RasGAP,which may
modulate Ras signaling[J]. Oncogene,2019,38(36)：6370-
6381.

[28] BRODHUN M,STAHN V,HARDER A. Pathogenesis and mole-
cular pathology of vestibular schwannoma [J]. HNO,2017,65
(5)：362-372.

[29] TANAHASHI K,NATSUME A,OHKA F,et al. Activation of
Yes-Associated Protein in Low-Grade Meningiomas Is Regu-
lated by Merlin,Cell Density,and Extracellular Matrix Stiffn-
ess[J]. J Neuropathol Exp Neurol,2015,74(7)：704-709.

[30] LEE S,KARAS P J,HADLEY C C,et al. The Role of Merlin/
NF2 Loss in Meningioma Biology [J]. Cancers (Basel),
2019,11(11)：1633.

[31] PROVENZANO L,RYAN Y,HILTON D A,et al. Cellular pri-
on protein (PrP) in the development of Merlin-deficient tu-
mours[J]. Oncogene,2017,36(44)：6132-6142.

[32] ZHOU L,LYONS-RIMMER J,AMMOUN S,et al. The scaf-
fold protein KSR1,a novel therapeutic target for the treatment
of Merlin-deficient tumors[J]. Oncogene,2016,35(26)：3443-
3453.

[33] SATO T,SEKIDO Y. NF2/Merlin Inactivation and Potential Th-
erapeutic Targets in Mesothelioma[J]. Int J Mol Sci,2018,19
(4)：988.

[34] SEKIDO Y. Targeting the Hippo Pathway Is a New Potential
Therapeutic Modality for Malignant Mesothelioma[J]. Canc-
ers (Basel),2018,10(4)：90.

[35] RIBEIRO-SILVA C,VERMEULEN W,LANS H. SWI/SNF：
Complex complexes in genome stability and cancer[J]. DNA
Repair (Amst),2019,77:87-95.

[36] PAWEL B R. SMARCB1-deficient Tumors of Childhood：A
Practical Guide[J]. Pediatr Dev Pathol,2018,21(1)：6-28.

[37] KEHRER-SAWATZKI H,FARSCHTSCHI S,MAUTNER V-
F,et al. The molecular pathogenesis of schwannomatosis,a
paradigm for the co-involvement of multiple tumour suppressor
genes in tumorigenesis[J]. Hum Genet,2017,136(2)：129-148.

[38] HALLIDAY D,PARRY A,EVANS D G. Neurofibromatosis
type 2 and related disorders[J]. Curr Opin Oncol,2019,31(6)：
562-567.

[39] JO V Y,FLETCHER C D M. SMARCB1/INI1 Loss in Epitheli-
oid Schwannoma：A Clinicopathologic and Immunohistochemi-
cal Study of 65 Cases[J]. Am J Surg Pathol,2017,41(8)：
1013-1022.

[40] OROSZ Z,SáPI Z,SZENTIRMAY Z. Unusual benign neuroge-
nic soft tissue tumour. Epithelioid schwannoma or an ossify-
ing fibromyxoid tumour [J]. Pathol Res Pract,1993,189(5)：
601-5.

[41] MARTINEZ A P,FRITCHIE K J. Update on Peripheral Nerve
Sheath Tumors[J]. Surg Pathol Clin,2019,12(1)：1-19.

[42] ABE T,UMEKI I,KANNO S-I,et al. LZTR1 facilitates polyub-
iquitination and degradation of RAS-GTPases[J]. Cell Death
Differ,2020,27(3)：1023-1035.

[43] EL BOUCHIKHI I,BELHASSAN K,MOUFID F Z,et al. Noon-
an syndrome-causing genes：Molecular update and an assess-
ment of the mutation rate[J]. Int J Pediatr Adolesc Med,2016,3
(4)：133-142.

[44] STEKLOV M,PANDOLFI S,BAIETTI M F,et al. Mutations
in LZTR1 drive human disease by dysregulating RAS ubiqui-
tination[J]. Science,2018,362(6419)：1177-1182.

[45] LOUVRIER C,PASMANT E,BRIAND-SULEAU A,et al. Targe-
ted next-generation sequencing for differential diagnosis of
neurofibromatosis type 2,schwannomatosis,and meningiomat-
osis[J]. Neuro-oncology,2018,20(7)：917-929.

[46] BEUVON F,CRISCUOLO J L,SALMON R J,et al. Radiation-
induced neurosarcoma. Clinical,histological and immunohisto-
chemistry aspects[J]. Bull Cancer,1991,78(7)：619-626.

[47] FOLEY K M,WOODRUFF J M,ELLIS F T,et al. Radiationin-
duced malignant and atypical peripheral nerve sheath tumors
[J]. Ann Neurol,1980,7(4)：311-318.

[48] SALVATI M,POLLI F M,CAROLI E,et al. Radiation-induced
schwannomas of the nervous system. Report of five cases and
review of the literature[J]. J Neurosurg Sci,2003, 47(2)：113-6.

[49] YAMANAKA R,HAYANO A. Radiation-Induced Schwannomas
and Neurofibromas：A Systematic Review[J]. World Neurosurg,
2017,104:713-722.

[50] ZADEH G,BUCKLE C,SHANNON P,et al. Radiation induced
peripheral nerve tumors: case series and review of the literatu-
re[J]. J Neurooncol,2007,83(2)：205-212.

[51] SHORE-FREEDMAN E,ABRAHAMS C,RECANT W,et al.

Neurilemomas and salivary gland tumors of the head and neck following childhood irradiation[J]. Cancer, 1983, 51(12): 2159-2163.

[52] CAVANAGH J B. Effects of x-irradiation on the proliferation of cells in peripheral nerve during Wallerian degeneration in the rat[J]. Br J Radiol, 1968, 41(484): 275-281.

[53] 王全, 赵春和, 陈飚. 周围神经鞘瘤的诊断与治疗[J]. 四川肿瘤防治, 2002, (2): 98-99.

[54] 赵世昌, 张春林, 曾炳芳. 周围神经鞘瘤的临床特点和外科治疗[J]. 中国骨与关节杂志, 2012, 1(3): 263-267.

[55] ISHIBASHI H, TAKAHASHI K, KUMAZAWA S, et al. Successful excision of a giant mediastinal vagal schwannoma causing severe tracheal stenosis through a median sternotomy[J]. Ann Thorac Surg, 2014, 98(1): 336-338.

[56] ABERNATHEY C D, ONOFRIO B M, SCHEITHAUER B, et al. Surgical management of giant sacral schwannomas[J]. J Neurosurg, 1986, 65(3): 286-295.

[57] KARAKöSE O, PüLAT H, OĞUZ S, et al. A giant ancient schwannoma mimicking an adnexal mass: Case report [J]. Medicine (Baltimore), 2016, 95(30): e4240.

[58] PENG X, LI Z, ZHOU L, et al. Giant posterior pararenal schwannoma: A case report and review of literature[J]. Mol Clin Oncol, 2018, 9(3): 325-328.

[59] BEHURIA S, ROUT T K, PATTANAYAK S. Diagnosis and management of schwannomas originating from the cervical vagus nerve[J]. Ann R Coll Surg Engl, 2015, 97(2): 92-97.

[60] KANG G C W, SOO K-C, LIM D T H. Extracranial non-vestibular head and neck schwannomas: a ten-year experience[J]. Ann Acad Med Singap, 2007, 36(4): 233-238.

[61] 黄选兆, 汪吉宝, 孔维佳. 实用耳鼻咽喉头颈外科学[M]. 北京: 人民卫生出版社, 2008.

[62] STANGERUP S-E, CAYE-THOMASEN P. Epidemiology and natural history of vestibular schwannomas[J]. Otolaryngol Clin North Am, 2012, 45(2): 217-222.

[63] MASSICK D D, WELLING D B, DODSON E E, et al. Tumor growth and audiometric change in vestibular schwannomas managed conservatively[J]. Laryngoscope, 2000, 110(11): 1843-1849.

[64] HALLIDAY J, RUTHERFORD S A, MCCABE M G, et al. An update on the diagnosis and treatment of vestibular schwannoma [J]. Expert Rev Neurother, 2018, 18(1): 29-39.

[65] MAHALEY M S, METTLIN C, NATARAJAN N, et al. Analysis of patterns of care of brain tumor patients in the United States: a study of the Brain Tumor Section of the AANS and the CNS and the Commission on Cancer of the ACS[J]. Clin Neurosurg, 1990, 36: 347-352.

[66] 中国颅底外科多学科协作组. 听神经瘤多学科协作诊疗中国专家共识[J]. 中华神经外科杂志, 2016, 3(32): 217-222.

[67] PERSSON O, BARTEK J, SHALOM N B, et al. Stereotactic radiosurgery vs. fractionated radiotherapy for tumor control in vestibular schwannoma patients: a systematic review[J]. Acta Neurochir (Wien), 2017, 159(6): 1013-1021.

[68] YANG T, WU L, DENG X, et al. Clinical features and surgical outcomes of intramedullary schwannomas[J]. Acta Neurochir (Wien), 2014, 156(9): 1789-1797.

[69] 李健, 李学真, 刘磊, 等. 椎管内神经鞘瘤的显微外科治疗——附342例临床总结[J]. 中国神经肿瘤杂志, 2007, (1): 17-21.

[70] TISH S, HABBOUB G, LANG M, et al. The epidemiology of spinal schwannoma in the United States between 2006 and 2014[J]. J Neurosurg Spine, 2019, 1-6.

[71] 甲戈, 景治涛, 罗世祺, 等. 儿童椎管内神经鞘瘤17例临床分析[J]. 中华神经外科杂志, 2006, 10: 585-587.

[72] 赵红军, 高苏宁, 杨书丰. 脊髓神经鞘瘤临床症状分析及诊治[J]. 颈腰痛杂志, 2003, (6): 360-361.

[73] ALBSHESH A, KAUFMANN M-I, LEVY I. Gastric Schwannoma[J]. Clin Gastroenterol Hepatol, 2018, 18(12): 142-143.

[74] NAMIKAWA T, KOBAYASHI M, HANAZAKI K. Gastric Schwannoma With Regional Lymphadenopathy[J]. Clin Gastroenterol Hepatol, 2017, 15(9): 145-146.

[75] PICCHIA S, TERLIZZO M, BALI M A. Hepatic schwannoma: CT and histologic features[J]. Curr Probl Cancer, 2019, 43(5): 511-513.

[76] HARADOME H, WOO J, NAKAYAMA H, et al. Characteristics of Hepatic Schwannoma Presenting as an Unusual Multicystic Mass on Gadoxetic Acid Disodium-enhanced MR Imaging[J]. Magn Reson Med Sci, 2018, 17(1): 95-99.

[77] IWANO K, KURITA A, AZUMA S, et al. Pancreatic Schwannoma: A Rare Pancreatic Tumor[J]. Intern Med, 2020, 59(4): 585-586.

[78] ZHANG X, SIEGELMAN E S, LEE M K, et al. Pancreatic schwannoma, an extremely rare and challenging entity: Report of two cases and review of literature[J]. Pancreatology, 2019, 19(5): 729-737.

[79] YONG A, KANODIA A K, ALIZADEH Y, et al. Benign renal schwannoma: a rare entity[J]. BMJ Case Rep, 2015, bcy2015 211642.

[80] UMPHREY H R, LOCKHART M E, KENNEY P J. Benign Renal Schwannoma: A Case Report and Literature Review[J]. Radiol Case Rep, 2007, 2(2): 52-55.

[81] LI Q, GAO C, JUZI J T, et al. Analysis of 82 cases of retroperitoneal schwannoma[J]. ANZ J Surg, 2007, 77(4): 237-240.

[82] WANG B, YUAN J, CHEN X, et al. Extracranial non-vestibular head and neck schwannomas[J]. Saudi Med J, 2015, 36(11): 1363-1366.

[83] LIU H-L, YU S-Y, LI G K-H, et al. Extracranial head and neck Schwannomas: a study of the nerve of origin[J]. Eur Arch Otorhinolaryngol, 2011, 268(9): 1343-1347.

[84] LEE S J,YOON S T. Ultrasonographic and Clinical Characteristics of Schwannoma of the Hand[J]. Clin Orthop Surg,2017,9（1）：91–95.

[85] 王羽,张晓东. 颈部神经鞘瘤 35 例超声特征表现及临床价值[J]. 福建医药杂志,2019,41（4）：36–39.

[86] 黄景,文晓蓉,张梅,等. 颈动脉体瘤和颈部神经鞘瘤鉴别诊断彩色多普勒超声应用价值分析[J]. 中华肿瘤防治杂志,2018,25（S1）：30–31.

[87] 郑琳娜. 彩色多普勒超声在 62 例浅表神经鞘瘤诊断中的应用[J]. 肿瘤学杂志,2017,5（23）：438–441.

[88] 古庆家,李祥奎,何刚. 头颈部神经鞘瘤的诊断和治疗（附 34 例报告）[J]. 临床耳鼻咽喉头颈外科杂志,2010,24（18）：856–858.

[89] MA Y,SHEN B,JIA Y,et al. Pancreatic schwannoma: a case report and an updated 40-year review of the literature yielding 68 cases[J]. BMC Cancer,2017,17（1）：853.

[90] 顾雅佳,王玖华,陈彤箴. 颈部神经鞘瘤的 CT 表现及其病理基础[J]. 中华放射学杂志,2000,（8）：46–49.

[91] ZHANG E,ZHANG J,LANG N,et al. Spinal cellular schwannoma: An analysis of imaging manifestation and clinicopathological findings[J]. Eur J Radiol,2018,105,81–86.

[92] ZHANG Y M,LEI P F,CHEN M N,et al. CT findings of adrenal schwannoma[J]. Clin Radiol,2016,71（5）：464–470.

[93] 马菊香,韩军利,李绪斌,等. 多层螺旋 CT 对胃神经鞘瘤与胃间质瘤的鉴别诊断价值[J]. 国际医学放射学杂志,2020,43（2）：156–161.

[94] 刘慧茹,张浩,陈学明. 头颈部神经鞘瘤临床分析[J]. 中国耳鼻咽喉头颈外科,2007,（1）：29–31.

[95] 王保鑫,董频,陈歆维,等. 颈部神经鞘瘤的 CT 表现与病理基础[J]. 中国中西医结合耳鼻咽喉科杂志,2014,22（4）：283–284,44.

[96] 庞建鑫,汪秀玲,张秀莉,等. 四肢软组织良性神经鞘瘤的 MRI 表现[J]. 中国 CT 和 MRI 杂志,2014,12（7）：103–105.

[97] ZHANG H,CAI C,WANG S,et al. Extracranial head and neck schwannomas: a clinical analysis of 33 patients[J]. Laryngoscope,2007,117（2）：278–281.

[98] GANDHOKE C S,SYAL S K,SINGH D,et al. Cervical C2 to C4 schwannoma with intratumoral hemorrhage presenting as acute spastic quadriparesis: A rare case report[J]. Surg Neurol Int,2018,9：142.

[99] LIU W C,CHOI G,LEE S-H,et al. Radiological findings of spinal schwannomas and meningiomas: focus on discrimination of two disease entities[J]. Eur Radiol,2009,19（11）：2707–2715.

[100] 刘彪. 椎管内肿瘤的 MRI 诊断（附 28 例分析）[J]. 医学文选,2003,（2）：150–152.

[101] ZHANG Q,NI M,LIU W-M,et al. Intra-and Extramedullary Dumbbell–Shaped Schwannoma of the Medulla Oblongata: A Case Report and Review of the Literature[J]. World Neuro-surg,2017,98（873：1–7）.

[102] FRIEDMAN D P,TARTAGLINO L M,FLANDERS A E. Intradural schwannomas of the spine: MR findings with emphasis on contrast-enhancement characteristics[J]. AJR Am J Roentgenol,1992,158（6）：1347–1350.

[103] GAO L,SUN B,HAN F,et al. Magnetic Resonance Imaging Features of Intramedullary Schwannomas[J]. J Comput Assist Tomogr,2017,41（1）：137–140.

[104] DEMACHI H,TAKASHIMA T,KADOYA M,et al. MR imaging of spinal neurinomas with pathological correlation [J]. J Comput Assist Tomogr,1990,14（2）：250–254.

[105] JEE W-H,OH S-N,MCCAULEY T,et al. Extraaxial neurofibromas versus neurilemmomas: discrimination with MRI[J]. AJR Am J Roentgenol,2004,183（3）：629–633.

[106] 修志刚,吕发金,陈丽平,等. 神经鞘瘤 MRI 影像特征的多因素分析[J]. 成都医学院学报,2020,15（04）：486–489,494.

[107] AHN D,LEE G J,SOHN J H,et al. Fine-needle aspiration cytology versus core–needle biopsy for the diagnosis of extracranial head and neck schwannoma[J]. Head Neck,2018,40（12）：2695–2700.

[108] AHN D,KIM H,SOHN J H,et al. Surgeon-performed ultrasound-guided fine-needle aspiration cytology of head and neck mass lesions: sampling adequacy and diagnostic accuracy [J]. Ann Surg Oncol,2015,22（4）：1360–1365.

[109] DOKANIA V,RAJGURU A,MAYASHANKAR V,et al. Palatal Schwannoma: An Analysis of 45 Literature Reports and of an Illustrative Case[J]. Int Arch Otorhinolaryngol,2019,23（3）：360–370.

[110] XU S-Y,SUN K,XIE H-Y,et al. Hemorrhagic,calcified,and ossified benign retroperitoneal schwannoma: First case report [J]. Medicine（Baltimore）,2016,95（30）：4318.

[111] 蒋旭,曹海明,吴冠伟,等. 腹膜后神经鞘瘤 1 例[J]. 中国医药导报,2020,17（3）：159–63,80.

[112] WIPPOLD F J,LUBNER M,PERRIN R J,et al. Neuropathology for the neuroradiologist: Antoni A and Antoni B tissue patterns[J]. AJNR Am J Neuroradiol,2007,28（9）：1633–1638.

[113] 陈杰,周桥. 病理学[M]. 北京：人民卫生出版社,2015.

[114] 步宏,李一雷. 病理学[M]. 9 版. 北京：人民卫生出版社,2018.

[115] JOSHI R. Learning from eponyms: Jose Verocay and Verocay bodies,Antoni A and B areas,Nils Antoni and Schwannomas [J]. Indian Dermatol Online J,2012,3（3）：215–219.

[116] ERLANDSON R A. Peripheral nerve sheath tumors[J]. Ultrastruct Pathol,1985,9（1–2）：113–122.

[117] LOUIS D N,PERRY A,REIFENBERGER G,et al. The 2016 World Health Organization Classification of Tumors of the Central Nervous System: a summary[J]. Acta Neuropathol,2016,131（6）：803–820.

[118] PEKMEZCI M,REUSS D E,HIRBE A C,et al. Morphologic and immunohistochemical features of malignant peripheral

nerve sheath tumors and cellular schwannomas[J]. Mod Pathol, 2015,28(2): 187-200.

[119] WHITE W,SHIU M H,ROSENBLUM M K,et al. Cellular schwannoma. A clinicopathologic study of 57 patients and 58 tumors[J]. Cancer,1990,66(6): 1266-1275.

[120] CASADEI G P,SCHEITHAUER B W,HIROSE T,et al. Cellular schwannoma. A clinicopathologic,DNA flow cytometric, and proliferation marker study of 70 patients[J]. Cancer, 1995,75(5): 1109-1119.

[121] 吴子征,张键. 神经鞘瘤[J]. 国外医学骨科学分册,2004, (5): 296-298.

[122] D'ALMEIDA COSTA F,DIAS T M,LOMBARDO K A,et al. Intracranial cellular schwannomas: a clinicopathological study of 20 cases[J]. Histopathology,2020,76(2): 275-282.

[123] MEMOLI V A,BROWN E F,GOULD V E. Glial fibrillary acidic protein (GFAP) immunoreactivity in peripheral nerve sheath tumors[J]. Ultrastruct Pathol,1984,7(4): 269-275.

[124] WICKREMESEKERA A,HOVENS C M,KAYE A H. Expression of ErbB-1 and 2 in vestibular schwannomas[J]. J Clin Neurosci,2007,14(12): 1199-1206.

[125] SUN X-L,WEN K,XU Z-Z,et al. Magnetic resonance imaging findings for differential diagnosis of perianal plexiform schwannoma: Case report and review of the literature [J]. World J Clin Cases,2018,6(5): 88-93.

[126] BERG J C,SCHEITHAUER B W,SPINNER R J,et al. Plexiform schwannoma: a clinicopathologic overview with emphasis on the head and neck region[J]. Hum Pathol,2008,39 (5): 633-640.

[127] MORTAZAVI N,NOVIN K,ZEREHPOOSH F B,et al. Plexiform Schwannoma of the Finger: A Case Report and Literature Review[J]. Indian Dermatol Online J,2017,8(5): 355-357.

[128] ISHIDA T,KURODA M,MOTOI T,et al. Phenotypic diversity of neurofibromatosis 2: association with plexiform schwannoma [J]. Histopathology,1998,32(3): 264-270.

[129] IWASHITA T,ENJOJI M. Plexiform neurilemmoma: a clinicopathological and immunohistochemical analysis of 23 tumoursfrom 20 patients[J]. Virchows Arch A Pathol Anat Histopathol,1987,411(4): 305-309.

[130] REITH J D,GOLDBLUM J R. Multiple cutaneous plexiform schwannomas. Report of a case and review of the literature with particular reference to the association with types 1 and 2 neurofibromatosis and schwannomatosis [J]. Arch Pathol Lab Med,1996,120(4): 399-401.

[131] VAL-BERNAL J F,FIGOLS J,VáZQUEZ-BARQUERO A. Cutaneous plexiform schwannoma associated with neurofibro-matosis type2[J]. Cancer,1995,76(7): 1181-1186.

[132] IOANNOU M,PAPANASTASSIOU I,IAKOWIDOU I,et al.

Plexiform schwannoma of the posterior tibial nerve: a case report[J]. Cases J,2009,2(8392).

[133] ALEXIEV B A,CHOU P M,JENNINGS L J. Pathology of Melanotic Schwannoma[J]. Arch Pathol Lab Med,2018,142 (12): 1517-1523.

[134] TORRES-MORA J,DRY S,LI X,et al. Malignant melanotic schwannian tumor: a clinicopathologic,immunohistochemical, and gene expression profiling study of 40 cases,with a proposal for the reclassification of "melanotic schwannoma"[J]. Am J Surg Pathol,2014,38(1):

[135] KAEHLER K C,RUSSO P A J,KATENKAMP D,et al. Melanocytic schwannoma of the cutaneous and subcutaneous tissues: three cases and a review of the literature[J]. Melanoma Res, 2008,18(6): 438-442.

[136] CARNEY J A. Psammomatous melanotic schwannoma. A distinctive,heritable tumor with special associations,including cardiac myxoma and the Cushing syndrome[J]. Am J Surg Pathol,1990,14(3): 206-222.

[137] VALLAT-DECOUVELAERE A V,WASSEF M,LOT G,et al. Spinal melanotic schwannoma: a tumour with poor prognosis[J]. Histopathology,1999,35(6): 558-566.

[138] 何鑫,刘晓羽,雷松,等. 髓内黑色素性神经鞘瘤[J]. 中国现代神经疾病杂志,2016,16(9): 621-628.

[139] ER U,KAZANCI A,EYRIPARMAK T,et al. Melanotic schwannoma[J]. J Clin Neurosci,2007,14(7): 676-678.

[140] 袁芳,薛恩生,林礼务,等. 超声检查在颈部神经鞘瘤诊断中的价值[J]. 中华医学超声杂志(电子版),2013,10(4): 326-330.

[141] 祝江才,陈歆维,王菲,等. 颈部神经鞘瘤的诊断与手术治疗6例[J]. 山东大学耳鼻喉眼学报,2011,25(3): 9-11.

[142] FORNARO R,CANALETTI M,SPAGGIARI P,et al. [Report on a case of schwannoma of the neck: clinical and therapeutic considerations][J]. Chir Ital,2005,57(1): 91-98.

[143] 曾同祥,郭华雄,赵复炎,等. 多发性平滑肌瘤一例[J]. 中华皮肤科杂志,2006,(7): 384.

[144] 籍丽玥,王晓华,杨斌. 多发性皮肤平滑肌瘤1例[J]. 皮肤性病诊疗学杂志,2017,24(6): 410-412.

[145] 崔晶,董正邦,陈梅,等. 多发性皮肤平滑肌瘤1例[J]. 临床皮肤科杂志,2017,46(1): 58-59.

[146] 祝守敏,彭莉,胡志帮. 多发性皮肤平滑肌瘤1例[J]. 中国皮肤性病学杂志,2016,30(4): 435-436.

[147] 李振东. 硬膜外脊膜瘤3例报告 [J]. 中国脊柱脊髓杂志, 2012,8(22): 757-759.

[148] 王书中. 高场强 MRI 诊断椎管内脊膜瘤的价值 [J]. 中华实用诊断与治疗杂志,2011,8(25): 781-783.

[149] 徐宝占. 硬膜外脊膜瘤的诊治研究进展[J]. 中国微侵袭神经外科杂志,2015,10(20): 478-480.

[150] 张晨冉,陈怀瑞,白如林,等. 小脑半球间变性室管膜瘤1例报告[J]. 中华神经外科疾病研究杂志,2010,9(3): 274-

275.

[151] RUDà R,REIFENBERGER G,FRAPPAZ D,et al. EANO guidelines for the diagnosis and treatment of ependymal tumors[J]. Neuro-oncology,2018,20（4）：445–456.

[152] 鲁金飞,高志国,李小依,等. 椎管内神经鞘瘤的 MRI 诊断[J]. 海南医学,2016,27（23）：3873–3876.

[153] 《中国中枢神经系统胶质瘤诊断和治疗指南》编写组. 中国中枢神经系统胶质瘤诊断与治疗指南（2015）[J]. 中华医学杂志,2016,96（7）：485–509.

[154] 钱银锋,王万勤,余永强. 脊髓髓内神经鞘瘤二例[J]. 中华放射学杂志,2006,（12）：1337–1338.

[155] OGUNLADE J,WIGINTON J G,ELIA C,et al. Primary Spinal Astrocytomas：A Literature Review [J]. Cureus,2019,11（7）：5247.

[156] 朴明学,王贵怀,杨俊. 脊髓髓内星形细胞瘤的显微外科治疗[J]. 中国微侵袭神经外科杂志,2010,15（3）：106–108.

[157] 由昆,何宝明,姚茹国,等. 髓外硬膜外肿瘤的 MRI 诊断（附 20 例分析)[J]. 中国医学影像学杂志,2000,（2）：100–102.

[158] 易自生,刘一平,谢京. 原发性椎管内硬膜外占位性病变的 MRI 表现 [J]. 中国中西医结合影像学杂志,2016,14（5）：570–572.

[159] CUGATI G,SINGH M,PANDE A,et al. Primary spinal epidural lymphomas [J]. J Craniovertebr Junction Spine,2011,2（1）：3–11.

[160] 杨桦,尚华,王勇,等. 椎管内硬膜外原发性恶性淋巴瘤一例[J]. 中华放射学杂志,2006,（7）：770–771.

[161] 赵宏伟,祝佳,张健. 髓外硬膜外肿瘤的 MRI 诊断分析[J]. 中国 CT 和 MRI 杂志,2016,14（8）：86–89.

[162] GOLDBRUNNER R,WELLER M,REGIS J,et al. EANO guideline on the diagnosis and treatment of vestibular schwannoma[J]. Neuro-oncology,2020,22（1）：31–45.

[163] TORRES MALDONADO S,NAPLES J G,FATHY R,et al. Recent Trends in Vestibular Schwannoma Management：An 11-Year Analysis of the National Cancer Database [J]. Otolaryngol Head Neck Surg,2019,161（1）：137–143.

[164] 吴晧. 听神经瘤[M]. 上海：上海科学技术出版社,2018.

[165] SANTA MARIA P L,SHI Y,GURGEL R K,et al. Long-Term Hearing Outcomes Following Stereotactic Radiosurgery in Vestibular Schwannoma Patients-A Retrospective Cohort Study[J]. Neurosurgery,2019,85（4）：550–559.

[166] CARLSON M L,VIVAS E X,MCCRACKEN D J,et al. Congress of Neurological Surgeons Systematic Review and Evidence-Based Guidelines on Hearing Preservation Outcomes in Patients With Sporadic Vestibular Schwannomas [J]. Neuro-

surgery,2018,82（2）：35–39.

[167] 孙虹,张罗. 耳鼻咽喉头颈外科学[M]. 9 版. 北京：人民卫生出版社,2018.

[168] 袁勇,王艳巍,刘付星,等. 头颈部神经鞘瘤[J]. 中国耳鼻咽喉头颈外科,2005,03）：143–145.

[169] 耿中利,刘春生,马斌林,等. 头颈部神经鞘瘤 31 例临床分析[J]. 新疆医科大学学报,2011,34（7）：750–751.

[170] KANIA R E,HERMAN P,TRAN BA HUY P. Vestibular-like facial nerve schwannoma [J]. Auris Nasus Larynx,2004,31（3）：212–219.

[171] QUESNEL A M,SANTOS F. Evaluation and Management of Facial Nerve Schwannoma [J]. Otolaryngol Clin North Am,2018,51（6）：1179–1192.

[172] LENZI J,ANICHINI G,LANDI A,et al. Spinal Nerves Schwannomas：Experience on 367 Cases-Historic Overview on How Clinical,Radiological,and Surgical Practices Have Changed over a Course of 60 Years [J]. Neurol Res Int,2017,2017：356–359.

[173] 刘立明. 脊髓神经鞘瘤的临床诊治体会 [J]. 临床骨科杂志,2000,（2）：137–138.

[174] 林国中,马长城,王振宇,等. 脊髓髓内神经鞘瘤的显微微创治疗[J]. 中国微创外科杂志,2019,19（4）：326–329,40.

[175] OSADA H. Novel surgical approach to neurogenic dumbbell tumors[J]. Ann Thorac Surg,1995,60（5）：1458–1459.

[176] PLOTKIN S R,STEMMER-RACHAMIMOV A O,BARKER F G,et al. Hearing improvement after bevacizumab in patients with neurofibromatosis type 2[J]. N Engl J Med,2009,361（4）：358–367.

[177] BLAKELEY J O,YE X,DUDA D G,et al. Efficacy and Biomarker Study of Bevacizumab for Hearing Loss Resulting From Neurofibromatosis Type 2-Associated Vestibular Schwannomas[J]. J Clin Oncol,2016,34（14）：1669–1675.

[178] FUJII M,ICHIKAWA M,IWATATE K,et al. Bevacizumab Therapy of Neurofibromatosis Type 2 Associated Vestibular Schwannoma in Japanese Patients[J]. Neurol Med Chir（Tokyo）,2020,60（2）：75–82.

[179] JACOBY L B,JONES D,DAVIS K,et al. Molecular analysis of the NF2 tumor-suppressor gene in schwannomatosis [J]. Am J Hum Genet,1997,61（6）：1293–1302.

[180] MERKER V L,ESPARZA S,SMITH M J,et al. Clinical features of schwannomatosis：a retrospective analysis of 87 patients[J]. Oncologist,2012,17（10）：1317–1322.

[181] MACCOLLIN M,WILLETT C,HEINRICH B,et al. Familial schwannomatosis：exclusion of the NF2 locus as the germline event[J]. Neurology,2003,60（12）：1968–1974.

[182] KAUFMAN D L,HEINRICH B S,WILLETT C,et al. Somatic instability of the NF2 gene in schwannomatosis[J]. Arch Neurol,2003,60(9): 1317–1320.

[183] BACCI C,SESTINI R,PROVENZANO A,et al. Schwannomatosis associated with multiple meningiomas due to a familial SMARCB1 mutation[J]. Neurogenetics,2010,11(1): 73–80.

[184] CHRISTIAANS I,KENTER S B,BRINK H C,et al. Germline SMARCB1 mutation and somatic NF2 mutations in familial multiple meningiomas [J]. J Med Genet,2011,48(2): 93–97.

[185] KEHRER–SAWATZKI H,FARSCHTSCHI S,MAUTNER V-F,et al. The molecular pathogenesis of schwannomatosis,a paradigm for the co-involvement of multiple tumour suppressorgenes in tumorigenesis[J]. Hum Genet,2017,136(2): 129–148.

[186] KOONTZ N A,WIENS A L,AGARWAL A,et al. Schwannomatosis: the overlooked neurofibromatosis[J]. AJR Am J Ronetgenol,2013,200(6): 646–653.

[187] ANTINHEIMO J,SANKILA R,CARPéN O,et al. Population-based analysis of sporadic and type 2 neurofibromatosis-associated meningiomas and schwannomas[J]. Neurology,2000,54(1): 71–76.

[188] EVANS D G,BOWERS N L,TOBI S,et al. Schwannomatosis: a genetic and epidemiological study[J]. J Neurol Neurosurg Psychiatry,2018,89(11): 1215–1219.

[189] MACCOLLIN M,CHIOCCA E A,EVANS D G,et al. Diagnostic criteria for schwannomatosis[J]. Neurology,2005,64(11): 1838–1845.

[190] CHICK G,VICTOR J,HOLLEVOET N. Six cases of sporadic schwannomatosis: Topographic distribution and outcomes of peripheral nerve tumors[J]. Hand Surg Rehabil,2017,36(5): 378–383.

[191] 李朋,赵赋,张晶,等. 中枢神经系统多发性神经鞘瘤病的临床特点及治疗分析[J]. 中华神经外科杂志,2016,32(1): 43–47.

[192] GONZALVO A,FOWLER A,COOK R J,et al. Schwannomatosis,sporadic schwannomatosis,and familial schwannomatosis: a surgical series with long-term follow-up. Clinical article[J]. J Neurosurg,2011,114(3): 756–762.

[193] PLOTKIN S R,BLAKELEY J O,EVANS D G,et al. Update from the 2011 International Schwannomatosis Workshop: From genetics to diagnostic criteria[J]. Am J Med Genet A,2013,161A(3): 405–416.

[194] PLOTKIN S R,WICK A. Neurofibromatosis and Schwannomatosis[J]. Semin Neurol,2018,38(1): 73–85.

[195] EVANS D G R,HUSON S M,BIRCH J M. Malignant peripheral nerve sheath tumours in inherited disease[J]. Clin Sarcoma Res,2012,2(1): 17.

[196] 王志新,陈山林,易传军,等. 上肢节段性施万氏细胞瘤病:5 例报告及文献复习[J]. 北京大学学报(医学版),2013,45(5): 698–703.

[197] WIDEMANN B C,ACOSTA M T,AMMOUN S,et al. CTF meeting 2012: Translation of the basic understanding of the biology and genetics of NF1,NF2,and schwannomatosis toward the development of effective therapies [J]. Am J Med Genet A,2014,164A(3): 563–578.

[198] HULSEBOS T J M,PLOMP A S,WOLTERMAN R A,et al. Germline mutation of INI1/SMARCB1 in familial schwannomatosis[J]. Am J Hum Genet,2007,80(4): 805–810.

[199] PATIL S,PERRY A,MACCOLLIN M,et al. Immunohistochemical analysis supports a role for INI1/SMARCB1 in hereditary forms of schwannomas,but not in solitary,sporadic schwannomas[J]. Brain Pathol,2008,18(4): 517–519.

[200] EATON K W,TOOKE L S,WAINWRIGHT L M,et al. Spectrum of SMARCB1/INI1 mutations in familial and sporadic rhabdoid tumors[J]. Pediatr Blood Cancer,2011,56(1): 7–15.

[201] BOURDEAUT F,LEQUIN D,BRUGIèRES L,et al. Frequent hSNF5/INI1 germline mutations in patients with rhabdoid tumor[J]. Clin Cancer Res,2011,17(1): 31–38.

[202] PAWEL B R. SMARCB1–deficient Tumors of Childhood: A Practical Guide[J]. Pediatr Dev Pathol,2018,21(1): 6–28.

[203] RIBEIRO-SILVA C,VERMEULEN W,LANS H. SWI/SNF: Complex complexes in genome stability and cancer [J]. DNA Repair (Amst),2019,77:87–95.

[204] ROBERTS C W M,ORKIN S H. The SWI/SNF complex-chromatin and cancer[J]. Nat Rev Cancer,2004,4(2): 133–142.

[205] KOHASHI K,ODA Y. Oncogenic roles of SMARCB1/INI1 and its deficient tumors[J]. Cancer Sci,2017,108(4): 547–552.

[206] RUGGIERI M,PRATICò A D,SERRA A,et al. Childhood neurofibromatosis type 2 (NF2) and related disorders: from bench to bedside and biologically targeted therapies [J]. Acta Otorhinolaryngol Ital,2016,36(5): 345–367.

[207] VAN DEN MUNCKHOF P,CHRISTIAANS I,KENTER S B,et al. Germline SMARCB1 mutation predisposes to multiple meningiomas and schwannomas with preferential location of cranial meningiomas at the falx cerebri[J]. Neurogenetics,2012,13(1): 1–7.

[208] HADFIELD K D,SMITH M J,URQUHART J E,et al. Rates of loss of heterozygosity and mitotic recombination in NF2 schwannomas,sporadic vestibular schwannomas and schwannomatosis schwannomas[J]. Oncogene,2010,29(47): 6216–6221.

[209] PIOTROWSKI A,XIE J,LIU Y F,et al. Germline loss-of-function mutations in LZTR1 predispose to an inherited disorder of multiple schwannomas[J]. Nat Genet,2014,46(2): 182–187.

[210] LOUVRIER C,PASMANT E,BRIAND-SULEAU A,et al. Targ-

eted next-generation sequencing for differential diagnosis of neurofibromatosis type 2, schwannomatosis, and meningiomatosis[J]. Neuro-oncology, 2018, 20(7): 917–929.

[211] JORDAN J T, SMITH M J, WALKER J A, et al. Pain correlates with germline mutation in schwannomatosis[J]. Medicine (Baltimore), 2018, 97(5): 9717.

[212] HALLIDAY D, PARRY A, EVANS D G. Neurofibromatosis type 2 and related disorders[J]. Curr Opin Oncol, 2019, 31 (6): 562–567.

[213] ABE T, UMEKI I, KANNO S-I, et al. LZTR1 facilitates polyubiquitination and degradation of RAS-GTPases[J]. Cell Death Differ, 2020, 27(3): 1023–1035.

[214] EL BOUCHIKHI I, BELHASSAN K, MOUFID F Z, et al. Noonan syndrome-causing genes: Molecular update and an assessment of the mutation rate[J]. Int J Pediatr Adolesc Med, 2016, 3(4): 133–142.

[215] STEKLOV M, PANDOLFI S, BAIETTI M F, et al. Mutations in LZTR1 drive human disease by dysregulating RAS ubiquitination[J]. Science, 2018, 362(6419): 1177–1182.

[216] ZHANG K, LIN J-W, WANG J, et al. A germline missense mutation in COQ6 is associated with susceptibility to familial schwannomatosis[J]. Genet Med, 2014, 16(10): 787–792.

[217] ZHANG K, LIN J-W, CHIU WvT, et al. Response to Trevisson et al[J]. Genet Med, 2015, 17(4): 313–314.

[218] PINTO S M, MANDA S S, KIM M-S, et al. Functional annotation of proteome encoded by human chromosome 22[J]. J Proteome Res, 2014, 13(6): 2749–2760.

[219] MIN B-J, KANG Y K, CHUNG Y-G, et al. Germline Mutations for Novel Candidate Predisposition Genes in Sporadic Schwannomatosis[J]. Clin Orthop Relat Res, 2020, 478(11): 2442–2450.

[220] AGNIHOTRI S, JALALI S, WILSON M R, et al. The genomic landscape of schwannoma[J]. Nat Genet, 2016, 48(11): 1339–1348.

[221] FRATTINI V, TRIFONOV V, CHAN J M, et al. The integrated landscape of driver genomic alterations in glioblastoma[J]. Nat Genet, 2013, 45(10): 1141–1149.

[222] SCHMITZ U, MUELLER W, WEBER M, et al. INI1 mutations in meningiomas at a potential hotspot in exon 9[J]. Br J Can-cer, 2001, 84(2): 199–201.

[223] RIESKE P, ZAKRZEWSKA M, PIASKOWSKI S, et al. Molecular heterogeneity of meningioma with INI1 mutation[J]. MP, Mol Pathol, 2003, 56(5): 299–301.

[224] MERKER V L, BREDELLA M A, CAI W, et al. Relationship between whole-body tumor burden, clinical phenotype, and quality of life in patients with neurofibromatosis[J]. Am J Med Genet A, 2014, 164A(6): 1431–1437.

[225] OSTROW K L, BERGNER A L, BLAKELEY J, et al. Creation of an international registry to support discovery in schwanno-matosis[J]. Am J Med Genet A, 2017, 173(2): 407–413.

[226] ALAIDAROUS A, PARFAIT B, FERKAL S, et al. Segmental schwannomatosis: characteristics in 12 patients[J]. Orphanet J Rare Dis, 2019, 14(1): 207.

[227] LIU H-L, YU S-Y, LI G K-H, et al. Extracranial head and neck Schwannomas: a study of the nerve of origin[J]. Eur Arch Otorhinolaryngol, 2011, 268(9): 1343–1347.

[228] 古庆家, 李祥奎, 何刚. 头颈部神经鞘瘤的诊断和治疗 (附34例报告)[J]. 临床耳鼻咽喉头颈外科杂志, 2010, 24 (18): 856–858.

[229] ZHANG H, CAI C, WANG S, et al. Extracranial head and neck schwannomas: a clinical analysis of 33 patients[J]. Laryngoscope, 2007, 117(2): 278–281.

[230] AHLAWAT S, FAYAD L M, KHAN M S, et al. Current whole-body MRI applications in the neurofibromatoses: NF1, NF2, and schwannomatosis[J]. Neurology, 2016, 87(7 Suppl 1): 31–39.

[231] WIPPOLD F J, LUBNER M, PERRIN R J, et al. Neuropathology for the neuroradiologist: Antoni A and Antoni B tissue patterns[J]. AJNR Am J Neuroradiol, 2007, 28(9): 1633–1638.

[232] BASER M E, FRIEDMAN J M, EVANS D G R. Increasing the specificity of diagnostic criteria for schwannomatosis[J]. Neurology, 2006, 66(5): 730–732.

[233] SMITH M J, ISIDOR B, BEETZ C, et al. Mutations in LZTR1 add to the complex heterogeneity of schwannomatosis[J]. Neurology, 2015, 84(2): 141–147.

[234] LI P, ZHAO F, ZHANG J, et al. Clinical features of spinal schwannomas in 65 patients with schwannomatosis compared with 831 with solitary schwannomas and 102 with neurofibromatosis Type 2: a retrospective study at a single institution [J]. J Neurosurg Spine, 2016, 24(1): 145–154.

[235] Revisiting neurofibromatosis type 2 diagnostic criteria to exclude LZTR1-related schwannomatosis[J]. Neurology, 2017, 89(2): 215.

[236] CASTELLANOS E, BIELSA I, CARRATO C, et al. Segmental neurofibromatosis type 2: discriminating two hit from four hit in a patient presenting multiple schwannomas confined to one limb[J]. BMC Med Genomics, 2015, 8: 2.

[237] 左文静, 纵亮, 杨仕明. 神经纤维瘤病Ⅱ型发病机理的研究现况[J]. 中华耳科学杂志, 2018, 16(4): 488–492.

[238] LY K I, BLAKELEY J O. The Diagnosis and Management of Neurofibromatosis Type 1[J]. Med Clin North Am, 2019, 103(6): 1035–1054.

[239] PLOTKIN S R, WICK A. Neurofibromatosis and Schwanno-matosis[J]. Semin Neurol, 2018, 38(1): 73–85.

[240] HUSON S M, COMPSTON D A, CLARK P, et al. A genetic study of von Recklinghausen neurofibromatosis in south east Wales. I. Prevalence, fitness, mutation rate, and effect of

parental transmission on severity[J]. J Med Genet, 1989, 26(11): 704–711.

[241] FERNER R E. Neurofibromatosis 1 and neurofibromatosis 2: a twenty first century perspective[J]. Lancet Neurol, 2007, 6(4): 340–351.

[242] RUGGIERI M, HUSON S M. The clinical and diagnostic implications of mosaicism in the neurofibromatoses[J]. Neurology, 2001, 56(11): 1433–443.

[243] GUTMANN D H, FERNER R E, LISTERNICK R H, et al. Neurofibromatosis type 1[J]. Nat Rev Dis Primers, 2017, 3: 17004.

[244] WILDING A, INGHAM S L, LALLOO F, et al. Life expectancy in hereditary cancer predisposing diseases: an observational study[J]. J Med Genet, 2012, 49(4): 264–269.

[245] MILES D K, FREEDMAN M H, STEPHENS K, et al. Patterns of hematopoietic lineage involvement in children with neurofibromatosis type 1 and malignant myeloid disorders[J]. Blood, 1996, 88(11): 4314–4320.

[246] HIRBE A C, GUTMANN D H. Neurofibromatosis type 1: a multidisciplinary approach to care[J]. Lancet Neurol, 2014, 13(8): 834–843.

[247] SEMINOG O O, GOLDACRE M J. Risk of benign tumours of nervous system, and of malignant neoplasms, in people with neurofibromatosis: population –based record –linkage study[J]. Br J Cancer, 2013, 108(1): 193–198.

[248] WALKER L, THOMPSON D, EASTON D, et al. A prospective study of neurofibromatosis type 1 cancer incidence in the UK[J]. Br J Cancer, 2006, 95(2): 233–238.

[249] UUSITALO E, RANTANEN M, KALLIONP R A, et al. Distinctive Cancer Associations in Patients With Neurofibromatosis Type 1[J]. J Clin Oncol, 2016, 34(17): 1978–1986.

[250] 林少宾, 吴坚柱, 张志强, 等. 一例非典型缺失型神经纤维瘤Ⅰ型胎儿的产前诊断[J]. 中华医学遗传学杂志, 2016, 33(2): 212–215.

[251] JETT K, FRIEDMAN J M. Clinical and genetic aspects of neurofibromatosis 1[J]. Genet Med, 2010, 12(1): 1–11.

[252] FOUNTAIN J W, WALLACE M R, BRUCE M A, et al. Physical mapping of a translocation breakpoint in neurofibromatosis[J]. Science, 1989, 244(4908): 1085–1087.

[253] 冯隽. Ⅰ型神经纤维瘤病的分子遗传学研究进展[J]. 中华整形外科杂志, 2015, 31(6): 478–480.

[254] ORTONNE N, WOLKENSTEIN P, BLAKELEY J O, et al. Cutaneous neurofibromas: Current clinical and pathologic is-sues[J]. Neurology, 2018, 91(2 Suppl 1): S5–S13.

[255] 任捷艺, 顾熠辉, 李青峰, 等. Ⅰ型神经纤维瘤病相关丛状神经纤维瘤的药物临床试验进展[J]. 中华整形外科杂志, 2020, 01): 83–87.

[256] POLLACK I F, MULVIHILL J J. Neurofibromatosis 1 and 2

[J]. Brain Pathol, 1997, 7(2): 823–836.

[257] FERNER R E, GUTMANN D H. Neurofibromatosis type 1 (NF1): diagnosis and management[J]. Handb Clin Neurol, 2013, 115(9): 39–55.

[258] DE LA CROIX NDONG J, MAKOWSKI A J, UPPUGANTI S, et al. Asfotase–α improves bone growth, mineralization and strength in mouse models of neurofibromatosis type–1[J]. Nature medicine, 2014, 20(8): 904–910.

[259] ELEFTERIOU F, BENSON M D, SOWA H, et al. ATF4 mediation of NF1 functions in osteoblast reveals a nutritional basis for congenital skeletal dysplasiae[J]. Cell Metab, 2006, 4(6): 441–451.

[260] COSTA R M, FEDEROV N B, KOGAN J H, et al. Mechanism for the learning deficits in a mouse model of neurofibromatosis type 1[J]. Nature, 2002, 415(6871): 526–530.

[261] LI W, CUI Y, KUSHNER S A, et al. The HMG-CoA reductase inhibitor lovastatin reverses the learning and attention deficits in a mouse model of neurofibromatosis type 1 [J]. Curr Biol, 2005, 15(21): 1961–7.

[262] CUI Y, COSTA R M, MURPHY G G, et al. Neurofibromin regulation of ERK signaling modulates GABA release and learning[J]. Cell, 2008, 135(3): 549–560.

[263] FRIEDMAN J M. Neurofibromatosis 1: clinical manifestations and diagnostic criteria[J]. J Child Neurol, 2002, 17(8):

[264] MARQUE M, ROUBERTIE A, JAUSSENT A, et al. Nevus anemicus in neurofibromatosis type 1: a potential new diagnostic criterion[J]. J Am Acad Dermatol, 2013, 69(5): 768–775.

[265] VAASSEN P, ROSENBAUM T. Nevus Anemicus As an Additional Diagnostic Marker of Neurofibromatosis Type 1 in Childhood[J]. Neuropediatrics, 2016, 47(3): 190–193.

[266] FERRARI F, MASUREL A, OLIVIER–FAIVRE L, et al. Juvenile xanthogranuloma and nevus anemicus in the diagnosis of neurofibromatosis type 1[J]. JAMA Dermatol, 2014, 150 (1): 42–46.

[267] HERNáNDEZ–MARTíN A, GARCíA–MARTíNEZ F J, DUAT A, et al. Nevus anemicus: a distinctive cutaneous finding in neurofibromatosis type 1[J]. Pediatr Dermatol, 2015, 32(3): 342–347.

[268] ABALOUN Y, AJHOUN Y. Lisch nodule in neurofibromatosis type 1[J]. Pan Afr Med J, 2017, 27(218.

[269] 叶巍, 程莹莹, 赵长霖, 等. Ⅰ型神经纤维瘤伴眼部Lisch结节1例[J]. 临床眼科杂志, 2014, 22(5): 409.

[270] ROTH T M, PETTY E M, BARALD K F. The role of steroid hormones in the NF1 phenotype: focus on pregnancy [J]. Am J Med Genet A, 2008, 146A(12): 1624–1633.

[271] FERNER R E, HUSON S M, THOMAS N, et al. Guidelines for the diagnosis and management of individuals with neurofibromatosis 1[J]. J Med Genet, 2007, 44(2): 81–88.

[272] ARDERN-HOLMES S L, NORTH K N. Treatment for plexiform neurofibromas in patients with NF1[J]. Lancet Oncol, 2012, 13(12): 1175-1176.

[273] 刘晓夏, 董频, 孙臻峰. 11 例头颈部 I 型神经纤维瘤病的临床分析[J]. 中国中西医结合耳鼻咽喉科杂志, 2016, 24(01): 37-41.

[274] PALMER C, SZUDEK J, JOE H, et al. Analysis of neurofibromatosis 1 (NF1) lesions by body segment[J]. Am J Med Genet A, 2004, 125A(2): 157-161.

[275] POYHONEN M, LEISTI E L, KYTöLä S, et al. Hereditary spinal neurofibromatosis: a rare form of NF1[J]. J Med Genet, 1997, 34(3): 184-187.

[276] THAKKAR S D, FEIGEN U, MAUTNER V F. Spinal tumours in neurofibromatosis type 1: an MRI study of frequency, multiplicity and variety[J]. Neuroradiology, 1999, 41(9): 625-629.

[277] PRADA C E, RANGWALA F A, MARTIN L J, et al. Pediatric plexiform neurofibromas: impact on morbidity and mortality in neurofibromatosis type 1[J]. J Pediatr, 2012, 160(3): 461-467.

[278] BEERT E, BREMS H, DANI?LS B, et al. Atypical neurofibromas in neurofibromatosis type 1 are premalignant tumors [J]. Genes, chromosomes & cancer, 2011, 50 (12): 1021-1032.

[279] LIN B T, WEISS L M, MEDEIROS L J. Neurofibroma and cellular neurofibroma with atypia: a report of 14 tumors[J]. Am J Surg Pathol, 1997, 21(12): 1443-1449.

[280] FERNER R E, GOLDING J F, SMITH M, et al. [18F]2-fluoro-2-deoxy-D-glucose positron emission tomography (FDG PET) as a diagnostic tool for neurofibromatosis 1 (NF1) associated malignant peripheral nerve sheath tumours (MPNSTs): a long-term clinical study[J]. Annals of oncology : official journal of the European Society for Medical Oncology, 2008, 19(2): 390-394.

[281] BREMS H, BEERT E, DE RAVEL T, et al. Mechanisms in the pathogenesis of malignant tumours in neurofibromatosis type 1[J]. Lancet Oncol, 2009, 10(5): 508-515.

[282] ROSENFELD A, LISTERNICK R, CHARROW J, et al. Neurofibromatosis type 1 and high-grade tumors of the central nervous system[J]. Childs Nerv Syst, 2010, 26(5): 663-667.

[283] HEERVäE, KOFFERT A, JOKINEN E, et al. A controlled register-based study of 460 neurofibromatosis 1 patients: in-creased fracture risk in children and adults over 41 years of age[J]. J Bone Miner Res, 2012, 27(11): 2333-2337.

[284] STEWART D R, KORF B R, NATHANSON K L, et al. Care of adults with neurofibromatosis type 1: a clinical practice resource of the American College of Medical Genetics and Genomics (ACMG)[J]. Genet Med, 2018, 20(7): 671-682.

[285] FRIEDRICH R E, STELLJES C, HAGEL C, et al. Dysplasia of the orbit and adjacent bone associated with plexiform neurofibroma and ocular disease in 42 NF-1 patients [J]. Anticancer Res, 2010, 30(5): 1751-1764.

[286] NARAN S, SWANSON J W, LIGH C A, et al. Sphenoid Dysplasia in Neurofibromatosis: Patterns of Presentation and Outcomes of Treatment[J]. Plast Reconstr Surg, 2018, 142(4): 518-526.

[287] STEVENSON D A, CAREY J C, VISKOCHIL D H, et al. Analysis of radiographic characteristics of anterolateral bowing of the leg before fracture in neurofibromatosis type 1[J]. J Pediatr Orthop, 2009, 29(4): 385-392.

[288] BREKELMANS C, HOLLANTS S, DE GROOTE C, et al. Neurofibromatosis type 1-related pseudarthrosis: Beyond the pseudarthrosis site[J]. Hum Mutat, 2019, 40(10): 1760-1767.

[289] ALWAN S, ARMSTRONG L, JOE H, et al. Associations of osseous abnormalities in Neurofibromatosis 1[J]. Am J Med Genet A, 2007, 143A(12): 1326-1333.

[290] VALENTE L, MOURA GON?ALVES A, SOUSA A, et al. Pseudarthrosis of the radius in a child with neurofibromatosis[J]. Acta Med Port, 2007, 20(5): 453-456.

[291] MAUTNER V-F, GRANSTRöM S, LEARK R A. Impact of ADHD in adults with neurofibromatosis type 1: associated psychological and social problems[J]. J Atten Disord, 2015, 19(1): 35-43.

[292] COHEN J S, LEVY H P, SLOAN J, et al. Depression among adults with neurofibromatosis type 1: prevalence and impact on quality of life[J]. Clin Genet, 2015, 88(5): 425-430.

[293] EVANS D G R, BASER M E, MCGAUGHRAN J, et al. Malignant peripheral nerve sheath tumours in neurofibromatosis 1[J]. J Med Genet, 2002, 39(5): 311-314.

[294] DE RAEDT T, BREMS H, WOLKENSTEIN P, et al. Elevated risk for MPNST in NF1 microdeletion patients[J]. Am J Hum Genet, 2003, 72(5): 1288-1292.

[295] CARLI M, FERRARI A, MATTKE A, et al. Pediatric malignant peripheral nerve sheath tumor: the Italian and German soft tissue sarcoma cooperative group[J]. J Clin Oncol, 2005, 23(33): 8422-8430.

[296] PERRONE F, DA RIVA L, ORSENIGO M, et al. PDGFRA, PDGFRB, EGFR, and downstream signaling activation in malignant peripheral nerve sheath tumor[J]. Neuro-oncology, 2009, 11(6): 725-736.

[297] ROSENBAUM T, WIMMER K. Neurofibromatosis type 1 (NF1) and associated tumors[J]. Klin Padiatr, 2014, 226(6-7): 309-315.

[298] OPOCHER G, CONTON P, SCHIAVI F, et al. Pheochromocytoma in von Hippel-Lindau disease and neurofibromatosis

type 1[J]. Fam Cancer, 2005, 4(1): 13-16.

[299] ZöLLER M E, REMBECK B, ODéN A, et al. Malignant and benign tumors in patients with neurofibromatosis type 1 in a defined Swedish population[J]. Cancer, 1997, 79(11): 2125-2131.

[300] ANDERSSON J, SIHTO H, MEIS-KINDBLOM J M, et al. NF1-associated gastrointestinal stromal tumors have unique clinical, phenotypic, and genotypic characteristics[J]. Am J Surg Pathol, 2005, 29(9): 1170-1176.

[301] MUSSI C, SCHILDHAUS H-U, GRONCHI A, et al. Therapeutic consequences from molecular biology for gastrointestinal stromal tumor patients affected by neurofibromatosis type 1[J]. Clin Cancer Res, 2008, 14(14): 4550-4555.

[302] THAVARAPUTTA S, GRAHAM S, RIVAS MEJIA A M, et al. Duodenal somatostatinoma presenting as obstructive jaun-dice with the coexistence of a gastrointestinal stromal tumour in neurofibromatosis type 1: a case with review of the litera-ture[J]. BMJ Case Rep, 2019, 12(1): bcy-2018-226702.

[303] SHARIF S, MORAN A, HUSON S M, et al. Women with neurofibromatosis 1 are at a moderately increased risk of developing breast cancer and should be considered for early screening[J]. J Med Genet, 2007, 44(8): 481-484.

[304] EVANS D G R, O'HARA C, WILDING A, et al. Mortality in neurofibromatosis 1: in North West England: an assessment of actuarial survival in a region of the UK since 1989 [J]. Eur J Hum Genet, 2011, 19(11): 1187-1191.

[305] SUNG L, ANDERSON J R, ARNDT C, et al. Neurofibromatosis in children with Rhabdomyosarcoma: a report from the Intergroup Rhabdomyosarcoma study IV[J]. J Pediatr, 2004, 144(5): 666-668.

[306] ODERICH G S, SULLIVAN T M, BOWER T C, et al. Vascular abnormalities in patients with neurofibromatosis syndrome type I: clinical spectrum, management, and results[J]. J Vasc Surg, 2007, 46(3): 475-484.

[307] FOSSALI E, SIGNORINI E, INTERMITE R C, et al. Renovascular disease and hypertension in children with neurofibromatosis[J]. Pediatr Nephrol, 2000, 14(8-9): 806-810.

[308] HAN M, CRIADO E. Renal artery stenosis and aneurysms associated with neurofibromatosis[J]. J Vasc Surg, 2005, 41(3): 539-543.

[309] TERRY A R, JORDAN J T, SCHWAMM L, et al. Increased Risk of Cerebrovascular Disease Among Patients With Neurofibromatosis Type 1: Population-Based Approach[J]. Stroke, 2016, 47(1): 60-65.

[310] ROSSER T L, VEZINA G, PACKER R J. Cerebrovascular abnormalities in a population of children with neurofibromato-sis type 1[J]. Neurology, 2005, 64(3): 553-555.

[311] SCHIEVINK W I, RIEDINGER M, MAYA M M. Frequency of incidental intracranial aneurysms in neurofibromatosis type 1[J]. Am J Med Genet A, 2005, 134A(1): 45-48.

[312] MURPHY E S, XIE H, MERCHANT T E, et al. Review of cranial radiotherapy-induced vasculopathy[J]. J Neurooncol, 2015, 122(3): 421-429.

[313] ULLRICH N J, ROBERTSON R, KINNAMON D D, et al. Moyamoya following cranial irradiation for primary brain tumors in children[J]. Neurology, 2007, 68(12): 932-938.

[314] LIN A E, BIRCH P H, KORF B R, et al. Cardiovascular malformations and other cardiovascular abnormalities in neurofibromatosis 1[J]. Am J Med Genet, 2000, 95(2): 108-117.

[315] FERNER R E, HUGHES R A C, HALL S M, et al. Neurofibromatous neuropathy in neurofibromatosis 1(NF1)[J]. J Med Genet, 2004, 41(11): 837-841.

[316] VRANCEANU A-M, MERKER V L, PARK E R, et al. Quality of life among children and adolescents with neurofibromatosis 1: a systematic review of the literature[J]. J Neurooncol, 2015, 122(2): 219-228.

[317] GRAF A, LANDOLT M A, MORI A C, et al. Quality of life and psychological adjustment in children and adolescents with neurofibromatosis type 1[J]. J Pediatr, 2006, 149(3): 348-353.

[318] ESPOSITO T, PILUSO G, SARACINO D, et al. A novel diagnostic method to detect truncated neurofibromin in neurofibromatosis 1[J]. J Neurochem, 2015, 135(6): 1123-1128.

[319] PINNA V, LANARI V, DANIELE P, et al. p.Arg1809Cys substitution in neurofibromin is associated with a distinctive NF1 phenotype without neurofibromas[J]. Eur J Hum Genet, 2015, 23(8): 1068-1071.

[320] BATALLA A, IGLESIAS-PUZAS Á, FREIRE-BRUNO J, et al. Genotype-phenotype correlation in type 1 neurofibromatosis: pMet992del mutation and milder disease[J]. Pediatr Dermatol, 2018, 35(5): 268-271.

[321] KOCZKOWSKA M, CHEN Y, CALLENS T, et al. Genotype-Phenotype Correlation in NF1: Evidence for a More Severe Phenotype Associated with Missense Mutations Affecting NF1 Codons 844-848[J]. Am J Hum Genet, 2018, 102(1): 69-87.

[322] CASTLE B, BASER M E, HUSON S M, et al. Evaluation of genotype-phenotype correlations in neurofibromatosis type 1[J]. J Med Genet, 2003, 40(10): 109.

[323] PARGHANE R V, BASU S. Dual-time point F-FDG-PET and PET/CT for Differentiating Benign From Malignant Musculoskeletal Lesions: Opportunities and Limitations[J]. Semin Nucl Med, 2017, 47(4): 373-391.

[324] WARBEY V S, FERNER R E, DUNN J T, et al. [18F] FDG PET/CT in the diagnosis of malignant peripheral nerve sheath tumours in neurofibromatosis type-1 [J]. Eur J Nucl

Med Mol Imaging, 2009, 36(5): 751–757.

[325] DERLIN T, TORNQUIST K, MüNSTER S, et al. Comparative effectiveness of 18F-FDG PET/CT versus whole-body MRI for detection of malignant peripheral nerve sheath tumors in neurofibromatosis type 1[J]. Clin Nucl Med, 2013, 38(1): 19–25.

[326] 步宏,李一雷. 病理学[M]. 9 版. 北京: 人民卫生出版社, 2018.

[327] GóMEZ M, BATISTA O. Molecular diagnosis as a strategy for differential diagnosis and at early ages of neurofibromatosis type 1 (NF1)[J]. Rev Med Chil, 2015, 143(10): 1320–1330.

[328] BREMS H, CHMARA M, SAHBATOU M, et al. Germline loss-of-function mutations in SPRED1 cause a neurofibromatosis 1-like phenotype[J]. Nat Genet, 2007, 39(9): 1120–1126.

[329] ROBERTS A E, ALLANSON J E, TARTAGLIA M, et al. Noonan syndrome[J]. Lancet, 2013, 381(9863): 333–342.

[330] ALLANSON J, SMITH A, FORZANO F, et al. Nablus syndrome: Easy to diagnose yet difficult to solve[J]. Am J Med Genet C Semin Med Genet, 2018, 178(4): 447–457.

[331] SHIEH J T C, ARADHYA S, NOVELLI A, et al. Nablus mask–like facial syndrome is caused by a microdeletion of 8q detected by array–based comparative genomic hybridization[J]. Am J Med Genet A, 2006, 140(12): 1267–1273.

[332] IŞıK E, ONAY H, ATIK T, et al. A Neurofibromatosis Noo-nan Syndrome Patient Presenting with Abnormal External Genitalia[J]. J Clin Res Pediatr Endocrinol, 2020, 12(1): 113–116.

[333] ALLANSON J E, HALL J G, VAN ALLEN M I. Noonan phenotype associated with neurofibromatosis[J]. Am J Med Genet, 1985, 21(3): 457–462.

[334] MCEWING R L, JOELLE R, MOHLO M, et al. Prenatal diagnosis of neurofibromatosis type 1: sonographic and MRI findings[J]. Prenat Diagn, 2006, 26(12): 1110–1114.

[335] 李朋, 赵赋, 刘丕楠. 神经纤维瘤病的治疗进展[J]. 中华神经外科杂志, 2015, 31(4): 430–432.

[336] KRIECHBAUMER L K, SUSANI M, KIRCHER S G, et al. Comparative study of CO2– and Er:YAG laser ablation of multiple cutaneous neurofibromas in von Recklinghausen's disease[J]. Lasers Med Sci, 2014, 29(3): 1083–1091.

[337] MéNI C, SBIDIAN E, MORENO J C, et al. Treatment of neurofibromas with a carbon dioxide laser: a retrospective cross-sectional study of 106 patients[J]. Dermatology (Basel), 2015, 230(3): 263–268.

[338] LEVINE S M, LEVINE E, TAUB P J, et al. Electrosurgical excision technique for the treatment of multiple cutaneous lesions in neurofibromatosis type I[J]. J Plast Reconstr Aesthet Surg, 2008, 61(8): 958–962.

[339] 贾雪原, 黄东旭, 余欣, 等. I 型神经纤维瘤病 26 例临床回顾性研究[J]. 中华手外科杂志, 2018, 34(02): 118–120.

[340] J AKACKI R I, DOMBI E, STEINBERG S M, et al. Phase II trial of pegylated interferon alfa–2b in young patients with neurofibromatosis type 1 and unresectable plexiform neurofibromas[J]. Neuro–oncology, 2017, 19(2): 289–297.

[341] ROBERTSON K A, NALEPA G, YANG F-C, et al. Imatinib mesylate for plexiform neurofibromas in patients with neurofibromatosis type 1: a phase 2 trial[J]. Lancet Oncol, 2012, 13(12): 1218–1ᶞ2ᶞ24.

[342] WIDEMANN B C, BABOVIC-VUKSANOVIC D, DOMBI E, et al. Phase II trial of pirfenidone in children and young adults with neurofibromatosis type 1 and progressive plexiform neurofibromas[J]. Pediatric blood & cancer, 2014, 61(9): 1598–1602.

[343] WEISS B, WIDEMANN B C, WOLTERS P, et al. Sirolimus for non-progressive NF1-associated plexiform neurofibromas: an NF clinical trials consortium phase II study[J]. Pediatric blood & cancer, 2014, 61(6): 982–986.

[344] WEISS B, WIDEMANN B C, WOLTERS P, et al. Sirolimus for progressive neurofibromatosis type 1 –associated plexiform neurofibromas: a neurofibromatosis Clinical Trials Consortium phase II study[J]. Neuro–oncology, 2015, 17(4): 596–603.

[345] WIDEMANN B C, DOMBI E, GILLESPIE A, et al. Phase 2 randomized, flexible crossover, double-blinded, placebo-controlled trial of the farnesyltransferase inhibitor tipi-farnib in children and young adults with neurofibromatosis type 1 and progressive plexiform neurofibromas[J]. Neuro-oncology, 2014, 16(5): 707–718.

[346] KIM A, DOMBI E, TEPAS K, et al. Phase I trial and pharmacokinetic study of sorafenib in children with neurofi-bromatosistype I and plexiform neurofibromas[J]. Pediatric blood & cancer, 2013, 60(3): 396–401.

[347] DOMBI E, BALDWIN A, MARCUS L J, et al. Activity of Selumetinib in Neurofibromatosis Type 1–Related Plexiform Neurofibromas [J]. N Engl J Med, 2016, 375 (26): 2550–2560.

[348] GROSS A M, WOLTERS P L, DOMBI E, et al. Selumetinib in Children with Inoperable Plexiform Neurofibromas [J]. N Engl J Med, 2020, 382(15): 1430–1442.

[349] CAMPEN C J, GUTMANN D H. Optic Pathway Gliomas in Neurofibromatosis Type 1 [J]. J Child Neurol, 2018, 33(1): 73–81.

[350] SHARIF S, FERNER R, BIRCH J M, et al. Second primary tumors in neurofibromatosis 1 patients treated for optic glioma: substantial risks after radiotherapy [J]. J Clin Oncol, 2006, 24(16): 2570–2575.

[351] GRILL J, COUANET D, CAPPELLI C, et al. Radiation-induced cerebral vasculopathy in children with neurofibro-

matosis and optic pathway glioma [J]. Ann Neurol, 1999, 45(3): 393–396.

[352] KAUL A, TOONEN J A, CIMINO P J, et al. Aktor MEK-mediated mTOR inhibition suppresses Nf1 optic glioma growth[J]. Neuro-oncology, 2015, 17(6): 843–853.

[353] FANGUSARO J, ONAR–THOMAS A, YOUNG POUSSAINT T, et al. Selumetinib in paediatric patients with BRAF-aber-
rant or neurofibromatosis type 1-associated recurrent, refractory, or progressive low-grade glioma: a multicentre, phase 2 trial[J]. Lancet Oncol, 2019, 20(7): 1011–1022.

[354] HEERVä E, PELTONEN S, SVEDSTR?M E, et al. Osteo-clasts derived from patients with neurofibromatosis 1 (NF1) display insensitivity to bisphosphonates in vitro [J]. Bone, 2012, 50(3): 798–803.

[355] HEERVä E, HUILAJA L, LEINONEN P, et al. Follow-up of six patients with neurofibromatosis 1–related osteoporosis treated with alendronate for 23 months [J]. Calcif Tissue Int, 2014, 94(6): 608–612.

[356] FARID M, DEMICCO E G, GARCIA R, et al. Malignant peripheral nerve sheath tumors [J]. The oncologist, 2014, 19(2): 193–201.

[357] MILLER D T, FREEDENBERG D, SCHORRY E, et al. Health Supervision for Children With Neurofibromatosis Type 1[J]. Pediatrics, 2019, 143(5): e20190660.

[360] EHARA Y, YAMAMOTO O, KOSAKI K, et al. Clinical severity in Japanese patients with neurofibromatosis 1 based on DNB classification[J]. J Dermatol, 2017, 44(11): 1262–1267.

[361] EVANS D G R. Neurofibromatosis type 2 (NF2): a clinical and molecular review[J]. Orphanet J Rare Dis, 2009, 4: 16.

[362] EVANS D G R. Neurofibromatosis type 2[J]. Handb Clin Neurol, 2015, 132:87–96.

[363] PLOTKIN S R, WICK A. Neurofibromatosis and Schwanno-matosis[J]. Semin Neurol, 2018, 38(1): 73–85.

[364] EVANS D G, SAINIO M, BASER M E. Neurofibromatosis type 2[J]. J Med Genet, 2000, 37(12): 897–904.

[365] COY S, RASHID R, STEMMER–RACHAMIMOV A, et al. An update on the CNS manifestations of neurofibromatosis type 2[J]. Acta Neuropathol, 2020, 139(4): 643–665.

[366] PEYRE M, BERNARDESCHI D, STERKERS O, et al. Natu-ral history of vestibular schwannomas and hearing loss in NF2 patients[J]. Neurochirurgie, 2018, 64(5): 342–347.

[367] 陈立华, 徐如祥, 李运军, 等. Ⅱ型神经纤维瘤病的微创手术治疗[J]. 中华脑科疾病与康复杂志(电子版), 2019, 9 (01): 10–14.

[368] LLOYD S K W, EVANS D G R. Neurofibromatosis type 2 (NF2): diagnosis and management[J]. Handb Clin Neurol, 2013, 115:957–967.

[369] SABOL Z, KIPKE–SABOL L, MIKLIĆ P, et al. Neurofibro-matosis type 2 (central neurofibromatosis or bilateral acoustic neuromas, vestibular schwannomas): from phenotype to gene[J]. Lijec Vjesn, 2006, 128(9–10): 309–316.

[370] PATHMANABAN O N, SADLER K V, KAMALY–ASL I D, et al. Association of Genetic Predisposition With Solitary Schwannoma or Meningioma in Children and Young Adults [J]. JAMA Neurol, 2017, 74(9): 1123–1129.

[371] RUGGIERI M, PRATICò A D, SERRA A, et al. Childhood neurofibromatosis type 2 (NF2) and related disorders: from bench to bedside and biologically targeted therapies [J]. Acta Otorhinolaryngol Ital, 2016, 36(5): 345–367.

[372] PEĆINA–ŠLAUS N. Merlin, the NF2 gene product[J]. Pathol Oncol Res, 2013, 19(3): 365–373.

[373] LEE S, KARAS P J, HADLEY C C, et al. The Role of Merlin/NF2 Loss in Meningioma Biology[J]. Cancers (Basel), 2019, 11(11): 1633.

[374] STAMENKOVIC I, YU Q. Merlin, a "magic" linker between extracellular cues and intracellular signaling pathways that regulate cell motility, proliferation, and survival[J]. Curr Protein Pept Sci, 2010, 11(6): 471–484.

[375] HILTON D A, HANEMANN C O. Schwannomas and their pathogenesis[J]. Brain Pathol, 2014, 24(3): 205–220.

[376] CUI Y, GROTH S, TROUTMAN S, et al. The NF2 tumor suppressor merlin interacts with Ras and RasGAP, which may modulate Ras signaling[J]. Oncogene, 2019, 38(36): 6370–6381.

[377] BRODHUN M, STAHN V, HARDER A. Pathogenesis and molecular pathology of vestibular schwannoma[J]. HNO, 2017, 65(5): 362–372.

[378] POLLACK I F, MULVIHILL J J. Neurofibromatosis 1 and 2 [J]. Brain Pathol, 1997, 7(2): 823–836.

[379] EVANS D G, HUSON S M, DONNAI D, et al. A clinical study of type 2 neurofibromatosis[J]. Q J Med, 1992, 84 (304): 603–618.

[380] HALLIDAY D, EMMANOUIL B, PRETORIUS P, et al. Ge-netic Severity Score predicts clinical phenotype in NF2[J]. J Med Genet, 2017, 54(10): 657–664.

[381] RUGGIERI M, IANNETTI P, POLIZZI A, et al. Earliest clinical manifestations and natural history of neurofibromato-sis type 2 (NF2) in childhood: a study of 24 patients[J]. Neuropediatrics, 2005, 36(1): 21–34.

[382] ARDERN–HOLMES S, FISHER G, NORTH K. Neurofibro-matosis Type 2[J]. J Child Neurol, 2017, 32(1): 9–22.

[383] EVANS D G, BIRCH J M, RAMSDEN R T. Paediatric pre-sentation of type 2 neurofibromatosis[J]. Arch Dis Child, 1999, 81(6): 496–499.

[384] BATTU S, KUMAR A, PATHAK P, et al. Clinicopathologi-cal and molecular characteristics of pediatric meningiomas

[J]. Neuropathology, 2018, 38(1): 22–33.

[385] ANTINHEIMO J, SALLINEN S L, SALLINEN P, et al. Genetic aberrations in sporadic and neurofibromatosis 2 (NF2)-associated schwannomas studied by comparative genomic hybridization (CGH)[J]. Acta Neurochir (Wien), 2000, 142 (10): 1094–104.

[386] HOLLAND K, KAYE A H. Spinal tumors in neurofibromatosis-2: management considerations – a review[J]. J Clin Neurosci, 2009, 16(2): 169–177.

[387] FERNER R E, GUTMANN D H. Neurofibromatosis type 1 (NF1): diagnosis and management[J]. Handb Clin Neurol, 2013, 115: 939–955.

[388] SMITH M J, HIGGS J E, BOWERS N L, et al. Cranial meningiomas in 411 neurofibromatosis type 2 (NF2) patients with proven gene mutations: clear positional effect of mutations, but absence of female severity effect on age at onset [J]. J Med Genet, 2011, 48(4): 261–265.

[389] GOUTAGNY S, KALAMARIDES M. Meningiomas and neurofibromatosis[J]. J Neurooncol, 2010, 99(3): 341–347.

[390] PERRY A, GIANNINI C, RAGHAVAN R, et al. Aggressive phenotypic and genotypic features in pediatric and NF2-associated meningiomas: a clinicopathologic study of 53 cases [J]. J Neuropathol Exp Neurol, 2001, 60(10): 994–1003.

[391] KING A T, RUTHERFORD S A, HAMMERBECK-WARD C, et al. High-Grade Glioma is not a Feature of Neurofibromatosis Type 2 in the Unirradiated Patient[J]. Neurosurgery, 2018, 83(2): 193–196.

[392] HAGEL C, LINDENAU M, LAMSZUS K, et al. Polyneuropathy in neurofibromatosis 2: clinical findings, molecular genetics and neuropathological alterations in sural nerve biopsy specimens[J]. Acta Neuropathol, 2002, 104(2): 179–187.

[393] DEMANGE L, DE MONCUIT C, THOMAS G, et al. Phenotype-genotype study in 154 French NF2 mutation carriers [J]. Rev Neurol (Paris), 2007, 163(11): 1031–1038.

[394] BASER M E, KURAMOTO L, JOE H, et al. Genotype-phe-notype correlations for nervous system tumors in neurofibromatosis 2: a population-based study[J]. Am J Hum Genet, 2004, 75(2): 231–239.

[395] KLUWE L, MACCOLLIN M, TATAGIBA M, et al. Phenotypic variability associated with 14 splice-site mutations in the NF2 gene[J]. Am J Med Genet, 1998, 77(3): 228–233.

[396] BASER M E, KURAMOTO L, WOODS R, et al. The location of constitutional neurofibromatosis 2 (NF2) splice site mutations is associated with the severity of NF2[J]. J Med Genet, 2005, 42(7): 540–546.

[397] BASER M E, FRIEDMAN J M, AESCHLIMAN D, et al. Predictors of the risk of mortality in neurofibromatosis 2[J]. Am J Hum Genet, 2002, 71(4): 715–723.

[398] EVANS D G, TRUEMAN L, WALLACE A, et al. Genotype/phenotype correlations in type 2 neurofibromatosis (NF2): evidence for more severe disease associated with truncating mutations[J]. J Med Genet, 1998, 35(6): 450–455.

[399] DOW G, BIGGS N, EVANS G, et al. Spinal tumors in neurofibromatosis type 2. Is emerging knowledge of genotype predictive of natural history[J]. J Neurosurg Spine, 2005, 2 (5): 574–579.

[400] SELVANATHAN S K, SHENTON A, FERNER R, et al. Further genotype-phenotype correlations in neurofibromatosis 2[J]. Clin Genet, 2010, 77(2): 163–170.

[401] EVANS D G R, RAMSDEN R T, SHENTON A, et al. Mosaicism in neurofibromatosis type 2: an update of risk based on uni/bilaterality of vestibular schwannoma at presentation and sensitive mutation analysis including multiple ligation-dependent probe amplification[J]. J Med Genet, 2007, 44 (7): 424–428.

[402] 聂薇薇, 盛练. 神经纤维瘤病的 CT 和 MRI 表现及诊断价值[J]. 中国实用神经疾病杂志, 2013, 16(20): 9–11.

[403] 陈慧, 周俊芬, 罗建国. 神经纤维瘤病Ⅱ型的 CT、MRI 表现[J]. 临床放射学杂志, 2017, 36(12): 1896–1899.

[404] 王海波. 椎管内肿瘤影像诊断价值与分析 [J]. 实用医学影像杂志, 2020, 21(1): 18–21.

[405] EVANS D G R, SALVADOR H, CHANG V Y, et al. Cancer and Central Nervous System Tumor Surveillance in Pediatric Neurofibromatosis 2 and Related Disorders[J]. Clin Cancer Res, 2017, 23(12): 54–61.

[406] 陈立华, 徐如祥. Ⅱ型神经纤维瘤病治疗策略[J]. 中华神经创伤外科电子杂志, 2017, 3(2): 114–118.

[407] Neurofibromatosis. Conference statement. National Institutes of Health Consensus Development Conference[J]. Arch Neurol, 1988, 45(5): 575–578.

[408] MULVIHILL J J, PARRY D M, SHERMAN J L, et al. NIH conference. Neurofibromatosis 1 (Recklinghausen disease) and neurofibromatosis 2 (bilateral acoustic neurofibromatosis). An update[J]. Ann Intern Med, 1990, 113(1): 39–52.

[409] EVANS D G, HUSON S M, DONNAI D, et al. A genetic study of type 2 neurofibromatosis in the United Kingdom. II. Guidelines for genetic counselling [J]. J Med Genet, 1992, 29(12): 847–852.

[410] GUTMANN D H, AYLSWORTH A, CAREY J C, et al. The diagnostic evaluation and multidisciplinary management of neurofibromatosis 1 and neurofibromatosis 2[J]. JAMA, 1997, 278(1): 51–57.

[411] BASER M E, FRIEDMAN J M, WALLACE A J, et al. Evaluation of clinical diagnostic criteria for neurofibromatosis 2[J]. Neurology, 2002, 59(11): 1759–1765.

[412] MALLORY G W, POLLOCK B E, FOOTE R L, et al. Stereotactic radiosurgery for neurofibromatosis 2-associated

vestibular schwannomas: toward dose optimization for tumor control and functional outcomes[J]. Neurosurgery, 2014, 74（3）: 292–300.

[413] GILKES C E, EVANS D G. Review of radiation therapy ser-vices for neurofibromatosis（NF2）patients in England[J]. Br J Neurosurg, 2014, 28(1): 16–19.

[414] SUN S, LIU A. Long–term follow–up studies of Gamma Knife surgery for patients with neurofibromatosis Type 2[J]. J Neurosurg, 2014, 121:143–149.

[415] KRUYT I J, VERHEUL J B, HANSSENS P E J, et al. Gamma Knife radiosurgery for treatment of growing vestibular schwannomas in patients with neurofibromatosis Type 2: a matched cohort study with sporadic vestibular schwannomas [J]. J Neurosurg, 2018, 128(1): 49–59.

[416] PLOTKIN S R, HALPIN C, MCKENNA M J, et al. Erlotinib for progressive vestibular schwannoma in neurofibromatosis 2 patients[J]. Otol Neurotol, 2010, 31(7): 1135–1143.

[417] KARAJANNIS M A, LEGAULT G, HAGIWARA M, et al. Phase II trial of lapatinib in adult and pediatric patients with neurofibromatosis type 2 and progressive vestibular schwann-omas[J]. Neuro–oncology, 2012, 14(9): 1163–1170.

[418] KARAJANNIS M A, LEGAULT G, HAGIWARA M, et al. Phase Ⅱ study of everolimus in children and adults with neu-rofibromatosis type 2 and progressive vestibular schwan-nomas[J]. Neuro–oncology, 2014, 16(2): 292–297.

[419] FUSE M A, DINH C T, VITTE J, et al. Preclinical assess-ment of MEK1/2 inhibitors for neurofibromatosis type 2–as-so-ciated schwannomas reveals differences in efficacy and drug resistance development[J]. Neuro–oncology, 2019, 21（4）: 486–497.

[420] PLOTKIN S R, STEMMER-RACHAMIMOV A O, BARK-ER F G, et al. Hearing improvement after bevacizumab in pa-tients with neurofibromatosis type 2[J]. N Engl J Med, 2009, 361(4): 358–367.

[421] MAUTNER V –F, NGUYEN R, KUTTA H, et al. Beva-cizumab induces regression of vestibular schwannomas in pa-tients with neurofibromatosis type 2[J]. Neuro–oncology, 2010, 12(1): 14–18.

[422] PLOTKIN S R, MERKER V L, HALPIN C, et al. Beva-cizumab for progressive vestibular schwannoma in neurofibro-matosis type 2: a retrospective review of 31 patients[J]. Otol Neurotol, 2012, 33(6): 1046–1052.

[423] SZUDEK J, BRIGGS R, LEUNG R. Surgery for neurofibro-matosis 2[J]. Curr Opin Otolaryngol Head Neck Surg, 2012, 20(5): 347–352.

[424] 赵赋, 张晶, 汪颖, 等. 2型神经纤维瘤病患者临床各因素与预后相关性分析[J]. 中华神经外科杂志, 2013, 29(10): 980–983.

[425] 廖智超, 张超, 刘新月, 等. 恶性周围神经鞘瘤靶向治疗

的研究进展[J]. 中华肿瘤杂志, 2019, （9）: 648–653.

[426] JAMES A W, SHURELL E, SINGH A, et al. Malignant Perip-heral Nerve Sheath Tumor[J]. Surg Oncol Clin N Am, 2016, 25(4): 789–802.

[427] KOLBERG M, HøLAND M, AGESEN T H, et al. Survival meta–analyses for >1800 malignant peripheral nerve sheath tumor patients with and without neurofibromatosis type 1[J]. Neuro–oncology, 2013, 15(2): 135–147.

[428] DU P, ZHU J, ZHANG Z-D, et al. Recurrent epithelioid mali-gnant peripheral nerve sheath tumor with neurofibromatosis type 1: A case report and literature review[J]. Oncol Lett, 2019, 18(3): 3072–3080.

[429] DURBIN A D, KI D H, HE S, et al. Malignant Peripheral Nerve Sheath Tumors[J]. Adv Exp Med Biol, 2016, 916: 495–530.

[430] DUCATMAN B S, SCHEITHAUER B W, PIEPGRAS D G, et al. Malignant peripheral nerve sheath tumors. A clinicopath-ologic study of 120 cases[J]. Cancer, 1986, 57(10): 2006–2021.

[431] SEMENOVA G, STEPANOVA D S, DUBYK C, et al. Target-ing group Ⅰ p21–activated kinases to control malignant perip-heral nerve sheath tumor growth and metastasis[J]. Oncogene, 2017, 36(38): 5421–5431.

[432] PENDLETON C, EVERSON M C, PUFFER R C, et al. Person-al and Familial Malignancy History in Patients with Maligna-nt Peripheral Nerve Sheath Tumors with a Focus on Sporadic Tumors[J]. World Neurosurg, 2020, 141: 778–782.

[433] YAMANAKA R, HAYANO A. Radiation–Induced Malignant Peripheral Nerve Sheath Tumors: A Systematic Review [J]. World Neurosurg, 2017, 105: 961–970.

[434] MAVROGENIS A F, PALA E, GUERRA G, et al. Post-radiat-ion sarcomas. Clinical outcome of 52 Patients[J]. J Surg Oncol, 2012, 105(6): 570–576.

[435] PERRONE F, DA RIVA L, ORSENIGO M, et al. PDGFRA, PDGFRB, EGFR, and downstream signaling activation in malignant peripheral nerve sheath tumor[J]. Neuro–oncology, 2009, 11(6): 725–736.

[436] THWAY K, FISHER C. Malignant peripheral nerve sheath tumor: pathology and genetics[J]. Ann Diagn Pathol, 2014, 18(2): 109–116.

[437] GUTMANN D H, FERNER R E, LISTERNICK R H, et al. Neurofibromatosis type 1[J]. Nat Rev Dis Primers, 2017, 3 (17004).

[438] PLOTKIN S R, WICK A. Neurofibromatosis and Schwannom-atosis[J]. Semin Neurol, 2018, 38(1): 73–85.

[439] EVANS D G R, BASER M E, MCGAUGHRAN J, et al. Malignant peripheral nerve sheath tumours in neurofibroma-tosis 1[J]. J Med Genet, 2002, 39(5): 311–314.

[440] STEWART D R, KORF B R, NATHANSON K L, et al.

Care of adults with neurofibromatosis type 1: a clinical practice resource of the American College of Medical Genetics and Genomics （ACMG)[J]. Genet Med, 2018, 20(7): 671-682.

[441] BREMS H, BEERT E, DE RAVEL T, et al. Mechanisms in the pathogenesis of malignant tumours in neurofibromatosis type 1[J]. Lancet Oncol, 2009, 10(5): 508-515.

[442] FERNER R E, HUSON S M, THOMAS N, et al. Guidelines for the diagnosis and management of individuals with neurofibromatosis 1[J]. J Med Genet, 2007, 44(2): 81-88.

[443] LY K I, BLAKELEY J O. The Diagnosis and Management of Neurofibromatosis Type 1[J]. Med Clin North Am, 2019, 103(6): 1035-1054.

[444] BROHL A S, KAHEN E, YODER S J, et al. The genomic landscape of malignant peripheral nerve sheath tumors: diverse drivers of Ras pathway activation[J]. Sci Rep, 2017, 7(1): 14992.

[445] LEGIUS E, DIERICK H, WU R, et al. TP53 mutations are frequent in malignant NF1 tumors[J]. Genes Chromosomes Ca-ncer, 1994, 10(4): 250-255.

[446] KOUREA H P, ORLOW I, SCHEITHAUER B W, et al. Del-etions of the INK4A gene occur in malignant peripheral nerve sheath tumors but not in neurofibromas[J]. Am J Pathol, 1999, 155(6): 1855-1860.

[447] PERRY A, KUNZ S N, FULLER C E, et al. Differential NF1, p16, and EGFR patterns by interphase cytogenetics （FISH) in malignant peripheral nerve sheath tumor （MPNST) and morphologically similar spindle cell neoplasms[J]. J Neuropathol Exp Neurol, 2002, 61(8): 702-709.

[448] HOLTKAMP N, OKUDUCU A F, MUCHA J, et al. Mutation and expression of PDGFRA and KIT in malignant peripheral nerve sheath tumors, and its implications for imatinib sensitivity[J]. Carcinogenesis, 2006, 27(3): 664-671.

[449] CARLI M, FERRARI A, MATTKE A, et al. Pediatric malignant peripheral nerve sheath tumor: the Italian and German soft tissue sarcoma cooperative group[J]. J Clin Oncol, 2005, 23(33): 8422-8430.

[450] 中国Ⅰ型神经纤维瘤病多中心治疗协作组, 全国整形外科多中心研究平台. Ⅰ型神经纤维瘤病临床诊疗专家共识（2021版)[J]. 中国修复重建外科杂志, 2021, 35(11): 1384-1395.

第 4 章

恶性周围神经鞘瘤的流行病学

第 1 节　发病状况与流行特征

世界范围内,相对于其他众多的恶性肿瘤,恶性周围神经鞘膜瘤(MPNST)并不常见,属于罕见疾病,同时大多数国家都没有高人口覆盖、高质量的 MPNST 发病率和死亡数据,因此有关 MPNST 的全球流行情况只能参考我国和少数几个发达国家的资料。

一、地区分布

MPNST 呈现地区分布差异,研究报道亚洲人 MPNST 的发病率明显低于白人。最近一项使用 2009 年 SEER 数据的研究报道称,在所有年龄段中,与白人相比,亚裔中 MPNST 的发病率较低(IRR = 0.61;95% CI 0.47~0.79)。进一步指出,拉丁美洲人的 MPNST 发病率也低于白人,特别是那些诊断年龄为 25 岁以上的拉丁美洲人。研究还表明,与白人相比,黑人 MP-NST 的发病率显著提高。

二、时间分布

MPNST 发病和死亡的时间趋势尚缺乏世界范围内的大规模调查数据。MPNST 是肉瘤的一种亚型,根据美国 SEER 资料显示,肉瘤的发病率呈现逐步上升的趋势。已有研究表明 MPNST 的发病率约为 1/10 万,占所有软组织肉瘤的 5%~10%。查询 1973 年至 2009 年美国人口信息的 SEER-18 数据库,MPNST 总发病率为 1.46/10 万人年,老年人发病率增高。在儿童人口中,发病率为每年 0.56/10 万,在 10~19 岁的青春期后儿童中发病率更高。儿童人群的中位总生存期为 30 个月,多因素分析中只有局部疾病和手术治疗是积极的预后因素。

三、人群分布

一项 SEER 研究确定了 MPNST 在种族/族裔中的发病率差异。黑人的 MPNST 发病率高于白人,而其他少数民族的 MPNST 发病率低于白人。历史上,MPNST 在黑人中的总生存率低于其他种族/族裔群体,与白人儿童相比,MPNST 导致的死亡风险在黑人和拉丁裔儿童中被确认。这些数据表明 MPNST 的发病率在美国不同种族/族裔之间存在显著差异,MPNST 发病率的种族/族裔差异可能主要发生在 25 岁及以上的人群中。

10%~20% 的病例被报道发生在生命的前 20 年,偶尔的病例涉及 11 个月大的婴儿,继发于 NF 者,发病年龄可提前 10 岁。MPNST 的发病位置好发于周围神经干上,如坐骨神经、臂丛、骶丛等,以四肢和躯干多见,坐骨神经受累常见。MPNST 生长缓慢,一般在 5 年以上,常同时伴有神经纤维瘤或神经鞘瘤。局部发现肿块为常见症状,多为无痛,少数表现为疼痛性肿块,或肿块压迫症状及远处肢体麻木感及放射疼痛。肿瘤可出现局部侵犯,也可发生远处淋巴结及血循环转移。

MPNST 可自发发生,也可与 NF1 一起发生,其病因尚不清楚,但有辐射暴露史的患者发病率较高。MPNST 在一般人群和 NF1 患者中的患病率分别为 0.001% 和 0.1%。高达 50% 的 MPNST 发生在 NF1 患者中,表明该肿瘤有可能起源于先前存在的神经纤维瘤。报道的横断面研究显示,在 NF1 患者中 MPNST 的患病率为 1%~2%,最近的一项研究表明,NF1 患者最终发生 MPNST 的终生风险为 10%,且往往发生在较年轻的患者中。MPNST 可见于体内各处,已有丛状神经纤维瘤的部位,发生该病的风险增加 20 倍;可能的风险因素包括放疗史、整个 NF1 基因胚系突变。丛状神经纤维瘤的发生与小鼠模型中 NF1 基因表达的缺失有关,而 MPNST 的发生则还与其他基因损伤有关,如 p53 和 p16。虽然 NF1 基因失活并不是导致 MPNST 的独立原因,但它实际上可能使这些患者更容易发生这样的事件。一项涵盖 1895 例受试者的研究表明,在 10~40 岁的 NF1 患者中,有 60% 的患者均死于 MPNST。因此,NF1 患者若主诉有剧痛或疼痛难以控制、已有的丛状神经纤维瘤快速增大、肿瘤质地改变(由软变硬)或新的神经功能缺损,则应立即评估是否存在 MPNST。

第 2 节　危险因素

一般来说,当细胞的 DNA 出现错误(突变)时,可能引发肿瘤。这些错误使细胞生长和分裂失控。积聚的肿瘤细胞形成一个肿瘤,可以生长侵入附近的结构,异常细胞可以扩散到身体的其他部位。某些促进细胞分裂的基因称为癌基因。其他减缓细胞分裂或导致细胞在正确时间死亡的基因称为肿瘤抑制基因。癌症可由开启癌基因或关闭肿瘤抑制基因的 DNA 突变(缺陷)引起。在许多家族癌症综合征中发现了遗传性 DNA 突变导致乳腺癌、结肠癌、肾脏癌、眼部癌症或其他癌症的风险很高。其中一些综合征也与 MPNST 的发病风险增加有关。这些综合征是由可从父母遗传基因缺陷(突变)引起的。其中一些基因缺陷可以通过检测发现。MPNST 的 DNA 是发生突变的,但它们通常是后天获得的。获得性突变可能是由于暴露于辐射或致癌化学物质所致。然而,数 MPNST 的发生原因至今仍不明确。

风险因素是任何改变一个人患癌症等疾病的可能性因素。不同的癌症有不同的风险因素。预防 MPNST 的有效方法是尽可能避免暴露于风险因素。但是大多数 MPNST 发生在没有已知风险因素的人身上,所以目前还没有已知的方法来预防大多数的病例。尽管如此,科学家们还是发现了一些使人容易患上 MPNST 的风险因素。

一、年龄

任何年龄段的人都可能患 MPNST,但像大多数癌症一样,随着年龄的增长,风险也会增加。MPNST 通常发生在成年期,为 20~50 岁。儿童和青少年中也可能患 MPNST,只是比较少见。

二、用于治疗其他癌症的辐射暴露

其他癌症如乳腺癌或淋巴瘤的放疗有时会在数年后在治疗部位引起肉瘤(包括 MPNST)的发生,这是因为辐射会影响治疗部位的健康组织,通常始于接受放疗的身体部位。风险增加的程度取决于患者的年龄、癌症的部位、射线的类型以及放疗的剂量。尽管不同的研究给出了不同的结果,但接受高剂量放疗的风险增加最大。化疗和放疗的联合使用可能会进一步增加风险。数十年来,放疗技术持续改善,质子治疗等手段也在飞速发展。现在的治疗更精确地针对癌症,这些进展有望减少由放疗引起的继发性癌症。患者在接受放疗前,了解相应的风险获益情况是非常有必要的。在这个诊疗过程中,放疗科医生会协助将相应风险降至最低,同时对于不宜放疗或放疗危害很大的情况也会向患者讲明。对儿童肿瘤病灶的放疗,美国、日本等国家已经推荐使用质子放疗,以进一步减少辐射导致儿童长大后患有 MPNST 等肉瘤的风险。

三、遗传因素

家族癌症综合征是由基因缺陷(突变)引起的疾病,这些基因缺陷(突变)与患某些癌症的高风险有关。有些家族癌症综合征会增加患 MPNST 的风险。其中神经纤维瘤病 I 型(NF1)就是最突出的代表。

一项回顾性队列研究显示,NF1 与预期寿命减少 15 年有关。该研究评估了 1980 年至 2006 年法国 NF1 患者的大量回顾性队列死亡率,人群包括连续转诊到法国国家神经纤维瘤转诊中心的 NF1 患者,具有 95% 置信区间的标准化死亡率(SMR)被计算为观察到的死亡人数与预期死亡人数的比率。研究人员研究了与死亡有关的因素和死因:从 1980 年到 2006 年,共有 1895 例 NF1 患者,中位随访时间为 6.8 年(0.4~20.6年);存活 1226 例(65%),其中 1159 例(94.5%)存活,67 例(5.5%)死亡。NF1 队列的总死亡率显著增加(SMR, 2.02;CI, 1.6~2.6;$P<0.001^{-4}$)。高死亡率发生在 10~20 岁的患者中(SMR, 5.2;CI, 2.6~9.3;$P<0.001^{-4}$)和 20~40 岁(SMR, 4.1;2.8~5.8;$P<0.001^{-4}$)。在男性和女性中都发现了显著的高死亡率。在 10~20 岁年龄组中,女性死亡率明显高于男性(分别为 SMR, 12.6;CI, 5.7~23.9;SMR, 1.8;CI, 0.2~6.4)。58 例(86.6%)患者的死亡原因已查明,MPNST 是死亡的主要原因(60%),且研究结果表明 NF1 患者比一般人群的死亡率更高。

第 3 节　预防策略

随着人类对遗传学的深入研究,其致病因素绝大多数存在于外环境中,也有可能从基因的角度来预防肿瘤。然而,防治恶性肿瘤仅仅靠肿瘤防治研究机构是不够的,必须在全球范围内建立健全的肿瘤防治制度和防治机构,完善肿瘤检测报告系统,加强对恶性肿瘤的病因学研究和防治措施的研究,加强人群宣教,增强个人防癌意识。因此,MPNST 的预防是一个系统工程,必须全方位、各个环节、有步骤、有计划地开展。

一、一级预防

(一)定义

一级预防又称为病因预防。其目标是防止癌症的发生,其任务包括研究各种癌症的病因和危险因素,针对化学、物理、生物等具体致癌、促癌因素和体内外致病条件,采取预防措施,并针对健康机体,采取加强环境保护、适宜饮食、适宜多运动,以增进身心健康。对个人,这是 0 期,是"防患于未然"的关键时期。

(二)方法

在 MPNST 发病前期,针对致病因素(年龄因素、辐射因素、癌症病史等因素)所采取的根本性预防措施,消除或减少可能致癌的因素,减少癌症的发病率,防止癌症的发生。积极开展健康教育,提高公众的健康意识和自我保健能力,自觉采取有益于健康的行为和生活方式,有系统地、有组织地进行科普宣传教育;保持乐观开朗的情绪,不抽烟不饮酒,使机体免疫及神经系统保持良好的状态。一级预防是投入少、效率高、最积极的社会预防措施。

二、二级预防

(一)定义

二级预防,又称为临床前预防、"三早"预防。其目标是防止初发疾病的发展。其任务包括针对癌症做到"三早"(早期发现、早期诊断、早期治疗)措施。以阻止或减缓疾病的发展,恢复健康。

(二)方法

(1)开展针对 MPNST 的人群普查

这是早期发现 MPNST 的一条重要途径。通过筛检、早期诊断和治疗改善预后等措施,进行综合预防,来控制或延缓疾病发展率。

(2)建立未病专科门诊,定期检查

可减少来院就诊患者的漏诊、误诊,是早期发现 MPNST 的另一条途径。由于早期 MPNST 常无明显症状,因此如何提高来院患者的早诊率,减少院内误诊时间,是提高疗效的又一关键。

(3)做好高危人群的监控和易感病例的随访

加强对 NF1 患者人群的随访监测。

三、第三级预防

(一)定义

三级预防又称为临床(期)预防或康复性预防。其目标是防止病情恶化。其任务是采取多学科综合诊断(MDD)和治疗(MDT),正确选择合理甚至最佳的诊疗方案,以尽早扑灭癌症,尽力恢复功能,促进康复,提高生活质量。

(二)方法

目前肿瘤专科医院都具备整套科学的综合治疗手段;以患者为中心,根据肿瘤患者的不同情况,采取个体化治疗。例如手术、化疗、放疗、靶向治疗、生物治疗等方法的有机结合。MPNST 以手术切除为主。针对已明确诊断的 MPNST 患者进行综合治疗,提高治愈率,降低死亡率,改善癌症患者的生活质量;进行康复指导,预防癌症的复发和转移。对确定无法手术者,亦应采取化疗、放疗、靶向治疗、免疫疗法、中西医结合疗法,根据不同病期采取相应措施,促进康复,改善生活质量,提高生存率。

由于 MPNST 的发病机制及其危险因素尚不明确,除了戒烟限酒、加强体育锻炼、预防病毒感染、减少和避免化学性物质暴露和放射性辐射,尤其在青少年骨骼发育时期避免外伤,特别是青少年发育期的长骨骺部等普遍性的预防措施外,仍缺乏关于 MPNST 的更有针对性和特异性的人群一级预防措施。因此,二级和三级预防是目前提高 MPNST 患者生存时间和治疗较有效的手段和方式尤其要重点关注 NF1 患者

人群,定期到医院做健康检查。在一、二级预防的基础上,同时开展 MPNST 三级预防:在治疗过程中防止复发,提高生存率和康复率,通过多种治疗手段减少临床并发症,缓解疾病引起的疼痛,以改善患者的生活质量,最终延长患者寿命。

第 4 节　人群筛查

由于 MPNST 早期不会引起明显症状和体征,且恶性程度高,相比于其他肿瘤,MPNST 对化疗药物相对不敏感,所以一旦发生转移或因各种原因无法手术,就会变得十分棘手。因此通过人群筛查、遗传咨询等方式早期发现 MPNST 变得尤为重要。

(1)有软组织肉瘤、NF1 家族史或年轻时患过其他癌症的人群,应该进行相关的遗传咨询或基因检测。基因检测结果由经过专门培训的医生解读测试结果,并向高危患者建议早期癌症检测测试(如早期筛查)方式。

遗传咨询程序如下:①详细、如实地填写调查表,包括一般情况、生活方式、饮食习惯、环境和社会心理因素等。了解已存在的可能导致 MPNST 的危险因素,为咨询建议提供部分依据;②详细了解和确定家族中癌症的发病情况和 NF1 发病情况,绘制家系图谱,推测遗传方式,判断亲属患 MPNST 的风险;③MPNST 易感性检测,通过相关致病基因测序检测,评估个体患MPNST 风险,筛选中、高风险个体做重点咨询;④综合分析结果,根据咨询者家族癌症风险和个体差异,做遗传学咨询,针对咨询者具体情况,分析、提供预防MPNST 的科学建议,如生活方式、脱离污染和保健决策等;⑤出具书面报告,并对检测结果保密。

(2)有某些基因缺陷(NF1 基因)引起的某些遗传疾病病史的家族患 MPNST 的风险增加。一项包含1895 例 NF1 患者的回顾性队列研究显示,恶性神经

鞘瘤是患者死亡的主要原因(60%),由此,开展高危人群的 *NF1* 基因突变筛查具有一定的重要性。基因检测可以检测到变异的基因,进行遗传基因检测的具体方案如表 4-1 所示。有某些基因缺陷引起的某些遗传疾病病史的家族成员,如果发现任何肿块或生长过快,建议立即就医。

(3)由于 MPNST 可以在身体的任何地方生长,其症状将取决于生长的部位。MPNST 可在身体的疏松有弹性或深部空间中生长发展,在生长过程中常常会把正常组织推挤开。因此,肿瘤在引起症状之前可能会变得很大。最终,当肿瘤生长开始压迫神经和肌肉时,它可能会引起疼痛。任何直径大于 5cm、变大或疼痛的肿块,不管它们的位置如何,都应该引起重视并尽早就医需要警惕的症状和体征:如新的肿块或正在生长的肿块(身体上的任何部位);比较大的肿块(例如直径超过 5cm)或越长越大;当年纪较大时长出来的肿块;腹痛越来越严重,大便带血或呕吐物中带血;黑色、柏油状大便(当胃或肠道出血时,血液在消化后会变黑,可能会使大便变得非常黑和黏稠),位于体内深部组织任何大小的肿块等。

出现以上情况时,应尽早到正规医院就诊,以便接受包括软组织肿瘤科、肿瘤内科、影像科、病理科、皮肤科、放疗科、整形外科等多学科诊疗团队的专业化、规范化、系统性的诊治。

表 4-1　GeneReviews 收录神经纤维瘤病分子遗传学检测信息

基因	检测方法	该检测方法检出致病变异百分比
NF1	基于 cDNA 和 gDNA 序列分析的多步致病变异体检测方案	>95%
	基因组 DNA 序列分析	60%~90%
	靶基因缺失/重复分析	5%
	CMA	5%
	细胞遗传学分析	<1%
NF2	序列分析	75%
	靶基因缺失/重复分析或 CMA	20%

(李海欣　宋方方　刘福彬　杨萌　李祥春)

参考文献

[1] Erin C. Peckham-Gregory, et al. Racial/ethnic disparities and incidence of malignant peripheral nerve sheath tumors: results from the Surveillance, Epidemiology, and End Results Program, 2000–2014[J]. Journal of Neuro-Oncology, 2018, 139,69–75.

[2] Bates JE, Peterson CR, Dhakal S, et al. Malignant peripheral nerve sheath tumors (MPNST): a SEER analysis of incidence across the age spectrum and therapeutic interventions in the pediatric population[J]. Pediatr Blood Cancer, 2014, 61(11): 1955–1960.

[3] James E Bates, et al. Malignant Peripheral Nerve Sheath Tumors (MPNST): A SEER Analysis of Incidence Across the Age Spectrum and Therapeutic Interventions in the Pediatric Population[J]. Pediatr Blood Cancer, 2014, 61(11):1955–1960.

[4] Stucky CC, Johnson KN, Gray RJ, et al. Malignant peripheral nerve sheath tumors(MPNST): the Mayo Clinic experience[J]. Ann Surg Oncol, 2012, 19(3):878–885.

[5] Kolberg M, Holand M, Agesen TH, et al. Survival meta-analyses for> 1800 malignant peripheral nerve sheath tumor patients with and without neurofibromatosis type 1[J]. Neuro Oncol, 2013, 15(2):135–147.

[6] Amirian ES, Goodman JC, New P, Scheurer ME. Pediatric and adult malignant peripheral nerve sheath tumors: an analysis of data from the Surveillance, Epidemiology, and End Results program[J]. J Neurooncol, 2014, 116(3):609–616.

[7] Ducatman BS, S. B., Piepgras DG, Reiman HM: Malignant peripheral nerve sheath tumors in childhood[J]. J Neurooncol, 1984, 2(3): 241–248.

[8] Ellison DA, C.-B. J., Parham DM, Jackson RJ: Malignant triton tumor presenting as a rectal mass in an 11-month-old [J]. Pediatr Dev Pathol, 2005, 8(2): 235–239.

[9] Adamson DC, C. T., Friedman AH. Malignant peripheral nerve sheath tumor of the spine after radiation therapy for Hodgkin's lymphoma[J]. Clin Neuropathol, 2004, 23(5): 245–255.

[10] Amin A, S. A., Flanagan A, Patterson D, Lehovsky J: Radiotherapy-induced malignant peripheral nerve sheath tumor of the cauda equina[J]. Spine, 2004, 29(21): 506–509.

[11] Ducatman BS, S. B., Piepgras DG, et al: Malignant peripheral nerve sheath tumors. A clinicopathologic study of 120 cases[J]. Cancer, 1986, 57(10): 2006–2021.

[12] Loree TR, N. J. J., Werness BA, et al: Malignant peripheral nerve sheath tumors of the head and neck: analysis of prognostic factors[J]. Otolaryngol Head Neck Surg., 2000, 122(5): 667–672.

[13] D'Agostino AN, S. E., et al: Sarcomas of the peripheral nerves and somatic soft tissues associated with multiple neurofibromatosis (Von Recklinghausen's disease)[J]. Cancer, 1963, 16: 1015–1027.

[14] King AA, D. M., Riccardi VM, et al: Malignant peripheral nerve sheath tumors in neurofibromatosis 1[J]. Am J Med Genet, 2000, 93(5): 388–392.

[15] Huson SM, C. D., Harper PS. A genetic study of von Recklinghausen neurofibromatosis in south east Wales. II. Guidelines for genetic counselling[J]. J Med Genet, 1989,26(11): 712–721.

[16] Evans DG, B. M., McGaughran J, Sharif S, et al. Malignant peripheral nerve sheath tumours in neurofibromatosis 1[J]. J Med Genet, 2002, 39(5): 311–314.

[17] Cichowski K, S. T., Schmitt E, et al. Mouse model of tumor development in neurofibromatosis type I [J]. Science, 1999, 286: 2172–2176.

[18] Sabah M, C. R., Leader M, et al: Loss of p16 (INK4A) expressioni is assicied with allelic imbalance/loss of heterozygosity of chromosome 9p21 in microdissected malignant peripheral nerve sheath tumors[J]. Appl Immunohistochem Mol Morphol, 2006, 14(1): 97–102.

[19] Vogel KS, K. L., Velasco-Miguel S, et al. Mouse tumor model for neurofibromatosis I [J]. Science, 1999, 286: 2176–2179.

[20] Justin Korfhage,David B Lombard.Malignant Peripheral Nerve Sheath Tumors: From Epigenome to Bedside.Mol Cancer Res [J]. 2019, 17(7):1417–1428.

[21] Tu Anh Duong, Emilie Sbidian, et al. Mortality Associated with Neurofibromatosis 1: A Cohort Study of 1895 Patients in 1980–2006 in France[J]. Orphanet J Rare Dis, 2011, 6:18.

第5章 恶性周围神经鞘瘤的发病机制

MPNST 发病机制中涉及多种机制或通路,包括细胞内信号通路、表观遗传调控、有丝分裂异常、凋亡异常、血管生成及与肿瘤微环境的相互作用等。例如,NF1 基因突变、高水平的活化性的 RAS、TP53 突变、EGFR、PDGFRA 的扩增和一些肿瘤微环境的改变,以及一些其他未知因素等众多因素协同作用,共同参与NF1 相关的 MPNST 的发生。另外,还有一些散发性的和放疗相关的 MPNST,其中的发病机制也比较复杂。目前 MPNST 的具体机制仍有很多不甚清楚,也存在很大的争议。根据现有的文献资料及其中的研究进展,本文拟对其发病机制进行初步的概述。

一、与基因改变有关

对 MPNST 的基因组和分子异常的研究,可以发现许多染色体异常、通路异常和特定的分子异常的事件,部分异常包含重要的原癌基因或抑癌基因,它们可能在 MPNST 的发生和发展中起着重要作用。参与显著扩增畸变的基因包括 BIRC5、CCNE2、DAB2、DDX15、EGFR、DAB2、MSH2、CDK6、HGF、ITGB4、KCNK12、L-AMA3、LOXL2、MET 和 PDGFRA。参与显著缺失异常的基因包括 CDH1、GLTSCR2、EGR1、CTSB、GATA3、SULT2A1、GLTSCR2、HMMR/RHAMM、LICAM2、MMP13、p16/INK4a、RASSF2、NM-23H1 和 TP53。这些遗传异常涉及一些重要的信号通路,如 TFF、EGFR、ARF、IGF1R信号通路,这也是个性化治疗的潜在的治疗靶点。

(一)与 NF1 基因突变有关

NF1 基因突变可能是 MPNST 形成的早期事件之一。NF1 基因定位于染色体 17q11.2,全长为 350kb,含有 60 个外显子,编码相对分子质量为 327 000 的含有 2818 个氨基酸的神经纤维蛋白。NF1 基因是人类基因突变率最高的基因位点之一,其自然突变率可达 1×10^{-4} 每等位基因,约是大多数单基因病的 100 倍。在所有 NF1 基因改变中,90%以上是各种类型的基因内突变,另外 5%~10%是 17q11 上跨越整段 NF1 基因的缺失,称为微小缺失。在每一种情况下,NF1 基因突变都会导致编码的神经纤维蛋白功能的丧失。神经纤维蛋白在许多细胞类型中表达,包括神经元、胶质细胞、免疫细胞、内皮细胞和肾上腺髓质细胞等,但在不同的细胞类型中功能可能不同。特殊的是,神经纤维蛋白在神经系统中的表达水平特别高(包括周围神经干中的施万细胞,神经胶质细胞和神经元)。

神经纤维蛋白的肿瘤抑制功能主要依赖于其由第 20~27 外显子编码,包含 360 个氨基酸的关键结构。该结构与 GTPase 激活蛋白家族具有高度同源性,因而可以促进活化性的 GTP、结合型的 RAS 转化为非活化性的 GDP、结合型的 RAS,最终使 RAS 信号失活,即是 RAS 的负调节因子。活化性的 Ras 可以通过激活 PI3K/AKT/mTOR 通路和 RAF/MEK/ERK 通路(即MAPK 信号通路)上调细胞分化、增殖和存活水平。根据细胞类型的不同,RAS 信号可能会影响不同的下游效应器,从而导致不同的效应。除了在 RAS 通路中发挥调控作用外,神经纤维蛋白还是腺苷酸环化酶的正调节因子,而腺苷酸环化酶是负责调控细胞内 CAMP生成的酶。神经纤维瘤蛋白水平降低会导致施万细胞内 CAMP 水平降低,从而减少细胞凋亡。NF1基因突变引起神经纤维蛋白生成缺失,从而导致高水平的活化性的 RAS,进而导致 PI3K/AKT/mTOR 通路和RAF/MEK/ERK 通路失调, 加上会引起低水平的细胞内CAMP 水平,共同导致细胞以不受控制的方式分化、增殖,减少凋亡,并可能导致肿瘤生长。

一般而言,普通人群终生罹患 MPNST 的风险不足0.1%,而 NF1 患者一生罹患 MPNST 的风险为 8%~13%,二者相差巨大。有 50%的 MPNST 的发生与 NF1 有关,且通常起源于 NF1 患者中的丛状神经纤维瘤,但只有大约 10%的 NF1 患者最终发展成为 MPNST。MPNST 是导致 NF1 患者中预期寿命降低的主要原因,只有 21%的患者在确诊后存活时间超过 5 年。然而，在NF1患者中，周围神经纤维瘤恶性转化为MPNST的分子机制尚不清楚。在丛状神经纤维瘤和MPNST中观察到NF1双等位基因的失活，这可能是丛状神经纤维瘤发生的起始事件，但尚不足以引起随后的MP-NST的发生和发展。另外，一部分散发性的MPNST也存在NF1基因的突变。在大约40%的散发性的MPNST中也观察到NF1基因突变。尽管散发性和NF1相关的MPNST在分子发病机制上有许多相似之处，但Ras基因突变常与散发性的MPNST有关，而PTEN缺失将其与NF1相关的MPNST分开。

（二）与TP53基因改变有关

TP53基因是人体内非常重要的抑癌基因，位于第17号染色体短臂，分布于大约20kb的DNA区域中，由11个外显子和10个内含子组成，编码产生p53蛋白。p53蛋白是由393个氨基酸残基组成，分子量为53kd的抑癌因子，参与细胞生长、增殖和损伤修复。p53蛋白包括3个功能调节区域（图5-1）。①N-端的活化：通过与转录因子TFⅡD结合而发挥转录激活功能，序列上又可细分为转录活化域和富含脯氨酸的SH3域；②序列中段DNA结合域：能与特定的DNA序列结合，调节靶基因的转录活性，TP53突变多发于此区域；③C端功能域：包含核定位信号、出核信号、四聚化结构域及一个调控功能域，参与p53细胞内定位、四聚化及对中央DNA结合域的调控作用。

正常情况下，细胞内p53蛋白的含量很低，主要是由MDM2介导的快速降解来调节其含量。当出现各种损伤信号时，p53蛋白被磷酸化修饰，避免了在细胞质中被MDM2降解，从而使得核内的p53蛋白水平迅速升高。激活的p53蛋白通过其DNA结合区结合靶基因的启动子，并借助其转录激活区诱导其下游基因的转录表达。p53蛋白活化对细胞有两种潜在影响：一是使细胞周期停止在G1或G2期，导致DNA损伤的细胞得以修复；二是诱导细胞凋亡，去除变异的细胞。因此，p53蛋白可以维持基因组完整性而发挥抑癌作用。但p53蛋白的抑癌功能常因TP53基因突变而失活，或因与宿主或病毒的某种蛋白质的结合而失活，使得细胞无限分裂增殖，最终导致癌症的发生。TP53基因最常见的突变包括由点突变引起的错义突变，以及基因片段的插入、缺失突变。其中如535C>T、797G>T等一些热点突变与多种癌症的易感性相关（表5-1）。

MPNST伴有单纯TP53缺陷的人类和小鼠中是罕见的。然而，NF1和TP53基因突变小鼠也被证明能够发展并出现MPNST，这支持TP53基因突变在MPNST发生和发展中具有协同和因果作用。通过筛选目标靶点突变的策略，Ste phane Berghmans等对TP53-DNA结合域中含有错义突变的斑马鱼品系进行了鉴定，结果发现有两个品系的纯合子突变的斑马鱼是活的，并且表现出与人类MPNST相似的TP53基因突变（TP53N168K和TP53M214K）；从8.5个月龄开始，28%的TP53M214Km斑马鱼发生MPNST。在小鼠模型中（胚胎施万细胞前体细胞NF1基因缺失），在空间和时间上调控其体细胞TP53的表达，使其表达水平减少而不缺失就可以形成MPNST。这些动物实验进一步

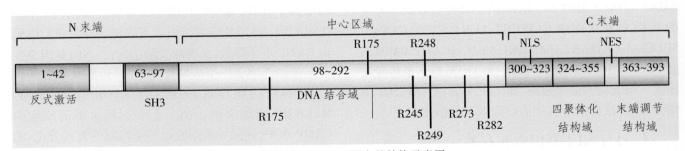

图5-1　p53蛋白的结构示意图。

表5-1　TP53基因突变热点与多种癌症的易感性相关

热点突变	癌症种类
535C>T	皮肤癌、结直肠癌和食管癌
797G>T	肺癌、结直肠癌
584T>C	卵巢癌、乳腺癌
659A>G	卵巢癌、乳腺癌、食管癌、造血淋巴系统肿瘤和口腔肿瘤
733G>A	结直肠癌、胃癌、乳腺癌、中枢系统肿瘤、卵巢癌

证明 TP53 基因突变在 MPNST 发生和发展的作用。实际上，TP53 基因突变在人类 MPNST(包括 NF1 相关的 MPNST)中相对罕见，并且它们与 NF1 的存在没有正相关性。TP53 双等位基因失活在 MPNST 中更为罕见。这表明 TP53 基因突变在 MPNST 发生和发展中的作用相对较小，TP53 通路改变对神经纤维瘤向 MPNST 恶性转化的潜在影响可能更多的是通过该通路其他成分的改变而发生的。人类基因拷贝数改变数据、微阵列表达数据和 TMA 分析结果表明，TP53 单倍体不足和 EGFR 表达增加共同发生在人类 MPNST 样本中。而且 TP53 基因表达减少和 EGFR 过度表达在施万细胞(永生化的人类施万细胞)体外致癌特性和基因工程小鼠体内 MPNST 的形成中具有协同性作用。在小鼠模型中，Neuregulin-1(神经调节蛋白 1)过表达和 Trp53 单倍体不足协同促进 MPNST 的发生。另外，PDGFRA 过表达与 NF1、TP53 基因缺失起协同作用，加速 MPNST 的发展进程。

(三)与 PTEN 基因改变有关

　　PTEN(第 10 号染色体缺失的磷酸酶与张力蛋白同源基因)是继 TP53 基因之后发现的另一个经典的抑癌基因，具有双重磷酸酶活性，其表达水平的降低或缺失与多种肿瘤的发生和发展相关。PTEN 基因全长 105kb，位于人类染色体 10q23.31，包括 9 个外显子。PTEN 基因编码生成一种由 403 个氨基酸组成的 PTEN 蛋白。PTEN 蛋白由 5 个结构域组成：①N-末端磷脂酰肌醇 4,5-双磷酸(PIP2)结合序列(残基 1~7)；②两个关键区域(发挥其肿瘤抑制功能的区域)为双重特异性磷酸酶结构域(由第 14~185 位氨基酸组成)，其活性位点包含在残基 123 和 130 中；③C2 结构域(由第 190~350 位氨基酸组成)，在 PTEN 亚细胞定位调控中起关键作用；它与膜结合域的相互作用和泛素化都被发现可以调节 PTEN 的易位；④含有多个磷酸化位点的 50 个氨基酸的 C-末端(由第 351~400 位氨基酸组成)，含有 PEST 序列，可能有助于蛋白质的稳定性和活性；⑤C 端 PDZ 结合域(由第 401~403 位氨基酸组成)，结合含有 PDZ 结构域的蛋白质。

　　PTEN 蛋白具有脂质和蛋白双磷酸酶活性，其肿瘤抑制活性依赖于其脂质磷酸酶活性，可以使 PI3K 的产物 PIP3(三磷酸磷脂酰肌醇)在 D3 位去磷酸化生成 PIP2(二磷酸磷脂酰肌醇)，使得 PIP3 失去磷酸化的功能。而 PIP3 可以激活重要的与细胞存活相关的激酶，如 PDK1(磷酸肌醇依赖性激酶 1)、AKT，以及其他非激酶蛋白。因而，PTEN 蛋白可以负调控 AKT 信号通路，导致 AKT 的底物磷酸化水平降低，包括调控 mTOR 活性的 TSC2 和 PRAS40(由 AKT1S1 编码)，以及 p27(由 CDKN1B 编码)、p21(由 CDKN1A 编码)、糖原合酶激酶 3(GSK3A 和 GSK3B)、BCL-2 相关的细胞死亡激动剂(BAD)、凋亡信号调节激酶 1(MAP3K5，又名 ASK1)、WT1 调节器 PAWR(也称为 PAR4)和 CHK1，以及叉头转录因子家族的成员(如 FXO1、FXO3 和 FXO4)等。因此，PTEN 蛋白进而可以负调控 PI3K-AKT-mTOR 信号通路，抑制细胞增殖、生长和运动，促进细胞凋亡。PTEN 蛋白具有磷酸酯酶的活性，可通过拮抗酪氨酸激酶等磷酸化酶的活性，抑制肿瘤的发生发展。除了发挥脂质磷酸酶活性之外，PTEN 蛋白还具有其他潜在的作用机制，包括强大的蛋白磷酸酶活性和一些非酶性作用。一些体外实验表明，PTEN 的蛋白磷酸酶活性具有阻滞细胞周期和抑制细胞侵袭的作用，进而发挥其抑癌功能。体内实验中，在没有脂质磷酸酶活性的情况下，PTEN 蛋白仍能在体内抑制膀胱癌细胞的原位侵袭。

　　PTEN 蛋白的脂质磷酸酶活性主要发生在细胞膜上，同时也具有核功能。PTEN 蛋白可以通过多个机制进入细胞核内，而核内 PTEN 蛋白可以与多种蛋白质相互作用，影响基因组稳定性等，并发挥肿瘤抑制作用。沈少明等研究发现核内 PTEN 蛋白通过与 mRNA 剪接体相互作用，调控 mRNA 前体的可变剪接，进而干预高尔基体的伸展和分泌，发挥其肿瘤抑制作用。特殊的是，除了可以编码经典 PTEN 蛋白之外，PTEN 基因还可以通过两个不同的非典型翻译起始点编码产生两种长形式的蛋白变体，称为 PTENα 和 PTENβ，两者分别在经典 PTEN 蛋白的氨基端多了一段 173 和 146 个氨基酸的延伸序列。沈少明等首次研究发现 PTENα/β 通过 WDR5 和 H3K4 三甲基化发挥促癌作用，表明 PTEN 基因在肿瘤中可能是一把双刃剑，这又为针对 PTEN 的肿瘤治疗方案提供了新的思考。

　　在大约 80% 的 Cowden 综合征患者中发现了导致 PTEN 功能丧失或表达水平降低的生殖系突变，而在许多散发性肿瘤中可见 PTEN 基因的缺失或突变，如前列腺癌、黑色素瘤、肺癌和胰腺癌等。目前的研究还未发现神经纤维瘤和 MPNST 患者出现 PTEN 基因突变，但是 PTEN 基因控制的信号通路在它们的发生和发展中出现改变。许多调控机制如转录、mRNA 稳定性、microRNA、翻译和蛋白稳定性等参与调控 PTEN 蛋白的实际表达量。PTEN 也可以通过磷酸化、泛素化、氧化、乙酰化、蛋白质体降解和亚细胞定位进行翻译后调控。尽管 PTEN 在许多翻译后可以改变各种细胞表型已经被证实,但 PTEN 在人类癌症或小鼠模型中的关键调节因子大多数还没有被证实。

Caroline Gregorian 等在一系列基因工程小鼠模型中,通过条件性激活 K-RAS 癌基因,或者敲除 NF1 或 PTEN 抑癌基因,单独或同时干扰 RAS/RAF/MAPK 和(或)PTEN/PI3K/AKT 信号通路,结果发现只有 K-RAS 基因激活加上单个 PTEN 等位基因缺失导致神经纤维瘤出现 100%(完全)的浸润性,并随后发展成为 MP-NST;在所有小鼠 MPNST 和大多数人类 NF1 相关的 MPNST 中都发现了 PTEN 蛋白表达的丢失或减少。Maren Bradtmöller 等的研究也表明 PTEN 在人类 MP-NST 中的表达明显低于神经纤维瘤和正常神经组织。这表明 PTEN 的表达量及其控制的信号通路对于神经纤维瘤向 MPNST 的恶性转化至关重要。Vincent W. Keng 等构建了施万细胞和施万细胞前体细胞均缺少 PTEN 和 NF1 基因的基因工程小鼠,以验证这两个基因在体内周围神经鞘瘤形成中的作用,结果表明在 NF1 基因缺失的情况下,PTEN 基因单倍体功能不全或完全缺失显著加速神经纤维瘤的发展,并导致其向更高级别的周围神经鞘瘤发展。Vincent W. Keng 等又构建了携带 PTEN 等位基因条件性敲除和 EGFR 调控性表达的基因工程小鼠,用以验证 PTEN 与 EGFR 在周围神经鞘瘤从良性到恶性的遗传进化中协同作用的假说,结果表明施万细胞中 PTEN 蛋白的完全缺失和 EGFR 的过表达导致了高级别的周围神经鞘瘤的发生;利用永生化人施万细胞系进行的体外实验,结果表明 PTEN 蛋白的丢失和 EGFR 的过表达共同促进了细胞增殖和不依赖于贴壁的集落形成。这些基因工程的小鼠模型能够准确快速地再现与人类 NF1 相关的包括 MPNST 在内的一些周围神经系统病变表型,以及散发性的 MPNST,这为后续 MPNST 发病机制及药物筛选的研究提供巨大便利和帮助。后续学者证实了 PTEN 通路在 NF1 的丛状神经纤维瘤和 MPNST 的发生发展中的促进作用;显著失调的 miRNA 可能具有潜在的诊断或预后价值,并可能代表与 NF1 相关肿瘤药物治疗的新策略。

总之,这些结果表明 PTEN 蛋白的缺失是 NF1 患者的良性的神经纤维瘤向 MPNST 恶性转化的一个重要步骤。这也可能发生在散发性 MPNST 的病例中,因为之前直接比较微阵列表达分析显示 NF1 相关的和散发性 MPNST 之间没有一致的差异。

(四)与 CDKN2A 基因改变有关

CDKN2A 基因是继 TP53 基因之后第二常见的抑癌基因,属于细胞周期依赖性激酶抑制因子基因家族,在人体内细胞和组织中广泛表达。大多数家族性(遗传性)黑色素瘤是由 CDKN2A 基因突变引起的,固 CDKN2A 基因也被认为是家族性黑色素瘤基因。细胞周期蛋白依赖性激酶抑制剂 2A(CDKN2A)基因定位于人体 9p21.3 染色体,其外显子包括 E1β、E1α、E2、E2γ(是存在于外显子 E1α 和 E2 之间的一个选择性剪接的外显子)和 E3;通过可变剪切可产生不同的转录本(mRNA),主要编码产生 4 种蛋白质产物:p16(p16 INK4A)、p14(p14ARF)、p12 和 p16γ。其中 p16 和 p14 分布最为广泛,p16 由外显子 E1α、E2 和 E3 编码,是由 156 个氨基酸组成的相对分子质量为 16.6 kd 的核结合蛋白;p14 由外显子 E1β、E2 和 E3 编码,是由 132 个氨基酸组成的相对分子质量为 13.9kd 的蛋白质。虽然 p16 和 p14 有相同的外显子 E2 和 E3,但其阅读框不同,因此具有不同的分子结构,也表现出不同的生物学活性。p16INK4A 属于细胞周期蛋白依赖性激酶抑制剂 4(INK4)家族中 4 个成员(p16INK4A、p15INK4B、p18INK4C 和 p19INK4D)之一,成员之间具有相似的抑制细胞生长和抑癌的生物学特性。p16 是一种内源性 CDK4/6(细胞周期蛋白依赖性激酶 4/6)抑制剂,引起视网膜母细胞瘤蛋白(pRb)的低磷酸化,进而负性调节 pRb-E2F(转录因子 E2F),导致 G1 细胞周期阻滞和生长抑制,具有抑癌作用。新陈代谢重编排和细胞周期失调是癌症的两个特征。p16 在癌症中最常因拷贝数缺失和 DNA 甲基化而失活,导致了细胞周期的不受抑制的持续进行。p14 也是一个抑癌因子,与鼠双微体 2(MDM2)和 p53 形成一个三体复合物,可以抑制 MDM2 介导的对抑癌因子p53 的降解,因此是 p53 的正向调节因子。p14 可能通过激活 p53 依赖性的细胞凋亡来抑制非整倍体细胞的增殖。

CDKN2A 基因改变的类型可以表现为基因点突变、纯合性或杂合性缺失和表观遗传学改变(如启动子甲基化异常)等,这在黑色素瘤、胰腺癌、脑膜瘤、膀胱癌、胶质母细胞瘤、肺癌、白血病、宫颈癌在内的多种人类癌症中均有报道。事实上,CDKN2A 基因改变在 MPNST 中也较为常见,其疾病特异性发生率可达 75%。Federica Perrone 等对 26 例(14 例NF1 相关的和 12 例散发性的)MPNST 的位于 9p21 位点的三个肿瘤抑制基因 p14(ARF)、p15(INK4b)和 p16(INK4a)进行了全面分析,包括纯合缺失结合荧光原位杂交、启动子甲基化和突变分析以及 mRNA 表达情况,结果发现 77% 的 MPNST 发生了一个或多个基因失活,主要是通过纯合性缺失实现的(46%),而在83%的缺失性病例中包含了所有三个串联连接基因；启动子甲基化对基因沉默的影响较小（18%），且未发现突变；DNA水平的功能缺失与 mRNA 表达缺失密切相关，占80%。由于 p14（ARF）和 TP53 之间及 p15（INK4b）/p16（INK4a）和 RB 之间的密切关系，这些结果支持了75%的 MPNST 中 TP53 和 RB 通路共失活的模式，并由此对细胞生长和凋亡产生明显影响。

在小鼠中，CDKN2A 的 p19 基因与人 p14 基因大约有 50%的同源性，编码一个肿瘤抑制因子：p19ARF，该因子通过失活 MDM2 来稳定 p53，并诱导类似衰老的细胞周期阻滞。在小鼠模型的生殖系中 p53、p16 或 p19ARF 的缺失，且联合 NF1 的缺失，可以在没有明显的癌前病变的情况下，发展出现 MPNST 和其他肉瘤。Steven D Rhodes 等研究发现，NF1 的缺失可以导致原代施万细胞 RAS 过度活跃而引起初期的增殖和增加，然而这种增殖并没有持续进行，而是出现生长停滞伴随着细胞衰老，表现为 β-半乳糖苷酶的明显表达（细胞衰老的一个既定标志），衰老相关转录物 CDKN2A 和 CDKN2B 的表达相对于对照组上调 5~6倍；在人类和小鼠丛状神经纤维瘤（PNF）中也观察到衰老迹象，与对照组相比，人类 PNF 中 p16INK4A、p15INK4B 和 p14ARF 的表达显著增加，小鼠的表达情况与人类的相似；在基因工程小鼠模型中，条件性地失活施万细胞的 NF1 和 p19ARF 后，可以使细胞从衰老中逃逸出来，而且导致肿瘤准确地表现为人的非典型神经纤维瘤，并以高外显率发展为 MPNST。这表明在小鼠中，p19ARF 的表达可以发挥衰老诱导细胞周期阻滞的作用，而在缺失的情况下参与 PNF 向非典型神经纤维瘤（ANF）或向 MPNST 的进展和转化。Ki H Ma 等研究发现，在良性神经纤维瘤向 MPNST 的恶性转变过程中，PRC2 亚基和 CDKN2A 通常是共同突变的。Alexander Pemov 等研究发现，PNF 到 ANF 的转化主要由 CDKN2A/B 的缺失所驱动的，而从 ANF 到 MPNST 的进一步转化可能涉及广泛的染色体重排和 PRC2 基因的频繁失活、DNA 修复基因的丢失，以及信号转导、细胞周期和多潜能自我更新基因拷贝数的增加等。这表明 CDKN2A 基因改变与 NF1、TP53 等基因改变以及表观遗传改变、信号通路异常等起协同作用，并参与 MPNST 的发生和发展。

（五）与其他基因改变有关

在 MPNST 中还有一些不显著的或未被探知的基因改变，如 ERBB2、TOP2A、TBX2 等。例如，TBX2 及

其相关蛋白的表达可能在 MPNST 发生和发展过程中起重要作用，检测其表达有望为 MPNST 预后提供理论依据。另外，采用基于阵列的方法进行了高通量分析，表明 MPNST 包含复杂的核型变化模式，常见扩增包括 NEDL1、AP3B1、CUL1、SNCAIP、E2F3、CBLV、NMNAT2、FER。不太常见的扩增包括 ITGA2、SEMA5A、EXT1、DLX4/3、OTX2。缺失的是 CDKN2A/B、FOXD2、NCAM1 和 MKK5。该分析显示每个基因组平均有12.8 个拷贝数变异，常见拷贝数增加在 1q、2p、7、8、17q，缺失在 1p、9p、10q25、11q14~q24、17q、20p。这些基因改变可能影响受体酪氨酸激酶（RTK）的表达和功能、生长因子的产生和释放、Wnt/β-catenin 信号通路，进而影响细胞增殖、生长和凋亡等（详见第 6 章节）。众多因素相互作用共同参与 MPNST 的发生和发展。

（六）与表观遗传调控失调有关

具体内容详见第 6 章节。

二、与放射有关

以往的研究表明放疗可以引起周围神经的纤维化和萎缩。目前有越来越多的证据表明，放疗可以诱发 MPNST。大约有 10%的 MPNST 是辐射诱发的，通常发生在放疗后 15 年以后的潜伏期。这些肿瘤是放疗对周围神经的另一种延迟效应。从放疗到肿瘤临床表现之间的平均潜伏期为15.6 年（5~26 年）。Ruoyu Miao 等回顾性分析 1960—2016 年在马萨诸塞州总医院接受治疗的 280 例 MPNST 患者的临床特征、治疗和结局，结果发现有 21 例（7.5%）是因辐射诱导，其中位发病时间为 15 年。而且，辐射诱导和与 NF1 相关的 MPNST 的预后比散发性的 MPNST 的要差。

从分子遗传学角度来看，放疗诱发肿瘤的原因可能是：①放疗后发生细胞基因突变；②放射线引起特殊基因（如 PTEN、p53）的 DNA 片段发生破坏；③放射线引起染色体组不稳定；④放射线增加某些生长因子释放。以下风险因素在放射线诱发肿瘤中可能起重要作用：组织敏感性、放疗类型和剂量、基础疾病、是否合并化疗、放疗时年龄、遗传因素等。在对原发性病变进行放疗之前，应考虑到继发性 MPNST 的风险。此外，临床医生应该对接受放疗的患者进行长期随访。同时，对辐射诱发 MPNST 的分子病理学进行广泛的研究是必要的。

（刘昊天　杨铁龙　贾东东　李婷　张超　郑必强

廖智超　吴海啸　任志午）

参考文献

[1] DURBIN A D, KI D H, HE S, et al. Malignant Peripheral Nerve Sheath Tumors[J]. Adv Exp Med Biol, 2016, 916:495–530.

[2] YANG J, DU X. Genomic and molecular aberrations in malignant peripheral nerve sheath tumor and their roles in personalized target therapy[J]. Surg Oncol, 2013, 22(3): 53–57.

[3] JETT K, FRIEDMAN J M. Clinical and genetic aspects of neurofibromatosis 1[J]. Genet Med, 2010, 12(1): 1–11.

[4] FOUNTAIN J W, WALLACE M R, BRUCE M A, et al. Physical mapping of a translocation breakpoint in neurofibromatosis[J]. Science, 1989, 244(4908): 1085–1087.

[5] 冯隽. Ⅰ型神经纤维瘤病的分子遗传学研究进展[J]. 中华整形外科杂志, 2015, 31(6): 478–480.

[6] GUTMANN D H, FERNER R E, LISTERNICK R H, et al. Neurofibromatosis type 1 [J]. Nat Rev Dis Primers, 2017, 3: 17004.

[7] ORTONNE N, WOLKENSTEIN P, BLAKELEY J O, et al. Cutaneous neurofibromas: Current clinical and pathologic issues[J]. Neurology, 2018, 91(2 Suppl 1): 5–13.

[8] 任捷艺, 顾熠辉, 李青峰, 等. Ⅰ型神经纤维瘤病相关丛状神经纤维瘤的药物临床试验进展[J]. 中华整形外科杂志, 2020, 01: 83–87.

[9] POLLACK I F, MULVIHILL J J. Neurofibromatosis 1 and 2 [J]. Brain Pathol, 1997, 7(2): 823–836.

[10] FERNER R E, GUTMANN D H. Neurofibromatosis type 1 (NF1): diagnosis and management[J]. Handb Clin Neurol, 2013, 115:939–955.

[11] EVANS D G R, BASER M E, MCGAUGHRAN J, et al. Malignant peripheral nerve sheath tumours in neurofibromatosis 1[J]. J Med Genet, 2002, 39(5): 311–314.

[12] PERRONE F, DA RIVA L, ORSENIGO M, et al. PDGFRA, PDGFRB, EGFR, and downstream signaling activation in malignant peripheral nerve sheath tumor[J]. Neuro-oncology, 2009, 11(6): 725–736.

[13] THWAY K, FISHER C. Malignant peripheral nerve sheath tumor: pathology and genetics[J]. Ann Diagn Pathol, 2014, 18(2): 109–116.

[14] BROHL A S, KAHEN E, YODER S J, et al. The genomic landscape of malignant peripheral nerve sheath tumors: diverse drivers of Ras pathway activation[J]. Sci Rep, 2017, 7(1): 14992.

[15] LEGIUS E, DIERICK H, WU R, et al. TP53 mutations are frequent in malignant NF1 tumors[J]. Genes Chromosomes Cancer, 1994, 10(4): 250–255.

[16] KOUREA H P, ORLOW I, SCHEITHAUER B W, et al. Deletions of the INK4A gene occur in malignant peripheral nerve sheath tumors but not in neurofibromas[J]. Am J Pathol, 1999, 155(6): 1855–1860.

[17] PERRY A, KUNZ S N, FULLER C E, et al. Differential NF1, p16, and EGFR patterns by interphase cytogenetics (FISH) in malignant peripheral nerve sheath tumor (MPNST) and morphologically similar spindle cell neoplasms[J]. J Neuropathol Exp Neurol, 2002, 61(8): 702–709.

[18] HOLTKAMP N, OKUDUCU A F, MUCHA J, et al. Mutation and expression of PDGFRA and KIT in malignant peripheral nerve sheath tumors, and its implications for imatinib sensitivity[J]. Carcinogenesis, 2006, 27(3): 664–671.

[19] 廖智超, 张超, 刘新月, 等. 恶性周围神经鞘瘤靶向治疗的研究进展[J]. 中华肿瘤杂志, 2019, 09: 648–653.

[20] RAHRMANN E P, MORIARITY B S, OTTO G M, et al. Trp53 haploinsufficiency modifies EGFR-driven peripheral nerve sheath tumorigenesis[J]. Am J Pathol, 2014, 184(7): 2082–2098.

[21] BRADTMöLLER M, HARTMANN C, ZIETSCH J, et al. Impaired Pten expression in human malignant peripheral nerve sheath tumours[J]. PLoS ONE, 2012, 7(11): 47595.

[22] BOETTCHER S, MILLER P G, SHARMA R, et al. A dominant-negative effect drives selection of missense mutations in myeloid malignancies[J]. Science, 2019, 365(6453): 599–604.

[23] BERGHMANS S, MURPHEY R D, WIENHOLDS E, et al. tp53 mutant zebrafish develop malignant peripheral nerve sheath tumors[J]. Proc Natl Acad Sci USA, 2005, 102(2): 407–412.

[24] HIRBE A C, DAHIYA S, FRIEDMANN-MORVINSKI D, et al. Spatially- and temporally-controlled postnatal p53 knockdown cooperates with embryonic Schwann cell precursor NF gene loss to promote malignant peripheral nerve sheath tumor formation[J]. Oncotarget, 2016, 7(7): 7403–7414.

[25] VERDIJK R M, DEN BAKKER M A, DUBBINK H J, et al. TP53 mutation analysis of malignant peripheral nerve sheath tumors[J]. J Neuropathol Exp Neurol, 2010, 69(1): 16–26.

[26] LOTHE R A, SMITH-SøRENSEN B, HEKTOEN M, et al. Biallelic inactivation of TP53 rarely contributes to the development of malignant peripheral nerve sheath tumors[J]. Genes Chromosomes Cancer, 2001, 30(2): 202–206.

[27] BROSIUS S N, TURK A N, BYER S J, et al. Neuregulin-1 overexpression and Trp53 haploinsufficiency cooperatively promote de novo malignant peripheral nerve sheath tumor pathogenesis[J]. Acta Neuropathol, 2014, 127(4): 573–591.

[28] KI D H, HE S, RODIG S, et al. Overexpression of PDGFRA cooperates with loss of NF1 and p53 to accelerate the molecular pathogenesis of malignant peripheral nerve sheath tumors [J]. Oncogene, 2017, 36(8): 1058–1068.

[29] HOLLANDER M C, BLUMENTHAL G M, DENNIS P A. PTEN loss in the continuum of common cancers, rare syn-

dromes and mouse models[J]. Nat Rev Cancer, 2011, 11(4): 289–301.

[30] 耿连婷, 李春晖, 单小松, 等. PTEN–Long 在肿瘤治疗中的研究进展[J]. 癌症进展, 2019, 17(11): 1241–1244, 50.

[31] TU T, CHEN J, CHEN L, et al. Dual-Specific Protein and Lipid Phosphatase PTEN and Its Biological Functions[J]. Cold Spring Harb Perspect Med, 2020, 10(1): a03601.

[32] DAVIDSON L, MACCARIO H, PERERA N M, et al. Suppression of cellular proliferation and invasion by the concerted lipid and protein phosphatase activities of PTEN[J]. Oncogene, 2010, 29(5): 687–697.

[33] HLOBILKOVA A, GULDBERG P, THULLBERG M, et al. Cell cycle arrest by the PTEN tumor suppressor is target cell specific and may require protein phosphatase activity[J]. Exp Cell Res, 2000, 256(2): 571–577.

[34] WENG L P, BROWN J L, ENG C. PTEN coordinates G(1) arrest by down-regulating cyclin D1 via its protein phosphatase activity and up-regulating p27 via its lipid phosphatase activity in a breast cancer model[J]. Hum Mol Genet, 2001, 10(6): 599–604.

[35] GILDEA J J, HERLEVSEN M, HARDING M A, et al. PTEN can inhibit in vitro organotypic and in vivo orthotopic invasion of human bladder cancer cells even in the absence of its lipid phosphatase activity[J]. Oncogene, 2004, 23(40): 6788–6797.

[36] SHEN S-M, JI Y, ZHANG C, et al. Nuclear PTEN safeguards pre-mRNA splicing to link Golgi apparatus for its tumor suppressive role[J]. Nat Commun, 2018, 9(1): 2392.

[37] SHEN S-M, ZHANG C, GE M-K, et al. PTENα and PTENβ promote carcinogenesis through WDR5 and H3K4 trimethylation[J]. Nat Cell Biol, 2019, 21(11): 1436–1448.

[38] GREGORIAN C, NAKASHIMA J, DRY S M, et al. PTEN dosage is essential for neurofibroma development and malignant transformation[J]. Proc Natl Acad Sci USA, 2009, 106(46): 19479–19484.

[39] KENG V W, RAHRMANN E P, WATSON A L, et al. PTEN and NF1 inactivation in Schwann cells produces a severe phenotype in the peripheral nervous system that promotes the development and malignant progression of peripheral nerve sheath tumors[J]. Cancer Res, 2012, 72(13): 3405–3413.

[40] KENG V W, WATSON A L, RAHRMANN E P, et al. Conditional Inactivation of Pten with EGFR Overexpression in Schwann Cells Models Sporadic MPNST[J]. Sarcoma, 2012, 2012: 620834.

[41] MASLIAH–PLANCHON J, PASMANT E, LUSCAN A, et al. MicroRNAome profiling in benign and malignant neurofibromatosis type 1-associated nerve sheath tumors: evidences of PTEN pathway alterations in early NF1 tumorigenesis[J]. BMC Genomics, 2013, 14: 473.

[42] 刘梦桐, 柳剑英, 苏静. CDKN2A 基因在黑色素瘤中的研究现状[J]. 中华病理学杂志, 2019, 11): 909–10–11–12.

[43] GUYOT A, DUCHESNE M, ROBERT S, et al. Analysis of CDKN2A gene alterations in recurrent and non-recurrent meningioma[J]. J Neurooncol, 2019, 145(3): 449–459.

[44] TOUSSI A, MANS N, WELBORN J, et al. Germline mutations predisposing to melanoma[J]. J Cutan Pathol, 2020, 47(7): 606–616.

[45] MARTINEZ CIARPAGLINI C, GONZALEZ J, SANCHEZ B, et al. The Amount of Melanin Influences p16 Loss in Spitzoid Melanocytic Lesions: Correlation With CDKN2A Status by FISH and MLPA[J]. Appl Immunohistochem Mol Morphol, 2019, 27(6): 423–429.

[46] SERRA S, CHETTY R. p16[J]. J Clin Pathol, 2018, 71(10): 853–858.

[47] BUJ R, CHEN C–W, DAHL E S, et al. Suppression of p16 Induces mTORC1-Mediated Nucleotide Metabolic Reprogramming[J]. Cell Rep, 2019, 28(8): 1971–1980.

[48] LI P, ZHANG X, GU L, et al. P16 methylation increases the sensitivity of cancer cells to the CDK4/6 inhibitor palbociclib[J]. PLoS ONE, 2019, 14(10): e0223084.

[49] VENEZIANO L, BARRA V, LENTINI L, et al. p14(ARF) Prevents Proliferation of Aneuploid Cells by Inducing p53-Dependent Apoptosis[J]. J Cell Physiol, 2016, 231(2): 336–344.

[50] GARCíA-PERDOMO H A, USUBILLAGA-VELASQUEZ J P, ZAPATA-COPETE J A, et al. Mutations in CDKN2A and the FGFR3 genes on bladder cancer diagnosis: a systematic review and meta–analysis[J]. World J Urol, 2019, 37(10): 2001–2007.

[51] ZHAO R, CHOI B Y, LEE M–H, et al. Implications of Genetic and Epigenetic Alterations of CDKN2A (p16(INK4a)) in Cancer[J]. EBioMedicine, 2016, 8: 30–39.

[52] KAMISAWA T, WOOD L D, ITOI T, et al. Pancreatic cancer[J]. Lancet, 2016, 388(10039): 73–85.

[53] BETTI M, ASPESI A, BIASI A, et al. CDKN2A and BAP1 germline mutations predispose to melanoma and mesothelioma[J]. Cancer Lett, 2016, 378(2): 120–130.

[54] PESSôA I A, AMORIM C K, FERREIRA W A S, et al. Detection and Correlation of Single and Concomitant, and Alterations in Gliomas[J]. Int J Mol Sci, 2019, 20(11): 2658.

[55] KIM N, SONG M, KIM S, et al. Differential regulation and synthetic lethality of exclusive RB1 and CDKN2A mutations in lung cancer[J]. Int J Oncol, 2016, 48(1): 367–375.

[56] GENESCà E, LAZARENKOV A, MORGADES M, et al. Frequency and clinical impact of CDKN2A/ARF/CDKN2B gene deletions as assessed by in–depth genetic analyses in adult T cell acute lymphoblastic leukemia[J]. J Hematol Oncol, 2018, 11(1): 96.

[57] BERNER J M, SøRLIE T, MERTENS F, et al. Chromosome band 9p21 is frequently altered in malignant peripheral nerve sheath tumors: studies of CDKN2A and other genes of the pRB pathway[J]. Genes Chromosomes Cancer, 1999, 26(2): 151–160.

[58] PERRONE F, TABANO S, COLOMBO F, et al. p15INK4b, p14ARF, and p16INK4a inactivation in sporadic and neurofibromatosis type 1-related malignant peripheral nerve sheath tumors[J]. Clin Cancer Res, 2003, 9(11): 4132–4138.

[59] HONDA R, YASUDA H. Association of p19 (ARF) with Mdm2 inhibits ubiquitin ligase activity of Mdm2 for tumor suppressor p53[J]. EMBO J, 1999, 18(1): 22–27.

[60] 裴海龙, 周光明. P14-(ARF)相关信号通路[J]. 中国生物工程杂志, 2010, 30(11): 75–78.

[61] RHODES S D, HE Y, SMITH A, et al. Cdkn2a (Arf) loss drives NF1-associated atypical neurofibroma and malignant transformation[J]. Hum Mol Genet, 2019, 28(16): 2752–2762.

[62] MA K H, DUONG P, MORAN J J, et al. Polycomb repression regulates Schwann cell proliferation and axon regeneration after nerve injury[J]. Glia, 2018, 66(11): 2487–2502.

[63] PEMOV A, HANSEN N F, SINDIRI S, et al. Low mutation burden and frequent loss of CDKN2A/B and SMARCA2, but not PRC2, define pre-malignant neurofibromatosis type 1-associated atypical neurofibromas[J]. Neuro-oncology, 2019, 21 (8): 981–992.

[64] STORLAZZI C T, BREKKE H R, MANDAHL N, et al. Identification of a novel amplicon at distal 17q containing the BIRC5/SURVIVIN gene in malignant peripheral nerve sheath tumours[J]. J Pathol, 2006, 209(4): 492–500.

[65] 常方圆, 杜晓玲, 戴弘季, 等. 恶性外周神经鞘膜瘤中 TBX2 基因突变及相关蛋白表达的临床意义[J]. 中国肿瘤临床, 2017, 44(1): 29–35.

[66] FOLEY K M, WOODRUFF J M, ELLIS F T, et al. Radiation-induced malignant and atypical peripheral nerve sheath tumors[J]. Ann Neurol, 1980, 7(4): 311–318.

[67] JOHN I, BARTLETT D L, RAO U N M. Radiation-Induced Glandular Malignant Peripheral Nerve Sheath Tumor[J]. Int J Surg Pathol, 2017, 25(7): 635–639.

[68] MIAO R, WANG H, JACOBSON A, et al. Radiation-induced and neurofibromatosis-associated malignant peripheral nerve sheath tumors (MPNST) have worse outcomes than sporadic MPNST[J]. Radiother Oncol, 2019, 137:61–70.

[69] 曾而明, 李东海, 洪涛, 等. 放射治疗后诱发颅内肿瘤三例并文献复习[J]. 中华神经外科杂志, 2014, 30(9): 964–966.

[70] YAMANAKA R, HAYANO A. Radiation-Induced Malignant Peripheral Nerve Sheath Tumors: A Systematic Review[J]. World Neurosurg, 2017, 105: 961–970.

第 6 章

恶性周围神经鞘瘤的研究进展

一、恶性周围神经鞘瘤的遗传学异常

正如第 5 章 MPNST 发病机制中所述，MPNST 的遗传学改变是非常庞大而复杂的，至今还有许多种改变未能充分认识和阐述。同一种基因改变在 MPNST 中的发挥的作用可能与在其他肿瘤的完全不同。目前研究认为，MPNST 中显著的基因改变包括抑癌基因（如 NF1、TP53、PTEN、CDKN2A）失活和癌基因（如 ER-BB2、TOP2A、TBX2）激活等。这些众多的遗传变异，导致调节细胞增殖、生长和凋亡的关键信号通路的失调，而参与 MPNST 的发生和发展。针对 MPNST 的遗传学改变和相关信号通路的研究还需要进一步加强，以便能够探寻其中复杂的发病机制，并研制或验证一些相关治疗药物，以期提高 MPNST 患者的生活质量和生存期。

二、表观遗传学异常及其在诊断、免疫呈递、IFN 通路、治疗等方面的影响

（一）概述

表观遗传学是与遗传学相对应的概念。遗传学是指基于基因序列改变所致基因表达水平变化，如基因突变、基因杂合性丢失和微卫星不稳定等。表观遗传学是指不涉及 DNA 序列改变的基因或者蛋白表达的变化，并可以在细胞增殖和发育过程中稳定传递的遗传学现象。表观遗传变化是可逆的，包括 DNA 甲基化、组蛋白共价修饰、染色质重塑、核小体定位和非编码 RNA 谱的改变等关键过程。这些表观遗传修饰构成了生物个体特异性的表观基因组，也为细胞多样性提供了一种调节机制。表观遗传信息对维持基因特定的表达模式和生命个体的正常发育起至关重要作用，而表观遗传修饰紊乱可能改变基因表达，导致多种疾病的发生，包括肺癌、肾癌、结直肠癌、乳腺癌、前列腺癌、口腔癌等多种癌症、衰老及相关疾病、心血管疾病（如心脏畸形）、神经退行性病变（如阿尔茨海默病）、内分泌疾病（如糖尿病）等。表观遗传过程的中断会导致基因功能的改变和细胞肿瘤的转化；表观遗传修饰先于遗传学改变，通常发生在肿瘤发展的早期阶段。

（二）PRC2 基本结构及功能

基因表达的调控部分是通过组蛋白 H3 赖氨酸 27 残基（H3K27）的翻译后修饰来调控的。在这个残基上乙酰化（H3K27Ac）和随后引起的溴结构域和末端外结构域蛋白的定位与基因活性转录相关。相反，在这个残基上的三甲基化（H3K27me3）使染色质致密并抑制转录。PRC2 和 KDM6A/KDM6B 分别负责富集和移除 H3K27me3。P300/CBP 和 NuRD 复合物分别负责富集和去除乙酰化标记。这些酶共同帮助调节基因的转录。

多梳蛋白家族（PcG）最早在果蝇中发现，至今已有 70 多年之久。转录因子和染色质调节剂的协同作用实现了对基因表达的严格控制，是胚胎发育的关键。PcG 蛋白不像许多 Gap 蛋白那样作为 DNA 序列特异性转录因子发挥作用。相反，PcG 蛋白被招募到染色质中，并促进其压缩，以保持适当的基因抑制。PcG 蛋白是一组通过染色质修饰调控靶基因的转录抑制子（多蛋白染色质修饰复合物），可以分成两个主要的核心蛋白复合体 PRC1（多梳抑制复合物 1）和 PRC2（多梳抑制复合物 2）。它们是哺乳动物中两个调控基因沉默的重要复合物，可以通过修饰组蛋白来抑制基因的表达。PRC2 通过 EZH 亚基的甲基转移酶活性催化 H3K27 甲基化，PRC1 通过泛素连接酶 RING1A/B 催化 H2AK119ub1。特殊的是，PRC1 可以结合 H3K27me3，从而连接 PRC2 的催化效应。此外，一些 PRC1 复合物可以通过以与酶活性无关的方式压缩染色质来调节基因表达。

组蛋白上的位点特异性赖氨酸甲基化是介导和控制许多基本细胞过程的重要表观遗传学机制。PRC2 是一种多亚单位染色质修饰复合物，通过催化组蛋白 H3 在赖氨酸 27 上的单、二、三甲基化（分别为 H3K27me1、H3K27me2 和 H3K27me3）来调节基因表达，确保适当的基因沉默。从微观上看，PRC2 参与染色质的压缩、异染色质的形成、X 染色体的失活及多梳蛋白介导的基因沉默。从宏观上看，参与多种生物学过程，包括细胞分化、维持细胞身份（有丝分裂过程中）和增殖，以及干细胞的可塑性。

在哺乳动物中，PRC2 包含核心亚基和非核心亚基。核心亚基包括 EED、SUZ12 和 EZH1/2（EZH1 或 EZH2，复合物中只存在一个），在转录调控中发挥关键作用。EZH2 是胚胎发育过程中 PRC2 的主要催化亚基，也是 H3K27 甲基化最有效的亚基（相对于 EZH1、EZH2 的一个小片段），需要 EED 和 SUZ12 的物理存在来实现催化活性，因为在它们不存在的情况下，EZH2 是自抑制的。EZH2 将 H3K27 三甲基化（H3K27me3）后，EED 通过其 WD40 结构域与 H3K27me3 结合，导致 EZH2 的构象发生变化，从而提高其催化活性，称为变构活化。EZH2 与 E2F 通路和增殖紧密相连，并在广泛的人类癌症中过度表达。通过 EED 结合自身产物，PRC2 可以扩散到邻近的核小体上沉积 H3K27me3。SUZ12 通过其 VEFS 结构域作为 PRC2 的稳定因子，而 SUZ12 的其余部分（dr-VEFS）可以被招募到独立于其他 PRC2 核心亚基的靶位点。RBBP4 和 RBBP7 是 PRC2 与未修饰核小体结合所必需的，也是甲基转移酶完全活性所必需的。因此，PRC2 核心亚基对于形成整个基因组的 H3K27me3 甲基化模式至关重要。

非核心亚基可分成 PRC2.1 和 PRC2.2，其中 PRC2.1 包含 PCL1-3（PHF1、MTF2、PHF19）、EPOP 和 PALI1/2；PRC2.2 包含 AEBP2、JARID2。PRC2.1 与 PRC2.2 被招募到靶基因位点，通过不同的调控机制，调控 H3K27me3，抑制基因表达，从而影响胚胎细胞的发育。PRC2 亚基通过四步（不一定是连续的）完成染色质上全酶的组建：①JARID2 和 AEBP2 与 DNA 相互作用；②组蛋白伴侣 RbAp46/48 与组蛋白 H3/H4 相互作用；③EED 亚基与已形成的 H3K27me3 结合，PCL 同时结合其他组蛋白标志物；④PRC2 组分与 lncRNA 相互作用。通过四步完成 PRC2 与基因组序列的特异性结合，在完成组建后，PRC2 发挥甲基转移酶活性，同时也与 EED 的结合形成正反馈环。

总体来说，PRC2 的组蛋白甲基转移酶活性是形成 H3K27me3 修饰兼性异染色质和基因沉默的关键。PRC2 定位到 H3K27me3 组蛋白周围，发挥 EZH 亚基的甲基转移酶活性，促进抑制性 H3K27me3 标志物的扩散，并协同 PRC1 介导染色质结构改变，维持基因的沉默状态。

体细胞通过增加 H3K27me3 结构域的长度，并通过互补性沉默通路（H3K27me3 与 H3K9me3 或 DNA 甲基化）来增强基因沉默。

（三）PRC2 异常与 MPNST 的发生有关

组蛋白修饰的失调通过改变转录进程而促进癌变的发生。如前所述，PRC2 的最佳表征功能是组蛋白 H3 赖氨酸 K27 上的二甲基化（H3K27me2）和三甲基化（H3K27me3）。正常情况下，PRC2 可以抑制细胞分裂、维持干细胞特性和调节生长发育。PRC2 是许多癌症中诱导的表观遗传调控因子。PRC2 的失调使得组蛋白 H3 赖氨酸 27 三甲基化（H3K27me3）缺失，影响许多抑癌基因的表达，进而可以驱动肿瘤的发生。在前列腺癌、结直肠癌、胶质母细胞瘤、乳腺癌、多发性骨髓瘤、淋巴瘤、肺癌、卵巢癌等多种人类癌症中已经观察到 PRC2 的失调。这些癌症的 H3K27me2 和 H3K27me3 修饰的整体水平以及全基因组重新分布都发生了变化。然而，PRC2 的活性在正常和患病环境中是如何被调节的仍有待确定。

在不同的恶性肿瘤中，PRC2 改变的类型可能不同。总的来说，在某一类肿瘤中只发现一种 PRC2 改变，这就显示出显著的肿瘤类型特异性。在滤泡性淋巴瘤、弥漫性大 B 细胞淋巴瘤和一小部分黑色素瘤中，已有 EZH2 的功能获得性突变的报道，而在自主性甲状腺瘤中发现了影响 EZH1 功能的相似的突变。相比之下，*PRC2* 基因的功能缺失性突变在髓系恶性肿瘤、T 细胞急性淋巴细胞白血病（T-ALL）和 MPNST 中反复出现。PRC2 所调控的不同基因，取决于肿瘤的病因，这也限制了 PRC2 的改变类型，而这些改变会促进肿瘤的发展。除了这种特异性之外，PRC2 和其他普遍的染色质调节因子一样，调控转录的完整性，并发挥抑癌作用。

1. EED 或 SUZ12 的改变与 MPNST

临床上，MPNST 可表现为散发性的（45%）、NF1 相关的（45%）和辐射诱发的（10%）肿瘤。这些肿瘤中大多数含有 NF1、TP53、CDKN2A 和 PRC2 或其组成分（EED 或 SUZ12）的突变。其中 PRC2 或其组成分（EED 或 SUZ12）的体细胞功能改变性缺失可见于 92% 的散发性、70% 的 NF1 相关的和 90% 的放射相关的 MPNST 中。此外，CDKN2A（81% 的 MPNST）和 NF1（72% 的非 NF1 相关的 MPNST）经常发生体细胞改变，这两种情况都与 PRC2 的显著改变同时发生。PRC2 成分、NF1 和 CDKN2A 的高复发性和特异性失活凸显了它们在 MPNST 发病机制中重要和潜在的协同作用。

PRC2 最初被认为可以发挥一般性的致癌作用，因为催化亚单位 EZH2 在许多肿瘤中表现出拷贝数和功能突变的增加。然而，PRC2 在 MPNST 中经常失活，H3K27me3 的丢失被认为是预后不良的预测因子，也是其他癌症的致癌因素。在 MPNST 中发现 PRC2 的核心组成成分 SUZ12 和 EED 的反复突变，分别发生在 55% 和 30% 的 MPNST 中，并且突变通常是互斥的。在 MPNST 中，鉴定出的 SUZ12 突变类型包括插入和缺失突变、截断突变和错义突变等，都可能因此产生异常的多梳蛋白。同样，EED 经常因拷贝数变化、截断突变、错义突变和移码突变等而改变，导致异常的多梳蛋白产生。这些突变与 NF1 微缺失综合征中更具侵袭性和更常见的肿瘤相关。EED 和 SUZ12 的功能缺失突变使得 PRC2 失活，导致通常由 PRC2 富集的组蛋白 H3 赖氨酸 27 三甲基化（H3K27me3）表观遗传标志的整体丢失，以及随后在此残基上的乙酰化（H3K27Ac）增加。H3K27Ac 将溴结构域和末端外结构域（BET）蛋白，特别是 BRD4 招募到染色质中，进而促进 RNA 聚合酶 Ⅱ 介导的转录。H3K27me3 在 DNA 低甲基化上的再分配可以导致多梳抑制复合物靶基因的去抑制。典型的 PRC2 抑制基因包括那些对调控细胞命运决定和谱系特性至关重要的基因，包括 HOX 基因。失调的 PRC2 导致的染色质状态的改变已经被证明促进了 PN 向 MPNST 的恶性转化。

Thomas De Raedt 等通过基因组、细胞学和小鼠模型研究证明 SUZ12 与 NF1 突变发挥协同作用，在 MPNST 中发挥肿瘤抑制因子的作用。SUZ12 缺失通过对染色质的影响放大 RAS 驱动的转录，增强了 NF1 突变的效应。重要的是，SUZ12 失活也触发了表观遗传开关，使得 MPNST 对 BRD4 抑制剂 JQ1 更为敏感。Amish J Patel 等研究表明，与良性前体病变相比，小鼠 MPNST 中观察到染色质调控因子 BRD4 蛋白水平升高，这也进一步支持了 BRD4 异常表达是 MPNST 致病因素的观点。BRD4 抑制剂极大地抑制肿瘤生长和发生，其中机制可能是通过诱导促凋亡的 Bim 诱导细胞凋亡。这些发现表明表观遗传机制背后存在抗凋亡和促凋亡分子的平衡，而 BET 抑制剂可以改变这种平衡，这样有利于癌细胞凋亡。

William Lee 等筛选了失去 H3K27me3 标记的

MPNST 细胞系（ST88-14，来源于 NF1 相关的 MPNST），将 Flag-HA 标记的野生型 SUZ12（FH-SUZ12）或 EED（FH-EED）引入到 ST88-14 细胞系中，并将其引入到具有野生型 PRC2 的可以维持 H3K27me3 水平的 MPNST 细胞系（MPNST724）中，结果表明 FH-SUZ12 而非 FH-EED 恢复了 ST88-14 细胞系中 H3K27me3 的水平，并显著降低了细胞生长。在 MPNST724 细胞系中，随着 FH-SUZ12 或 FH-EED 的引入，H3K27me3 水平有轻微的增加，但对细胞生长没有任何影响。这些数据表明 PRC2 的缺失至少在一定程度上，通过促进细胞增殖和生长，从而促进了肿瘤的发生。PRC2 缺失对转录调控有直接影响，而缺失 PRC2 成分的引入至少又部分恢复 PRC2 功能的能力。以上基础实验结果表明，BET 抑制剂或恢复 PRC2 功能有利于 MPNST 的治疗。H3K27me3 水平可作为 MPNST 的早期诊断的标志物。

2. EZH2 的改变与 MPNST

在许多癌症的类型中，EZH2 的遗传、转录和转录后失调经常被观察到。先前研究表明 EZH2 作为基因表达的重要表观遗传调节因子，在多种肿瘤的发生、肿瘤细胞存活、化疗抵抗、侵袭、转移和血管生成等方面发挥着重要作用。EZH2 可以通过改变种多抑癌基因的表达来促进肿瘤的发生。

尽管 PRC2 亚基的缺失与 MPNST 的发病相关，但功能缺失性突变在 PRC2 核心成分中的分布并不均匀。在五项研究中分析的 121 例 MPNST 样本中，发现 EED 和 SUZ12 的突变检出率很高，但没有检测到催化亚基 EZH1 或 EZH2 的突变。由此可见，MPNST 中几乎所有的 PRC2 突变都发生在 SUZ12 和 EED 中。一些 MPNST 显示 EZH2 的过度表达。这种情况与髓系恶性肿瘤和 T-ALL 中发现的 PRC2 突变谱形成鲜明对比，其中 EZH2 的突变发生频率较高。Michel Wassef 等研究认为 MPNST 中 PRC2 突变的特征，即 EZH2/EZH1 中没有突变，是由于 EZH1 和 EZH2 之间的高度冗余。在缺少 SUZ12 的情况下，EZH2 通常是惰性的，表现为仍然可以和 EED 结合，但失去了与 PRC2 所有其他核心和辅助亚基的交互作用。这表明，EZH1/2 主要在经典的 PRC2 中发挥作用。另外，细胞增殖率积极控制 EZH2 的表达，而不是 EZH1，是调节这两种酶之间冗余的一个关键参数。

有学者发现 EZH2 可以不依赖于 PRC2 活性途径而发挥致癌作用。在采用基因手段使 PRC2 失活的情况下，EZH2 的抑制和耗竭在临床前模型中被证明在减缓 MPNST 生长方面是有效的。这表明，在缺乏其他

PRC2 核心成分的情况下,EZH2 可能在 MPNST 中发挥致病作用。Pingyu Zhang 等研究发现,EZH2 在与 NF1 相关和非 NF1 相关的 MPNST 肿瘤发展中均起致癌作用;EZH2 调节 miR-30d 的表达,miR-30d 直接靶向 MPNST 中核转运蛋白 KPNB1 的致癌信号,即通过 EZH2/miR-30d/KPNB1 信号通路发挥致癌作用。KPNB1 是核转运因子核转运蛋白/输入蛋白-β 家族的成员,通过结合核定位信号介导蛋白的核转运,其水平是 RAS-MAPK 信号通路激活的限速步骤。鉴于 NF1 相关的和非 NF1 相关的 MPNST 均上调RAS 活性,介导核内下游基因的激活,靶向 EZH2 可以抑制 KPNB1 的功能,进而抑制 RAS-MAPK 信号通路,这可能是抑制 MPNST 和其他依赖 RAS 激活肿瘤进展的癌症中 RAS 信号的一种替代方法。随后,Pingyu Zhang 等进一步评估了 EZH2 抑制剂 3-deazaneplanocin A (DZNep)在体外情况下,对 MPNST 细胞周期、存活和凋亡的影响,以及在体内情况下对 MPNST 异种移植瘤生长的影响,结果表明 DZNep 在体内外抑制了 EZH2/miR-30a、d/KP-NB1 信号通路,并阻断了 MPNST 肿瘤细胞的生长和存活。Pingyu Zhang 等学者的研究表明,EZH2 可能在经典的 PRC2 通路以外,发挥致癌作用。这也进一步表明 EZH2 抑制剂可能是 MPNST 的一种潜在的治疗方法。不幸的是,一项涉及 MPNST 中 BET 抑制剂 CPI-0610 的 II 期临床试验因登记不佳而被取消。

总体而言,目前对 MPNST 中 PRC2 的研究还不能阐明 SUZ12 和 EED 的缺失是促进 MPNST 发生和发展的确切机制。PRC2 成分缺失可能参与两种致癌通路:一是 PRC2 功能缺失导致 H3K27me3 标记缺失和 PRC2 靶基因的失抑制;二是 SUZ12 或 EED 缺失导致未结合 EZH2 水平增加,而 EZH2 可能参与其他尚未知的致癌活动。二者并不是互斥的,它们都可以在 MPNST 中发挥作用。PRC2 缺失可能与 RAS 信号通路、Wnt 信号通路和 Notch 信号通路存在相互作用。为了理解 PRC2 缺失驱动 MPNST 的精确机制,还需要更多的临床试验。

3. PRC2 与免疫逃逸

人体的免疫功能是机体识别和清除外来入侵抗原及体内突变或细胞衰老,并维持机体内环境稳定的功能的总称。可以概括为:①免疫防御,防止外界病原体的入侵及清除已入侵病原体(如细菌、病毒等)及其他有害物质;②免疫监视,随时发现和清除体内出现的"非己"成分,如由基因突变而产生的肿瘤细胞以及衰老、死亡细胞等,免疫监视功能低下,可能导致肿瘤

的发生;③免疫自稳,通过自身免疫耐受和免疫调节,这两种主要的机制来达到机体内环境的稳定。除了抵抗病原体外,免疫系统还积极参与癌症的预防、发展和防御。免疫系统与宿主中的肿瘤细胞紧密地相互作用,既可以抑制又可以促进肿瘤的发生和发展。先天免疫系统和适应性免疫系统均参与其中。这个过程被称为癌症免疫编辑,它通过三个阶段进行:消除、平衡和逃逸。免疫细胞及其分泌的细胞因子在肿瘤免疫编辑的过程中发挥重要的功能。CD8+细胞毒性 T 细胞是肿瘤清除的关键效应细胞,可以识别并杀死那些显示外来抗原与 MHC-I 类分子相结合的细胞。干扰素(IFN)是一种多效能细胞因子,在肿瘤免疫中发挥双重作用。一方面,IFN 能激活树突细胞(DC)、自然杀伤细胞(NK)、细胞毒性 T 淋巴细胞(CTL)、CD4+T 等免疫细胞直接杀伤肿瘤细胞,或通过调节细胞代谢间接地抑制肿瘤的进展。其中,IFN-γ 是抗肿瘤免疫中最主要的细胞因子,具有抑制细胞生长、促进凋亡、免疫激发等作用,在异常细胞的识别和清除中起核心作用。另一方面,IFN 在一定条件下又能促进肿瘤细胞的免疫逃逸过程,如 IFN-γ 能够诱导增加调节性 T 细胞和 Th17 细胞的数量、诱导 MDSC 细胞(髓系抑制性细胞)在肿瘤微环境中的浸润,同时抑制 CTL 的活性,使肿瘤细胞得以逃脱免疫系统的杀伤。

目前针对癌症的免疫疗法,如免疫检查点抑制剂(抗 CTLA-4、抗 PD-1 和抗 PD-L1)、嵌合抗原受体 T 细胞治疗(CAR-T)等,这为晚期癌症患者带来新的希望。不过,免疫治疗仍然面临很多难题,如何有效筛选目标容易获益患者人群、生物标志物(如 PD-L1、肿瘤突变负荷和肿瘤肿瘤浸润淋巴细胞)测定与评价、适应证的把控、免疫逃逸、不良反应、经济压力等,这些都制约着免疫治疗的效果和开展。其中免疫逃逸是研究的难点和热点。目前认为免疫逃逸的机制包括免疫耐受肿瘤细胞的选择、树突细胞和 T 细胞等抗肿瘤相关免疫细胞的异常、T 细胞转运障碍和免疫抑制肿瘤微环境的形成障碍,这些都涉及肿瘤免疫周期的不同阶段。另外,肿瘤可以通过丢失主要组织相容性复合体(MHC)/人类白细胞抗原(HLA)I 类分子来逃避 T 细胞的反应。了解免疫逃逸的机制,这不仅有利于提高现有免疫治疗的效果,而且可以推动开发新的免疫治疗策略。

鉴于免疫治疗在癌症中的作用越来越大,人们对了解 PRC2 缺失可能在 MPNST 细胞逃避免疫监视的能力中发挥的作用非常感兴趣。如前所述,PRC2 的缺失与细胞分裂和生长发育相关的信号通路的上调、核

小体重塑和转录激活有关。John B Wojcik 等对有或无 PRC2 缺失的甲醛固定石蜡包埋人 MPNST（分别用 MP-NST loss 和 MPNST RET 表示）进行了相同的全基因组表观遗传学和蛋白质组学进行了分析，结果发现 PRC2 的缺失，导致与活性转录相关的组蛋白翻译后修饰（PTM）的增加，其中最显著的是 H3K27Ac 和 H3K-36me2，而抑制性的 H3K27 二甲基化和三甲基化（H3K-27me2/3）标记是整体缺失的，而且其他抑制性的 PTM 中没有代偿性增加。相反，在 MPNST LOSS 中，DNA 甲基化在整体范围内是增加的。表观基因组的变化与生长通路中蛋白质的上调以及 IFN 信号和抗原呈递的减低有关，这表明表观基因组的变化分别在肿瘤进展和免疫逃避中发挥作用。这是一个令人吃惊的发现。这可能会引发 MPNST 的免疫逃逸。目前尚不清楚这些观察结果是由于肿瘤细胞中这些通路的改变，还是由于肿瘤浸润性抗原提呈细胞的减少所致。将负责编码 H3K36me2 的甲基转移酶的 NSD2 基因敲除后，以类似于修复 PRC2 的方式恢复了 MHC 的表达，诱导了 IFN 通路的表达。MPNST LOSS 对 DNA 甲基转移酶和组蛋白去乙酰化酶抑制剂也高度敏感。这代表了 MPNST 的一种潜在的治疗方式。总体来说，PRC2 介导的抑制性 H3K27me2/3 的整体缺失使得 MPNST 不同程度地依赖于 DNA 甲基化以维持转录的完整性，而干扰这些异常甲基转移酶和组蛋白去乙酰化酶可能是减少 MPNST 的免疫逃逸的一种方法。

另外，MHC-Ⅰ 的转录抑制在一系列癌症中被观察到，包括神经内分泌肿瘤，如 N-MYC 驱动的神经母细胞瘤、小细胞肺癌和 Merkel 细胞癌，最近被认为是免疫治疗抵抗的机制。在癌细胞中 MHC Ⅰ 类抗原呈递缺失可引起免疫治疗耐药。一项基于 K562 细胞（第一个人类髓性白血病人工培养的细胞）的全基因组 CRISPR/Cas9 筛选确定了 PRC2 的进化保守功能。该功能介导了 MHC-Ⅰ 抗原处理通路（MHC-Ⅰ APP）的协调转录沉默，即沉默 MHC-Ⅰ 类抗原的基础和细胞因子激活的表达，促进 T 细胞介导的免疫逃避。癌细胞利用这种保守的、特异性的 PRC2 功能来逃避 T 细胞的免疫监视。从而采用 PRC2 的抑制剂（如 EED 或 EZH2 抑制剂）可以恢复 MHC-Ⅰ 低表达癌症中的抗肿瘤免疫作用。免疫治疗耐药性可能通过利用 PRC2 活性的非基因组通路产生。但是，PRC2 本身在 MPNST 中是缺失的。这说明 PRC2 在不同肿瘤中具有多变性，其引发的免疫逃逸中的机制不同。

由此可见，MPNST 的表观遗传景观尚不十分清楚。关于 PRC2 缺失引发 MPNST 的免疫逃逸机制及可能的治疗措施，还需要更多的研究来验证和指导。

综上所述，MPNST 的表观遗传学景观是复杂的，其中 PRC2 异常（EED、SUZ12 或 EZH2 的改变）在 MP-NST 的发生和发展中发挥重要作用，并且可能介导免疫逃逸。而且，H3K27me3 是一个非常有意义的诊断指标。靶向表观遗传调控相关的异常分子有望为恶性周围神经鞘瘤的治疗带来新的希望，但有待于后续更多、更深入的基础研究和临床试验，以期更好地指导临床诊断和治疗。

三、信号通路（生长因子、酪氨酸激酶、Wnt、Hippo、mTOR、DNA 修复等）

（一）概述

生长因子与酪氨酸激酶受体酪氨酸激酶（RTK）是一种单通道跨膜蛋白，在多种细胞类型上表达，包括在肿瘤微环境中的细胞类型。RTKs 是酪氨酸激酶的一个亚类，参与介导细胞间的联系，并调控细胞生长、运动、分化和代谢等多种复杂的生物学功能。目前，58 个不同的 RTK 已在人类中被鉴定，并根据其结构特征被分为 20 个不同的亚型。具有代表性的亚型有①表皮生长因子受体（EGFR）；②胰岛素和胰岛素样生长因子-1 受体（INSR/IGF-1）受体；③血小板源性生长因子受体，（PDGFR）；④血管内皮生长因子受体（VEGFR）；⑤成纤维细胞生长因子受体（FGFR）；⑥间变性淋巴瘤激酶（ALK）等。所有的 RTK 都具有相似的蛋白质结构，包括含有配体结合位点的胞外结构域、单次跨膜的疏水 α 螺旋区和膜旁区、胞内酪氨酸激酶结构域（TKD）和羧基（carboxyl，C）末端尾。

虽然 RTK 有多种类型，但它们有两个共同的特点：①与配体结合后的二聚体化；②酪氨酸残基的自磷酸化。这些 RTK 接收和传递来自自然界环境的信号，通常由受体特异性配体激活。一个 RTK 可以结合不同的配体，而不同配体与 RTK 的相互作用强度不同。配体与 RTK 的胞外结构域相结合，引发分子间的二聚体反应，进而激活 TKD 的酪氨酸激酶和 C 末端尾的自磷酸化，导致下游信号蛋白的广泛募集。已知 RTK 激活的重要信号通路包括 RAS/MAPK、JAK/STAT 和 PI3K/AKT/mTOR。具有不同活性的 RTK 的二聚体构象激活不同的下游信号级联反应。因此，RTK 作为一个节点，将细胞生长和迁移的复杂信息从细胞外环境最终传递到细胞核，激活参与调控许多细胞过程的转录通路。

RTK 不仅是正常细胞过程的关键调节因子，而且在许多恶性肿瘤的发生和发展中起着关键作用。RTK 的异常激活可能是由配体依赖的或与配体无关的机制引起的。在人类癌症中,RTK 的异常激活主要由 4 种机制介导:功能获得性基因突变、基因组扩增、染色体重排和自分泌激活。在 MPNST 中,已经发现多种 RTK 发生不同程度的基因扩增或缺失,以及表达异常。PDGFRα、PDGFRβ、MET、IGFR 和 AXL 在人 MPNST 组织中均高表达;与神经纤维瘤相比,MPNST 中除 AXL 外均显著增高。

1. IGF-1R 及相关信号通路

已知 IGF-1R 参与调节细胞增殖、分化、运动和抗凋亡,在癌症的发展和进展中起着关键作用。有学者曾对 51 份原发性MPNST 组织样本(来自中国 26 例患者和美国 25 例患者)进行了基于微阵列的比较基因组杂交分析和信号通路富集分析,结果发现 24% 的样本有 IGF1R 基因扩增;除 IGF1R 基因扩增外,82% 的样本中 IGF1R 信号通路中至少有一个基因发生了改变,包括 MAPK1(41%)、H-RAS(35%)和 PTEN(35%)基因的频繁的缺失,BRAF(31%)、GRB2(31%)、PIK3CG(37%)、RPS6KB1(31%)和 EIF4EBP1(33%)基因的扩增。IGF1R 的激活通过激活 PI3K/AKT 信号通路促进 MPNST 细胞的增殖、迁移和侵袭;在细胞系研究中,IGF-1R-siRNA 和单克隆抗体 MK-0646 通过阻断 AKT 和 PI3K 通路,从而抑制 MPNST 的增殖、侵袭和迁移。这说明 IGF-1R 及相关信号通路的异常可能在 MPNST 的发生和发展中起着重要作用。相关的针对 IGF1R 及相关信号通路的靶向研究进展详见第 13 章恶性周围神经鞘瘤的靶向治疗及新进展。

2. EGFR 及相关信号通路

EGFR 是 ErbB 家族受体的一个成员,它通过调节细胞的生长、死亡、侵袭、转移和血管生成等,参与多种癌症的发生和发展。EGFR 在正常的施万细胞中不表达,但在 NF1 突变的施万细胞亚群中过度表达。EGFR 的异常表达是人类 NF1 相关肿瘤和 NF1 动物模型中的共同特征。Benjamin C Ling 等构建了存在 hEGFR 转基因的基因工程小鼠,结果表明 EGFR 在施万细胞中的表达引起神经纤维瘤的特征:施万细胞增生,胶原过剩,肥大细胞聚集,非髓鞘形成的施万细胞从轴突中进行性分离;而且在发生肉瘤的(NF1+/-;p53+/-)小鼠中EGFR 基因的减少显著提高了生存率。在人 MPNST 组织中,EGFR 是过度表达的且与 EGFR 基因剂量增加显著相关;EGFR 配体转化生长因子和 EGF 在 MPNST 中比在神经纤维瘤中表达更强烈。Jianqiang Wu 等发现过表达 EGFR 可促进小鼠神经纤

维瘤向侵袭性 MPNST(GEM-PNST)转化;免疫组化结果显示,在人 MPNST 和小鼠 GEM-PNST 中,STAT3(Tyr705)均被磷酸化;而 JAK2/STAT3 抑制剂 FLLL32 可延迟裸鼠模型中人 MPNST 异种移植瘤的形成,而用 shRNA 敲除 STAT3 可以抑制体内 MPNST 的形成;EGFR 活性的降低的同时,也大大降低了体内 pSTAT3 的活性。因此,EGFR-STAT3 通路对于 MPNST 的转化和建立 MPNST 异种移植物的生长是必要的,但对于肿瘤的维持并不重要。这些结果表明,EGFR 及相关信号通路的异常可能在 MPNST 的发生和发展中起着重要作用。相关的针对 EGFR 及相关信号通路的靶向研究进展详见第 13 章恶性周围神经鞘瘤的靶向治疗及新进展。

3. VEGFR 及相关信号通路

新生血管的形成是胚胎发育、正常生长和组织修复的重要生理过程。血管内皮生长因子(VEGF)蛋白家族及其受体(VEGFR)可能是影响成血管细胞分化和血管形成的最重要的组织因子。VEGF 蛋白家族目前包括 VEGF-A、VEGF-B、VEGF-C、VEGF-D、胎盘生长因子(PLGF)及其受体 VEGFR1、VEGFR2、VEGFR3、NRP1、NRP2。血管生成在分子水平上受到严格的调控,促血管生成和抑血管生成信号分子之间保持平衡。然而,这一过程在一些病理条件下(如肿瘤)是不正常的,会造成了异常的血管网络,其特征是血管扩张、弯曲和渗漏。血管生成是肿瘤生长的一个关键事件,它主要由几种不同的生长因子调控。VEGF 由多种细胞分泌,并与内皮细胞中的同源酪氨酸激酶 VEGFR 结合,引发各种下游效应,在肿瘤血管生成、血管通透性改变、肿瘤干细胞的功能和肿瘤的起始等方面发挥重要作用。

与神经纤维瘤和神经鞘瘤相比,MPNST 中 VEGF 的表达水平明显升高,即使是低级别的 MPNST 也比神经纤维瘤显示更高的 VEGF 表达水平。而且,VEGF 的高表达与 MPNST 患者的不良预后有统计学意义。在 MPNST 微环境中,VEGF 通过激活内皮细胞上的 VEGFR,促进原发性 MPNST 的血管生成和生长,并可能在 MPNST 转移进展中发挥重要作用。另外,Benjamin Gesundheit 等对 5 例 8~15 岁发生丛状神经纤维瘤(PNF)和 MPNST 的 NF1 患儿的病变组织进行微血管学分析,其中对血管系统成熟度的定性评估显示,PNF 主要是 a-SMA(平滑肌肌动蛋白)+/vWf(血管性血友病因子)+内皮细胞组成的更为成熟稳定的血管,MPNST 主要由 a-SMA-/vWf+内皮细胞组成的不规则的网状血管;另外,VEGF 在 NF 和 PNF 的肿瘤细胞中

主要为阴性,而在 MPNST 的肿瘤细胞中主要为阳性;如可见 VEGF 染色,在 PNF 中主要局限于血管周围间隙,而在 MPNST 中则主要局限于基质;VEGFR 的分布也表现出一定的肿瘤分级特异性分布特征:Flk-1 和 Flt-1 在 PNF 中仅局限于成熟、形态良好的血管,但在 MPNST 中呈弥漫性分布。因此,血管生成在 NF1 患儿 PNF 向 MPNST 恶性转化中具有重要作用。以上结果表明,VEGFR 及相关信号通路的异常可能在 MPNST 的发生和发展中起着重要作用。相关的针对 VEGFR 及相关信号通路的靶向研究进展详见第 13 章恶性周围神经鞘瘤的靶向治疗及新进展。

4. PDGFR 及相关信号通路

目前,PDGF 家族由五种不同的二硫化链二聚体(PDGF-AA,PDGF-BB,PDGF-AB,PDGF-CC 和 PDGF-DD)组成,而这些二聚体由四种不同基因编码的 4 种不同多肽链(PDGFA、PDGFB、PDGFC 和 PDGFD)构成。PDGF 配体能结合和二聚化两种相关的酪氨酸激酶受体:PDGFRα 和 PDGFRβ。不同的 PDGF 具有不同的特异性,PDGF-A、PDGF-B 和 PDGF-C 结合 PDGFRα,而 PDGF-B 和 PDGF-D 结合 PDGFRβ。因此,根据特定的 PDGF 亚型,不同的受体同源或异二聚体将形成。PDGF/PDGFR 信号通路参与机体重要的生理过程,如细胞的增殖、存活、迁移和促进血管形成等。PDGF/PDGFR 信号通路的异常可见于多种病理情况,如癌症、纤维化、神经系统疾病和动脉粥样硬化等。PDGFR 的过表达或扩增、功能获得性点突变或激活性染色体易位,可以导致这种信号通路异常。

在人 MPNST 组织中,PDGFRα 和 PDGFRβ 是高表达的。Nikola Holtkamp 等为了评估 PDGFRα 在 MPNST 中的作用,结果在 31 例患者中,发现有 6 例出现 PDGFRA 基因扩增且通常与 KIT 的共扩增有关,有 2 例出现体细胞 PDGFRA 基因点突变,累计有 8 例(26%)存在 PDGFRA 基因的结构性改变;免疫组化显示 PDGFRα 在大多数(75%)MPNST 患者中表达;从人 MPNST 组织中提取的细胞培养在 PDGFRA 扩增和 PDGFRα 表达方面表现出与原发性肿瘤相似的特征;PDGFRα 配体在 MPNST 和神经纤维瘤中的表达分析显示,PDGFA 比 PDGFB 表达更广泛;而以 PDGFRα 和 c-Kit 为靶点的伊马替尼(酪氨酸激酶抑制剂)可以抑制 MPNST 细胞的体外生长。Mikiko Aoki 等[80]研究表明,与周围神经鞘良性肿瘤(神经鞘瘤和神经纤维瘤)相比,MPNST 组织中 PDGF-BB 和EGF 的受体(P-DGFRβ 和 EGFR)mRNA 的表达更为频繁,且蛋白表达水平更高;PDGF-BB 可诱导 PDGFRβ 酪氨酸磷酸化,而伊马替尼可通过抑制 PDGFRβ 的磷酸化来抑制 MPNST 细胞的侵袭和增殖。Jun Ohishi 等验证了伊马替尼可以抑制 MPNST 细胞的体外生长,并且可以抑制小鼠体内异种移植瘤的生长。D H Ki 等研究表明,在斑马鱼模型中,PDGFRα 的过表达与 NF1、p53 缺失协同作用,加速 MPNST 的形成。这些结果表明 PDGFR 及相关信号通路的异常可能在 MPNST 的发生和发展中起着重要作用。针对 PDGFR 及相关信号通路的靶向研究进展详见第 13 章恶性周围神经鞘瘤的靶向治疗及新进展

(二)Wnt 信号通路 / β - 连环蛋白信号通路

1982 年 Nusse 在小鼠乳腺癌发现了 Wnt 基因,由于此基因激活依赖小鼠乳腺癌相关病毒基因的插入,因此,当时被命名为 Int1 基因。随后的研究发现,Int1 基因在小鼠正常胚胎发育中起重要作用,并且可以使正常胚胎发育中的果蝇表现为无翅,因此将 Wingless 与 Int1 结合,称为 Wnt 基因。人 Wnt 基因定位于12q13。在胚胎发育中,Wnt 基因调控的重要信号传导系统即为 Wnt 通路。Wnt 通路的主要组成为:Wnt 信号蛋白,胞膜受体 Frizzled(FZD)家族,胞浆内β-连环蛋白、Dsh、APC、GSK3 等蛋白分子,细胞核内LEF/TCF 转录因子家族等。

Wnt 信号通路可以分为经典的 Wnt 通路、非经典的平面细胞极性通路和非经典 Wnt 信号/Ca²⁺通路。三条通路都需要经过 Frizzled,这是分泌型糖蛋白Wnt 的细胞膜上受体,一种 7 次跨膜蛋白。Frizzled 胞外的 N 端有一个富含半胱氨酸的结构域(CRD),能与 Wnt 结合。①Wnt/β-连环蛋白通路,主要是细胞外 Wnt 配体与细胞膜上的受体(frizzled 及 LR-P5/6)结合,提高细胞质内 β-catenin 蛋白的稳定性,阻止其被 Axin 介导的降解复合物捕获,从而移位至细胞核,激活靶基因的转录活性,在各种恶性肿瘤发生中发挥重要作用;②平面的细胞极性通路,涉及 RhoA 和 Jun N 端激酶以及细胞骨架的重排。目前还没有实验资料证明该通路参与肿瘤的发展;③Wnt/Ca²⁺通路,由 Wnt5a 和 Wnt11 激活,增加胞内 Ca²⁺含量,激活蛋白酶 C、磷脂酶 C 和转录因子 NF-AT。Wnt/Ca²⁺通路可以和经典的 Wnt/β-连环蛋白信号通路相互作用,但是该通路在肿瘤发生中是否起作用尚不清楚。Wnt 信号通路在进化上是高度保守的,从宏观上看,调节胚胎发育和维持成人的组织稳态;从微观上看,调控细胞增殖、分化、迁移和干细胞特性等。由于遗传、表观遗传或受体/配体的改变,该信号通路会发生异常激活或减低。

β-连环蛋白是一种多功能蛋白,在细胞黏附和核内转录中具有独特的分子作用。它在细胞内的功能是由它的定位和翻译后修饰调节的。在没有 Wnt 配体的情况下,胞质 β-连环蛋白与 Axin、APC、GSK3 和 CK1 形成复合物,并被 CK1(蓝色)磷酸化,随后被 GSK3(黄色)磷酸化。磷酸化的 β-连环蛋白可以被 E3 泛素连接酶 β-Trcp 识别并被降解。Wnt 效应基因被 TCF-TLE/Groucho 和 HDAC(组蛋白去乙酰化酶)抑制。在 Wnt 配体存在的情况下,Frizzled 和 LRP5/6 之间形成受体复合物。Frizzled 募集 Dvl 后导致 LRP5/6 的磷酸化和 Axin 的募集。这扰乱了 Axin 介导的 β-连环蛋白的磷酸化/降解,使得胞质内 β-连环蛋白浓度增加;β-连环蛋白移位至细胞核,在细胞核中积聚,并作为 TCF 的辅激活剂激活 Wnt 效应基因[如 CyclinD1(CCND1)、C-Myc(MYC)和 Survivin(BIRC5)]的转录活性,发挥促进生长和存活效应。

经典的 Wnt/β-连环蛋白信号通路在结直肠癌、肺癌、乳腺癌、卵巢癌、前列腺癌、肝癌和脑瘤等多种癌症中起着重要作用。在这些肿瘤中,Wnt/β-连环蛋白信号通路可通过多种机制被激活,包括激活 β-连环蛋白(CTNNB1 编码 β-连环蛋白)的突变、Wnt 配体基因的过度表达、β-连环蛋白降解复合物的所有编码成员(Axin、GSK3B 和 APC)的失活突变、Wnt 信号负调控因子的启动子甲基化、R-spondins 的过度表达(结直肠癌)等。另外,可能受其他信号通路的串扰激活,如 PI3K/AKT/mTOR 信号通路,其中 PTEN 的丢失可以激活 PKB/AKT,引起 GSK3B 的磷酸化和失活,从而使得胞质内 β-连环蛋白不被破坏,进而移位至核内发挥作用。生长因子信号通路也可以激活 Wnt 信号,如刺激 EGFR 导致 β-连环蛋白/ TCF/ LEF 依赖性的基因的激活转录。

Adrienne L Watson 等研究发现在一部分人神经纤维瘤和 MPNST 存在 Wnt/β-连环蛋白信号的激活,β-连环蛋白阳性比例随着肿瘤级别的增加,依次为良性神经纤维瘤、丛状神经纤维瘤、MPNST),核内 β-连环蛋白阳性的比例也随着肿瘤级别的增加而增加;进一步的研究表明 β-连环蛋白阳性比例增加与 β-连环蛋白破坏复合物成员的下调或增强 Wnt 信号的配体 RSPO2 的过表达相关。通过对 Wnt/β-连环蛋白信号通路不同位点的多种基因操作,表明该通路对 MP-NST 细胞的充分转化和体内的生长是必要的,但对正常施万细胞的转化可能是不够的,可能需要与其他异常信号通路(如 NF1/RAS 通路)相协作。即使通过经典的 Wnt 通路激活 β-连环蛋白也不足以驱动转化,

仍然可以为 MPNST 的进展,特别是为良性丛状神经纤维瘤的进展提供一个非常有价值的标志物。Armelle Luscan 等研究表明,与皮肤神经纤维瘤相比,丛状神经纤维瘤中 9 个 Wnt 基因的表达明显失调;在 MPNST 活检样本和细胞系中,20 个 Wnt 基因的表达发生改变;免疫组化也证实了在 NF1 相关的 MPNST 中 Wnt 通路的激活;功能性转染实验证实在施万细胞而不是上皮细胞中的 NF1 基因的敲除引起 Wnt 通路的激活;此外,发现在 NF1 基因沉默的细胞系中,活性 β-连环蛋白的蛋白表达增加。因此,Wnt 通路的激活与肿瘤干细胞库和施万-间充质转化密切相关。Wnt 信号通路的诱导增强足以在人类施万细胞中诱导出转化特性,而该通路的下调足以降低人类 MPNST 细胞系的致瘤表型。当与 mTOR 抑制剂 RAD-001 联合使用时,Wnt 信号小分子抑制剂可以有效降低人类 MPNST 细胞系的生存能力,并协同诱导细胞凋亡,这表明 Wnt 信号通路是施万细胞肿瘤治疗干预的新靶点。

(三)Hippo 信号通路

Hippo 信号通路首次发现于抑制果蝇组织生长基因的筛查中,后被发现在多种癌症中失调,并被证实与癌症的发展密切相关。研究表明,HIPPO 信号通路在哺乳动物中,能参与调控器官生长、干细胞稳态、肿瘤发生发展等一系列过程。YAP(Yes 相关蛋白)和 TAZ(具有 PDZ 结合基序的转录辅助激活物)是 Hippo 信号通路的下游效应因子。YAP 在 N 端有一个富含脯氨酸(P-rich)的区域,TEAD 家族转录因子结合域(TB),中间是两个串联的 WW 结构域,接着是 Src 同源结构域 3 结合基序(SH3 BM),反激活域(TA)中的卷曲基序(CC),C 端 PDZ 结合基序(PDZ-BM)。TAZ 与 YAP 具有相似的结构域,但缺乏富脯氨酸结构域、第二 WW 结构域和 SH3 结合基序。YAP 和 TAZ 在癌症发生进展的各个方面发挥重要作用,如增殖、存活和癌干细胞特性(肿瘤发生、细胞可塑性、药物抵抗和转移)。

哺乳动物的 Hippo 信号通路具体如下:在上游信号输入因子(GPCR 信号、Wnt 信号、机械应力、紧密连接、贴壁连接以及一些可溶性生长因子)的作用下,MST1/2 活化,然后磷酸化 hSAV1、LATS1/2,与 MOB1 并相互结合形成聚合物,接着促进 YAP/TAZ 磷酸化并停留在细胞质中。一方面,磷酸化的 YAP/TAZ 与细胞质中的 14-3-3 蛋白结合,抑制 YAP/TAZ 的促增殖和抗凋亡活性,从而促进细胞凋亡;另一方面,磷酸化的 YAP/TAZ 继续被 CK1δ/ε 磷酸化,发生 SCFβ-TRCP

介导的 YAP/TAZ 泛素化降解。如果 MST1/2-YAP/TAZ 信号通路被阻断或失活,YAP/TAZ 不能被磷酸化,未被磷酸化的 YAP/TAZ 迁移进入细胞核，并与 TEAD 等转录因子结合，促进下游诸如 PDGFR、AMOTL2、AREG、BIRC5、CTGF、CYR61、Ccnd1 等靶基因的表达，从而启动 YAP/TAZ 的促增殖和抗凋亡活性,促进细胞增殖。

Young-Ho Kim 等研究发现 LATS1 功能缺失性突变的丢失，可能在一些遗传性神经鞘瘤中发挥作用。Ji-Eun Oh 等研究发现在散发性神经鞘瘤中存在 LATS1 或 LATS2 基因突变或者启动子甲基化,并且在样本中检测到核 YAP 表达、胞质内磷酸化 YAP 表达降低的情况,这提示异常的 Hippo 信号通路参与了大多数散发性神经鞘瘤的发生过程。国内杨吉龙教授等曾对两组原发性 MPNST 组织样本进行了基于微阵列的比较基因组杂交分析,其中包括 25 例在得克萨斯大学 MD 安德森癌症中心治疗的患者和 26 例来自天津医科大学附属肿瘤医院的患者,结果发现,约 25% 的患者样本表现出 Hippo 组分基因（例如,LATS2、TAZ、BIRC5 和CTGF)的拷贝数变化。

鉴于人类周围神经肿瘤中存在 LATS1 和 LATS2 突变，那么 Hippo 效应器 TAZ/YAP 的异常激活是否有助于周围神经鞘肿瘤的恶性转化,Lai Man Natalie Wu 等进行了一系列体内外试验,结果表明人类 MP-NST 表现出 HIPPO-TAZ/YAP 基因的高表达；由 LATS1/2 缺失引起的施万细胞中的 TAZ/YAP 过度激活会有效地诱导出高级神经相关肿瘤,并具有完全的外显率。LATS1/2 缺陷将施万细胞重新编辑为癌性的、类似于祖先的表型,并促进增殖。相反,破坏 TAZ/YAP 活性可减轻 LATS1/2 缺陷小鼠的肿瘤负荷,并抑制人 MPNST 细胞系的增殖。

此外,全基因组分析显示 TAZ/YAP-TEAD1 直接激活致癌程序,包括血小板衍生的生长因子受体(PD-GFR)信号传导。共同靶向 TAZ/YAP 和 PDGFR 通路可以抑制肿瘤的生长。这些结果是令人鼓舞的,将 LATS1/2-TAZ/YAP 信号传导和 MPNST 发病机制融合在一起,为 MPNST 这种难治性的恶性肉瘤提示了新的治疗靶点。期待后续临床试验的开展并获得良好效果,以期让更多的患者获益。

另外,Ilka Isfort 等应用免疫组织化学方法分析了 486 例软组织和骨肿瘤标本中 YAP1 和 TAZ 的表达水平,包括血管肉瘤、尤文肉瘤、平滑肌肉瘤、MPN-ST、孤立性纤维瘤、滑膜肉瘤,高分化/去分化/多形性和黏液样脂肪肉瘤。结果发现,YAP1 和 TAZ 的中-强

核染色分别为 53% 和 33%；YAP1 核表达在 MPNST、滑膜肉瘤和黏液样脂肪肉瘤中最为普遍，而 TAZ 主要在血管肉瘤、黏液样脂肪肉瘤和 MPNST 中表达。在一组肉瘤细胞系中,免疫印迹证实了 YAP1 和 TAZ 的核定位,与它们的转录活性池相对应。抑制 YAP1/TAZ-TEAD 介导的转录活性显著减低肉瘤细胞的体外和体内活性。因此,YAP1 和 TAZ 阳性是软组织和骨肉瘤亚群中的一个共同特征,YAP1/TAZ-TEAD 信号可被视为治疗干预的新靶点。而且,YAP1/TAZ 核表达可能是一种生物标志物,可用于识别在未来临床试验中可能受益于 YAP1/TAZ-TEAD 靶向治疗方法的患者。

(四)mTOR 信号通路和 MAPK 信号通路

如前所述,*NF1* 基因失活可以使 Ras 活化,活化性的 Ras 可以通过激活 PI3K/AKT/mTOR 通路和 RAF/MEK/ERK 通路(即 MAPK 信号通路)上调细胞分化、增殖和存活水平,参与 MPNST 的发生和发展。目前针对 mTOR 信号通路和 MAPK 信号通路的抑制剂在 MPNST 中的应用开展了一系列体内外试验。具体详见本书第 13 章。

四、恶性周围神经鞘瘤相关微环境(肿瘤微环境、免疫微环境、神经微环境)

(一)概述

肿瘤微环境由多种细胞类型(内皮细胞、成纤维细胞、免疫细胞等)和细胞外成分(细胞因子、生长因子、激素、细胞外基质等)组成,这些细胞被血管网所滋养。TME 不仅在肿瘤的发生、发展和转移过程中起着关键作用,而且对肿瘤的治疗效果有着深远的影响。

在实体恶性肿瘤中,肿瘤相关的新生血管是肿瘤生长和进展的关键步骤。血管生成是癌症的一个标志,也是肿瘤满足营养和氧气代谢需求的必要条件。血管生成的过程允许癌细胞与其他器官和系统相互作用。与正常血管相比,肿瘤内的血管系统表现出结构和功能特性的改变,导致缺氧和部分区域营养供应受限。虽然许多生长因子如血小板衍生生长因子(PDGF)、成纤维细胞生长因子(FGF)和转化生长因子 α(TGFα)等调节血管生成过程,但血管内皮生长因子(VEGF)常被认为是恶性肿瘤中典型的血管生成分子。肿瘤细胞是 VEGF 的主要来源,而 TME 内的基质细胞是额外的来源。微血管密度和 VEGF 的表达是各种癌症预后不良的重要因素。血管内皮生长因子受体 2(VE-GFR2)在肿瘤相关的内皮细胞(TEC)中高表

达,并调节肿瘤促血管生成,同时也存在于肿瘤细胞表面。

固有免疫细胞(如巨噬细胞、树突细胞、肥大细胞、中性粒细胞、髓源抑制细胞和 NK 细胞)和适应性免疫细胞(T 淋巴细胞和 B 淋巴细胞)均存在,并通过直接接触或者通过趋化因子和细胞因子信号传导而与肿瘤细胞发生相互作用,后者也决定了肿瘤的生物学行为和对治疗的反应。TME 中最突出的免疫细胞类型是巨噬细胞。巨噬细胞具有多种功能,与癌症的发展和进展有关;它们促进肿瘤细胞逃逸,并能抑制抗肿瘤免疫机制和反应。以往研究的证据表明,巨噬细胞可以帮助循环中的癌细胞向远处的部位外渗,如肺部,从而导致转移性聚落的持续生长。肿瘤相关巨噬细胞(TAM)因其在引导肿瘤前或抗肿瘤反应中的重要性而被广泛认识。TAM 可分为两个亚型:M1 肿瘤抑制巨噬细胞和 M2 肿瘤支持巨噬细胞。M1 巨噬细胞可被 Th1 细胞因子 IFNγ 和微生物产物激活,而 M2 巨噬细胞则在 Th2 细胞因子如 IL-4、IL-10 和 IL-13 的作用下发生分化。TAM 介导炎症或免疫抑制,支持肿瘤进展中的许多关键事件:细胞生长、趋化、侵袭、血管生成和细胞死亡。越来越多的研究表明,TAM 可以增强、介导或拮抗放疗、细胞毒性药物和免疫检查点抑制剂的抗肿瘤活性。

肿瘤相关成纤维细胞(CAF)是高度分化和异质性的肿瘤基质细胞,在 TME 内的基质细胞中占很大比例,促进肿瘤生长,血管生成和基质重构。与正常组织相比,肿瘤间质与肿瘤细胞外基质(ECM)有关。ECM 是由 TME 内的所有细胞类型产生,因此形成了一个复杂的纤维网络,不仅对肿瘤细胞的侵袭和转移起着重要作用,而且还会影响药物治疗的敏感性。ECM 包含多种成分,包括胶原蛋白、纤维连接蛋白、层粘连蛋白、维生素 C、tenascin-C、SPARC 等。

(二)肿瘤微环境与 MPNST

虽然 MPNST 的确切病因尚不清楚,但研究表明,由微环境介导的施万细胞失调在肿瘤进展中发挥关键作用。为了进一步确定局部微环境在肿瘤进展中的作用,重点识别肿瘤抑制环境中具有治疗应用潜力的因素,Jo Anne Stratton 等建立了 GFP 标记的可以成瘤的分离成年啮齿类动物(大鼠)施旺细胞系(iSC),并将其移植到各种体内微环境中。然后用免疫组织化学来记录 iSC 的反应,并进行蛋白质组学分析,以确定可能调节不同 iSC 行为的局部因素。结果发现,iSC 移植到皮肤、脊髓或神经外膜室后,形成了类似 MPNST

的肿瘤。相反,移植到神经内膜室可以显著抑制 iSC 的增殖。蛋白质组学分析显示,在神经内膜室中有一组因子富集,其中一种重要的生长因子-睫状神经营养因子(CNTF)能够在体外阻止 iSC 的增殖。这些研究结果强调了组织微环境在促进肿瘤发生和生长中的重要性,并确定了周围神经内的神经内膜室是一个独特的富含肿瘤抑制因子的微环境;靶向 CNTF 信号传导可以作为 MPNST 的潜在治疗新通路。

如前所述,血管新生是癌症的一个标志。Junji Wasa 等对 22 例 MPNST、14 例神经纤维瘤、19 例神经鞘瘤的 VEGF 和 MVD(Micro vessel density,微血管密度)的表达进行免疫组化评价,分析 VEGF、MVD 染色等级与各种临床因素的相关性,并进行统计学分析。实时 RT-PCR 检测 VEGF mRNA 表达水平。统计分析表明,MPNST 中 VEGF 阳性染色高于神经纤维瘤($P=0.004$)和神经鞘瘤($P<0.001$)。即使是低级别的 MPNST 也比神经纤维瘤显示更高的 VEGF 阳性染色。VEGF 的高表达与 MPNST 患者的不良预后负相关,且有统计学意义($P=0.015$)。虽然 MPNST 中 VEGF mRNA 表达高于神经纤维瘤,但差异不显著。尽管 MPNST 的 MVD 明显高于神经纤维瘤($P=0.038$)和神经鞘瘤($P<0.001$),但 MVD 不能预测 MPNST 患者的预后。

细胞向恶性肿瘤的发展往往伴随着肿瘤细胞中免疫系统基因表达的降低,这被认为可以让肿瘤细胞逃避宿主免疫系统的检测和破坏。Philip R Lee 等对 MPNST 来源的 T265 细胞系和正常人施旺细胞(NHSC)的大规模基因表达谱检测,结果发现大多数主要组织相容性复合体(MHC)基因在 T265 细胞系中广泛表达下调。Philip R Lee 等验证了上述发现,而且发现 T265 细胞系中免疫系统相关基因的异常表达已经超出了 MHC Ⅰ 和 Ⅱ 类基因,包括转录因子 MHC Ⅱ 类反式激活因子(MHC2TA)、抗原处理和呈递中的其他关键成分。将肽抗原装载到 MHC Ⅰ 类分子上的转运体激活蛋白 TAP1 被下调,而 CD74(一种在 MHC Ⅱ 类分子的加工和转运中起作用的伴侣蛋白)下调并选择性地剪接以产生在 NHSC 中不明显的 RNA 转录物。这些发现揭示了多种分子通路和至少两种细胞机制,可以减少周围神经鞘肿瘤细胞中参与抗原处理和呈递的正常免疫系统分子。获得"沉默"的免疫信号可能是正常施万细胞向 MPNST 恶性发展的关键。

为了描述 MPNST 中的肿瘤免疫状态,并探究其与临床行为和预后的相关性,Elizabeth Shurell 等对包括原发性、复发性和转移性 MPNST(53 例)、神经纤维瘤(57 例)、神经鞘瘤(11 例)和正常神经(20 例)在内的

141 例组织标本进行组织微阵列分析；然后对组织标本分别进行 PD-L1、PD-1 和 CD8 染色,并比较其在不同肿瘤类型的表达情况。最后将研究数据与 35 例原发性 MPNST 患者的生存率进行相关性分析。结果表明,在 0/20 神经、2/68 良性病变和 9/53MPNST 可见至少 1% 的 PD-L1 染色;2/68（3%）良性病变和 7/53（13%）MPNST 至少有 5% 的 PD-L1 染色;CD8 染色在 1/20（5%）神经、45/68（66%）良性病变和 30/53（57%）MPNST 中均有表达。经 Pearson 卡方分析,PD-L1 在 MPNST 中的发生率高于神经（$P=0.049$）和良性病变（$P=0.008$）。所有组织标本均无 PD-1 表达。另外,在 35 例原发性 MPNST 患者中,中位 DSS（疾病特异性生存期）为 24 个月（3 个月至 15 年）;DSS 分析显示 DSS 与 PD-L1 或 CD8 表达无相关性（PD-L1 5%标准：NS,$P=0.717$；PD-L1 1%标准：NS,$P=0.342$；CD8 5%标准：NS,$P=0.459$；CD8 1%标准：NS,$P=0.938$）。DFS 的分析仅限于 33 例患者,因为 2 例原发性非转移性 MPN-ST 患者手术后不到一个月出现 DFS,并从分析中剔除。在接受 R0 手术切除的 33 例原发性 MPNST 患者中,DFS 与 PD-L1 或 CD8 表达无相关性（PDL1 5%标准：NS,$P=1$；PDL1 1%标准：NS,$P=0.630$,CD8 5%标准：NS,$P=0.553$；CD8 1%标准：NS,$P=0.109$）。由此可见,MPNST 表现为 PD-L1 低表达,PD-1 表达缺失,CD8+TIL（肿瘤浸润性淋巴细胞）明显存在;MPNST 免疫微环境与患者预后无关。另外,Jung Ryul Kim 等研究发现 PD-1 阳性淋巴细胞浸润和肿瘤细胞 PD-L1 表达均与晚期软组织肉瘤（包括 MPNST）的临床病理学参数显著相关,例如较高的临床分期,存在远处转移的,较高的组织学等级,较差的肿瘤分化和肿瘤坏死。此外,PD-1 阳性淋巴细胞浸润和肿瘤细胞 PD-L1 表达与软组织肉瘤（包括 MPNST）总体生存期（OS）和 EFS（无事件生存期）下降相关。本研究首次证明了软组织肉瘤细胞中 PD-1 阳性淋巴细胞浸润和 PD-L1 表达可作为新的预后指标。此外,在 STS 中评估 PD-1 和 PD-L1 阳性也可以作为选择适合基于 PD-1 的免疫治疗患者的标准。

在恶性转化为 MPNST 的背景下,低表达的免疫关键基因可能提供免疫逃逸和避免细胞毒性 T 淋巴细胞（CTL）参与。恢复适当的免疫功能对预防肿瘤的生长和进展可能具有重要意义。为了确定与 NF1 相关的良性和恶性神经肿瘤的免疫学特征,Kellie B Haworth 等通过对 NF1 相关的良性和恶性神经肿瘤和细胞系的微阵列的基因分析来鉴定免疫标志物–主要组织相容性复合体（MHC-Ⅰ）/白细胞抗原（HLA）-A/-B/-C、细胞免疫球蛋白（B2M）,以及 T 细胞抑制配体 PD-L1 和 CTLA-4 的表达情况,并通过流式细胞术测定这些标志物蛋白在细胞系的表达;通过免疫组化方法检测了 36 个 NF1 相关肿瘤样本中 HLA-A/-B/-C、B2M 和 PD-L1 的表达,并将其与肿瘤 CD4+、CD8+、FOXP3+、CD56+ 和 CD45RO+ 淋巴细胞浸润进行了关联性分析。结果发现,与正常人施万细胞相比,NF1 相关肿瘤和肿瘤相关施万细胞 HLA-A、-B 和-C、B2M 和可变 T 细胞抑制配体基因表达降低;通过免疫组化染色,NF1 相关肿瘤表现出广泛的 HLA-A/B/C、B2M 和 PD-L1 表达,揭示了不同组织亚型之间的差异;NF1 相关肿瘤的免疫细胞浸润因肿瘤组织学而异,表现为 MPNST 肿瘤中 CD8+、CD4+、CD56+ 和 CD45RO+ 的淋巴细胞总数比在神经纤维瘤中观察到的要高得多,FOXP3+ 细胞计数相对较低;对来自同一患者的 NF1 相关肿瘤的免疫标志物表达和免疫细胞浸润情况进行评估,发现免疫原性随着时间的推移有增加的趋势,即使病变出现进展,同时这揭示了肿瘤组织学亚型、时间、治疗和肿瘤内异质性的差异。另外,MPNST、结节性和丛状神经纤维瘤与弥漫性神经纤维瘤具有相似的免疫原性特征。以上研究结果表明,虽然免疫疗法可能对 MPNST、结节状和丛状神经纤维瘤具有一定的疗效,但肿瘤异质性可能对这种新的治疗方法构成重大的临床挑战。

使用检查点抑制剂的免疫治疗显著提高了某些实体和血液恶性肿瘤患者的生存率。Pembrolizumab（帕博利珠单抗,PD-1 抑制剂）在多种实体肿瘤中具有良好的耐受性和持久的抗肿瘤活性,具有完全抗肿瘤活性的最低剂量为每 3 周 2mg/kg。在 pembrolizumab 治疗晚期实体瘤的 Ⅰ 期临床试验中,一例 MPNST 患者病情稳定,但随后病情进展。Mehrdad Payandeh 等报道了 1 例成年男性 MPNST 患者,在接受了 6 个周期的 pembrolizumab 加上每日一次的丙卡巴肼治疗后,肠系膜肿块完全消失。Lisa E Davis 报道了 1 例 PD-L1 阳性的转移性 MPNST 患者在接受 4 个周期的 pembrolizumab 治疗后产生了完全的代谢应答。

五、端粒、端粒延伸替代机制及临床意义

（一）端粒概述

端粒（elomere）是存在于真核细胞染色体末端的由短的、重复的非转录序列（TTAGGG）及一些结合蛋白组成的特殊结构,与端粒结合蛋白一起构成了特殊的“帽子”结构,保持染色体的完整性和稳定性,控制

细胞分裂周期。它们在连续的细胞分裂过程中不断缩短,导致染色体不稳定。端粒、着丝粒和复制原点是染色体保持完整和稳定的三大要素。端粒的长度反映细胞复制史及复制潜能,被称作细胞寿命的"有丝分裂钟"。端粒的复制不能由经典的 DNA 聚合酶催化进行,而是由一种特殊的逆转录酶——端粒酶完成。正常人体细胞中检测不到端粒酶,一些良性病变细胞、体外培养的成纤维细胞中也检测不到端粒酶活性。但在生殖细胞、睾丸、卵巢、胎盘及胎儿细胞中的此酶为阳性。在这些需要无限复制循环的细胞中,端粒的长度在每次细胞分裂后,被能合成端粒的特殊性 DNA 聚合酶–端粒酶所保留。令人惊喜的发现是,恶性肿瘤细胞具有高活性的端粒酶,端粒酶阳性的肿瘤有卵巢癌、淋巴瘤、急性白血病、乳腺癌、结肠癌和肺癌等。

凭借"发现端粒和端粒酶是如何保护染色体的"这一开创性的研究成果,揭开了人类衰老和罹患癌症等严重疾病奥秘的三位美国科学家共同荣获 2009 年的诺贝尔生理学或医学奖。他们分别是美国加利福尼亚旧金山大学的伊丽莎白·布莱克本(Elizabeth Blackburn)(女)、美国巴尔的摩约翰·霍普金斯医学院的卡罗尔·格雷德(女)和美国哈佛医学院的杰克·绍斯塔克(Jack Szostak)。这是诺贝尔生理学或医学奖第 100 次确定获奖者,也是第一次由两名女性同时获得这一奖项。

(二)端粒异常与 MPNST

端粒酶蛋白由端粒酶反转录酶(TERT)基因编码,其表达通常是体细胞端粒酶活性增加的限制因子。端粒酶活性(TA)在癌细胞中通过染色体重排、表观遗传学和 TERT 启动子突变(TPM)等机制被激活。TERT 在 90% 的人类癌症中被重新激活。TA 及其酶亚基的表达在许多肿瘤中已被证实。Kiran K Mantripragada 等研究分析了 23 例(17 例高级别的和 6 例低级别的)MPNST、11 例丛状神经纤维瘤(PNF)和 6 例皮肤神经纤维瘤(DNF)中 TA 与端粒酶 RNA(RNA),TR 和 TERT 表达的关系。采用端粒重复扩增法(TRAP)检测 TA,采用反转录 PCR(RT–PCR)和实时 PCR(real–time PCR)检测 TR 和 TERT 的表达。结果表明,17 例(82%)高级别 MPNST 中 14 例检测到 TA,而 6 例低级别 MPNST 和 17 例良性肿瘤端粒酶均为阴性;在所有高级别 MPNST、50% 低级别 MPNST 和 4 个良性肿瘤中均检测到 TERT 转录;而 TERT 的表达水平与 TA 和高级别 MP-NST 显著相关。因此,尽管 TERT 在低级别 MPNST 和 PNF 中表达相似,但与低级别 MPNST、PNF 或 DNF 肿瘤相比,其在高级别 MPNST 中表达显著升高。这些结果表明,TA 和 TERT 的表达水平是 NF1 患者恶性肿瘤(MPNST)的潜在标志。

为了探讨两种已知端粒维持机制(TMM)、端粒酶活性(TA)和端粒选择性延长(ALT)在 MPNST 中的出现率和预后相关性。Lorenza Ventu-rini 等在 49 例(35 例散发性和 14 例 NF1 相关)MP-NST 患者的 57 份标本中,采用端粒重复扩增方案(TRAP)测定 TA,通过测定 ALT 相关性早幼粒细胞白血病体(APB)和末端限制性片段(TRF)长度分布检测 ALT。结果表明,单独 TA 或 ALT(以 APB 定义)分别在 24.6% 和 26.3% 的病灶中检测到,而 6 例(10.5%)表现为 TA+/ALT+。在 57 例患者中,有 44 例(77.2%)观察到 APB 和 TRF 在定义 ALT 状态表现出一致性。TA 在 NF1 相关的 MPNST 患者样本中的表达频率高于散发性 MPNST 患者(60% 比 29.4%)。在整个入组患者人群中,TA 被证明是 5 年疾病特异性死亡的预后指标(危险比为 3.78;95% 置信区间为 1.6~8.95;P=0.002),即使是在对 NF1 的存在进行了调整(危险比为 4.22;95% 置信区间为 1.804~9.874;P=0.001),对术后边缘状态的存在也进行了调整(危险比为 5.78;95% 置信区间为 2.19~15.26;P<0.001)的情况下。相反,无论是 APB 的表达(危险比为 1.25;95% 置信区间为 0.54~2.89;P=0.605)还是 TRF 的分布(危险比为 0.57;95% 置信区间为 0.17~1.96;P=0.375),ALT 对 MPNST 的临床结果均无显著影响。这些结果表明,TMM、TA 和 ALT 在 MPNST 中均存在,且对患者预后的影响存在差异。

端粒缩短已被记录在许多种类型的肿瘤中。短而功能不全的端粒有融合的能力,由此产生的基因组不稳定可能促进克隆进化和恶性肿瘤的进展。为了评估端粒功能障碍在 NF1 相关肿瘤中的潜在作用,Rhiannon E Jones 等对 10 个皮肤神经纤维瘤、10 个弥漫性丛状神经纤维瘤和 19 个 MPNST 的标本进行了端粒长度的比较分析。端粒长度通过高分辨率单端粒长度分析(STELA)确定。MPNST 检测到的平均 Xp/Yp 端粒长度为 3.282 kb,显著短于丛状神经纤维瘤(5.793 kb)和皮肤神经纤维瘤(6.141 kb)。MPNST 的端粒长度分布在该长度范围内,在此范围端粒融合被检测到并导致预后不良。这些结果表明,端粒长度可能在 NF1 相关 MPNST 的基因组不稳定性和克隆进展中发挥作用。

Fausto J Rodriguez 等深入研究了 NF1 相关实体瘤的端粒改变及其与临床病理特征和预后的可能联系。利用端粒特异性 FISH 分析,将肿瘤分为 ALT 阳性或端粒长(无 ALT)、短或正常组,共评估了来自 256

例 NF1 患者的 426 个肿瘤,以及 99 例散发性的或NF1 状态未知的 MPNST 肿瘤样本。在 NF1 相关的 MPNST 组(75 例)中,有 9 例(12%)出现 ALT。结果表明,在 NF1 相关胶质母细胞瘤中,ALT 在大多数(14/23,60%)高级别胶质母细胞瘤中都存在,而只见于少数(9/47,19%)低级别胶质母细胞瘤($P=0.0\,009$)。在 ALT 阴性胶质母细胞瘤中,端粒短的只有 1 例(3%),正常的有 17 例(57%),长的有 12 例(40%)。而且,在胶质母细胞瘤组,ALT 阳性肿瘤患者的总生存率显著降低($P<0.0001$)。在 ALT 阴性的 NF1 相关的 MPNST 中,端粒短的有 9 例(38%),正常的有 14 例(58%),长的有 1 例(3%)。而且,在 NF1 相关的 MPNST 组中,端粒短的肿瘤患者的总体生存率更高($P=0.003$)。这些结果表明,ALT 发生在 NF1 相关实体肿瘤的一个亚群中,通常局限于恶性亚群。相反,端粒长度的改变比 ALT 更普遍。

六、代谢异常(谷胱甘肽代谢等)

(一)概述

对肿瘤本质的认识是一个动态变化的过程。1927 年,Otto Warburg 观察到肿瘤细胞消耗 200 倍与正常细胞的葡萄糖,表现出显著不同的代谢表型。随着1970 年 Otto Warburg 的逝世、1971 年癌基因的发现,绝大多数研究人员开始转变观念,而是认为肿瘤是一种基因性疾病。1970 年以来,数十年的详细基因分析显示,不再认为是一种代谢性疾病。人类中有近 1000 个已知的癌症相关基因(约有 250 个癌基因,约有 700 个抑癌基因)。考虑到细胞通常需要有 2 个及以上的癌症相关基因发生突变即可致癌,据此推算可能有 100 万个不同的癌症基因表型。进一步观察发现,绝大多数癌基因及抑癌基因在细胞代谢中发挥关键作用,癌基因的激活和抑癌基因的失活促进代谢重编程,主要涉及 5 条代谢通路:①有氧糖酵解;②谷氨酰胺分解;③一碳代谢;④磷酸戊糖通路;⑤脂肪酸从头合成。这 5 条代谢通路使癌细胞由单纯的产生 ATP(能量)转变为产生大量氨基酸、核苷酸、脂肪酸及细胞快速生长与分裂所需的其他中间产物。

重新发现肿瘤是一种代谢性疾病是得益于近几年代谢物组学的发展和可及性增加,借此发现了一些肿瘤代谢产物,它们的堆积可以诱导或维持肿瘤生长与转移。癌基因的激活和肿瘤抑制因子的缺失会促进癌症的代谢重编程,从而增强营养摄取以提供能量和用于生物合成。然而,实体肿瘤的营养受限可能要求

癌细胞表现出代谢的灵活性,以维持生长和存活。自从第一个肿瘤代谢产物 2-羟基戊二酸被发现以来,许多其他的肿瘤代谢产物被鉴定出来,随后被"重新分类"。这些包括富马酸(肾癌)、琥珀酸(副神经节瘤)、肌氨酸(前列腺癌)、甘氨酸(乳腺癌)、葡萄糖(大多数癌症)、谷氨酰胺(大多数癌症)、丝氨酸(大多数癌症)、天冬酰胺(白血病)、胆碱(前列腺癌、脑癌、乳腺癌)、乳酸(大多数癌症)和多胺(大多数癌症)。几乎所有这些肿瘤代谢产物是由有氧糖酵解、谷氨酰胺分解或单碳代谢产生的或需要的。其中谷胱甘肽就是肿瘤内失衡的一种代谢产物。

(二)谷胱甘肽代谢异常与 MPNST

作为肉瘤的一种,MPNST 是否也存在代谢通路异常呢? 具体来说,虽然还没有与 NF1 明确的关联报道,谷胱甘肽(GSH)代谢改变被认为是化学抵抗的主要机制,而 GSH 水平据报道在非小细胞肺癌中升高。谷胱甘肽代谢可能具体参与了 NF1 相关的 MPNST 的发展。

谷胱甘肽是由谷氨酸、半胱氨酸、甘氨酸通过肽键缩合而成的含有巯基的三肽化合物。谷胱甘肽可分为还原型谷胱甘肽(GSH)及氧化型谷胱甘肽(GSSG)两种类型,在生理情况下,前者占绝大多数,占比99.5%。谷胱甘肽(GSH)广泛分布于机体细胞内,是抗氧化防御系统中最重要的小分子活性寡肽。GSH 作为谷胱甘肽过氧化物酶(GPX)或谷胱甘肽转移酶的作用底物,可清除生物体内有害自由基(主要是氧自由基)或脂质过氧化物,使其转换成脂肪酸,而 GSH 被氧化成 GSSG(图 6-1)。因此,GSH 可以保护机体组织细胞免受自由基损伤。GSSG 在谷胱甘肽还原酶的催化作用下转换为 GSH,该酶的辅酶为磷酸戊糖旁路代谢提供的 NADPH。细胞内 GSH 的稳态水平依赖于的 GSH 的合成、水解和循环之间的平衡,以及 GSH 与 GSSG 转换之间的平衡。GSH 不仅参与抗氧化防御系统,还参与许多代谢过程。GSH 在多种细胞过程中发挥重要作用,包括细胞分化、增殖和凋亡。GSH 缺乏可以导致细胞氧化损伤。GSH 稳态的紊乱可在多种病理状态中观察到,包括结核病、艾滋病、糖尿病、癌症和衰老等。癌细胞典型的氧化应激的增强伴随着 GSH 水平的升高,以抵消破坏性的活性氧(ROS),这同时也赋予了它们生长优势,以及对许多化疗药物的耐药性。

如前文介绍,虽然双等位基因 NF1 失活有助于良性神经纤维瘤的形成,但细胞内的基因结构和(或)表达的改变对于丛状神经纤维瘤恶化为 MPNST 可能是

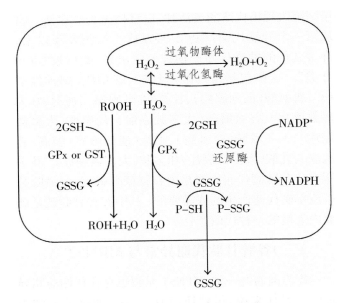

图6-1 谷胱甘肽的抗氧化作用。在有氧代谢过程中产生的过氧化氢(H_2O_2)可以在胞浆中被 GSH 过氧化物酶(GPX)和在过氧化氢酶体中被过氧化氢酶代谢。为了防止氧化损伤,GSSG 被 GSSG 还原酶在辅酶 NADPH 的协助下还原为 GSH,形成一个氧化还原循环。GPX 和 GSH 转移酶(GST)均能降低有机过氧化物。在极端的氧化应激条件下,细胞将 GSSG 降低为 GSH 的能力可能会减弱,诱导 GSSG 在胞浆内的积累。为了避免氧化还原平衡的改变,GSSG 可以被主动运输出细胞或与蛋白质巯基(PSH)反应并形成混合二硫化物(PSSG)。GSH,谷胱甘及;GSSG,氧化型谷胱甘肽;NADP,烟酰胺腺嘌呤二核苷酸磷酸;NADPH,还原型烟酰胺腺嘌呤二核苷酸磷酸。

额外的需求。Laura E Thomas 等对良性神经纤维瘤和 NF1 相关的 MPNST 进行拷贝数改变(CNA)和基因表达的综合分析,比较转录组分析表明 SPP1 基因是 NF1 相关的 MPNST 中与良性肿瘤相比差异最大的单一过度表达基因;对拷贝数阵列和外显子阵列数据共有的 76 个基因进行了路径分析,结果表明谷胱甘肽代谢、Wnt信号传导、细胞黏附和 α-6/β4 整合素是 NF1 相关的 MPNST 中的异常通路的前 4 种。其中谷胱甘肽代谢与 GSTM1、GSTM2、GSTM4 基因相关。对这些基因的通路分析表明,谷胱甘肽代谢和 Wnt 信号通路可能具体参与了 NF1 相关的 MPNST 的发展。

(三)脂质代谢异常与 MPNST

人和动物细胞内的脂肪酸有两种来源:外源性(饮食性)和内源性合成的,其中后者由多功能、同类型二聚体酶脂肪酸合成酶(FASN)催化合成。脂质代谢对癌症的发展至关重要。脂肪生成如增加是许多人类癌症的一个特征,并与乳腺癌、前列腺癌和结肠癌的预后不良有关。脂质代谢改变的两个标志是细胞内脂滴的堆积增加和与此相关的 FASN 的过度表达。

Ami V Patel 等研究发现脂滴在人 MPNST 细胞系和原发性人类 MPNST 肿瘤样本中堆积;与正常人施万细胞相比, 在 mRNA 和蛋白质水平上,FASN 在 MPNST 细胞系中均是显著过表达。为了检验 FASN 对 MPNST 生存能力是否重要,使用 2 个经过验证的慢病毒 shRNA 阻断 FASN 的表达。结果发现,慢病毒感染 MPNST 细胞 3 天后,FASN 沉默细胞(shFASN)中FASN mRNA 的表达比非 shRNA 靶向细胞(shNT)减少了3.8 倍;在慢病毒 shRNA 感染后 4 天,通过 Western 印迹分析证实,FASN 在蛋白质水平上的表达也明显降低;FASN 抑制后,MPNST 细胞系的生存活性和代谢活性显著降低。ShRNA 可以靶向脂肪酸氧化(FAO)通路中的上游酶乙酰辅酶 A 羧化酶(ACC),也降低了 MPNST 细胞的代谢活性和生存能力。与对照组相比,ShFASN-MPNST 细胞显示进入 S 期的细胞减少,即增殖减少,而且细胞死亡(凋亡)增加。因此,FAO 和从头合成通路对 MPNST 细胞的存活是必要的。在体外试验中,FASN 抑制剂(C75、orlistat 和 Irgasan)可以减低细胞的生长;在异种 MPNST 移植瘤小鼠模型中,FASN 抑制剂(C75)可以延缓体内肿瘤生长。总体来说,MPNST 依赖于脂代谢途径,阻断脂代谢可能是 MPNST 治疗的一种潜在新策略。

七、细胞凋亡(survivin 等)

细胞凋亡,以前也称细胞程序性死亡(PCD),是指在一定的生理或者病理条件下,细胞受到特定基因调控后的主动性死亡过程,也是正常的细胞生理应答反应,凋亡的细胞最终将被体内吞噬细胞处理。细胞凋亡的特征是细胞结构中的一些典型形态变化,以及一些酶依赖性的生化过程。细胞凋亡涉及一系列基因的激活、表达及调控等,其特征在于质膜不对称性和附着的丧失,核质浓缩,核膜、核仁碎裂,DNA 片段化和 mRNA 衰变等,早期特征之一是质膜的改变。细胞凋亡是机体生命活动的重要组成部分,在正常的细胞中更替,免疫系统的正常发育和功能,激素依赖性萎缩,胚胎发育、衰老和损伤细胞的清除等方面发挥重要作用 细胞凋亡是维持细胞内稳态的一个关键过程。不恰当的细胞凋亡(过少或过多)是许多人类疾病的一个重要影响因素,包括多种癌症、神经退行性疾病、缺血性损伤和自身免疫性疾病等。细胞凋亡可由细胞内部的信号触发,如基因毒性应激,或由外部信号触发,如配体与细胞表面死亡受体的结合。

细胞凋亡的机制复杂，涉及多种信号通路。凋亡可被多种细胞信号激活，如钙稳态失衡、氧化损伤、线粒体损伤、毒素、生长因素和激素刺激等。细胞凋亡过程大致分为：凋亡信号传导→凋亡基因激活→细胞凋亡的执行→凋亡细胞的清除。细胞凋亡主要是由一组被称为半胱氨酸，天冬氨酸特异性的蛋白酶的蛋白酶来完成的。CASPASE 是凋亡机制的核心，因为它们既是凋亡的启动子(caspase-2、caspase-8、caspase-9 和 caspase-10，主要负责凋亡通路的开始)，又是凋亡的执行子(caspase-3、caspase-6 和 caspase-7，负责细胞成分的精确裂解)。

经典的细胞凋亡机制可分为内源性信号通路和外源性信号通路两种，二者均依赖于 CASPASE 的介导而发挥作用。Bcl-2 家族的胞内蛋白对内源性信号通路有密切的调控作用（调节促凋亡和抗凋亡的信号）。内源性凋亡信号通路(线粒体依赖性的)是由细胞内信号介导的，这些信号在不同的应激情况下(如辐射、化疗药物作用)汇聚于线粒体水平。不可修复的遗传损伤、缺氧、极高浓度的胞浆 Ca^{2+} 和严重的氧化应激等内部刺激是启动线粒体内在通路的一些触发因素。随后，归属于 Bcl-2 家族(Bax，Bak)成员的促凋亡因子(BH3-only)的激活，中和抗凋亡蛋白 Bcl-2、Bcl-xL、Mcl-1，导致线粒体外膜通透性(MOMP)的破坏，使通常局限在膜间隙的蛋白向胞浆内扩散。这些蛋白质包括所谓的凋亡因子，如细胞色素 C。细胞色素 C 与胞质凋亡蛋白酶激活因子-1(Apaf-1)结合并触发形成一种凋亡体复合物，该复合物将凋亡启动子(pro-caspase-9)招募到其 CASPASE 募集域(CARD)，从而允许自我激活，然后进行蛋白质分解。这一过程反过来激活下游凋亡执行子(caspase-3、caspase-6 和 caspase-7)，使细胞底物裂解，并导致细胞凋亡性死亡。

外源性凋亡通路(死亡受体依赖性)是由细胞表面暴露的死亡受体[属于肿瘤坏死因子受体(tumor necrosis factor receptor，TNFR)超家族]与其相应的 TNF 配体相互作用而启动的。死亡受体在结构上由一个细胞内的蛋白质-蛋白质相互作用结构域而定义，称为死亡结构域(DD)，它在凋亡诱导信号中起关键作用。具有更广泛特征的死亡受体-配体信号系统包括 TNFR1-TNFα、FAS(CD95，APO-1)-FasL、TRAILR1(DR4)-TRAIL、TRAILR2(DR5)-TRAIL。当死亡受体受到相应配体的刺激时，该受体发生寡聚和构象变化以显示其胞质 DD，从而支持与其他含 DD 的蛋白之间的相互作用。适配蛋白(FADD/TRADD)的作用是在这个蛋白复合物的水平上，隔离凋亡启动子(pro-caspase-8/10)，从而形成所谓的死亡诱导信号复合物(DISC)，增加局部浓度并促进相互的自身激活。启动子激活导致下游凋亡执行子（caspase-3、caspase-6 和 caspase-7）的加工，其激活导致细胞生存所必需的底物的裂解，诱导细胞死亡。一些细胞不会因单独的外源性通路而死亡，需要 caspase-8 诱导的扩增步骤。在这种情况下，capase-8 以 BH3-only 蛋白 Bid(BH3 相互作用结构域死亡激动剂)为靶点进行裂解，产生活化片段 t-Bid；t-Bid 直接激活促凋亡多结构域蛋白，诱导 MOMP 的破坏，而这是与内源性通路共同的凋亡通路。

存活素(Survivin)是凋亡抑制蛋白家族中的重要的一员，参与细胞存活、细胞分裂和应激适应等多种细胞过程。Survivin 可以通过干扰多种细胞周期相关蛋白，如 INCENP 和 Aurora B 激酶，促进细胞存活。Survivin 还可以通过干扰 caspase 依赖性和非依赖性的细胞凋亡而抑制细胞死亡；在前者中，Survivin 通过直接抑制凋亡终末效应酶 Caspase-3(细胞凋亡蛋白酶3)的活性来阻断各种刺激诱导的细胞凋亡过程。在散发性的和 NF1 相关的 MPNST 组织中，位于17q的 BIRC5/Survivin 基因是扩增的，胞内 Survivin 的表达水平也是增高的，而且转录水平的增加与生存率较低相关。在人 MPNST 细胞系中，Survivin 的 mRNA 水平是增高的，其蛋白表达水平也是增高的，且在细胞核和胞质中均有表达。当将 Survivin 基因敲除后，人MPNST 细胞的生长受到抑制，表现为细胞周期在 G2 期阻滞和出现明显的凋亡；而在动物试验中，Survivin 抑制剂 YM155 可以抑制 SCID(严重联合免疫缺陷)小鼠的人 MPNST 异种移植瘤的生长和转移。这些结果表明，凋亡信号通路异常与 Survivin 高表达在 MPNST 的发生和发展中发挥着作用，而且 Survivin 可以被视为一个有用的 MPNST 的预后标志物和一个有希望的治疗干预的靶点。

八、微小 RNA

(一)概述

微小 RNA(miRNA)是一类高度保守的非编码小 RNA，其长度约为 19~26 个核苷酸，在转录后基因调控中起作用。成熟的 miRNAs 的形成过程包含若干步骤：miRNA 基因通过 RNA 聚合酶Ⅱ转录合成原始 miRNA(pre-miRNA)，pre-miRNA 具有5'端的帽子和3'端的 polyA 尾的结构特征。pre-miR-NA 折叠成一个典型的茎环结构，在这里成熟的 miR-NA 通过两个连续剪切步骤产生。首先,pri-miRNA 被称为 Drosha 的核 RNase Ⅲ内切酶及其 RNA 结合伴侣 DGCR8(合称为微处理复合物)识别和剪切,从而形成一个 60~70 个核苷酸的前体 miRNA(pre-miRNA),3,端两个核苷酸悬垂。Exportin-5 和 Ran-GTP 参与了 pre-miRNA 从细胞核到细胞质的转运。在细胞质中,Dicer 和与其 RNA 结合伴侣 TRBP 结合介导了对 pri-miRNA 的第二次识别和剪切,产生双链 RNA 并被募集到 RNA 诱导沉默复合体(RISC),后者是一种包含至少一个 argonaute 家族成员,特别是 Ago2 的多蛋白复合物。随后,其中一条链(副链)被移除并降解,剩下的一条(成熟的 miRNA)引导 RISC 靶向 mRNA。miRNA 主要通过结合靶序列 mRNA 的 5,UTR(非翻译区)、编码区或 3,UTR 而在转录后水平上对基因的表达进行负调控。在 RNA 诱导沉默复合物(RISC)的背景下,miRNAs 通常通过结合靶 mRNA 的 3′UTR 来发挥作用。根据 miRNA 和靶序列 mRNA 之间的互补程度,这些 mRNA 要么被抑制翻译,要么被直接降解。翻译被抑制的确切分子机制还不完全清楚。miRNA 参与调控许多细胞的过程,如细胞周期调节、细胞分化和增殖、组织发育、代谢、维持干细胞特性、炎症、应激反应、凋亡和迁移等。越来越多的证据表明,miRNA 在细胞转化和癌变中也发挥重要作用,或作为癌基因或是肿瘤抑制因子。与正常细胞相比,恶性细胞中 miRNAs 基因广泛表达的差异,是由这些基因在癌症相关基因组区域的位置、表观遗传机制和 miRNA 加工机制的改变引起的。

(二)微小 RNA 与 MPNST

miRNA 与癌症有着错综复杂的联系,在癌症基因调控和肿瘤发生的各个方面发挥着关键作用。到目前为止,只有很少的研究涉及 miRNA 与神经纤维瘤和 MPNST 生物学的关系。Guolin Chai 等研究表明 miR-10b 可能通过靶向神经纤维蛋白和 RAS 信号通路在 NF1 的肿瘤发生中发挥重要作用。Subbaya Subramanian 等研究表明,与神经纤维瘤相比,大多数 MPNST 中 miR-34a 是相对下调的;使用 MPNST-14(NF1 突变株)和 MPNST-724(来自非 NF1 患者)进行的体外试验表明,外源性表达 p53 或 miR-34a 促进细胞凋亡。此外,p53 在 MPNST 细胞中的外源性表达可诱导 miR-34a 表达。因此,p53 失活介导了 MPNST 中 miR-34a 表达的丢失。

Satoru Itani 等采用定量实时逆转录聚合酶链反应(qRT-PCR)检测 miR-21 在 12 例 MPNST、11 例 NFs、5 例正常神经和 3 株 MPNST 细胞株中的表达,结果表明 miR-21 在 MPNST 中的表达水平明显高于 NF。当用 miR-21 抑制剂转染 MPNST 细胞株(YST-1),研究其对细胞增殖、caspase 活性及 miR-21 靶点表达的影响,结果表明转染 miR-21 抑制剂可显著提高 caspase 活性,并显著抑制细胞生长,并上调程序性细胞死亡蛋白 4 (PDCD4)蛋白水平,提示 miR-21 抑制剂可诱导 MPNST 细胞凋亡。总体来说,miR-21 通过其靶点 PDCD4 在 MPNST 的发生和发展中起着重要作用。miR-21 和 PDCD4 可能是抑制 MPNST 发生和发展的新靶点。

为了全面描述 miRNA 在 NF1 肿瘤发生中的作用,Julien Masliah-Planchon 等分析了 377 个 miRNA 在皮肤与丛状神经纤维瘤和 MPNST 中的表达。丛状神经纤维瘤中最显著上调的 miRNA 是 miR-486-3p,它靶向主要的肿瘤抑制基因 PTEN,在 mRNA 水平上也证实了 PTEN 的下调。在丛状神经纤维瘤中,涉及 RAS-MAPK 通路的四种 miRNA(miR-370、miR-143、miR-181a 和 miR-145)异常表达。在 MPNST 中,显著失监管的 miRNA 包括参与 PTEN 的抑制(miR-301a、miR-19a 和 miR-106b)、RAS-MAPK 通路调控(Let-7b、miR-195 和 miR-10b)、间质转化(miR-200c、miR-7b、miR-135a、miR-135b 和 miR-9)、HOX 基因表达(miR-210、miR-196b、miR-10a、miR-10b 和 miR-9)和细胞周期进展(miR-195、miR-7b、miR-20a、miR-210、miR-129-3p、miR-449a 和 miR-106b)。总的来说,这些显著解除监管的 miRNA 可能具有潜在的诊断或预后价值,并可能代表 NF1 肿瘤有效药物治疗的新策略。

N Presneau 等通过微阵列分析鉴别 NF1 患者的神经纤维瘤和 MPNST 中差异表达的 miRNA,再通过逆转录定量 PCR 验证差异表达,并在 MPNST 细胞中转染 miRNA 寡核苷酸模拟物后进行功能研究。结果表明,与 NF 相比,MPNST 中有 16 个 miRNA 显著差异表达,其中 14 个下调的包括 miR-30e*、miR-29c*、miR-29c、miR-340*、miR-30c、miR-139-5p、miR-195、miR-151-5p、miR-342-5p、miR-146a、miR-150、miR-223、let-7a 和 let-7g,而 miR-210 和 miR-339-5p 是上调的。预测软件/算法识别出 miR-29c 靶向的一系列基因,包括细胞外基质基因和基质金属蛋白酶(MMP)-2,所有这些基因都被报道参与细胞迁移和侵袭。在 MPNST 细胞系 sNF96.2 中,使用模拟成熟 miR-29c 进行的功能研究显示侵袭降低,而增殖没有变化。操纵细胞的酶谱显示,当 sNF96.2 强制 miR-29c 表达时,MMP2 活性也降低。总体来说,miR-29c 的降低在神经鞘肿瘤的疾病进展中起关键作用,并通过增加神经鞘肿瘤的侵袭/迁移的特性而达到治疗目的。

miR-210 在恶性肿瘤中经常上调,如胶质母细胞瘤、肾透明细胞癌、肺癌和乳腺癌等。有趣的是,miR-210 下调或缺失经常在卵巢癌中被观察到。miR-210 在肿瘤中的特异性功能可能与肿瘤类型及其遗传背景有关。Zhengguang Wang 等研究发现,miR-210 在 MPNST ST88-14、T265p21、sNF96.2、YST-1 和 MPNS-T-14 细胞系中的表达显著高于神经纤维瘤细胞。双荧光素酶报道的分析表明 miR-210 直接作用于 EFN-A3,抑制或过度表达 miR-210 可分别诱导 MPNST 细胞中 EFNA3 mRNA 和蛋白质的上调或下调。进一步研究 miR-210 在 MPNST 细胞中的作用,结果表明 miR-210 的过度表达增加了 MPNST 细胞的活力、集落形成、S 期百分率和侵袭性。相反,抑制 miR-210 的表达可抑制 MPNST 细胞的增殖和侵袭性。总体来说,miR-210 可部分通过靶向 EFNA3 促进 MPNST 细胞的增殖和侵袭。miR-210 和 EFNA3 是可能治疗 MPNST 的有希望的靶点。

NF1 背景下恶性转化的分子变化尚不完全清楚。Azadeh Amirnasr 等深入研究了 miRNA 在这个过程中的参与情况。在一系列存档的配对的丛状神经纤维瘤和 MPNST 的样本中测定了 miRNA 的表达谱,在配对样本中鉴定出 90 个差异表达的 microRNA。选取 MPNST 中 3 个下调的 miRNA(let-7b-5p、miR-143-3p 和 miR-145-5p)和 2 个上调的 miRNA(miR135b-5p 和 miR-889-3p)进行功能鉴定。它们的差异表达在相关的细胞系样本中得到验证,但仅在一系列未配对的新鲜冰冻肿瘤样本中得到部分验证。研究发现,NF1 相关的 MPNST 和散发性 MPNST 显示不同的 miRNA 表达谱;MiRNA 影响 MPNST 细胞系的迁移和侵袭能力,miR-135b 和 miR-889 调节 MPNST 细胞的 Wnt/β-catenin 信号传导,但在不同的细胞系中其作用是不同的。因此,miRNA 在 MPNST 促进肿瘤进展中起着重要的调节作用。

总体来说,miRNA 在 MPNST 差异表达及作用的研究仍较少。miR-21、miR-29c、miR-210、miR-135b 和 miR-889 等 miRNA 在 MPNST 的发生和发展中发挥作用,靶向这些 miRNA 及下游靶蛋白等是治疗 MPNST 的有希望的靶点。

大多数哺乳动物 miRNA 结合在其靶序列的 3,UTR,由于不完全互补且显示不匹配。最近,所谓的加工或 p 体被挑出来作为翻译并抑制可能发生的位点。研究发现,靶向 mRNA 以依赖 miRNA 的方式隔离在细胞质 p 体中,远离核糖体,从而阻止了它们翻译。除了作为 mRNA 的存储设施,p 体还包含降解 mRNA 的酶补体,这可能解释了为什么哺乳动物 miRNA 导致一些靶点 mRNA 的水平下降。

九、其他相关因子(极光激酶 A、溶瘤病毒等)

(一)概述

极光激酶 A(AURKA)属于丝氨酸/苏氨酸蛋白激酶家族,在细胞分裂中发挥多种功能,直接或间接参与中心体的形成、纺锤体的装配和细胞分裂。AURKA 在过去的十多年中引起了人们的极大关注,这是基于它在乳腺癌、结肠癌、卵巢癌、皮肤肿瘤、胰腺癌、神经母细胞瘤、MPNST 等许多肿瘤中过度表达的认识,也因为它被证明在许多细胞系模型中外源表达时具有癌基因的功能。AURKA 的过度表达,无论是在自然发生的肿瘤中还是在有意的过度表达后,都与中心体和多极纺锤体的数量增加有关,这是由于胞质分裂失败而产生的。另外,有趣的是,在癌症中 AURKA 的上调与 DNA 损伤诱导的凋亡反应消失相关。AURKA 被认为是多种肿瘤发生和发展的关键驱动因子。目前也开发了针对 AURKA 的小分子抑制剂,其中 MLN8237(Alisertib)是一种新型口服三磷酸腺苷竞争抑制剂,可以选择性靶向 AURKA。多篇报道强调了 Alisertib 在肿瘤模型中的抗肿瘤作用,它会导致癌细胞的细胞周期停滞和凋亡。

(二)AURKA 异常与 MPNST

Ami V Patel 等鉴定了 2000 个可能与神经 Ras 信号相关的基因,其中 339 个基因在小鼠和人类 NF1 相关肿瘤样本中与正常神经相比表达出显著差异,其中包括极光激酶 A(AURKA);AUR-KA 在 MPNST 中显著过表达和基因组扩增,但在神经纤维瘤中没有。Aurora 激酶短发卡 RNA(short ha-irpin RNA,shRNA)和 Aurora 激酶抑制剂(AKI)在体外阻断 MPNST 细胞的生长。此外,一种 AURKA 选择性抑制剂 MLN8237 稳定了 MPNST 异种移植小鼠的肿瘤体积,并显著提高了小鼠的存活率。另外,Russell Payne 等研究发现 MLN8-237 在临床前同种异体移植 MPNST 小鼠模型中优于阿霉素/异环磷酰胺联合治疗。这些数据为 MLN8237 可能是 MPNST 的有效治疗提供了证据,对未来 MPN-ST 的研究具有重要意义。

Pooja Mohan 等研究发现扩增的 MPNST 细胞系对 AKI 的敏感性取决于 Aurora 激酶的活性,而激酶的活性与调控基因产物 TPX2 和 HMMR/RHAMM 的表达相关。沉默 HMMR/RHAMM,而不沉默 TPX2,可以增强 AURKA 的活性,并使 MPNST 细胞系对 AKI 敏感。

此外,AURKA 活性对球状富集的 MPNST 癌症干细胞样细胞的增殖和自我更新至关重要。AKI 显著减少球状体的形成,并减弱球状体形成细胞的自我更新,促进其分化。此外,沉默 HMMR/RHAMM 足以赋予 MPNST 细胞形成和维持球形培养的能力。该研究数据进一步表明 AURKA 是 MPNST 的基本治疗靶点,而且肿瘤细胞对 AKI 的反应(包括分化),是由 HMMR/RHAMM 的丰度来调控的。

M A Dickson 等开展的一项 MLN8237(Alisertib)治疗晚期/转移性肉瘤的 II 期临床试验研究,总共纳入 72 例符合入选标准的受试者,其中包括 10 例 MPNST 患者,在给予单药 Alisertib 疗法(50 mg/次,每日 2 次,1~7 天,21 天为一周期)后,疗效评价发现 MPNST 患者的 12 周 PFS(无进展生存率)为 60%;整体 72 例受试者中 3-4 级不良事件包括口腔黏膜炎(12%)、贫血(14%)、血小板计数下降(14%)、白细胞减少(22%)和中性粒细胞减少(42%)。由此可见,Alisertib 的耐受性很好;虽然不能满足主要的 RR(反应率)终点,但 PFS 是有希望的。

(三)溶瘤病毒治疗单药或联合使用在 MPNST 中的应用

溶瘤性单纯疱疹病毒(OHSV)是一种正在开发中的基于生物学的抗癌治疗方法,利用经工程设计的病毒感染癌细胞并在其中进行复制,溶解细胞并诱导抗肿瘤免疫,对非肿瘤组织的损伤最小。向肿瘤内注射 OHSV 可通过多种机制降低肿瘤负担,包括直接细胞毒性、刺激抗肿瘤免疫反应和抑制血管生成。OHSV 能选择性靶向 Ras 信号过度活跃的细胞,这使得 OHSV 成为治疗 NF1 相关恶性肿瘤的一个非常合理的候选方案。

Yonatan Y Mahller 等研究证明 MPNST 来源的细胞系被溶瘤性单纯疱疹病毒(OHSV)有效地传导,支持病毒复制,并被 OHSV 突变体杀死,包括不伴有 Ras 过度激活的散发性 MPNST;与高度敏感的 MPNST 细胞系相比,正常的人类施细胞不支持突变病毒复制。MPNST 细胞中的肿瘤选择性病毒复制,似乎是通过细胞中核糖核苷酸还原酶的表达和阻止 eIF2α 的磷酸化来介导的。病毒诱导 MPNST 细胞系的细胞毒性主要表现为直接裂解和凋亡。这些研究数据率先表明,使用 OHSV 突变体可能是 MPNST 患者的一种新

的治疗方法。

随后,Yonatan Y Mahller 等建立并鉴定了人 MPNST 的异种移植小鼠模型,并评估了 OHSV 突变体(G207 和 hrR3)和 EGFR 抑制剂厄洛替尼(erlotinib)的抗肿瘤作用。结果表明,经腹腔内或瘤内注射 G207 或 hrR3 后,小鼠荷瘤显示出肿瘤选择性病毒生物分布、病毒复制和肿瘤负荷降低。单用厄洛替尼治疗的动物显示出肿瘤减少的趋势,而用 OHSV 治疗的动物显示出非常显著的抗肿瘤作用,即 OHSV 比厄洛替尼具有更显著的抗肿瘤活性;OHSV 与厄洛替尼联合应用并不能增强抗肿瘤作用。进一步提高 OHSV 抗肿瘤疗效的策略包括增加病毒传播,将 ICP34.5 置于肿瘤特异性启动子下或者将抗肿瘤/免疫调节转基因插入病毒基因组。总体来说,OHSV 对 MPNST 异种移植显示出了很强的抗肿瘤作用,这种作用不受 EGFR 抑制剂的影响。这些结果也支持继续研究减毒 OHSV 突变体和厄洛替尼治疗 MPNST 的可能性。

由于基质金属蛋白酶(MMP)在癌症的发生和发展中起着重要作用,那么用 MMP 拮抗转基因“武装” OHSV 是否能提高病毒介导的抗肿瘤疗效呢?Yonatan Y Mahller 等构建了表达人组织金属蛋白酶抑制剂 3 (TIMP3)或萤火虫荧光素酶的 OHSV,分别命名为 rQT3 和 rQLuc,然后评估了这些病毒对神经母细胞瘤和 MPNST 异种移植瘤的抗肿瘤效果。与 rQLuc 相比,rQT3 感染的原代人 MPNST 和神经母细胞瘤细胞表现出相同的病毒复制,但增加了细胞毒性和降低了 MMP 活性。在体内,经 rQT3 治疗后显示肿瘤生长延迟,感染病毒峰值水平增加,细胞外基质不成熟,肿瘤血管密度降低。值得注意的是,rQT3 治疗减少了循环内皮祖细胞,提示病毒介导的抗血管生成。rQT3 可以通过多种机制增强抗肿瘤疗效,包括直接细胞毒性、提高病毒滴度和减少肿瘤新生血管。这些发现支持 TIMP-3 和溶瘤病毒联合治疗癌症的进一步发展。

Midkine(MDK)是一种在发育过程中起重要作用但在出生后受到抑制的多功能蛋白,其表达谱分析表明,它在包括 MPNST 在内的大约 80% 的成人癌症和许多儿童癌症中呈高表达。Arturo R Maldonado 等试图利用其选择性表达开发一种新的 OHSV,其能够靶向表达 MDK 的发育性原始癌症。他们试图通过将人类 MDK 启动子与 HSV 1 型神经毒力基因 γ(1)34.5 融合来提高病毒的溶瘤作用,该基因的蛋白产物可增加病毒复制。结果表明,组织特异性 MDK 启动子在人肿瘤细胞中的活性和转基因生物活性,在人 MPNST 肿瘤细胞中得到证实。血小板和 MTT 检测人类成纤维细胞

和 MPNST 细胞的体外复制和细胞毒性表明,与 OHSV-MDK-Luc 相比,OHSV-MDK-34.5 增加了病毒复制和细胞毒性。相比之下,这些病毒在正常人成纤维细胞中的细胞毒性没有显著差异。重要的是,OHSV-MDK-34.5 降低了 MPNST 荷瘤裸鼠体内肿瘤生长,提高了中位生存期。由此可见,HSV 裂解感染转录靶向表达 MDK 的肿瘤细胞是可行的;OHSV-MDK-34.5 在体内外均有增强的抗肿瘤作用。

蛋白酶体是一种细胞器,它控制着多种蛋白质的降解和再循环,这些蛋白质调节多种细胞功能,包括细胞周期进程、细胞死亡、基因表达、信号传导、新陈代谢、形态发生、分化、抗原提呈和神经元功能。抑制蛋白酶体可导致未折叠蛋白的细胞聚集,从而诱导内质网发生应激和凋亡。癌细胞对新陈代谢的需求增加,被认为一直处于内质网应激的边缘。因此蛋白酶体抑制被认为是一种潜在的抵制靶向恶性细胞的方法。硼替佐米(Bortezomib)是一种基于肽的、可逆的蛋白酶体抑制剂,目前被美国食品药品监督管理局(FDA)批准作为单一药物或与其他化疗/放疗药物联合治疗多发性骨髓瘤。它也被用作卵巢和头部肿瘤的二线治疗。最近的证据表明,当该药作为单一药物使用时,大多数患者对该药没有反应,目前正在研究几种测试该药与其他药物联合使用的临床试验。Ji Young Yoo 等测试了硼替佐米联合 OHSV 的抗肿瘤疗效,结果发现硼替佐米联合 OHSV(34.5ENVE)在卵巢癌、头颈部癌、胶质母细胞瘤和 MPNST 细胞中显示出很强的协同作用。硼替佐米诱导的 UPR(未折叠蛋白反应)增加溶瘤性 OHSV 复制,并协同提高了体外和体内的癌细胞杀伤能力。硼替佐米和 OHSV 之间的协同作用,通过增加癌细胞杀伤率来提高整体疗效,为临床试验中联合使用这些药物提供了先进的理论依据。这是第一个证明结合临床相关蛋白酶体抑制剂来增强 OHSV 的复制和实现协同细胞杀伤的效果的研究。

HSV1716 是一种 OHSV,源于野生型 HSV-1,其中编码被称为"神经毒力因子"的 ICP34.5 蛋白的 RL1 基因从病毒基因组中删除。在野生型 HSV-1 中,ICP34.5 基因产物中和由抗病毒干扰素对感染的反应激活的宿主蛋白激酶 R(PKR)。如果没有 ICP34.5 的表达,正常组织中的干扰素反应会导致 PKR 活化和核糖体 eIF2α 亚单位的磷酸化,从而导致蛋白质合成和病毒产生的停滞。许多癌症类型表现出功能失调的干扰素信号和(或)MAP 激酶通路的激活,这抑制了 PKR,使得细胞对 ICP34.5-null HSV-1 特别敏感。因此,ICP34.5 的缺失可使 HSV1716 选择性感染肿瘤细胞,并在其中复

制,同时也保留了健康组织。Mark A Currier 等评估了 HSV1716 和 Alisertib 的联合抗肿瘤疗效,结果表明二者联合使用与任何一种单药治疗相比,抗肿瘤疗效显著提高。在 MPNST 和神经母细胞瘤这两种异种移植模型中,HSV1716 和 Alisertib 降低了肿瘤生长速度并提高了生存率。增强的抗肿瘤作用是由于多种机制相结合,并且每一种可能有助于联合效应。首先,OHSV 增加了未感染细胞对 Alisertib 细胞毒性的敏感性,可称之为病毒诱导治疗佐剂(VITA)。其次,Alisertib 增加了病毒的峰值产量,减缓了病毒从肿瘤中的清除,这可能是它阻止病毒介导的肿瘤内 NK 细胞增加的结果。另外,Alisertib 可抑制病毒诱导的肿瘤内髓源性抑制细胞的积聚,而这些细胞通常是促进肿瘤发生的。这些研究数据表明,在神经母细胞瘤或 MPNST 患者中联合应用 OHSV 和 Alisertib 的临床试验是可行的。

(四)溶瘤病毒治疗的耐药机制

MPNST 细胞系对 OHSV 治疗表现出可变的易感性,耐药的产生影响其在 MPNST 治疗中的进一步应用。肿瘤对 OHSV 的耐药性归因于致癌信号级联变化,即 Ras 介导的受感染细胞中蛋白激酶 R(PKR)的抑制。PKR 是一种限制 γ134.5 缺失的 OHSV 晚期基因表达和复制的宿主抗病毒激酶。简言之,HSV 在病毒基因表达过程中产生双链 RNA(dsRNA),诱导 PKR 二聚化、自动磷酸化和活化。活化的 PKR 磷酸化真核起始因子 eIF2α,导致感染细胞的翻译停滞。野生型单纯疱疹病毒通过表达神经毒力基因 γ134.5 来对抗翻译阻滞,γ134.5 可以编码一种多功能病毒蛋白-感染细胞蛋白 34.5(ICP34.5)。ICP34.5 招募宿主磷酸酶,蛋白磷酸酶 1α(protein phosphatase 1α,PP1α),使 eIF2α 去磷酸化,从而恢复受感染细胞中的蛋白质翻译。虽然野生型 HSV 在中枢神经系统引起致命性脑炎,但二倍体 γ134.5 基因的一个或两个拷贝的缺失会减弱神经源性的毒性。据认为,恶性细胞通过 Ras 诱导的 PKR 抑制等致癌过程,部分弥补了 γ134.5 的缺失。

除了 PKR 外,细胞还表达一组不同的模式识别受体(PRR),这些受体可以检测病原体相关的分子模式(PAMP),如病毒核酸。刺激某些 PRR,包括 DEAD(Asp-Glu-Ala-Asp)盒状多肽 58(DDX58)(俗称维 A 酸诱导基因 I,RIG-I)、用螺旋酶 C 诱导的干扰素结构域 1(IFIH1)(俗称黑色素瘤分化抗原 5,MD-A5)、跨膜蛋白 173(TMEM173)(通常被称为干扰素基因的刺激因子,STING)和 toll 样受体(TLR)家族的成员最终导致转录因子的激活,这些转录因子促进有效抗病毒

细胞因子 I 型干扰素 IFNα 和 IFNβ 的表达。分泌的 I 型 IFN 以自分泌和旁分泌的方式与跨膜 IFNα 受体（IFNAR）相互作用，导致细胞内 Janus 激酶 JAK1 和 TYK2 的激活。JAK1 和 TYK2 的激活导致信号传导和转录激活因子 1（STAT1）和 STAT2 的磷酸化，与干扰素调节因子 9（IRF9）一起形成异源三聚体转录因子干扰素刺激基因因子 3（ISGF3）。ISGF3 复合体定位于细胞核，促进数百个干扰素刺激基因（ISG）的转录，这些基因的启动子区域包含干扰素刺激反应元件（ISRE）。ISG 具有多种功能，调节病毒和细胞功能，以促进固有的抗病毒抵抗。ISG 可直接抑制某些病毒特有的机制（如黏液病毒抗性 1，MX1），同时抑制涉及转录和翻译的细胞过程（如 PKR 和 2'-5' OAS1），或增加 PRR 和 IFN/STAT1 信号调节物的表达，以促进抗病毒反应的放大（如 RIG-I、MDA5 和 IFIT3）。

Kevin A Cassady 等研究表明基础 IFN 信号增加了干扰素刺激基因（ISG）的表达，限制了近 50% 的 MPNST 病毒复制，这验证了 ISG 上调导致 MPNST 肿瘤细胞系中对 OHSV 抵抗的假说。具体研究结果如下：①PKR 激活与 OHSV 耐药表型无关；②在 21 个 MPNST 细胞系中，有 10 个细胞株观察到 STAT1 的激活，并且与第一代 Δγ134.5 OHSV 和第二代 Δγ134.5 oHSV，C134 的生产力降低有关，能够避免 PKR 介导的翻译阻滞；③在 OHSV 感染之前，耐药的 MPNST 细胞株比 OHSV 敏感株表现出更大的 ISG 表达，这表明它们已经进入抗病毒状态；④用小分子 JAK 抑制剂预处理耐药的 MPNST 细胞株可降低基础 ISG 的表达，并改善病毒的复制和传播；⑤相反，IFN 刺激或稳定的 ISGF3 在 MPNST 细胞株中的过度表达增加了 ISG 的表达，导致 OHSV 的生产力下降；⑥ISG 的基础表达可能依赖于活化 B 细胞的核因子 κ 轻链增强子（NF-κB）的信号网络。耐药细胞系表达一组 ISG，并通过 STAT1 的快速磷酸化对 OHSV 感染作出反应，并且 NFκB 相关的信号活性参与了基础 ISG 上调和 OHSV 抵抗。STAT1 和 NFκB 抑制剂降低基础 ISG 的表达，改善 MPNST 细胞中溶瘤 OHSV 的多产性感染。随后，该课题组将体外试验结果在动物试验中进行验证。结果表明，小鼠 MPNST 表现出类似的 IFN 和 IGSM 介导的 OHSV 耐药机制，并且单独的病毒治疗在体内没有抗肿瘤作用。FDA 批准的药物 Ruxolitinib 暂时重置了这一结构性激活的 STAT 信号，使肿瘤细胞在细胞培养中易受 OHSV 感染。用 Ruxolitinib 预处理的小鼠 ISG 表达降低，并且肿瘤易受 OHSV 感染。而且，Ruxolitinib 预处理改善了病毒复制，改变了 OHSV 诱导的免疫介导反应。另外，这种联合疗法增加了肿瘤微环境中 CD8+T 细胞的活化，并且这对于 Ruxolitinib 和 OHSV 联合应用后的抗肿瘤益处是不可或缺的。由此可见，在溶瘤病毒治疗之前抑制 JAK 可以增加 OHSV 的复制和溶瘤疱疹病毒疗法的免疫治疗效果；Ruxolitinib 和 OHSV 的联合治疗使耐药的 MPNST 对病毒治疗敏感。

干扰素基因刺激因子（STING）是一种跨膜内质网（ER）相关的衔接蛋白，整合来自大量胞浆和细胞核 DNA 以及 RNA 感应 PRR 的信号，并将它们连接到下游［IFN 调节因子（IRF）3/NF-kB］转录机制，并介导抗病毒 IFN 反应和 ISG 的上调。越来越多的研究表明，在某些肿瘤中，STING 信号的缺陷可以增强 HSV 的复制和溶瘤活性。此外，研究表明，STING 信号、IFN 反应和 ISG 的表达与多种癌症的放疗抵抗有关。Kevin A Cassady 等试图确定 STING 在 OHSV 抵抗中的作用以及在 MPNST 中对基础 ISG 上调的贡献，结果表明人 MPN-ST 细胞系的 STING 活性水平预示着 OHSV 的敏感性，并且耐药细胞系具有完整的胞浆双链 DNA（dsDNA）检测机制；STING 下调使 MPNST 对 OHSV 感染和细胞间传播更为容许；抗 OHSV 的 MPNST 细胞系中有更大的 STING 介导活性，这种活性（虽然降低）仍可能影响某些敏感系（NMS-2PC）的抗病毒反应；对于先前观察到的基础 ISG 上调，STING 并不是的必需的，这表明在耐药的 MPNST 中，其他通路也有助于基础 IFN 信号传导。总的来说，STING 限制了 OHSV 在耐药 MPNST 中的复制和传播，但对基础 ISG 上调是可有可无的。这些研究数据拓宽了我们对 MPNST 的内在通路及其在 OHSV 抵抗中的作用的理解，并提供了增强溶瘤病毒活性的潜在靶点。

（五）PLK1 与 MPNST

Polo 样激酶 1（PLK1）主要在 G2/M 转变时作用于细胞周期，与 AURKA 作用在同一阶段。通过对 10 个神经纤维瘤病细胞系的 PLK1 抑制剂的定量分析，发现它们是有效的抑制剂，而且与 AURKA 抑制剂不同，对 NF1 肿瘤细胞的选择性并不比 NF2 肿瘤细胞强。此外，PLK1 抑制剂 BI6727 在 MPNST 异种移植瘤中稳定了肿瘤体积。由此可见，PLK1 是 MPNST 和神经鞘瘤的治疗靶点，但抑制剂的治疗指标可能较窄，限制了它们作为单一药物的使用。

十、有诊断意义的生物标志物

（一）H3K27me3

MPNST 的诊断具有挑战性,因为形态学标准和现有的免疫组化标志物(如 S100、SOX10)并不完全特异。S100 和 SOX10 的联合应用诊断疗效并不理想, 存在敏感性不足(20%比 60%),特异性低的缺点。最近的遗传学研究表明,由于编码 PRC2 核心亚单位的 EED 或 SUZ12 中的功能缺失性突变,大多数(70%~90%) MPNST 中的 PRC2(多梳抑制复合物 2)失活。而在神经纤维瘤病(NF)和散发性神经纤维瘤中都没有这种突变。由于 PRC2 在赖氨酸 27 处建立组蛋白 H3 的三甲基化(H3K27me3),PRC2 失活将导致这种染色质标记缺乏。这提示免疫组化检测 H3K27me3(组蛋白 H3 氨基酸 27 的三甲基化)可能有助于诊断 MPNST。

Inga-Marie Schaefer 等对 100 例 MPNST(70 例散发性的,10 例 NF1 相关的,10 例放射相关的,10 例上皮样的) 和 200 例具有潜在的类似 MPNST 特征的其他梭形细胞肿瘤(其中单发滑膜肉瘤、平滑肌肉瘤、去分化脂肪肉瘤、恶性单发纤维肉瘤、低级别纤维黏液样肉瘤、细胞神经鞘瘤、梭形细胞黑色素瘤、放射后未分类肉瘤各 20 例;非典型神经纤维瘤、梭形细胞横纹肌肉瘤、胃肠道间质瘤、隆突性纤维肉瘤各 10 例)进行了 H3K27me3 的免疫组化染色评价。结果表明,总体上有 51 例(51%)MPNST 表现为 H3K27me3 染色阴性,包括 34 例(49%)散发性的,7 例(70%)NF1 相关的,10 例(100%)放射相关的,但无上皮样的;另有 6 例(6%)MPNST 显示 H3K27me3 不均一的(马赛克样)表达。在 90 例散发的、NF1 相关的和放射相关的 MPNST 中,29%的低级别肿瘤、59%的中级别肿瘤、83%的高级别肿瘤 (低级别比中/高级别,P=0.0003),表现为 H3K27me3 染色完全缺失。在其他 200 例肿瘤类型中,4 例(20%)未分类的肿瘤放射后肉瘤表现为 H3K27me3 染色为阴性,而所有其他肿瘤均为阳性。这些数据表明,H3K27me3 的缺失对 MPNST 具有高度特异性(尽管敏感性仅比 S-100 蛋白和 SOX10 稍高),可能是一种有用的诊断标志物;而且 MPNST 中 PRC2 的失活可能发生在肿瘤发展到更高级别的进程中。

为了进一步阐明这种标志物的实用性,Naofumi Asano 等从东京国立癌症中心医院的病理文件库中检索出来自 57 例不同患者的 57 例 MPNST 样本(均经临床和组织病理学检查证实),其中包括 54 例常规的梭形细胞型 MPNST(34 例 NF1 相关的,20 例散发性的),3 例上皮样的 MPNST。同时选取 232 例非 MPNST 肿瘤样本,其中包括 43 例神经纤维瘤(27 例 NF1 相关的,16 例散发性的,其中非典型和丛状神经纤维瘤各 5 例)。然后对这些 MPNST 样本和非 MPNST 样本进行了 H3K27me3 免疫组化染色研究,并同时使用单克隆(C36B11)和多克隆抗体。结果表明,在 54 例 MPNST 中,有 56%的样本完全失去 H3K27me3 染色,17%显示马赛克样缺失,28%呈现完整染色,其中 3 例 MPNST 显示了一种全新的完全缺失的现象;3 例上皮样 MPNST 均保留完整的染色。在 232 个非 MPNST 肿瘤中,只有 2 个(0.9%)完全失去染色,38%的样本呈现马赛克样缺失,而剩下的 61%的样本保留完整的染色。对于常规 MPNST,H3K27me3 的完全缺失与 TNM 分期较高(P=0.013)、位置较深(P=0.004)和存在异源分化(P=0.003)显著相关。另外,单克隆抗体检测显示完全缺失的样本中,有 34%的样本使用多克隆抗体识别不出。由此可见,H3K27me3 的完全缺失对于 MPNST 具有中等敏感性和高特异性;H3K27me3 的部分(马赛克样)缺失是非特异性的,警告这种模式不应被认为是诊断性的。另外,使用单克隆抗体检测有助于获得更好的诊断效果。

Arjen H G Cleven 等用组织芯片对 162 例原发性 MPNST、97 例神经纤维瘤和 341 例其他肿瘤进行了 H3K27me3 免疫组化研究。结果表明,34%(55/162)的 MPNST 出现 H3K27me3 缺失,而在包括非典型(n=8)和丛状亚型(n=24)在内的所有神经纤维瘤中均保留 H3K27me3 的表达。在其他肿瘤中,检测到的 H3K27me3 的缺失率仅为 7%。令人惊讶的是,60%的滑膜肉瘤和 38%的纤维肉瘤样的隆突性皮肤纤维肉瘤(DFSP)显示 H3K27me3 缺失。44 例神经鞘瘤中只有 1 例表现为 H3K27me3 缺失,4 例神经周围瘤均显示完整的 H3K-27me3。此外,H3K27me3 缺失的 MPNST 与 H3K27me3 完整的 MPNST 相比,存活率较低,这在两个独立的队列中得到验证。这些结果也表明,H3K27me3 是一种有用的诊断标志物,其中 H3K27me3 的缺失在 MPN-ST 中比神经纤维瘤更常见。然而,H3K27me3 不适合于区分 MPNST 与其形态相似的滑膜肉瘤或纤维肉瘤样的 DFSP。本组研究数据表明 H3K27me3 的缺失与 MPNST 的生存率降低有关, 由这种特定组蛋白介导的染色质修饰似乎协调了更具侵略性的肿瘤生物学。但是,也有学者分析报道在 MPNST 中,H3K27me3 状态与其临床结局无显著相关性。

Melike Pekmezci 等通过免疫组化方法研究了 82

例滑膜肉瘤、39 例 MPNST 和 10 例纤维肉瘤样的 DF-SP 的 H3K27me3 的缺失情况。H3K27me3 免疫组化由两位病理学家根据核染色细胞的比例进行评分（0~3+），缺失越多得分越低。H3K27me3 的缺失（0 分）可见于 44% 的 MPNST 和 9% 的滑膜肉瘤，前者的阳性预测值和后者的阴性预测值分别为 71% 和 77% 的。H3K27me3 的缺失（0 分）可见于 10% 的纤维肉瘤样的 DFSP，在 MPNST 与纤维肉瘤样的 DFSP 的鉴别诊断中分别有 94% 和 29% 的阳性和阴性预测值。

H3K27me3 部分丢失（1~2 分）在所有三种类型的肿瘤中都很常见。在 MPNST 中，H3K27me3 的缺失与性别、肿瘤位置或大小、无进展或总生存率没有显著相关性。H3K27me3 缺失的患者比保留 H3K27me3 表达的患者更年轻（P=0.011）。H3K27me3 在散发性和 NF1 相关的 MPNST 中分别有 50% 和 31% 的表达缺失（P=0.25）。

因此，H3K27me3 的完全缺失是诊断 MPNST 的一种中等敏感且相对特异性的标志，鉴别诊断包括滑膜肉瘤和纤维肉瘤样的 DFSP；H3K27me3 的部分缺失的诊断效果有限。

MPNST 和去分化脂肪肉瘤（DDLPS）是多形性梭形细胞肉瘤的两种主要类型。仅从组织形态学上区分 MPNST 和 DDLPS 可能是比较困难的。虽然 MDM2（鼠双微基因）扩增和 PRC2 改变导致的 H3K27me3 缺失分别是 DDLPS 和 MPNST 的遗传特征，文献也报道了少量 MDM2 扩增的 MPNST 和 H3K27me3 缺失的 DD-LPS。Naohiro Makise 等系统比较分析了 68 例 MPNST 和 47 例 DDLPS 的 MDM2 和 H3K27me3 状态。结果表明在 62 例 MPNST 中，22 例显示为 MDM2 染色阳性，多数为弱和（或）局灶性阳性。在荧光原位杂交（FISH）成功检测的 21 例 MDM2 阳性的 MPNST 中，有 1 例表现为 MDM2 高水平扩增。相比之下，MDM2 染色阳性和高水平 MDM2 扩增阳性见于所有检测的 DDLPS（分别为 28/28 和 20/20）。在 68 例 MPNST 中，42 例（62%）呈现 H3K27me3 完全丧失。显示异质性分化的 13 个 MPNST 均存在 H3K27me3 不足。在 47 例 DDLPS 中，3 例（6%）呈现 H3K27me3 完全缺失，均表现为异质性分化。1 例 H3K27me3 缺失的 DDLPS 根据靶向新一代测序显示纯合性 EED 缺失，而 NF1 和 CDKN2A 没有发生变化。由此可见，高水平的 MDM2 扩增强烈提示为 DDLPS 而非 MPNST。由于这两种标记（MDM2 和 H3K27me3）的特异性不完全，可能会遇到具有双重特征的罕见肉瘤，其分类应结合其他参数。

总体来说，H3K27me3 的完全缺失是诊断 MPNST

的一个良好的标志物，而部分（马赛克样）缺失的诊断效果也有效。需要注意的是，通过 H3K27me3 缺失诊断 MPNST 还需要与滑膜肉瘤、纤维肉瘤样的 DFSP 和 PRC2 突变失活相关的 DDLPS 相鉴别，需要结合临床信息、病理信息等其他参数。另外，H3K27me3 缺失也并不适用于鉴别 MPNST 和黑色素瘤。

（二）H3K27me2

如前文所述，H3K27me3 缺失除了见于 MPNST 之外，还可见于滑膜肉瘤、纤维肉瘤样的 DFSP、黑色素瘤和 PRC2 突变失活相关的 DDLPS 等其他肿瘤。由于这些肿瘤的 H3K27me3 缺失的机制不同于 PRC2 缺失，因此有学者试图探究同样由 PRC2 催化的 H3K27 二甲基化（H3K27me2）缺失是否可能是 PRC2 缺失和 MPNST 诊断的更具有特异性标志物。

Dylan M Marchione 等利用质谱分析，发现 H3K27-me2 在 MPNST 肿瘤和细胞系中几乎完全缺失。对 72 例 MPNST、7 例 K27M 突变神经胶质母细胞瘤、43 例室管膜瘤和 10 例 Merkel 细胞癌进行了免疫组化分析，结果表明，尽管 H3K27me3 缺失在这些类型的肿瘤中很常见，H3K27me2 缺失仅限于 MPNST 而且与 H3K27me3 缺失高度一致（33/34 例）。由此可见，特异性的提高并不是以敏感性的大幅降低为代价。为了进一步比较但 H3K27me2 和 H3K27me3 的免疫组化情况，研究者们又分析了 42 例黑色素瘤和 54 例滑膜肉瘤，这两种肿瘤在组织学与 MPNST 类似，都有不同程度的 H3K27me3 缺失。结果发现，虽然在这些肿瘤中未见 H3K27me3 整体缺失，但 H3K27me3 染色较弱且有限。相比之下，H3K27me2 染色在所有病例中都保留得更清楚，使得 H3K27me2 成为一种优越的二元分类器。对染色的载玻片进行数字图像分析也证实了这一点。总体来说，这些研究结果表明，H3K27me2 的缺失对于 PRC2 的缺失具有很高的特异性，且 PRC2 的缺失比 H3K27me3 的缺失更为罕见。因此，H3K27me2 缺失是 MPNST 较好的诊断指标。

十一、常用的用于研究的动物模型

为了更好地了解肿瘤的发病机制、肿瘤与宿主的关系、肿瘤侵袭与转移的过程和治疗措施的有效性，需要建立合适的动物模型。一种成熟的动物肿瘤模型应该满足以下几点要求：①保留原发肿瘤的生物学特性；②可以对肿瘤生长和转移相关的细胞和分子现象进行研究；③具有客观而量化的指标；④具有可靠性、可重复性、有效性及实用性。目前针对 MPNST 研究构建的动物模型主要分为两大类：啮齿类动物（小鼠）遗传模型和斑马鱼遗传模型。

（一）啮齿类动物（小鼠）遗传模型

啮齿类动物（小鼠）与人类在遗传学、病理学、生物学等许多方面相似，是肿瘤研究的理想动物模型。小鼠模型是目前可以整合基础和临床研究的武器，已用于肿瘤研究的各个领域。利用小鼠可以做到人类肿瘤的复制，缩短研究时间，观察肿瘤发生和发展的全过程，并可在认为控制条件下进行各种实验研究，对肿瘤的发生和发展机制、预防及治疗的研究有重要的意义。随着对肿瘤认识的不断深入，以及实验动物学发展一些新技术的运用，小鼠肿瘤模型的研究已经取得了重要的进展，并已得到广泛应用。小鼠肿瘤模型根据建立的方法可分为以下几类：①自发性小鼠肿瘤模型；②诱发性小鼠肿瘤模型；③移植性小鼠肿瘤模型；④基因工程小鼠肿瘤模型。目前研究者们已经构建了很多小鼠 MPNST 模型（表 6-1）。这些小鼠模型应用非常广泛，极大地推动了 MPNST 发病机制及药物试验的研究进度。

（二）斑马鱼遗传模型

硬骨鱼斑马鱼（Danio rerio，zebrafish）自 20 世纪 60 年代以来一直被用作脊椎动物胚胎发生研究的模型生物，并于 1982 年首次应用于肿瘤发病机制的研究中。斑马鱼具有体型小、易于饲养、繁殖能力强、体外受精和发育、胚胎透明、性成熟周期短等诸多独特的特点，特别是可以进行大规模的正向基因饱和突变与筛选。这些特点使其成为功能基因组时代生命科学研究中重要的脊椎动物之一。斑马鱼胚胎的光学透明性是支持其用于癌症研究的另一个关键特征，因为它允许活体成像实时监测肿瘤的发展，而这在啮齿动物身上是相对困难的。最近对斑马鱼参考基因组（Zv9）的比较基因组学分析表明，斑马鱼拥有 26 206 个蛋白质编码基因，其中 71% 与人类基因具有同源性。在人类疾病相关基因在线孟德尔遗传（OMIM）数据库中，82% 的基因可以与至少一个斑马鱼同源基因相关，提示与人类癌症有关的关键基因和通路在鱼类中是保守的。目前，研究者们已经构建了一些斑马鱼 MPNST 的遗传模型（表 6-2），应用于 MPNST 的发病机制研究。

表 6-1　构建的一些小鼠 MPNST 的遗传模型

小鼠模型	表型	参考文献
TP53-/-	MPNST，各种肿瘤	[180]
ENU 突变形成	MPNST，ErbB2 突变	[181,82]
TP53+/-；NF1-/-	MPNST，各种肉瘤	[183,84]
NF1-/-	没有肿瘤谱	[185]
P0a-Cre；NF1loxp/loxp	PLXNF	[186]
Krox20-Cre；NF1loxp/loxp	PLXNF，MPNST	[187]
NF1+/-；p16INK4A-/-	MPNST	[186]
Adeno-Cre；NF1loxp/loxp；p16INK4Aloxp/loxp	MPNST	[188]
PTENloxp/loxp；NF1loxp/loxp ；LDL-K-RASG12D/+；GFAP-Cre	神经纤维瘤，MPNST	[189]
TP53loxp/loxp；NF1loxp/loxp；GFAP-Cre	星形细胞瘤，GBM	[190]
PTENloxp/loxp；Dhh-Cre	PLXNF	[191]
NF1 loxp/loxp；PTENloxp/loxp；Dhh-Cre	MPNST	[191]
Cnp-H-RASV12	MPNST	[156]
Cnp-EGFR；PTENloxp/loxp；Dhh-Cre	MPNST	[192]
Cnp-EGFR；NF1loxp/loxp；	MPNST	
PTENloxp/loxp；Dhh-Cre	MPNST	[69]
Cnp-EGFR；TP53-/-	MPNST	[193]
Cnp-EGFR；Cnp-Cre；TP53R270H	MPNST	[194]

Cnp，2′,3′循环 3′核苷酸磷酸二酯酶；Dhh，沙漠刺猬；ENU，乙基亚硝基脲；PLXNF，丛状神经纤维瘤；GBM，多形性成胶质母细胞瘤。

表 6-2　构建的一些斑马鱼 MPNST 的遗传模型

斑马鱼模型	表型	参考文献
Tp53$^{M214K/M214K}$	MPNST	[195]
Tp53$^{N168K/N168K}$	MPNST	[195]
逆转录病毒插入 *RP* 基因	MPNST	[196,197]
MMR 基因突变:mlh1$^{-/-}$, msh2$^{-/-}$,msh6$^{-/-}$	神经纤维瘤、MPNST	[198]
nf1a$^{-/-}$;nf1b$^{-/-}$	胚胎致死性	[199]
tp53$^{M214K/M214K}$;nf1a$^{+/-}$;nf1b$^{-/-}$ 或 tp53$^{M214K/M214K}$;nf1a$^{-/-}$;nf1b$^{+/-}$	MPNST	[199]

MMR,错配修复基因;RP,核糖体蛋白。

（王坚　杨吉龙　杨铁龙　崔金芳　王智超

刘昊天　向俐洁　张超　赵纲　徐进）

参考文献

[1] HARVEY Z H, CHEN Y, JAROSZ D F. Protein-Based Inheritance: Epigenetics beyond the Chromosome[J]. Mol Cell, 2018, 69(2): 195–202.

[2] KANWAL R, GUPTA K, GUPTA S. Cancer epigenetics: an introduction[J]. Methods Mol Biol, 2015, 1238: 3–25.

[3] MOORE-MORRIS T, VAN VLIET P P, ANDELFINGER G, et al. Role of Epigenetics in Cardiac Development and Congenital Diseases[J]. Physiol Rev, 2018, 98(4): 2453–2475.

[4] ROUBROEKS J A Y, SMITH R G, VAN DEN HOVE D L A, et al. Epigenetics and DNA methylomic profiling in Alzheimer's disease and other neurodegenerative diseases[J]. J Neurochem, 2017, 143(2): 158–170.

[5] ROSEN E D, KAESTNER K H, NATARAJAN R, et al. Epigenetics and Epigenomics: Implications for Diabetes and Obesity[J]. Diabetes, 2018, 67(10): 1923–1931.

[6] VAN DER HARST P, DE WINDT L J, CHAMBERS J C. Translational Perspective on Epigenetics in Cardiovascular Disease[J]. J Am Coll Cardiol, 2017, 70(5): 590–606.

[7] BRUNET A, BERGER S L. Epigenetics of aging and aging-related disease[J]. J Gerontol A Biol Sci Med Sci, 2014(69 Suppl 1):17–20.

[8] DAWSON M A, KOUZARIDES T. Cancer epigenetics: from mechanism to therapy[J]. Cell, 2012, 150(1): 12–27.

[9] LAO V V, GRADY W M. Epigenetics and colorectal cancer [J]. Nat Rev Gastroenterol Hepatol, 2011, 8(12): 686–700.

[10] MEHTA A, DOBERSCH S, ROMERO-OLMEDO A J, et al. Epigenetics in lung cancer diagnosis and therapy[J]. Cancer Metastasis Rev, 2015, 34(2): 229–241.

[11] JOOSTEN S C, SMITS K M, AARTS M J, et al. Epigenetics in renal cell cancer: mechanisms and clinical applications [J]. Nat Rev Urol, 2018, 15(7): 430–451.

[12] OKUGAWA Y, GRADY W M, GOEL A. Epigenetic Alterations in Colorectal Cancer: Emerging Biomarkers[J]. Gastroenterology, 2015, 149(5): 1204–1225.

[13] WU Y, SARKISSYAN M, VADGAMA J V. Epigenetics in breast and prostate cancer[J]. Methods Mol Biol, 2015, 1238:425–466.

[14] IRIMIE A I, CIOCAN C, GULEI D, et al. Current Insights into Oral Cancer Epigenetics[J]. Int J Mol Sci, 2018, 19(3): 670.

[15] CHANG C-P, BRUNEAU B G. Epigenetics and cardiovascular development [J]. Annu Rev Physiol, 2012, 74:41–68.

[16] KORFHAGE J, LOMBARD D B. Malignant Peripheral Nerve Sheath Tumors: From Epigenome to Bedside[J]. Mol Cancer Res, 2019, 17(7): 1417–1428.

[17] YU J-R, LEE C-H, OKSUZ O, et al. PRC2 is high maintenance[J]. Genes Dev, 2019, 33(15–16): 903–35.

[18] CONWAY E, HEALY E, BRACKEN A P. PRC2 mediated H3K27 methylations in cellular identity and cancer[J]. Curr Opin Cell Biol, 2015, 37: 42–48.

[19] MARGUERON R, REINBERG D. The Polycomb complex PRC2 and its mark in life[J]. Nature, 2011, 469(7330): 343–349.

[20] QI W, ZHAO K, GU J, et al. An allosteric PRC2 inhibitor targeting the H3K27me3 binding pocket of EED[J]. Nat Chem Biol, 2017, 13(4): 381–388.

[21] VAN MIERLO G, VEENSTRA G J C, VERMEULEN M, et al. The Complexity of PRC2 Subcomplexes [J]. Trends Cell Biol, 2019, 29(8): 660–671.

[22] LAUGESEN A, HØJFELDT J W, HELIN K. Molecular Mechanisms Directing PRC2 Recruitment and H3K27 Methylation[J]. Mol Cell, 2019, 74(1): 8–18.

[23] 宋紫暄,李光明,张静,等. H3K27 三甲基化蛋白可作为 MPNST 的重要诊断标记物[J]. 天津医科大学学报, 2018, 24(4): 353–356.

[24] LEE C-H, YU J-R, GRANAT J, et al. Automethylation of

PRC2 promotes H3K27 methylation and is impaired in H3K27M pediatric glioma[J]. Genes Dev, 2019, 33(19−20): 1428−1440.

[25] OKSUZ O, NARENDRA V, LEE C−H, et al. Capturing the Onset of PRC2−Mediated Repressive Domain Formation[J]. Mol Cell, 2018, 70(6): 1149−1162.

[26] REN Z, AHN J H, LIU H, et al. PHF19 promotes multiple myeloma tumorigenicity through PRC2 activation and broad H3K27me3 domain formation[J]. Blood, 2019, 134(14): 1176−1189.

[27] ABOU EL HASSAN M, HUANG K, ESWARA M B K, et al. Cancer Cells Hijack PRC2 to Modify Multiple Cytokine Pathways[J]. PLoS ONE, 2015, 10(6): e0126466.

[28] JAIN P, DI CROCE L. Mutations and deletions of PRC2 in prostate cancer[J]. Bioessays, 2016, 38(5): 446−454.

[29] XU M, CHEN X, LIN K, et al. The long noncoding RNA SNHG1 regulates colorectal cancer cell growth through interactions with EZH2 and miR−154−5p[J]. Mol Cancer, 2018, 17(1): 141.

[30] RIZQ O, MIMURA N, OSHIMA M, et al. Dual Inhibition of EZH2 and EZH1 Sensitizes PRC2−Dependent Tumors to Proteasome Inhibition[J]. Clin Cancer Res, 2017, 23(16): 4817−4830.

[31] POIRIER J T, GARDNER E E, CONNIS N, et al. DNA methylation in small cell lung cancer defines distinct disease subtypes and correlates with high expression of EZH2[J]. Oncogene, 2015, 34(48): 5869−5878.

[32] HARUTYUNYAN A S, KRUG B, CHEN H, et al. H3K27M induces defective chromatin spread of PRC2−mediated repressive H3K27me2/me3 and is essential for glioma tumorigenesis[J]. Nat Commun, 2019, 10(1): 1262.

[33] JONES B A, VARAMBALLY S, AREND R C. Histone Methyltransferase EZH2: A Therapeutic Target for Ovarian Cancer[J]. Mol Cancer Ther, 2018, 17(3): 591−602.

[34] MCCABE M T, OTT H M, GANJI G, et al. EZH2 inhibition as a therapeutic strategy for lymphoma with EZH2−activating mutations[J]. Nature, 2012, 492(7427): 108−112.

[35] CHIEN Y−C, LIU L−C, YE H−Y, et al. EZH2 promotes migration and invasion of triple−negative breast cancer cells via regulating TIMP2−MMP−2/9 pathway[J]. Am J Cancer Res, 2018, 8(3): 422−434.

[36] YOO K H, HENNIGHAUSEN L. EZH2 methyltransferase and H3K27 methylation in breast cancer[J]. Int J Biol Sci, 2012, 8(1): 59−65.

[37] WASSEF M, MARGUERON R. The Multiple Facets of PRC2 Alterations in Cancers[J]. J Mol Biol, 2017, 429(13): 1978−1993.

[38] NATARAJAN S K, VENNETI S. Poly Combs the Immune System: PRC2 Loss in Malignant Peripheral Nerve Sheath Tumors Can Dampen Immune Responses[J]. Cancer Res, 2019, 79(13): 3172−3173.

[39] LEE W, TECKIE S, WIESNER T, et al. PRC2 is recurrently inactivated through EED or SUZ12 loss in malignant peripheral nerve sheath tumors[J]. Nat Genet, 2014, 46(11): 1227−1232.

[40] ZHANG X, MURRAY B, MO G, et al. The Role of Polycomb Repressive Complex in Malignant Peripheral Nerve Sheath Tumor[J]. Genes (Basel), 2020, 11(3): 287.

[41] REDDINGTON J P, PERRICONE S M, NESTOR C E, et al. Redistribution of H3K27me3 upon DNA hypomethylation results in de−repression of Polycomb target genes[J]. Genome Biol, 2013, 14(3): R25.

[42] DE RAEDT T, BEERT E, PASMANT E, et al. PRC2 loss amplifies Ras−driven transcription and confers sensitivity to BRD4−based therapies[J]. Nature, 2014, 514(7521): 247−251.

[43] PATEL A J, LIAO C−P, CHEN Z, et al. BET bromodomain inhibition triggers apoptosis of NF1−associated malignant peripheral nerve sheath tumors through Bim induction[J]. Cell Rep, 2014, 6(1): 81−92.

[44] YAMAGISHI M, UCHIMARU K. Targeting EZH2 in cancer therapy[J]. Curr Opin Oncol, 2017, 29(5): 375−381.

[45] ZHANG P, GARNETT J, CREIGHTON C J, et al. EZH2−miR−30d−KPNB1 pathway regulates malignant peripheral nerve sheath tumour cell survival and tumourigenesis[J]. J Pathol, 2014, 232(3): 308−318.

[46] WASSEF M, LUSCAN A, AFLAKI S, et al. EZH1/2 function mostly within canonical PRC2 and exhibit proliferation-dependent redundancy that shapes mutational signatures in cancer[J]. Proc Natl Acad Sci USA, 2019, 116(13): 6075−6080.

[47] ZHANG P, YANG X, MA X, et al. Antitumor effects of pharmacological EZH2 inhibition on malignant peripheral nerve sheath tumor through the miR−30a and KPNB1 pathway[J]. Mol Cancer, 2015, 14(55).

[48] CANDEIAS S M, GAIPL U S. The Immune System in Cancer Prevention, Development and Therapy[J]. Anticancer Agents Med Chem, 2016, 16(1): 101−107.

[49] 陈坤, 曹雪涛. 干扰素在肿瘤免疫中的双重作用[J]. 中国肿瘤生物治疗杂志, 2013, 20(5): 507−514.

[50] KURSUNEL M A, ESENDAGLI G. The untold story of IFN−γ in cancer biology[J]. Cytokine Growth Factor Rev, 2016, 31: 73−81.

[51] HABIB R, NAGRIAL A, MICKLETHWAITE K, et al. Chimeric Antigen Receptors for the Tumour Microenvironment[J]. Adv Exp Med Biol, 2020, 1263: 117−143.

[52] TANG S, NING Q, YANG L, et al. Mechanisms of immune escape in the cancer immune cycle[J]. Int Immunopharmacol, 2020, 86(106700).

[53] GARRIDO F, APTSIAURI N. Cancer immune escape: MHC

expression in primary tumours versus metastases[J]. Immunology, 2019, 158(4): 255–266.

[54] WOJCIK J B, MARCHIONE D M, SIDOLI S, et al. Epigenomic Reordering Induced by Polycomb Loss Drives Oncogenesis but Leads to Therapeutic Vulnerabilities in Malignant Peripheral Nerve Sheath Tumors[J]. Cancer Res, 2019, 79(13): 3205–3219.

[55] BURR M L, SPARBIER C E, CHAN K L, et al. An Evolutionarily Conserved Function of Polycomb Silences the MHC Class I Antigen Presentation Pathway and Enables Immune Evasion in Cancer[J]. Cancer Cell, 2019, 36(4): 385–401.

[56] BUTTI R, DAS S, GUNASEKARAN V P, et al. Receptor tyrosine kinases (RTKs) in breast cancer: signaling, therapeutic implications and challenges[J]. Mol Cancer, 2018, 17(1): 34.

[57] DU Z, LOVLY C M. Mechanisms of receptor tyrosine kinase activation in cancer[J]. Mol Cancer, 2018, 17(1): 58.

[58] BENNASROUNE A, GARDIN A, AUNIS D, et al. Tyrosine kinase receptors as attractive targets of cancer therapy[J]. Crit Rev Oncol Hematol, 2004, 50(1): 23–38.

[59] YAMAOKA T, KUSUMOTO S, ANDO K, et al. Receptor Tyrosine Kinase–Targeted Cancer Therapy[J]. Int J Mol Sci, 2018, 19(11): 3491.

[60] 廖智超, 张超, 刘新月, 等. 恶性周围神经鞘瘤靶向治疗的研究进展[J]. 中华肿瘤杂志, 2019, (9): 648–653.

[61] TORRES K E, LIU J, YOUNG E, et al. Expression of "drugable" tyrosine kinase receptors in malignant peripheral nerve sheath tumour: potential molecular therapeutic targets for a chemoresistant cancer[J]. Histopathology, 2011, 59(1): 156–159.

[62] FRIEDRICH R E, KEINER D, HAGEL C. Expression of insulin-like growth-factor-1 receptor (IGF–1R) in peripheral nerve sheath tumors in neurofibromatosis type 1[J]. Anticancer Res, 2007, 27(4A): 2085–2090.

[63] YANG J, YLIPää A, SUN Y, et al. Genomic and molecular characterization of malignant peripheral nerve sheath tumor identifies the IGF1R pathway as a primary target for treatment[J]. Clin Cancer Res, 2011, 17(24): 7563–7573.

[64] KEIZMAN D, ISSAKOV J, MELLER I, et al. Expression and significance of EGFR in malignant peripheral nerve sheath tumor[J]. J Neurooncol, 2009, 94(3): 383–388.

[65] LING B C, WU J, MILLER S J, et al. Role for the epidermal growth factor receptor in neurofibromatosis–related peripheral nerve tumorigenesis[J]. Cancer Cell, 2005, 7(1): 65–75.

[66] LI H, VELASCO–MIGUEL S, VASS W C, et al. Epidermal growth factor receptor signaling pathways are associated with tumorigenesis in the Nf1:p53 mouse tumor model[J]. Cancer Res, 2002, 62(15): 4507–4513.

[67] HOLTKAMP N, MALZER E, ZIETSCH J, et al. EGFR and erbB2 in malignant peripheral nerve sheath tumors and implications for targeted therapy[J]. Neuro–oncology, 2008, 10(6): 946–957.

[68] TABONE–EGLINGER S, BAHLEDA R, CôTé J–F, et al. Frequent EGFR Positivity and Overexpression in High–Grade Areas of Human MPNSTs[J]. Sarcoma, 2008, 2008: 849156.

[69] WU J, PATMORE D M, JOUSMA E, et al. EGFR–STAT3 signaling promotes formation of malignant peripheral nerve sheath tumors[J]. Oncogene, 2014, 33(2): 173–180.

[70] RAPISARDA A, MELILLO G. Role of the VEGF/VEGFR axis in cancer biology and therapy[J]. Adv Cancer Res, 2012, 114: 237–267.

[71] GOEL H L, MERCURIO A M. VEGF targets the tumour cell[J]. Nat Rev Cancer, 2013, 13(12): 871–882.

[72] KARAMAN S, LEPPNEN V–M, ALITALO K. Vascular endothelial growth factor signaling in development and disease[J]. Development, 2018, 145(14): dev151019.

[73] WASA J, NISHIDA Y, SUZUKI Y, et al. Differential expression of angiogenic factors in peripheral nerve sheath tumors[J]. Clin Exp Metastasis, 2008, 25(7): 819–625.

[74] KATZ D, LAZAR A, LEV D. Malignant peripheral nerve sheath tumour (MPNST): the clinical implications of cellular signalling pathways[J]. Expert Rev Mol Med, 2009, 11(e30).

[75] GESUNDHEIT B, PARKIN P, GREENBERG M, et al. The role of angiogenesis in the transformation of plexiform neurofibroma into malignant peripheral nerve sheath tumors in children with neurofibromatosis type 1[J]. J Pediatr Hematol Oncol, 2010, 32(7): 548–53.

[76] FREDRIKSSON L, LI H, ERIKSSON U. The PDGF family: four gene products form five dimeric isoforms[J]. Cytokine Growth Factor Rev, 2004, 15(4): 197–204.

[77] KAZLAUSKAS A. PDGFs and their receptors[J]. Gene, 2017, 614: 1–7.

[78] PAPADOPOULOS N, LENNARTSSON J. The PDGF/PDGFR pathway as a drug target[J]. Mol Aspects Med, 2018, 62: 75–88.

[79] HOLTKAMP N, OKUDUCU A F, MUCHA J, et al. Mutation and expression of PDGFRA and KIT in malignant peripheral nerve sheath tumors, and its implications for imatinib sensitivity[J]. Carcinogenesis, 2006, 27(3): 664–671.

[80] AOKI M, NABESHIMA K, KOGA K, et al. Imatinib mesylate inhibits cell invasion of malignant peripheral nerve sheath tumor induced by platelet–derived growth factor–BB[J]. Lab Invest, 2007, 87(8): 767–779.

[81] OHISHI J, AOKI M, NABESHIMA K, et al. Imatinib mesylate inhibits cell growth of malignant peripheral nerve sheath tumors in vitro and in vivo through suppression of PDGFR–β[J]. BMC Cancer, 2013, 13(224).

[82] KI D H, HE S, RODIG S, et al. Overexpression of PDGFRA

cooperates with loss of NF1 and p53 to accelerate the molecular pathogenesis of malignant peripheral nerve sheath tumors[J]. Oncogene, 2017, 36(8): 1058–1068.

[83] KOUSHYAR S, G POWELL A, VINCAN E, et al. Targeting Wnt Signaling for the Treatment of Gastric Cancer[J]. Int J Mol Sci, 2020, 21(11): 3927.

[84] REILLY K M. Extending the convergence of canonical WNT signaling and classic cancer pathways for treatment of malignant peripheral nerve sheath tumors[J]. Cancer Discov, 2013, 3(6): 610–612.

[85] MACDONALD B T, TAMAI K, HE X. Wnt/beta-catenin signaling: components, mechanisms, and diseases[J]. Dev Cell, 2009, 17(1): 9–26.

[86] WATSON A L, RAHRMANN E P, MORIARITY B S, et al. Canonical Wnt/β-catenin signaling drives human schwann cell transformation, progression, and tumor maintenance[J]. Cancer Discov, 2013, 3(6): 674–689.

[87] LUSCAN A, SHACKLEFORD G G, MASLIAH-PLANCHON J, et al. The activation of the WNT signaling pathway is a Hallmark in neurofibromatosis type 1 tumorigenesis[J]. Clin Cancer Res, 2014, 20(2): 358–371.

[88] YAMAGUCHI H, TAOUK G M. A Potential Role of YAP/TAZ in the Interplay Between Metastasis and Metabolic Alterations[J]. Front Oncol, 2020, 10: 3928.

[89] ZANCONATO F, CORDENONSI M, PICCOLO S. YAP/TAZ at the Roots of Cancer[J]. Cancer Cell, 2016, 29(6): 783–803.

[90] 许传铭, 万福生. 哺乳动物 Hippo 信号通路: 肿瘤治疗的新标靶[J]. 遗传, 2012, 34(3): 269–280.

[91] MOROISHI T, HANSEN C G, GUAN K L. The emerging roles of YAP and TAZ in cancer[J]. Nat Rev Cancer, 2015, 15(2): 73–79.

[92] KIM Y–H, OHTA T, OH J E, et al. TP53, MSH4, and LATS1 germline mutations in a family with clustering of nervous system tumors[J]. Am J Pathol, 2014, 184(9): 2374–2381.

[93] OH J–E, OHTA T, SATOMI K, et al. Alterations in the NF2/LATS1/LATS2/YAP Pathway in Schwannomas[J]. J Neuropathol Exp Neurol, 2015, 74(10): 952–959.

[94] WU L M N, DENG Y, WANG J, et al. Programming of Schwann Cells by Lats1/2–TAZ/YAP Signaling Drives Malignant Peripheral Nerve Sheath Tumorigenesis[J]. Cancer Cell, 2018, 33(2): 292–308.

[95] ISFORT I, ELGES S, CYRA M, et al. Prevalence of the Hippo Effectors YAP1/TAZ in Tumors of Soft Tissue and Bone[J]. Sci Rep, 2019, 9(1): 19704.

[96] GUO L, TENG L. YAP/TAZ for cancer therapy: opportunities and challenges (review)[J]. Int J Oncol, 2015, 46(4): 1444–1452.

[97] FELTRI M L, POITELON Y. HIPPO Stampede in Nerve Sheath Tumors[J]. Cancer Cell, 2018, 33(2): 160–161.

[98] WU T, DAI Y. Tumor microenvironment and therapeutic response[J]. Cancer Lett, 2017, 387: 61–68.

[99] AL–ZOUGHBI W, HOEFLER G. Tumor Macroenvironment: An Update[J]. Pathobiology, 2020, 87(2): 58–60.

[100] DE SANCTIS F, UGEL S, FACCIPONTE J, et al. The dark side of tumor–associated endothelial cells[J]. Semin Immunol, 2018, 35: 35–47.

[101] LU R M, CHIU C Y, LIU I J, et al. Novel human Ab against vascular endothelial growth factor receptor 2 shows therapeutic potential for leukemia and prostate cancer [J]. Cancer Sci, 2019, 110(12): 3773–3787.

[102] HUANG Y, FENG Q, JIANG H, et al. Mimicking the Endometrial Cancer Tumor Microenvironment to Reprogram Tumor–Associated Macrophages in Disintegrable Supramolecular Gelatin Hydrogel[J]. Int J Nanomedicine, 2020, 15: 4625–4647.

[103] ARNAUD–SAMPAIO V F, RABELO I L A, BENTO C A, et al. Using Cytometry for Investigation of Purinergic Signaling in Tumor-Associated Macrophages [J]. Cytometry A, 2020, 97(11): 1109–1126.

[104] ARNETH B. Tumor Microenvironment[J]. Medicina (Kaunas), 2019, 56(1): 15.

[105] PAPE J, MAGDELDIN T, STAMATI K, et al. Cancer-associated fibroblasts mediate cancer progression and remodel the tumouroid stroma[J]. Br J Cancer, 2020, 123(7): 1178–1190.

[106] STRATTON J A, ASSINCK P, SINHA S, et al. Factors Within the Endoneurial Microenvironment Act to Suppress Tumorigenesis of MPNST [J]. Front Cell Neurosci, 2018, 12: 356.

[107] LEE P R, COHEN J E, TENDI E A, et al. Transcriptional profiling in an MPNST-derived cell line and normal human Schwann cells[J]. Neuron Glia Biol, 2004, 1(2): 135–147.

[108] LEE P R, COHEN J E, FIELDS R D. Immune system evasion by peripheral nerve sheath tumor[J]. Neurosci Lett, 2006, 397(1–2): 126–129.

[109] SHURELL E, SINGH A S, CROMPTON J G, et al. Characterizing the immune microenvironment of malignant peripheral nerve sheath tumor by PD–L1 expression and presence of CD8+ tumor infiltrating lymphocytes[J]. Oncotarget, 2016, 7(39): 64300–64308.

[110] KIM J R, MOON Y J, KWON K S, et al. Tumor infiltrating PD1–positive lymphocytes and the expression of PD–L1 predict poor prognosis of soft tissue sarcomas[J]. PLoS ONE, 2013, 8(12): 82870.

[111] HAWORTH K B, ARNOLD M A, PIERSON C R, et al. Immune profiling of NF1–associated tumors reveals histologic subtype distinctions and heterogeneity: implications for immunotherapy[J]. Oncotarget, 2017, 8(47): 82037–82048.

[112] PATNAIK A, KANG S P, RASCO D, et al. Phase I Study

of Pembrolizumab（MK-3475；Anti-PD-1 Monoclonal Antibody）in Patients with Advanced Solid Tumors[J]. Clin Cancer Res, 2015, 21（19）：4286-4293.

[113] DAVIS L E, NICHOLLS L A, BABIKER H M, et al. PD-1 Inhibition Achieves a Complete Metabolic Response in a Patient with Malignant Peripheral Nerve Sheath Tumor[J]. Cancer Immunol Res, 2019, 7（9）：1396-1400.

[114] PRASAD R, PAL D, MOHAMMAD W. Therapeutic Targets in Telomerase and Telomere Biology of Cancers [J]. Indian J Clin Biochem, 2020, 35（2）：135-146.

[115] POSCH A, HOFER-ZENI S, KLIESER E, et al. Hot Spot TERT Promoter Mutations Are Rare in Sporadic Pancreatic Neuroendocrine Neoplasms and Associated with Telomere Length and Epigenetic Expression Patterns[J]. Cancers（Basel）, 2020, 12（6）：1625.

[116] NGUYEN K T T, WONG J M Y. Telomerase Biogenesis and Activities from the Perspective of Its Direct Interacting Partners[J]. Cancers（Basel）, 2020, 12（6）：1679.

[117] MANTRIPRAGADA K K, CALEY M, STEPHENS P, et al. Telomerase activity is a biomarker for high grade malignant peripheral nerve sheath tumors in neurofibromatosis type 1 individuals[J]. Genes Chromosomes Cancer, 2008, 47（3）：238-246.

[118] VENTURINI L, DAIDONE M G, MOTTA R, et al. Telomere maintenance mechanisms in malignant peripheral nerve sheath tumors: expression and prognostic relevance[J]. Neuro-oncology, 2012, 14（6）：736-744.

[119] JONES R E, GRIMSTEAD J W, SEDANI A, et al. Telomere erosion in NF1 tumorigenesis[J]. Oncotarget, 2017, 8（25）：40132-40139.

[120] RODRIGUEZ F J, GRAHAM M K, BROSNAN-CASHMAN J A, et al. Telomere alterations in neurofibromatosis type 1-associated solid tumors[J]. Acta Neuropathol Commun, 2019, 7（1）：139.

[121] WISHART D S. Is Cancer a Genetic Disease or a Metabolic Disease[J]. EBioMedicine, 2015, 2（6）：478-479.

[122] BOROUGHS L K, DEBERARDINIS R J. Metabolic pathways promoting cancer cell survival and growth[J]. Nat Cell Biol, 2015, 17（4）：351-359.

[123] THOMAS L E, WINSTON J, RAD E, et al. Evaluation of copy number variation and gene expression in neurofibromatosis type-1-associated malignant peripheral nerve sheath tumours[J]. Hum Genomics, 2015, 9（1）：3.

[124] 樊跃平, 于健春, 余跃, 等. 谷胱甘肽的生理意义及其各种测定方法比较、评价[J]. 中国临床营养杂志, 2003（2）：58-61.

[125] 金春英, 崔京兰, 崔胜云. 氧化型谷胱甘肽对还原型谷胱甘肽清除自由基的协同作用[J]. 分析化学, 2009, 37（9）：1349-1353.

[126] DESIDERI E, CICCARONE F, CIRIOLO M R. Targeting Glutathione Metabolism: Partner in Crime in Anticancer Therapy[J]. Nutrients, 2019, 11（8）：1926.

[127] TRAVERSO N, RICCIARELLI R, NITTI M, et al. Role of glutathione in cancer progression and chemoresistance [J]. Oxid Med Cell Longev, 2013, 2013（972913）.

[128] TESKEY G, ABRAHEM R, CAO R, et al. Glutathione as a Marker for Human Disease[J]. Adv Clin Chem, 2018, 87：141-159.

[129] XIAO Y, MEIERHOFER D. Glutathione Metabolism in Renal Cell Carcinoma Progression and Implications for Therapies[J]. Int J Mol Sci, 2019, 20（15）：3672.

[130] DUAN Z, SONG Y, ZOU X, et al. Nicotinamide nucleotide transhydrogenase acts as a new prognosis biomarker in hepatocellular carcinoma[J]. Int J Clin Exp Pathol, 2020, 13（5）：972-978.

[131] PATEL A V, JOHANSSON G, COLBERT M C, et al. Fatty acid synthase is a metabolic oncogene targetable in malignant peripheral nerve sheath tumors[J]. Neuro-oncology, 2015, 17（12）：1599-1608.

[132] D'ARCY M S. Cell death: a review of the major forms of apoptosis, necrosis and autophagy[J]. Cell Biol Int, 2019, 43（6）：582-592.

[133] ELMORE S. Apoptosis: a review of programmed cell death [J]. Toxicol Pathol, 2007, 35（4）：495-516.

[134] FLEISHER T A. Apoptosis[J]. Ann Allergy Asthma Immunol, 1997, 78（3）：245-249.

[135] PISTRITTO G, TRISCIUOGLIO D, CECI C, et al. Apoptosis as anticancer mechanism: function and dysfunction of its modulators and targeted therapeutic strategies[J]. Aging（Albany NY）, 2016, 8（4）：603-619.

[136] THWAY K, FISHER C. Malignant peripheral nerve sheath tumor: pathology and genetics[J]. Ann Diagn Pathol, 2014, 18（2）：109-116.

[137] CHEUNG C H A, CHENG L, CHANG K-Y, et al. Investigations of survivin: the past, present and future[J]. Front Biosci（Landmark Ed）, 2011, 16：952-961.

[138] STORLAZZI C T, BREKKE H R, MANDAHL N, et al. Identification of a novel amplicon at distal 17q containing the BIRC5/SURVIVIN gene in malignant peripheral nerve sheath tumours[J]. J Pathol, 2006, 209（4）：492-500.

[139] GHADIMI M P, YOUNG E D, BELOUSOV R, et al. Survivin is a viable target for the treatment of malignant peripheral nerve sheath tumors[J]. Clin Cancer Res, 2012, 18（9）：2545-2557.

[140] ALAGGIO R, TURRINI R, BOLDRIN D, et al. Survivin expression and prognostic significance in pediatric malignant peripheral nerve sheath tumors （MPNST)[J]. PLoS ONE, 2013, 8（11）：80456.

[141] AMIRNASR A, VERDIJK R M, VAN KUIJK P F, et al. Deregulated microRNAs in neurofibromatosis type 1 derived malignant peripheral nerve sheath tumors[J]. Sci Rep, 2020, 10(1): 2927.

[142] 郭晓瑞, 吴志远, 黄海华, 等. MicroRNA 的基础与临床研究进展[J]. 中国实用医药, 2011, 6(15): 256-258.

[143] WIEMER E A C. The role of microRNAs in cancer: no small matter[J]. Eur J Cancer, 2007, 43(10): 1529-1544.

[144] DI LEVA G, GAROFALO M, CROCE C M. MicroRNAs in cancer[J]. Annu Rev Pathol, 2014, 9:287-314.

[145] CALIN G A, CROCE C M. MicroRNA signatures in human cancers[J]. Nat Rev Cancer, 2006, 6(11): 857-866.

[146] CHAI G, LIU N, MA J, et al. MicroRNA-10b regulates tumorigenesis in neurofibromatosis type 1[J]. Cancer Sci, 2010, 101(9): 1997-2004.

[147] SUBRAMANIAN S, THAYANITHY V, WEST R B, et al. Genome-wide transcriptome analyses reveal p53 inactivation mediated loss of miR-34a expression in malignant peripheral nerve sheath tumours[J]. J Pathol, 2010, 220(1): 58-70.

[148] ITANI S, KUNISADA T, MORIMOTO Y, et al. MicroRNA-21 correlates with tumorigenesis in malignant peripheral nerve sheath tumor (MPNST) via programmed cell death protein 4 (PDCD4)[J]. J Cancer Res Clin Oncol, 2012, 138(9): 1501-1509.

[149] MASLIAH-PLANCHON J, PASMANT E, LUSCAN A, et al. MicroRNAome profiling in benign and malignant neurofibromatosis type 1-associated nerve sheath tumors: evidences of PTEN pathway alterations in early NF1 tumorigenesis[J]. BMC Genomics, 2013, 14: 473.

[150] PRESNEAU N, ESKANDARPOUR M, SHEMAIS T, et al. MicroRNA profiling of peripheral nerve sheath tumours identifies miR-29c as a tumour suppressor gene involved in tumour progression[J]. Br J Cancer, 2013, 108(4): 964-972.

[151] WANG Z, YIN B, WANG B, et al. MicroRNA-210 promotes proliferation and invasion of peripheral nerve sheath tumor cells targeting EFNA3[J]. Oncol Res, 2013, 21(3): 145-154.

[152] CURRIER M A, SPRAGUE L, RIZVI T A, et al. Aurora A kinase inhibition enhances oncolytic herpes virotherapy through cytotoxic synergy and innate cellular immune modulation[J]. Oncotarget, 2017, 8(11): 17412-17427.

[153] NIKONOVA A S, ASTSATUROV I, SEREBRIISKII I G, et al. Aurora A kinase (AURKA) in normal and pathological cell division[J]. Cell Mol Life Sci, 2013, 70(4): 661-687.

[154] YANG Y, DING L, ZHOU Q, et al. Silencing of AURKA augments the antitumor efficacy of the AURKA inhibitor MLN8237 on neuroblastoma cells[J]. Cancer Cell Int, 2020, 20: 9.

[155] XIE Y, ZHU S, ZHONG M, et al. Inhibition of Aurora Kinase A Induces Necroptosis in Pancreatic Carcinoma[J]. Gastroenterology, 2017, 153(5): 1429-1443.

[156] PATEL A V, EAVES D, JESSEN W J, et al. Ras-driven transcriptome analysis identifies aurora kinase A as a potential malignant peripheral nerve sheath tumor therapeutic target[J]. Clin Cancer Res, 2012, 18(18): 5020-5030.

[157] KATAYAMA H, WANG J, TREEKITKARNMONGKOL W, et al. Aurora kinase-A inactivates DNA damage-induced apoptosis and spindle assembly checkpoint response functions of p73[J]. Cancer Cell, 2012, 21(2): 196-211.

[158] TAN J, XU W, LEI L, et al. Inhibition of Aurora Kinase A by Alisertib Reduces Cell Proliferation and Induces Apoptosis and Autophagy in HuH-6 Human Hepatoblastoma Cells[J]. Onco Targets Ther, 2020, 13: 3953-3963.

[159] PAYNE R, MROWCZYNSKI O D, SLAGLE-WEBB B, et al. MLN8237 treatment in an orthoxenograft murine model for malignant peripheral nerve sheath tumors[J]. J Neurosurg, 2018, 1-11.

[160] MOHAN P, CASTELLSAGUE J, JIANG J, et al. Genomic imbalance of HMMR/RHAMM regulates the sensitivity and response of malignant peripheral nerve sheath tumour cells to aurora kinase inhibition[J]. Oncotarget, 2013, 4(1): 80-93.

[161] DICKSON M A, MAHONEY M R, TAP W D, et al. Phase Ⅱ study of MLN8237 (Alisertib) in advanced/metastatic sarcoma[J]. Ann Oncol, 2016, 27(10): 1855-1860.

[162] YOO J Y, HURWITZ B S, BOLYARD C, et al. Bortezomib-induced unfolded protein response increases oncolytic HSV-1 replication resulting in synergistic antitumor effects[J]. Clin Cancer Res, 2014, 20(14): 3787-3798.

[163] GHONIME M G, CASSADY K A. Combination Therapy Using Ruxolitinib and Oncolytic HSV Renders Resistant MPNSTs Susceptible to Virotherapy[J]. Cancer Immunol Res, 2018, 6(12): 1499-1510.

[164] MAHLLER Y Y, VAIKUNTH S S, CURRIER M A, et al. Oncolytic HSV and erlotinib inhibit tumor growth and angiogenesis in a novel malignant peripheral nerve sheath tumor xenograft model[J]. Mol Ther, 2007, 15(2): 279-286.

[165] MAHLLER Y Y, RANGWALA F, RATNER N, et al. Malignant peripheral nerve sheath tumors with high and low Ras-GTP are permissive for oncolytic herpes simplex virus mutants[J]. Pediatr Blood Cancer, 2006, 46(7): 745-754.

[166] MAHLLER Y Y, VAIKUNTH S S, RIPBERGER M C, et al. Tissue inhibitor of metalloproteinase-3 via oncolytic herpesvirus inhibits tumor growth and vascular progenitors[J]. Cancer Res, 2008, 68(4): 1170-1179.

[167] MALDONADO A R, KLANKE C, JEGGA A G, et al. Molecular engineering and validation of an oncolytic herpes simplex virus type 1 transcriptionally targeted to midkine-po

sitive tumors[J]. J Gene Med, 2010, 12(7): 613-623.

[168] JACKSON J D, MCMORRIS A M, ROTH J C, et al. Assessment of oncolytic HSV efficacy following increased entry-receptor expression in malignant peripheral nerve sheath tumor cell lines[J]. Gene Ther, 2014, 21(11): 984-990.

[169] JACKSON J D, MARKERT J M, LI L, et al. STAT1 and NF-κB Inhibitors Diminish Basal Interferon-Stimulated Gene Expression and Improve the Productive Infection of Oncolytic HSV in MPNST Cells[J]. Mol Cancer Res, 2016, 14(5): 482-492.

[170] LEE J M, GHONIME M G, CASSADY K A. STING Restricts oHSV Replication and Spread in Resistant MPNSTs but Is Dispensable for Basal IFN-Stimulated Gene Upregulation [J]. Mol Ther Oncolytics, 2019, 15: 91-100 .

[171] GUO J, CHANEY K E, CHOI K, et al. Polo-like kinase 1 as a therapeutic target for malignant peripheral nerve sheath tumors（MPNST）and schwannomas[J]. Am J Cancer Res, 2020, 10(3): 856-869.

[172] ASANO N, YOSHIDA A, ICHIKAWA H, et al. Immunohistochemistry for trimethylated H3K27 in the diagnosis of malignant peripheral nerve sheath tumours[J]. Histopathology, 2017, 70(3): 385-393.

[173] SCHAEFER I-M, FLETCHER C D, HORNICK J L. Loss of H3K27 trimethylation distinguishes malignant peripheral nerve sheath tumors from histologic mimics[J]. Mod Pathol, 2016, 29(1): 4-13.

[174] CLEVEN A H G, SANNAA G A A, BRIAIRE-DE BRUIJN I, et al. Loss of H3K27 tri-methylation is a diagnostic marker for malignant peripheral nerve sheath tumors and an indicator for an inferior survival[J]. Mod Pathol, 2016, 29(6): 582-590.

[175] PEKMEZCI M, CUEVAS-OCAMPO A K, PERRY A, et al. Significance of H3K27me3 loss in the diagnosis of malignant peripheral nerve sheath tumors[J]. Mod Pathol, 2017, 30(12): 1710-1719.

[176] MAKISE N, SEKIMIZU M, KUBO T, et al. Clarifying the Distinction Between Malignant Peripheral Nerve Sheath Tumor and Dedifferentiated Liposarcoma: A Critical Reappraisal of the Diagnostic Utility of MDM2 and H3K27me3 Status[J]. Am J Surg Pathol, 2018, 42(5): 656-664.

[177] LE GUELLEC S, MACAGNO N, VELASCO V, et al. Loss of H3K27 trimethylation is not suitable for distinguishing malignant peripheral nerve sheath tumor from melanoma: a study of 387 cases including mimicking lesions[J]. Mod Pathol, 2017, 30(12): 1677-1687.

[178] MARCHIONE D M, LISBY A, VIAENE A N, et al. Histone H3K27 dimethyl loss is highly specific for malignant peripheral nerve sheath tumor and distinguishes true PRC2 loss from isolated H3K27 trimethyl loss[J]. Mod Pathol, 2019, 32

(10): 1434-1446.

[179] DURBIN A D, KI D H, HE S, et al. Malignant Peripheral Nerve Sheath Tumors[J]. Adv Exp Med Biol, 2016, 916: 495-530.

[180] DONEHOWER L A, HARVEY M, SLAGLE B L, et al. Mice deficient for p53 are developmentally normal but susceptible to spontaneous tumours[J]. Nature, 1992, 356(6366): 215-221.

[181] KINDLER-RöHRBORN A, KöLSCH B U, FISCHER C, et al. Ethylnitrosourea-induced development of malignant schwannomas in the rat: two distinct loci on chromosome of 10 involved in tumor susceptibility and oncogenesis[J]. Cancer Res, 1999, 59(5): 1109-1114.

[182] KINDLER-RöHRBORN A, KIND A B, KOELSCH B U, et al. Suppression of ethylnitrosourea-induced schwannoma development involves elimination of neu/erbB-2 mutant premalignant cells in the resistant BDIV rat strain[J]. Cancer Res, 2000, 60(17): 4756-4760.

[183] VOGEL K S, KLESSE L J, VELASCO-MIGUEL S, et al. Mouse tumor model for neurofibromatosis type 1[J]. Science, 1999, 286(5447): 2176-2179.

[184] CICHOWSKI K, SHIH T S, SCHMITT E, et al. Mouse models of tumor development in neurofibromatosis type 1[J]. Science, 1999, 286(5447): 2172-2176.

[185] BRANNAN C I, PERKINS A S, VOGEL K S, et al. Targeted disruption of the neurofibromatosis type-1 gene leads to developmental abnormalities in heart and various neural crest-derived tissues[J]. Genes Dev, 1994, 8(9): 1019-1029.

[186] JOSEPH N M, MOSHER J T, BUCHSTALLER J, et al. The loss of Nf1 transiently promotes self-renewal but not tumorigenesis by neural crest stem cells[J]. Cancer Cell, 2008, 13(2): 129-140.

[187] ZHU Y, GHOSH P, CHARNAY P, et al. Neurofibromas in NF1: Schwann cell origin and role of tumor environment[J]. Science, 2002, 296(5569): 920-922.

[188] DODD R D, MITO J K, EWARD W C, et al. NF1 deletion generates multiple subtypes of soft-tissue sarcoma that respond to MEK inhibition[J]. Mol Cancer Ther, 2013, 12(9): 1906-1917.

[189] GREGORIAN C, NAKASHIMA J, DRY S M, et al. PTEN dosage is essential for neurofibroma development and malignant transformation[J]. Proc Natl Acad Sci USA, 2009, 106 (46): 19479-19484.

[190] ZHU Y, GUIGNARD F, ZHAO D, et al. Early inactivation of p53 tumor suppressor gene cooperating with NF1 loss induces malignant astrocytoma [J]. Cancer Cell, 2005, 8(2): 119-130.

[191] KENG V W, RAHRMANN E P, WATSON A L, et al. PTEN and NF1 inactivation in Schwann cells produces a

severe phenotype in the peripheral nervous system that promotes the development and malignant progression of peripheral nerve sheath tumors[J]. Cancer Res, 2012, 72(13): 3405–3413.

[192] KENG V W, WATSON A L, RAHRMANN E P, et al. Conditional Inactivation of Pten with EGFR Overexpression in Schwann Cells Models Sporadic MPNST[J]. Sarcoma, 2012, 2012: 620834.

[193] RAHRMANN E P, MORIARITY B S, OTTO G M, et al. Trp53 haploinsufficiency modifies EGFR-driven peripheral nerve sheath tumorigenesis[J]. Am J Pathol, 2014, 184(7): 2082–2098.

[194] RAHRMANN E P, WATSON A L, KENG V W, et al. Forward genetic screen for malignant peripheral nerve sheath tumor formation identifies new genes and pathways driving tumorigenesis[J]. Nat Genet, 2013, 45(7): 756–766.

[195] BERGHMANS S, MURPHEY R D, WIENHOLDS E, et al. tp53 mutant zebrafish develop malignant peripheral nerve sheath tumors[J]. Proc Natl Acad Sci USA, 2005, 102(2): 407–412.

[196] AMSTERDAM A, SADLER K C, LAI K, et al. Many ribosomal protein genes are cancer genes in zebrafish[J]. PLoS Biol, 2004, 2(5): 139.

[197] MACINNES A W, AMSTERDAM A, WHITTAKER C A, et al. Loss of p53 synthesis in zebrafish tumors with ribosomal protein gene mutations[J]. Proc Natl Acad Sci USA, 2008, 105(30): 10408–10413.

[198] FEITSMA H, KUIPER R V, KORVING J, et al. Zebrafish with mutations in mismatch repair genes develop neurofibromas and other tumors[J]. Cancer Res, 2008, 68(13): 5059–5066.

[199] SHIN J, PADMANABHAN A, DE GROH E D, et al. Zebrafish neurofibromatosis type 1 genes have redundant functions in tumorigenesis and embryonic development[J]. Dis Model Mech, 2012, 5(6): 881–894.

一、临床表现

（一）好发年龄

MPNST 可发生在任何年龄，主要发生于成年人，年龄多在 20~50 岁，无明显性别倾向。NF1 相关的MP-NST 占所有患者的 40%~50%，发病平均年龄比散发性患者要年轻 10~15 岁。

（二）好发部位

MPNST 可发生于身体各处，主要沿主神经根发生，如坐骨神经、臂丛神经和股神经，最常发生在四肢（45%~59%），其次是躯干（17%~34%），头颈部（19%~24%），也有极少数发生于原发于骨骼、脊柱旁、肺部、纵隔、腹膜后、心脏、乳腺等少见部位。

（三）症状与体征

MPNST 的临床表现无特异性，通常表现为病变部位有巨大肿块，伴或不伴肿块引起的压迫症状、远处肢体麻木及放射性疼痛等症状。部分患者可无症状，仅在影像学检查时偶然发现。对于 NF1 患者，出现新的神经纤维瘤、原肿块迅速增大或出现持续性疼痛等症状，通常是 NF1 恶变的重要信号。

二、影像学表现

（一）X 线片

不易清楚显示软组织肿块，对诊断帮助不大。但骨骼近旁的肿瘤，可伴邻近骨质溶骨性破坏，无明显硬化边，伴或不伴椎间孔或骶孔扩大。

（二）CT 及 MRI

（1）MPNST 软组织肿块较大，可发生在身体任意部位，主要发生于坐骨神经、臂丛神经和股神经等外周神经走行的区域，邻近骨质受累时多呈溶骨性骨质破坏，无明显硬化边；肿瘤尚未突破包膜时多呈圆形或类圆形，边缘光滑，肿瘤突破包膜呈浸润生长时，肿瘤形态多不规则，边缘不光整，可有毛刺征或棘状突起改变，常导致周围软组织受压，肿瘤周围大范围水肿。

（2）肿块以实性、囊实性多见，CT 密度及 MRI 信号不均匀，内含多发片状不规则坏死区，可有囊性病变或钙化（图 7-1）。

（3）CT 及 MRI 增强检查多呈明显不均匀强化，其内可见纤曲增粗的肿瘤血管影，瘤内可见斑块状、网格状无强化区，实质部分呈渐进性或延迟强化（图 7-2 至图 7-4）。

（4）发生于脊柱的 MPNST 多不累及椎间盘，不引起椎间隙变窄及椎间盘信号改变，且发生明显椎体压缩者较少见。

（5）既往稳定的神经纤维瘤突然增大、信号不均匀、边界不清楚、病变周围脂肪层受侵犯、病灶周围水肿等 MRI 征象提示神经纤维瘤恶变。

（三）PET-CT

MPNST 在 PET-CT 呈明显不均匀 FDG 异常高摄取，SUV_{max} 均值约为 10.1；SUV_{max} 以 6.1 为诊断阈值，其诊断 MPNST 的敏感性为 90%，特异性为 78.3%；SUV_{max}/LiverSUVmean 以 3.0 为诊断阈值，其诊断 MPN-ST 的敏感性为 90.0%，特异性为 82.6%。

三、鉴别诊断

（一）神经鞘瘤

神经鞘瘤包膜完整，边界清晰，多沿神经走行，90% 的神经鞘瘤可在肿块旁发现伴行的神经，肿瘤易出现

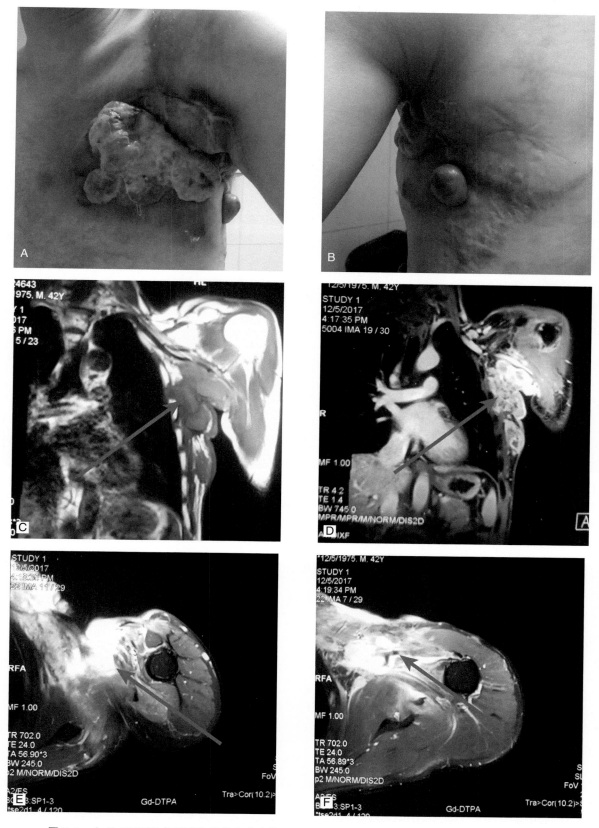

图 7-1　A-B：MPNST 术后再次复发患者大体观；C-F：CT 可见左腋下多发实性肿物，边界清晰。

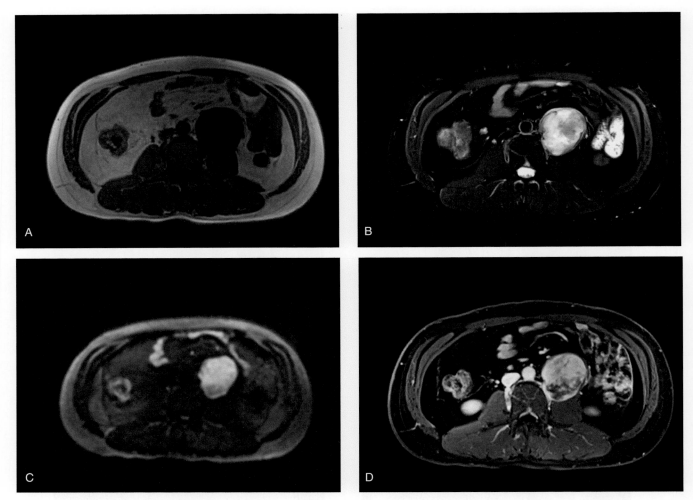

图 7-2   轴位 T1WI(A)、抑脂 T2WI(B)、轴位 DWI(C),轴位增强 T1WI(D)。男,38 岁,腹膜后恶性外周神经鞘瘤。左侧腹膜后腰大肌前方可见形态不规则肿物,T1WI 呈稍低-低信号, 抑脂 T2WI 呈稍高-高混杂信号,DWI 呈不均匀高信号, 增强后呈明显不均匀强化,与椎体左旁神经血管关系密切。

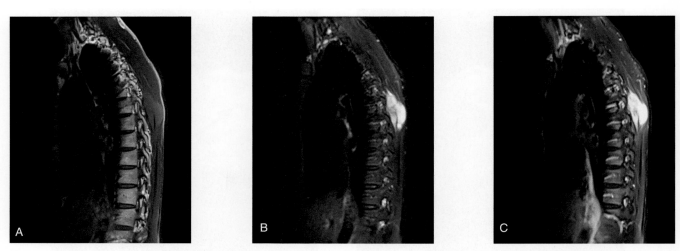

图 7-3   矢状位 T1WI(A)、抑脂 T2WI(B)、增强矢状位 T1WI(C)、增强轴位 T1WI。男,29 岁,胸背部恶性外周神经鞘瘤。胸背部肌肉内可见形态不规则肿物,T1WI 肿物与周围肌肉信号相比呈略高信号,抑脂 T2W 呈稍高-高混杂信号,增强后呈明显强化,强化不均,与周围肌肉分界不清。**(待续)**

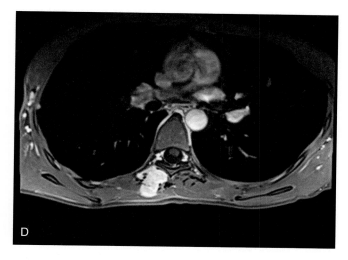

图 7-3　（续）

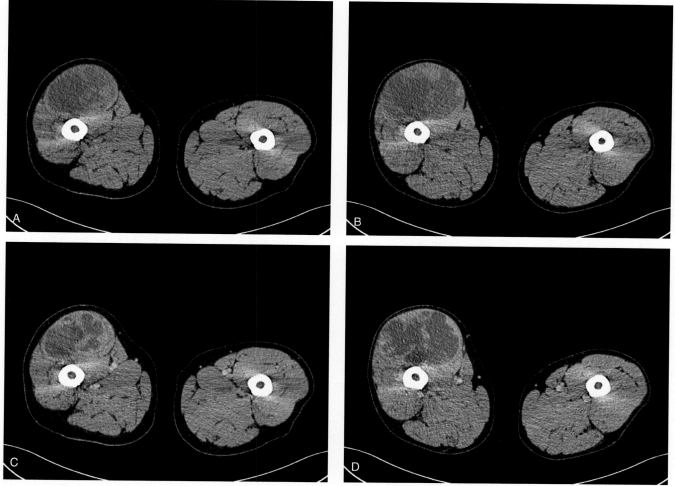

图 7-4　CT 平扫（**A,B**）及强化（**C,D**），男，72 岁，右大腿恶性外周神经鞘瘤。右大腿中下段股前肌间隙内可见形态不规则软组织密度肿物，增强后呈不均匀强化，内见多发无强化区，局部与周围肌肉分界不清。

坏死、出血和囊性变、钙化，邻近骨质无溶骨性骨质破坏，可伴有椎间孔扩大，肿瘤周围多无水肿，CT 或MRI增强后较小者多强化均匀，较大者强化不均。

（二）神经纤维瘤

神经纤维瘤多为肌间隙内无包膜梭形、类圆形或呈哑铃形肿块，沿神经分布，MRI T2WI 上可出现"靶征"，增强扫描呈轻度至中度强化；当肿瘤沿着神经生长，受该神经支配的远端肌肉有时可出现萎缩征象；合并多发神经纤维瘤者，肿瘤增大、实性部分增多，密度或信号不均、典型"靶征"消失者往往提示其有恶变，同时对于有过神经纤维瘤手术史和神经纤维瘤病的患者，肿块反复复发并且恶变的可能性亦较大，需进一步活检或手术切除。

（三）多形性未分化肉瘤

多形性未分化肉瘤多见于男性中老年患者，好发于深部软组织，肿瘤大多呈分叶状，边界不清，肿瘤内常有出血、坏死，密度或信号混杂，增强后明显不均匀强化，好侵犯邻近骨骼。

（四）脂肪肉瘤

脂肪肉瘤发病年龄 40~60 岁，男性患者居多，好发于四肢、臀部及腹膜后；分化好的脂肪肉瘤 CT 或 MRI可见瘤内的脂肪密度或信号，分化不良的脂肪肉瘤形态不规则，边缘不清，含有很少或不含脂肪成分，密度或信号不均，瘤内可见出血或坏死，增强后呈不均匀强化或弥漫性强化；黏液型脂肪肉瘤密度或信号类似子囊肿，增强后可见强化。

（李绪斌　冯一星）

参考文献

[1] Feng CJ, Ma H, Liao WC. Superficial or cutaneous malignant peripheral nerve sheath tumor-clinical experience at Taipei Veterans General Hospital[J]. Ann Plast Surg, 2015, 74(Suppl 2)：85-88.

[2] Martínez M, Sorzano C, Pascual Montano A, et al. Gene signature associated with benign neurofibroma transformation to malignant peripheral nerve sheath tumors[J]. PLoS One, 2017, 12(5)：e0178316.

[3] Kamran SC, Shinagare AB, Howard SA, et al. A-Z of malignant peripheral nerve sheath tumors[J]. Cancer Imaging, 2012, 12(3)：475-483.

[4] Kragha KO. Malignant Peripheral Nerve Sheath Tumor：MRI and CT Findings[J]. Case Rep Radiol, 2015：241-259.

[5] Aydin MD, Yildirim U, Gundogdu C, et al. Malignant peripheral nerve sheath tumor of the orbit case report and literature review[J]. Skull Base, 2004, 14(2)：109-113.

[6] 倪恩珍，王亚非. 外周恶性神经鞘膜瘤的影像学[J]. 放射学实践，2012，27(1)：89-92.

[7] 吴红清，宋玲玲，项一宁，等. 成人恶性周围神经鞘瘤的CT和MRI表现[J]. 中国医学影像技术，2017，33(7)：1052-1056.

[8] 郎宁，刘晓光，袁慧书，等. 脊柱恶性周围神经鞘瘤的CT和MRI表现[J]. 临床放射学杂志，2011，30(10)：1505-1509.

[9] Murphey MD, Smith WS, Smith SE, et al. Imaging of musculoskeletal neurogenic tumors：radiologic pathologic correlation[J]. RadioGraphics, 1999, 19(5)：1253-1280.

[10] Broski SM, Johnson GB, Howe BM, et al. Evaluation of (18)F-FDG PET and MRI in differentiating benign and malignant peripheral nerve sheath tumors[J]. Skeletal Radiol, 2016, 45(8)：1097-1105.

周围神经鞘肿瘤(PNST)在临床上是异质性的,包括良性周围神经鞘肿瘤(BPNST)和恶性周围神经鞘肿瘤(MPNST)两种。BPNST 可通过保留神经切除或观察治疗,而 MPNST 需要根治性切除、化疗、放疗等多学科管理治疗,两者在治疗上存在很大的差异,预后也完全不同。明确诊断是治疗的前提和关键。尽管影像学资料可为肿瘤诊断提供部分信息,但活检提取肿瘤组织并进行病理学检查,仍是肿瘤诊断和病理类型分型的金标准。现有指南推荐,在对肉瘤治疗前,一定要对可疑病灶进行组织学活检,即使临床和影像学都提示有非常典型的肉瘤,也需要活检确诊。肿瘤的明确诊断将有利于指导下一步治疗方案的制订和实施。肿瘤活体组织检查(活检)方法多样,包括针吸活检、核心针活检、切取活检和切除活检,其方式选择主要依据肿瘤部位、大小、边界等因素。

对于 PNST 在内的软组织肿瘤出现一些"令人担忧"的特征,如近期肿瘤的增大,相对于筋膜的位置较深,超过 4cm 的肿瘤,以及在影像学上看到的侵袭性生长模式,都应及时通过活检进行验证。文献报道的肌肉骨骼病变经皮穿刺活检的诊断率为 69%~88%。活检前应掌握一些基本的原则,并由经过正规培训的经验丰富的临床医生来操作。任何活检方式均存在术后并发症,可能影响疾病诊治、肢体保留和生存时间等。FNA 细胞学检查、核心针活检和免疫化学是诊断 MPNST 的可靠工具。

一、活检术的基本原则

软组织肿瘤的活检应在全面的病史、体格检查、影像学检查及分期完成后进行。原因有三点:①影像学资料能够确定肿瘤的特征和局部大小,以及是否转移;②肿瘤外科分期能够明确肿瘤的解剖层次和肿瘤的侵犯区域;③活检后再进行影像学检查可能混淆真正的肿瘤边界和影像学表现。因此,活检应在全面的影像学检查及分期完成后进行(除了部分术前即可明确诊断,并非需要活检的软组织肿瘤)。临床评估和影像学检查完成后,就要重点明确病理诊断。病理诊断对治疗方案的选择起着关键作用,而获得有诊断价值的病理标本是正确病理诊断的前提。任何形式的肿瘤活检技术均破坏了肿瘤的自然间隔,可导致出血或造成肿瘤细胞经间室屏障或被切开的包膜扩散而污染肿瘤周围正常组织。无论是切开活检还是经皮穿刺活检,活检通道均有被肿瘤细胞污染的可能,因此活检通道应选择在能与肿瘤一起整块切除的位置,要求活检手术的医生熟悉保肢手术和标准或非标准截肢皮瓣的手术切口。

活检应根据手术部位和确定性手术方案仔细规划,并应由具有丰富临床经验和活检经验的骨与软组织肿瘤科医生进行,最好由后续手术主刀医生来操作。不恰当的活检术往往会给患者带来灾难性的后果,不仅会影响保肢手术,还可能会影响患者的生存时间,所以应该重视软组织肿瘤活检术的原则和应用。活检术的基本原则包括:①活检前应像制订手术方案一样高度重视,最好用影像科、病理科和骨与软组织肿瘤科的医生们讨论后再进行活检;②应严格遵守无菌操作原则,进行皮肤准备,仔细止血,无创性皮内缝合或减少切口缝合边距;③确保活检术不影响未来手术方案的制订,即开放活检与闭合活检的切口或通道必须在将来采用的手术切口上,使这些可能受肿瘤污染的组织及活检通路能够且必须在最终手术时予以完整切除;④活检前确定最能代表软组织肿瘤的部位;⑤活检通道尽可能短的到达肿瘤组织,必须避开重要的肢体血管、神经束且不要累及过多的组织间室;⑥确保有足够的有代表性的组织标本供病理科医生诊断,如病理科医生不能明确诊断,应及时提供详细的临床及影像检查资料;⑦对于体表无法准确定位的病灶,一定要有影像设备引导,以提高穿刺的准确率,减少损伤及肿瘤局部扩散;⑧如果医生或医院不具备诊治肿瘤的条件,应在活检前将肿瘤患者转到具备诊断及治疗肿瘤的医生或医院,并接受正规的诊断与治疗。

二、肿瘤活检方式

活检分为闭合活检、切开活检及切除活检,其中闭合活检又分为针吸穿刺活检及套管针穿刺活检。其中切开活检最为准确,因为它可以提供较多的标本来进行免疫组化或细胞遗传学检查。但是,切开活检需要在手术室进行全身麻醉或区域麻醉,而且存在肿瘤污染范围大等风险,对再次手术的要求比带芯穿刺活检高等缺点,另外费用也相对高。而穿刺活检可以在局部麻醉下进行,需要或不需要镇静。穿刺活检常使用带芯穿刺活检(CNB),最常用的是 Tru-cut 活检针。如果第一次活检因为标本量少并没有获取明确诊断,可以考虑在影像学(超声、CT、MRI 或 PET-CT)辅助下进行再次带芯穿刺活检,以获取明确诊断。也可以在首次活检即借助影像学工具,以提高穿刺成功率。当获得充分的标本时,穿刺活检可作为切开活检的另一种选择,诊断准确率为88%~96%。

(一)切开活检

切开活检是临床常用活检方法,是在直视下经外科手术方式获取肿瘤组织。切开活检的目的是获得足够数量和质量的,且有代表性的肿瘤组织。切开活检获取的肿瘤组织较多,能较好进行肿瘤组织学分型和肿瘤分级,其肿瘤诊断准确率高达98%;但该方法创伤较大,出血多,易形成血肿,也可能破坏了肿瘤所在解剖间室并且有肿瘤细胞的污染。同时切开活检时的手术切口有可能对下次手术产生较大影响。切开活检在内的开放活检与活检部位肿瘤播种风险增加相关,肿瘤播种与局部复发风险增加相关。然而,也有可能是其他因素,如肿瘤的复杂性增加或位置特殊,影响了开放活检的决定。另外,穿刺活检失败的病例,则需要选择切开活检。

活检通道应根据肿瘤学原则仔细规划。手术开始时在四肢或躯干纵向开一个小切口。选择皮肤和病灶之间的最短路径,避免污染其他腔室。活检通道应位于手术入路内,手术入路稍后会用于肿瘤确切切除。在确定的手术过程中,应该切除有可能活检入路,并留有足够的手术边界,因为被肿瘤细胞污染。原则上,活检道的广泛切除应该是可能的。在手术过程中必须进行细致的止血,因为肿瘤周围的任何血肿都可能污染整个肢体或躯干。术闭用皮内缝合技术缝合伤口,并

压迫敷料预防术后血肿。根据组织病理学结果,制订后续的具体的治疗方案。

(二)切除活检

切除活检既是一种诊断方法,也是一种治疗方法。直视下将影像和临床表现倾向良性软组织肿瘤一次性手术切除,然后送病理学检查。如病变较小、位于浅层,手术可完整切除病灶且切除后不会造成重大功能障碍,如行穿刺活检反而会造成相对于原病灶更大的污染,或者病灶紧邻重要血管或神经,可考虑做切除活检。优点是诊断与治疗可同时完成,治疗周期短,缺点是术后组织病理检查结果如为恶性,可能需要再次行扩大切除手术。切除活检的意义在于术后组织病理检查结果证实术前诊断。需要注意的是,切除活检适用于非重要部位,影像检查显示界限清晰、无明显侵袭性改变、瘤体较小的良性肿瘤,可以完整彻底切除者。切除活检应严格限制在那些可确定为良性肿瘤的病例,对有恶性可能的肿瘤(如 MPNST)不适合。

(三)针吸活检 / 细针穿刺活检

细针穿刺活检(FNA)是采用不同型号的纤细穿刺针对肿瘤组织进行抽吸取材,然后将样本送细胞学检测。FNA 具有操作简便、快速、灵敏、创伤小、出血少、对病变周围组织污染小、并发症少、价格低廉,可重复取材或改用其他方式活检等优点,在骨骼肌肉病变的诊断中越来越受欢迎。FNA 具有较高的整体诊断准确率,对所有头颈部肿块的诊断准确率为95%,对良性病变的诊断准确率为95%,对恶性病变的诊断准确率为87%。但由于该方法不能获得充足的诊断材料,所以在进行组织学分级时存在困难。作为一种兼具最佳成本效益和最小侵袭性的活检方法,FNA 非常适合于炎症或感染性疾病,以及复发性和转移性肿瘤的诊断。对原发性软组织肿瘤进行细胞学诊断也是可行的,只是需要与其他医学学科密切合作,并结合临床资料(如年龄、性别、症状和体征等)、影像学(肿块大小、形状、周围毗邻组织结构特征等)和形态学(肿块质地、是否可移动)等关键信息。对于不容易定位或诊断不清的情况下,需要借助影像学引导进行 FNA,或者换用 CNB 或切开/切除活检等来明确诊断。

Ricardo Drut 等回顾性分析总结 20 年(1985—2004 年)在 829 例儿童(除 1 例 18 岁以下儿童外)进行 FNA(获得 899 例样本)的经验,所有患者的临床资料显示为恶性肿瘤。对细胞学涂片的解释考虑到临床、实验室和影像学资料。在 510 份样本(463 例患者)

中报道了恶性细胞阳性的涂片占 56.7%；1.89%的涂片不适合诊断。恶性肿瘤阳性 467 例，其中 52%位于腹部。神经母细胞瘤标本经荧光原位杂交检测 NMYC 状态。总的敏感性为 98%（500/510 FNAB），特异性为 92.6%（463/500 FNAB），阳性预测值为 1，阴性预测值为 0.99。所有 FNAB 诊断为良性肿瘤或炎症性病变，与组织学和（或）临床结果相关。FNAB 被证明具有很高的成本效益，避免了外科活检。在决定术前化疗时，这项手术是非常有用的。

Meagan Chambers 等开展了一项 FNA 诊断骨骼和软组织病变的系统性回顾和荟萃分析，符合入选标准的文献 25 篇（来自 MEDLINE、EMBASE 和 CINAHL 数据库），代表 4604 例 FNA，结果显示 FNA 确定病变性质（恶性或良性）的充分性为 92.3%（范围：59.2%~98.0%，S=9.4%），敏感性和特异性分别为 95.6%（95%CI：94.5%~96.5%）和 96.9%（95%CI：95.9%~97.7%），确诊准确率为 75.8%（范围：42.5%~99.3%，S=17.3%）。FNA 对骨组织病变的良恶性的性质提供了更高的准确性，但对软组织病变更容易获得明确的诊断。这项荟萃分析的结果支持了 FNAC 在骨和软组织病变诊断检查中的广泛应用，特别是在其敏感性和特异性可与切开活检和核心针活检（CNB）相媲美。

Jerzy Klijanienko 等对来自 17 例 MPNST 患者24 例肿瘤的细胞学结果进行回顾性分析，结果显示，4 例（16.6%）正确诊断为 MPNST，8 例（33.3%）诊断为肉瘤（未有特殊说明），4 例（16.7%）诊断为纤维肉瘤，3 例（12.5%）诊断为滑膜肉瘤，3 例（12.5%）诊断为平滑肌肉瘤，各有 1 例（4.2%）诊断为恶性纤维组织细胞瘤、横纹肌肉瘤。由此可见，细胞学结果诊断 MPNST 是困难的。

Paul E Wakely Jr 等对来自 52 例患者的 56 例FNA 细胞学结果与术后病理结果（55 例为 MPNST，1 例为无色素性恶性黑色素瘤）进行了回顾性对比分析。FNA 活检以四肢最常见（22 例），其次是躯干/骨盆（22 例），头颈部（6 例），其他深部肿块（6 例）。抽吸物来自 27 例原发性 MPNST 患者，14 例局部复发 MPNST 患者，10 例转移性 MPNST 患者；4 例原发肿瘤标本取自体外标本。结果表明，29 例 FNA 确诊为 MPNST（24 例）或符合 MPNST（5 例），其中 1 例误诊为上皮样 MPNST，最终病理诊断为无色素性恶性黑色素瘤；其余细胞学诊断为肉瘤 10 例，非典型细胞 3 例，梭形细胞瘤 6 例，恶性肿瘤 1 例，无诊断 3 例。51 例中 28 例（55%）诊断为 MPNST 或与 MPNST 一致（不包括 4 例体外抽吸物和 1 例错误诊断）。当病例进一步细分时，27 例原发性

MPNST 病灶中只有 8 例（30%）获得明确诊断，而 14 例局部复发性 MPNST 病灶、10 例转移性 MPNST 病灶中分别有 13 例（93%）和 7 例（70%）获得明确诊断。在对原发肿瘤进行 FNA 的 14 例 NF1 患者中，50%（7 例）诊断为 MPNST 或与 MPNST 一致，其中 4 例在涂片上没有显示出足以诊断肉瘤的证据。本研究数据也表明细胞学结果诊断 MPNST 是困难的。

由于 MPNST 细胞形态学特征与其他肉瘤的重叠非常多，因此当遇到一个没有 NF1 病史或不知道肿瘤靠近或似乎来自大神经的新患者时，做出一个明确的 MPNST 诊断是异常困难的。目前没有标准化的组织学标准来区分 MPNST 和高级梭形细胞肉瘤，除非另有规定。这尤其是因为>90%的 MPNST 表现出束状纺锤状形态。再加上缺乏任何一致的、特异的免疫谱（罕见的上皮样变异 MPNST 除外）或核型异常，原发性MPNST 的组织学或细胞学诊断变得异常困难。上皮样的 MPNST 用 FNA 进行分类也是非常困难的。目前的研究结果表明，一些学者支持的特征（包括细长、波浪形或钩状的细胞核；局部显著的核异型性；奇异的巨细胞；纤维状异染间质）对于 MPNST 的诊断并非很明确的和特异性的。因此，基于 FNA 的 MPNST 的初步诊断仍然相当困难。然而，FNA 细胞学检查在识别转移性和局部复发性 MPNST 方面是非常准确的。如果对 MPNST 通常发生的临床情况有预先了解，那么就有可能作出正确的诊断。一些重要的临床信息，如肿瘤起源于神经干、已存在的神经纤维瘤和已知有 NF1 病史可能提示 MPNST 的诊断。FNA 细胞学检查可以代替开放的活检术来诊断 NF1 相关的 MPNST。细胞形态特征及其临床相关性是提高 MPNST 在抽吸细胞学诊断准确性的必要条件。综上所述，FNA 细胞学检查一般不用于 MPNST 患者的首要诊断方式，但对于识别转移及局部复发的 MPNST 非常有价值。

（四）套管针活检

套管针活检又称芯针活检（CNB），是应用套管针深入肿瘤内部取材，可得到直径 3~6mm 大小的组织芯块。骨肿瘤多采用经皮套管针活检。经皮套管针活检一般包括带有锯齿边缘的内径 2~3mm 的套管及带有锥形尖端的针心的套管针，在活检时锥状针心可突破软组织及骨质，进入病灶后旋转套管，锯齿状切割缘旋转前进，可以取得和套管内径一致的柱状组织，既可获得诊断价值较高的组织块，又避免了切开活检可能带来的不良影响，是一种值得倡导的骨肿瘤活检方法[12]。CNB 也可用于对软组织肿瘤的活检。CNB 对骨及软组

织肿瘤整体诊断准确率较高（68.50%~95.75%），具有取材较针吸活检多、可重复操作、组织结构破坏较小、出血少等优点。由于获取标本量较针吸活检大，其引起的创伤也较针吸活检大，可能引起血肿而污染周围组织。活检失败的病例，仍然需要切开活检。

Goro Mitsuyoshi 等回顾性分析来自 157 例怀疑肌肉骨骼病变患者的 163 例 CNB（91 例骨组织，72 例软组织），其诊断效能与开放活检和（或）确定手术的最终诊断进行比较。结果表明，有 143 份标本（88%）被确定足以进行组织学检查；总体诊断准确率为 77%（骨组织为 85%，软组织为 68%）。而且，未见任何与 CNB 相关的并发症。

DC Strauss 等分析评估了 CNB 在诊断怀疑软组织肉瘤患者的准确性情况，纳入 530 例怀疑有软组织肿瘤（STT）的患者，其中 426 例（80.4%）经 CNB 证实为 STT，其中恶性 225 例（包括 4 例 MPNST）（52.8%），良性 201 例（包括 4 例纤维神经瘤）（47.2%）；另外 104 例患者的肿瘤被诊断为伪装性（非）STT（19.4%），包括 68 例恶性非 STT（如淋巴瘤、骨髓瘤）和 36 例其他良性疾病（如炎症或感染性病变和血肿）。在 426 例 STT 患者中，371 例接受了肿块切除术，术后病理结果与 CNB 结果进行对比分析，结果表明 CNB 对软组织肉瘤与良性软组织肿瘤鉴别的敏感性、特异性、阳性预测值（PPV）、阴性预测值（NPV）和诊断准确率分别为 96.3%、99.4%、99.5%、95.1% 和 97.6%；对高级别肉瘤与低级别肉瘤的鉴别的敏感性、特异性、PPV、NPV 和诊断准确率分别为 81.3%、100%、100%、66.2% 和 86.3%；对良性肿瘤和软组织肉瘤在肿瘤亚型分类中的诊断准确率分别为 89.5% 和 88.0%。2 例患者（0.4%）在腹部肿瘤 CNB 后出现需要住院治疗的并发症，后均得到安全处理。

Florian Pohlig 等回顾性分析比较了开放穿刺活检和 CNB 对疑似恶性原发性骨或软组织肿瘤诊断的准确性的差别，分别计算两种活检技术的敏感性、特异性、PPV、NPV 和诊断准确率，并使用 Fisher 精确检验进行比较。共有 77 例患者被确定并纳入本研究。结果表明，CNB 在骨肿瘤诊断中的敏感性、特异性、PPV、NPV 和诊断准确性均为 100%，而开放活检在骨肿瘤诊断中的敏感性（95.5%）、NPV（91.7%）和诊断准确性（93.3%）稍差，二者无统计学差异（$P > 0.05$）。在软组织肿瘤中，与 CNB 相比，开放活检获得了有利的结果：在敏感性（100% 比 81.8%，$P=0.5$）、NPV（100% 比 50%，$P=0.09$）和诊断准确性（100% 比 84.6%，$P=0.19$）方面二者存在差异，但无统计学意义。总体而言，CNB 和开放活检诊断

的正确率分别为 92.9% 和 98.0%（$P=0.55$），诊断的特异性分别为 84.2%，93.9%（$P=0.34$），均无统计学差异。

Dianwen Qi 等回顾性分析评估 CNB 对疑似四肢软组织病变的诊断率情况，在 139 例患者中，共进行了 141 次 CNB，其中活检成功 136 例（96%），假阴性 5 例，准确诊断 131 例；CNB 鉴别良恶性病变的敏感性、特异性、准确性、阳性预测值和阴性预测值分别为 94%、100%、96%、100% 和 90%；两例患者出现轻度神经损伤，但在随访期间完全恢复。25 例患者根据活检结果改变了治疗方案。Akira Ogose 等报道 5 例盆腔周围神经鞘瘤（PNST）经核心针活检诊断的准确率为 100%，其中包括神经鞘瘤 4 例，MPNST 1 例，而且没有神经功能缺损。Y W Hung 等对 2 例上肢 PNST 进行了 CNB，诊断的准确率也达到 100%。

因此，对于包括 PNST 和 MPNST 等在内的软组织肿块，CNB 是一种简便、安全、微创和经济有效的诊断方法，具有较高的敏感性、特异性和准确性，尤其对良恶性病变的鉴别。另外，在软组织肿块中，CNB 的指征和具体操作方案应由经验丰富的骨与软组织肿瘤科医生根据可疑病变的位置、大小、内部坏死情况和毗邻结构特点等因素综合判断和实施，以提高穿刺的成功率，并减少并发症的发生。

（五）影像引导下穿刺活检

对于位置较深的或者毗邻血管、神经等重要结构的软组织肿块，借助影像学（如 X 线、超声、CT、MRI 和 PET-CT）行穿刺活检术可提高穿刺的安全性和诊断准确率。影像引导下的芯针活检（IGCNBx）是软组织肿瘤术前组织诊断的公认标准。IGCNBx 通常在三级以上医院（诊疗中心）进行。虽然有详细的病史、体格检查和非侵入性影像学表现的 PNST 可能不需要活检，但通常将有此类病变的患者转诊至专科中心时，其临床或影像学特征会引起对另一种疾病，甚至是恶性肿瘤的怀疑，包括黏液样肿瘤、血管瘤/血管肌瘤、滑膜肉瘤、高级多形性肉瘤和 MPNST。

1. 超声引导下穿刺活检

超声引导下穿刺活检对浅表软组织肿块诊断优势明显，可辨别肿瘤新生血管区，随时监测穿刺针位置变化，减少出血风险，在临床上应用较为广泛。

2. CT 引导下穿刺活检

由于技术的进步，CT 引导下的穿刺活检已成为一种广泛应用、成熟和有效的技术。它不仅有助于避开神经血管束和重要器官，从而确保安全的活检路线，而且可以确认针尖正确定位于靶点。这是一种安

全的方法,对于软组织病变具有较高的诊断准确率。转移瘤和造血系统恶性肿瘤的诊断准确率可达100%,是 CT 引导下穿刺活检的良好适应证。如果基于影像学的综合评估与病理结果相冲突,应考虑开放活检。由于近年来诊断影像学检查方法的灵敏度提高,活检针本身的改进,以及根据个别肿瘤的性质适当选择活检针,不同解剖部位间的诊断准确率不再存在显著差异。

Anwar Hau 等[35]回顾性分析 359 例肌肉骨骼肿瘤(骨活检 253 例,软组织病变 106 例)进行 CT 引导下穿刺活检的效能,其中 92 例患者同时进行了 FNA 和 CNB,另外 258 例患者仅进行了 CNB,9 例患者仅进行了 FNA。结果表明,总体诊断准确率为 71%,其中 101 例 CT 引导下 FNA 的准确率为 63%,258 例 CT 引导的 CNB 的准确率为 74%;253 例骨活检和 106 例软组织活检的准确率分别为 68% 和 79%,二者差异有统计学意义($P<0.04$)。值得注意的是,81 个盆腔病灶的活检诊断准确率(81%)高于 278 个非盆腔病灶(68%),尤其是 94 个脊柱病灶(61%)。26 例感染性病变的诊断准确率最低(50%)。病灶大小、切缘类型和性别对活检的成功率或失败率没有影响。针刺活检伴随的症状包括麻醉效果减弱后的中度局部疼痛,以及少数情况下周围神经感觉的短期内减弱,但在几小时内消失。

Satoshi Tsukushi 等[34]分析评估了过去 10 年(1998 年 4 月—2008 年 3 月)207 例接受 CT 引导下骨骼肌肉病变穿刺活检的诊断准确率情况,并描述了这种方法的效能和适应证。通过解剖位置和最终诊断进行统计学评估。活检部位为脊柱/骶骨 70 例,骨盆 53 例,四肢 51 例,肋骨/肩胛骨 20 例,腹膜后 13 例。骨病变176 例,软组织病变 31 例。最终诊断为转移瘤 63 例,原发性骨肿瘤 63 例,原发性软组织肿瘤 23 例,感染 18 例,造血系恶性肿瘤 16 例,非肿瘤病灶 24 例。诊断效能良好,所有病例诊断正确率为 90%,同时未见严重并发症。解剖部位在诊断准确率方面的差异无统计学意义。

Michelle C Omura 等[7]回顾性分析了 444 例 CT 引导下经皮穿刺活检软组织或骨病变的诊断效能,结果表明,316 例(71%)是诊断性的(能提供明确的病理诊断或临床有用),382 例(86%)是准确的(指与最终诊断的恶性肿瘤、分级和组织病理学特征一致),313 例(70%)被认为是成功的(同时满足诊断性和准确性)。根据病变解剖位置、是否使用镇静剂、活检设备类型或骨病变基质状态来评估活检成功率,无统计学差异。然而,在活检成功率和诊断率方面,骨组织病变(成功

率为 78%,诊断率为 78%)、恶性肿瘤(成功率为 80%,诊断率为 80%)和中高级别肿瘤(成功率为 80%,诊断率为 80%)分别高于软组织病变(活检成功率为 64%,诊断率为 64%)、良性肿瘤(成功率为 47%,诊断率为 47%)和低级别肿瘤(成功率为 52%,诊断率为 52%),且均具有统计学差异。

Marcus Pianta 等分析评估了 CT 引导下 PNST 穿刺活检的准确性和并发症,对 38 例患者进行了 41 次活检,结果显示诊断准确率为 100%,包括 68% 的神经鞘瘤、24% 的神经纤维瘤和 7% 的 MPNST,这表明芯针活检与切除的手术标本组织学有极好的相关性;活检前 60% 的患者主诉有与病变相关的疼痛,活检后 12% 的患者主诉疼痛较前加重,更有可能见于较小的、更表浅的病变,以及活检时更靠近针尖的区域,不过疼痛感随后均得到缓解。

Danielle S Graham 等进一步分析评估 IGCNBx 诊断 MPNST 的准确性和安全性,纳入的 78 例 PNST 均进行了术前 IGCNBx 和随后的外科手术切除,术后病理显示,76%(59 例)PNST 为 BPNST,24%(19 例)为 MPNST;GCNBx 诊断神经鞘瘤或 MPNST 的准确率为 100%;在所有 IGCNBx 结果中,只有那些最初被分类为神经纤维瘤或不确定的结果与手术后的病理结果不一致。IGCNBx 诊断为神经纤维瘤的病例中,33%(4/12)最终术后病理诊断为恶性肿瘤。这种差异很可能是由神经纤维瘤的异质性引起的。同样,57%(4/7)的 IGCNBx 诊断为不确定性的病例,在术后病理诊断为恶性肿瘤。总体而言,经皮 IGCNBx 鉴别良恶性 PNST 的准确率为 94%。同时,IGCNBx 没有长期并发症,包括感觉或运动障碍。

综上所述,CT 引导下针对软组织肿瘤的穿刺活检的病例报道较多,诊断效能良好。这是一种成熟且应用广泛的技术,对于 BPNST 和 MPNST 的诊断具有较高的穿刺成功率和诊断准确率,并发症较少且可较好控制。

3. MRI 引导下穿刺活检

MRI 检查本身具有对比度高、多方位成像、定位准确、诊断准确率高和无辐射等优点。在 MRI 引导下进行穿刺活检将进一步提高穿刺的穿刺成功率和诊断准确率。

4. PET-CT 引导下穿刺活检

目前,^{18}F-氟脱氧葡萄糖(FDG)正电子发射断层扫描/计算机断层扫描(PET-CT)是检测 NF1 相关的 MPNST 的最有效的成像方式,敏感性为 89%~100%,特异性为 72%~94%。Patrick Combemale 等以肿瘤与正

常肝脏的摄取比(T/L SUVmax ratio)为 1.5(<1.5 为良性,>1.5 为恶性)作为 NF1 相关恶性肿瘤的临界值,由此产生 98.8% 的阴性预测值(NPV);敏感性为 97%,特异性为 76%。然而,这个 T/L SUVmax ratio 会产生假阳性,导致 61.5% 的阳性预测值(PPV)。因此,单纯的 PET-CT 成像不足以诊断 NF1 相关的 MPNST,组织病理学分析对于最佳诊断和随后的病情决策仍然是必要的。在这些患者中,经皮穿刺活检以检测恶性肿瘤在技术上具有挑战性。PET-CT 引导下可能有助于 NF1 相关的 MPNST 的成功活检和诊断。

Mehdi Brahmi 等对 NF1 相关的 MPNST 行 PET-CT 引导下经皮穿刺活检的准确性、适用性和并发症进行了分析评估,总共对 26 例(15 例女性和 11 例男性)临床疑似 MPNST 且 PET-CT 扫描(T/L SUV max ratio > 1.5)可疑病变的 NF1 患者进行了 PET-CT 引导下经皮穿刺活检。结果表明,此方法准确诊断 25 例(为 MPNST 17 例,BPNST 伴非典型细胞 8 例),假阴性 1 例(活检组织病理学分析 BPNST 伴有核异型性,切除肿瘤组织病理学分析 MPNST),诊断准确率 96%($n=25/26$)。MPNST 诊断的敏感性为 94%,特异性为 100%,PPV 为 100%,NPV 为 89%。这种假阴性病例可能是由于肿瘤的高度异质性,良性区域与恶性区域相邻,并与炎症相关。而且,未见 PET-CT 引导下经皮穿刺活检相关出血、感染等并发症。由此可见,这种诊断策略是快速的、相对无创伤的、可行的和有效的。不过,由于本研究为回顾性设计且纳入的患者人数相对较少,有必要进行更大规模的前瞻性研究,以确定 PET-CT 和经皮活检联合诊断 MPNST 的价值。

综上所述,关于 PET-CT 引导下的穿刺活检病例数仍较少,但已有的研究证据表明,PET-CT 引导下对于 BPNST 和 MPNST 的诊断具有很高的穿刺成功率和诊断准确率,并发症较少且可较好控制。只是目前 PET-CT 设备价格仍较昂贵,仅在一些国家级医院、省级医院安装配置,因此采用 PET-CT 引导下穿刺活检还不能普及。

总体而言,随着对 BPNST 和 MPNST 认识的加深,影像学检查水平的提高,穿刺工具或器械的改进,以及临床医生穿刺水平的提升,对于疑似 BPNST 或 MPNST 的病例采取针对性的活检,极大地提高了穿刺成功率和诊断准确率,并且减少了相关并发症的发生率。一般来说,没有遵循适当的活检程序可能引致不良的治疗效果,活检位置选择对以后的保肢手术非常重要,穿刺点必须位于最终手术的切口线部位,以便于最终手术时能够切除穿刺道。因此,建议在拟行外科治疗的医院,由最终手术医生或其助手进行活检操作。同时,穿刺前需要仔细查看患者的临床资料和影像学资料,把握好适应证,遵守基本的穿刺活检原则,制订详细的穿刺计划,避免盲目或不恰当的穿刺,以免造成严重的后果。需要注意的是,活检应尽量获得足够的肿瘤组织,以便病理科进行常规的病理检查(H&E 染色切片、免疫组化),还可对新鲜标本进行分子检测。另外,对于在穿刺可能出现的出血、血肿、疼痛、穿刺失败、诊断不清等风险,需要提前告知患者,并在穿刺后严密观察患者的生命体征和局部穿刺部位的变化,以及时发现问题并做出正确处理。

(赵纲 冯一星 徐立滨 郑必强 杨松巍)

参考文献

[1] GRAHAM D S, RUSSELL T A, ECKARDT M A, et al. On-cologic Accuracy of Image-guided Percutaneous Core-Needle Biopsy of Peripheral Nerve Sheath Tumors at a High-volume Sarcoma Center[J]. Am J Clin Oncol, 2019, 42(10): 739-743.

[2] 曹海营, 冯震, 赵景新, 等. 骨和软组织肿瘤活体组织检查方法研究进展[J]. 中华实用诊断与治疗杂志, 2016, 30(8): 738-739.

[3] 中国临床肿瘤学会指南工作委员会. 中国临床肿瘤学会(CSCO)软组织肉瘤诊疗指南[M]. 北京: 人民卫生出版社, 2021.

[4] 中国临床肿瘤学会指南工作委员会. 中国临床肿瘤学会(CSCO)经典型骨肉瘤诊疗指南 2020[M]. 北京: 人民卫生出版社, 2020.

[5] 张军良, 周幸, 施鑫, 等. 骨与软组织肿瘤活检现状[J]. 中国矫形外科杂志, 2017, 25(3): 243-246.

[6] SMOLLE M A, ANDREOU D, TUNN P-U, et al. Diagnosis and treatment of soft-tissue sarcomas of the extremities and trunk[J]. EFORT Open Rev, 2017, 2(10): 421-431.

[7] OMURA M C, MOTAMEDI K, UYBICO S, et al. Revisiting CT-guided percutaneous core needle biopsy of musculoskeletal lesions: contributors to biopsy success[J]. AJR Am J Roentgenol, 2011, 197(2): 457-461.

[8] MOLINA C P, PUTEGNAT B B, LOGROO R. Fine-needle aspiration cytology and core biopsy of malignant peripheral nerve sheath tumor of the uterus: a case report[J]. Diagn Cytopathol, 2001, 24(5): 347-351.

[9] ERRANI C, TRAINA F, PERNA F, et al. Current concepts in the biopsy of musculoskeletal tumors[J]. ScientificWorld Journal, 2013, 2013: 538152.

[10] 蔡善保. 骨与软组织肿瘤穿刺活检临床价值研究[J]. 中华解剖与临床杂志, 2017, 22(4): 317-320.

[11] 王守丰. 重视四肢骨与软组织肿瘤活检术的原则和应用
[J]. 中国肿瘤外科杂志, 2012, 4(2): 65-66, 71.

[12] 杨吉龙, 赵军. 骨与软组织肿瘤百问百答[M]. 天津: 天津科
技翻译出版有限公司, 2017.

[13] 牛晓辉. 骨与软组织肿瘤的治疗进展[J]. 肿瘤防治研究,
2020, 47(1): 1-5.

[14] HOLZAPFEL B M, LüDEMANN M, HOLZAPFEL D E, et
al. Open biopsy of bone and soft tissue tumors : guidelines
for precise surgical procedures[J]. Oper Orthop Traumatol,
2012, 24(4-5): 403-415.

[15] BARRIENTOS-RUIZ I, ORTIZ-CRUZ E J, SERRANO-
MONTILLA J, et al. Are Biopsy Tracts a Concern for Seed-
ing and Local Recurrence in Sarcomas[J]. Clin Orthop Relat
Res, 2017, 475(2): 511-518.

[16] BODE-LESNIEWSKA B. Cytologic diagnosis of sarcoma[J].
Pathologe, 2011, 32(1): 14-23.

[17] DOMANSKI H A, AKERMAN M, CARLéN B, et al. Core-
needle biopsy performed by the cytopathologist: a technique
to complement fine-needle aspiration of soft tissue and bone
lesions[J]. Cancer, 2005, 105(4): 229-239.

[18] AMEDEE R G, DHURANDHAR N R. Fine-needle aspira-
tion biopsy[J]. Laryngoscope, 2001, 111(9): 1551-1557.

[19] CHAMBERS M, O'HERN K, KERR D A. Fine-needle as-
piration biopsy for the diagnosis of bone and soft tissue le-
sions: a systematic review and meta-analysis[J]. J Am Soc Cy-
topathol, 2020, 9(5): 429-441.

[20] DRUT R, DRUT R M, POLLONO D, et al. Fine-needle as-
piration biopsy in pediatric oncology patients: a review of ex-
perience with 829 patients (899 biopsies)[J]. J Pediatr Hemat-
ol Oncol, 2005, 27(7): 370-376.

[21] KLIJANIENKO J, CAILLAUD J-M, LAGACé R, et al. Cy-
tohistologic correlations of 24 malignant peripheral nerve
sheath tumor (MPNST) in 17 patients: the Institut Curie ex-
perience[J]. Diagn Cytopathol, 2002, 27(2): 103-108.

[22] WAKELY P E, ALI S Z, BISHOP J A. The cytopathology of
malignant peripheral nerve sheath tumor: a report of 55 fine-
needle aspiration cases[J]. Cancer Cytopathol, 2012, 120(5):
334-341.

[23] DODD L G, SCULLY S, LAYFIELD L J. Fine-needle aspi-
ration of epithelioid malignant peripheral nerve sheath tumor
(epithelioid malignant schwannoma)[J]. Diagn Cytopathol,
1997, 17(3): 200-204.

[24] YADAVRAO K A, VIJAYKUMAR W J, KANTHIRAV K G.
FNAC diagnosis of MPNST-a case report[J]. Indian J Pathol
Microbiol, 2005, 48(3): 383-385.

[25] GUPTA K, DEY P, VASHISHT R. Fine-needle aspiration
cytology of malignant peripheral nerve sheath tumors[J]. Di-
agn Cytopathol, 2004, 31(1): 1-4.

[26] 贾满天, 杨剑云, 虞聪. 恶性周围神经鞘膜瘤研究进展[J].

国际骨科学杂志, 2014, 35(03): 164-166.

[27] MITSUYOSHI G, NAITO N, KAWAI A, et al. Accurate di-
agnosis of musculoskeletal lesions by core needle biopsy[J]. J
Surg Oncol, 2006, 94(1): 21-27.

[28] STRAUSS D C, QURESHI Y A, HAYES A J, et al. The
role of core needle biopsy in the diagnosis of suspected soft
tissue tumours[J]. J Surg Oncol, 2010, 102(5): 523-529.

[29] POHLIG F, KIRCHHOFF C, LENZE U, et al. Percutaneous
core needle biopsy versus open biopsy in diagnostics of bone
and soft tissue sarcoma: a retrospective study[J]. Eur J Med
Res, 2012, 17(1): 29.

[30] QI D, ZHAO M, HU T, et al. Diagnostic yield of percuta-
neous core needle biopsy in suspected soft tissue lesions of
extremities[J]. J Int Med Res, 2019, 47(6): 2598-2606.

[31] OGOSE A, HOTTA T, MORITA T, et al. Diagnosis of pe-
ripheral nerve sheath tumors around the pelvis[J]. Jpn J Clin
Oncol, 2004, 34(7): 405-413.

[32] HUNG Y W, TSE W L, CHENG H S, et al. Surgical exci-
sion for challenging upper limb nerve sheath tumours: a single
centre retrospective review of treatment results[J]. Hong Kong
Med J, 2010, 16(4): 287-291.

[33] PIANTA M, CHOCK E, SCHLICHT S, et al. Accuracy and
complications of CT-guided core needle biopsy of peripheral
nerve sheath tumours[J]. Skeletal Radiol, 2015, 44(9): 1341-
1349.

[34] TSUKUSHI S, NISHIDA Y, YAMADA Y, et al. CT-guided
needle biopsy for musculoskeletal lesions[J]. Arch Orthop Tra-
uma Surg, 2010, 130(5): 699-703.

[35] HAU A, KIM I, KATTAPURAM S, et al. Accuracy of CT-
guided biopsies in 359 patients with musculoskeletal lesions
[J]. Skeletal Radiol, 2002, 31(6): 349-353.

[36] WARBEY V S, FERNER R E, DUNN J T, et al. [18F]FDG
PET/CT in the diagnosis of malignant peripheral nerve sheath
tumours in neurofibromatosis type-1[J]. Eur J Nucl Med Mol
Imaging, 2009, 36(5): 751-757.

[37] TOVMASSIAN D, ABDUL RAZAK M, LONDON K. The
Role of [F]FDG-PET/CT in Predicting Malignant Transforma-
tion of Plexiform Neurofibromas in Neurofibromatosis-1[J]. Int
J Surg Oncol, 2016, 2016: 6162182.

[38] COMBEMALE P, VALEYRIE-ALLANORE L, GIAMMAR-
ILE F, et al. Utility of ^{18}F-FDG PET with a semi-quantita-
tive index in the detection of sarcomatous transformation in
patients with neurofibromatosis type 1[J]. PLoS ONE, 2014,
9(2): 85954.

[39] BRAHMI M, THIESSE P, RANCHERE D, et al. Diagnostic
Accuracy of PET/CT-Guided Percutaneous Biopsies for Ma-
lignant Peripheral Nerve Sheath Tumors in Neurofibromatosis
Type 1 Patients[J]. PLoS ONE, 2015, 10(10): 0138386.

第9章 恶性周围神经鞘瘤的病理诊断及鉴别

起源于外周神经或具有各种神经鞘细胞（例如，施万细胞、神经束膜细胞、成纤维细胞）分化的恶性肿瘤统称为恶性周围神经鞘瘤（MPNST）。由于MPNST为多种细胞来源，分化不一，免疫表型差异大，临床上尚缺乏标准的诊断模式，往往造成诊断和分类困难。因此，诊断MPNST应符合以下几个标准之一：①肿瘤起自于NF1或弥漫性神经纤维瘤，尤其是丛状神经纤维病；②肿瘤起源于外周神经；③肿瘤起源于已存在的良性神经鞘肿瘤，通常是神经纤维瘤；④肿瘤不伴有NF1，但瘤细胞的组织学形态与大多数MPNST相同，免疫组化显示Schwann细胞分化。

一、临床表现

MPNST发病率极低，约为1/10万，占全身软组织肉瘤的3%~10%。无明显性别差异。可发于任何年龄，以30~60岁为多见，儿童较为少见，继发于NF1患者的发病年龄可提前10岁。MPNST约50%继发于Ⅰ型神经纤维瘤病（NF1），不到10%有放射线暴露史（放疗后肉瘤），少数由神经鞘瘤恶化所致，其余病例则为散发性。部分继发于Ⅰ型神经纤维瘤的患者可有典型的牛奶咖啡斑（图9-1）。MPNST可发生于任何有神经纤维分布的体表和内脏器官，常见于颈部或四肢的大神经干上，如臂丛神经、骶丛神经、坐骨神经等。MPNST通常表现为肿块进行性增大，发病早期或肿块较小时可无疼痛，若肿块持续增大而出现压迫症状及恶变侵蚀神经、周围组织，就可出现疼痛，并伴有神经支配区域的神经功能障碍，如感觉麻木、肌力减退等。

二、大体表现

MPNST可呈单个结节，扁圆形；分叶状或葫芦状，可浸润周围组织，形成融合的巨大肿块，肿瘤大小从小指头大到排球大。头面部特别是眼睑发生者较小；深部如腹盆腔及腹膜后的肿瘤往往巨大。肿瘤切面呈灰白色，均质，纤维多者呈编织状结构；细胞丰富，间质血管较多者可呈鱼肉状，质脆，易出血（图9-2）。可发生黏液变及囊性病变。

三、镜下表现

MPNST细胞除施万细胞外，还有神经束膜细胞、成纤维细胞混合增生，三者在光镜显微镜下是无法区别的。由于其与神经纤维瘤组织学上有相似之处，因此，MPNST的组织学可分为如下几种。①编织状和旋涡状结构：瘤细胞长梭形，少数为肥胖的短梭形以及类圆形；核染色质均匀，一般不见核仁，胞浆浅红，有时可见纤细的纤维丝，成束状、编织状或呈旋涡状及轻度的栅栏状，核异形性不明显，但瘤细胞密集，每个高倍镜视野至少1个核分裂，多者可达4~5个，瘤巨细胞在部分病例中可以见到。肿瘤细胞间可见水肿或黏液病。复发的病例黏液病更为常见。②硬化型结构：瘤细胞仍以梭形为主，少数为纤长并呈波浪形，或大呈多角形。核椭圆，其特点是瘤细胞少，纤维组织多，明显发生纤维化及玻璃变性，将瘤细胞分隔成不规则的小巢。此型病程多较长，生长缓慢，往往仍可见部分神经纤维瘤的结构。恶性特征表现在密集的瘤细胞巢中可见核分裂以及瘤细胞对神经束膜、神经外膜的浸润。③上皮样结构（恶性上皮样神经鞘瘤）：瘤细胞呈圆形、卵圆形，核大，染色质均匀，胞浆丰富，胞浆淡染，细胞境界清楚，排列紧密。间质可水肿或黏液样变，可成小束纤维分隔瘤细胞成不规则小巢。极少数病例瘤细胞形状类似神经母细胞样，并形成假菊形团结构。假菊形团散在于弥漫分布的瘤组织中，其中央为空腔，故较像腺体；有时也可有许多菊形团出现，但仍可见梭形瘤细胞，以区别于外周神经发生的神经母细胞瘤。④疏松和（或）弥漫结构：瘤细胞呈卵圆形或肾形，核肥大，核的染色质较前者深和不均，胞浆不清，间质往往水肿，并伴有轻度黏液性病变。瘤细胞密

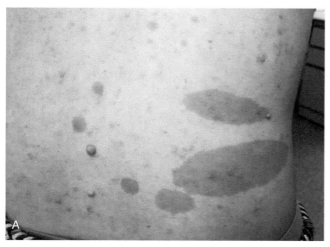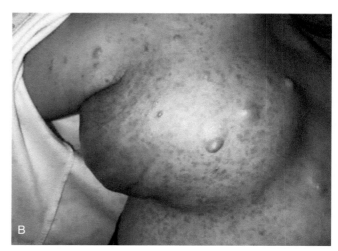

图 9-1　MPNST 患者典型的牛奶咖啡斑。

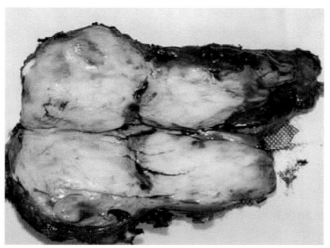

图 9-2　恶性周围神经鞘瘤切面观。

集，有一定极向，弥漫者无任何结构。⑤色素性恶性神经鞘瘤：镜下可见瘤细胞肥大呈梭形、成束状，并形成车辐状（storiform）排列，核分裂多，与隆突性真皮纤维肉瘤相似。可见散在胞浆内含有黑色素颗粒的瘤细胞；⑥伴有神经纤维瘤的恶性神经鞘瘤含有横纹肌母细胞样成分时，称为 triton 瘤（蝾螈瘤）。

　　MPNST 组织学缺乏明显的特征，故与间叶发生的恶性肿瘤，如平滑肌肉瘤、纤维肉瘤等有时不易区别；神经鞘瘤及神经纤维瘤有时也可富于细胞，并出现异型核，易被误认为 MPNST。故诊断 MPNST 时需要注意：①肉眼查见肿瘤与神经干有联系或沿神经干分布及蔓延，或肿块发生在原神经纤维瘤部位（有复发病史），或镜检可见有神经纤维瘤的结构存在；②NF1 型患者发生的梭形细胞性肿瘤；③基于以上两点的基础上，若有下列几点有助于诊断：a. 有多细胞和少细胞区；b. 逗号样、波浪状核；c. 核栅栏状结构；d. 有神经纤维瘤样漩涡或触觉样小体；e. 有异质性成分，如横纹肌肉瘤的成分，这些成分多在多细胞和少细胞区之间；f. 每个高倍镜视野都易见核分裂，并见瘤组织浸润神经外膜，应考虑 MPNST 或神经纤维瘤恶变（图 9-3）。

四、免疫组化

　　50%~70% 的 MPNST 肿瘤细胞程度不等地表达 S-100，常为局灶性，总体来说，恶性程度越高、瘤细胞分化越原始，S-100 的表达率越低。除 S-100 外，可程度不等地表达 SOX10，偶可局灶性表达 CK8 和 CK18，但不表达 CK7 和 CK19。MPNST 常表达 P53，而神经纤维瘤 P53 多为阴性。对 S-100 和 SOX10 标记呈弥漫性阳性者，需要注意是否有其他类型肿瘤的可能性，如富于细胞性神经鞘瘤、恶性黑色素瘤、透明细胞肉瘤和胶质树突细胞肉瘤等。最新报道显示，约 50% 多的 MPNST 存在 H3K27me3/2 缺失，虽不如 S-100 蛋白和 SOX10 抗体特异，但对与其他类型肉瘤的鉴别有一定的价值。

五、鉴别诊断

　　MPNST 比较少见，应与多种梭形细胞肿瘤相鉴别。

　　1）纤维肉瘤（包括黏液纤维肉瘤），纤维肉瘤细胞核相对对称，瘤细胞只表达 vimentin，偶可表达 actins，不表达 S-100 和 SOX10。

　　2）梭形细胞滑膜肉瘤，滑膜肉瘤表达 AE1/AE3、EMA、bcl-2 和 CD99 标记，约 30% 的滑膜肉瘤也可表达 S-100，不能仅依靠 S-100 而诊断为 MPNST。通过 FISH 检测 SS18-SSX1/2 融合性基因可有效区分两

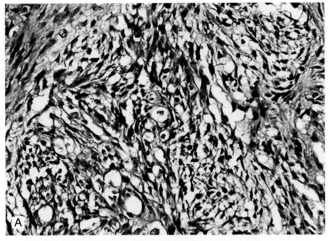

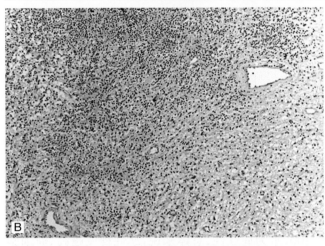

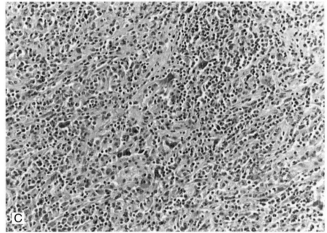

图 9-3　MPNST 的 HE 病理切片镜下观。

者,滑膜肉瘤可发生于大的神经干,极少数情况下,也可发生于 NF1 患者,易被误诊为 MPNST。

3)平滑肌肉瘤,瘤细胞胞质呈嗜伊红色,胞核呈杆状、雪茄样或可见核端空泡,特殊染色如 Masson 三色及免疫组化标记有助于鉴别诊断。

4)恶性孤立性纤维性肿瘤,瘤细胞表达 CD34、bcl-2、CD99 和 STAT6,S-100 和 SOX10 阴性。

5)富于细胞性神经纤维瘤,如见到核分裂象提示有恶性可能,但还需要结合瘤细胞的丰富程度和细胞异型程度等因素综合决定。

6)富于细胞性神经鞘瘤,肿瘤界限相对清晰或具有完整的包膜。瘤细胞异型性不明显,虽可见核分裂象,但多在 4 个/10HPF 以下,且无病理性核分裂。S-100 呈弥漫强阳性。

六、MPNST 的亚型

(一)EMPNST

上皮样恶性周围神经鞘膜瘤(EMPNST)是一种 MPNST 的少见亚型,所占比例不到 5%。发病高峰期为 20~50 岁,中位年龄为 44 岁。两性均可发生,无明显差异。多发生于下肢、躯干和上肢,部分病例可发生于头颈部和内脏(包括回肠、前列腺、胸膜、纵隔、腹膜后和子宫),主要发生于皮下。

镜下常显示呈多结节状生长方式,主要由片状、巢状或结节状分布的上皮瘤细胞组成,瘤巢或结节周围围绕黏液样和(或)纤维性间质,瘤细胞也可呈梁状或宽束状排列,个别病例显示网状/微囊状排列,间质呈纤维样或黏液样。瘤细胞形态较为一致,圆形、卵圆形或多边形,核大,圆形,空泡状,含有明显核仁,可见核分裂象(1~46 个/10HPF,中位 5 个/10HPF),部分病例中可见病理性核分裂,瘤细胞的胞质丰富,淡染、嗜伊红色或嗜双色性,间质可呈黏液样。约 1/3 病例于局灶区域内可见与经典型恶性周围神经鞘瘤相似的梭形细胞成分,在上皮样细胞和梭形细胞之间常可见逐渐移行的现象。免疫组化标记显示瘤细胞弥漫强阳性表达 S-100,不表达 HMB45、Melan-A、MiTF 和 CK。

临床上,除个别病例外,绝大多数 MPNST 均不伴有 NF1。近 1/2~2/3 的病例显示 SMARCB1/INI1 缺失。

本病应注意与恶性黑色素瘤、软组织透明细胞肉瘤、转移性癌、肌上皮瘤、上皮样黏液纤维肉瘤和上皮样肉瘤等相鉴别。

(二)伴有腺样分化的 MPNST

含腺样结构的 MPNST 瘤细胞排列成腺样结构,腺体表达 CK、EMA、CEA 和 CK20,而 CK7 阴性,腺体底部神经内分泌分化的细胞表达 CgA 等内分泌标记。细胞内外含黏液。患者年龄范围为 19 个月~68 岁,平均年龄为 29 岁,无性别差异。多发生于大腿和腹膜后,肿瘤体积多较大,平均直径可达 10cm。3/4 的患者有 NF1,死亡率高。本病主要应与双相型滑膜肉瘤进行鉴别。

(三)伴有横纹肌母细胞分化的 MPNST

伴有横纹肌肉瘤的也称恶性蝾螈瘤(MTT),是一种伴有横纹肌母细胞成分的 M-PNST,比较少见。患者年龄范围较广,从新生儿~75 岁,平均为 34 岁,男女均可发生,57%的患者伴有 NF1。肿瘤分布较广,但多发生于头颈部、躯干和大腿。临床表现与 MPNST 一样,表现为进行性增大的肿块,可产生神经症状。MTT为高度恶性,局部复发率为 60%,转移率为 48%。2 年和 5 年生存率为 33%和 12%。

镜下特征性形态表现为 MPNST 的梭形细胞背景中可见散在横纹肌母细胞,其数量在不同肿瘤内或同一肿瘤不同区域内可多少不等。横纹肌母细胞相对成熟,圆形或多边形,含有大量的嗜伊红色胞质,类似分化好的胚胎性横纹肌肉瘤。免疫组化显示梭形瘤细胞表达 S-100,横纹肌母细胞表达 desmin、myogenin 和 MyoD1。超微结构显示肿瘤内除具有 Schwann细胞分化的梭形细胞外,还含有骨骼肌分化的细胞。

(四)恶性黑色素性神经鞘瘤

恶性黑色素性神经鞘瘤主要发生于成年人,平均年龄为 41 岁,年龄范围为 11~84 岁,女性略多见。好发于椎体旁脊神经根,少数病例可发生于纵隔、骶尾、马尾、主动脉旁和臀部等处,少数患者可伴有 Carney综合征,特别是失表达 PRKAR1A 者。

镜下主要由形态相对一致的梭形细胞组成,瘤细胞显示一定的异型性,并可见核分裂象,特征性形态表现为瘤细胞胞质内可见色素,部分病例可有砂砾体形成。免疫组化标记显示,瘤细胞可表达 S-100、HMB45、Melan-A 和酪氨酸激酶,与恶性黑色素瘤有所重叠,两者的基因表达谱有所不同。INI1(SMARCB1)表达无缺失,37%的病例 PRKAR1A 表达缺失,提示有 Carney 综合征的可能。局部复发率为 35%,转移率为 44%,特别是核分裂象超过 2 个/10HPF 者,可转移至肺。

(五)伴有血管肉瘤的 MPNST

患者的年龄范围为 6~65 岁,平均为 26 岁,男性多见。肿瘤分别发生于腹膜后、颈部、大腿、臀部、背部和肝脏,部分肿瘤起自于大的神经干,如臂丛、坐骨神经和桡神经等。

组织学上,肿瘤内的血管肉瘤成分由衬覆核深染

的扁平或肥胖内皮细胞的不规则性血管腔隙组成,常为上皮样血管肉瘤,其所占比例可仅为局灶性,也可弥漫成片。免疫组化显示内皮细胞表达一个或多个内皮性标志物,如 CD31、ERG 和 Fli1,而 S-100 阴性。

(六)起自于神经鞘瘤、节细胞神经瘤、节细胞神经母细胞瘤和嗜铬细胞瘤的 MPNST

起自于经典型神经鞘瘤的 MPNST 极其罕见。大体上,肿瘤直径多超过 5cm。镜下,所有病例中均可见到经典神经鞘瘤的形态结构,如 Antoni A 区和 AntoniB 区,其中部分病例可见 Verocay 小体。恶性成分呈上皮样小圆形、多边形和卵圆形细胞组成,可见明显核仁,胞质呈深嗜伊红色。

起自于节细胞神经瘤和节细胞神经母细胞瘤的MPNST 常发生于腹膜后,镜下有时可见到灶性节细胞神经瘤紧邻 MPNST 成分或融入 MPNST 中。在 MPN-ST 的梭形细胞成分内,也可见到散在的节细胞。

起自于嗜铬细胞瘤的 MPNST 均发生于成年人,均位于肾上腺,可见到残留的肾上腺和嗜铬细胞瘤成分。

(七)伴有神经束膜细胞分化的 MPNST

伴有神经束膜细胞分化的 MPNST 也称为恶性神经束膜瘤,镜下由形态基本一致的梭形细胞组成,略呈席纹状排列,可见较多的核分裂象,免疫组化标记显示瘤细胞弥漫强阳性表达 EMA。肿瘤好发于中青年,年龄范围为 11~83 岁,两性均可发生。好发部位依次为躯干、四肢、腹膜后和纵隔,少数病例可位于头颈部、支气管、胰腺、盆腔和前列腺等部位。肿瘤位于皮下或深部肌肉内,多与神经无关。患者也多无神经纤维瘤病病史,并且肿瘤生长较快。

组织学上主要由梭形细胞组成,细胞形态和大小较为一致,核分裂象多少不等,间质呈黏液样或纤维黏液样,可见嗜伊红的胶原纤维束。瘤内细胞密度变化较大,在富于细胞的区域,瘤细胞呈交织束状、漩涡状或席纹状排列,有时可见"洋葱头"样排列结构,或围绕血管呈血管外皮瘤样排列,或呈类似神经纤维瘤的波浪状排列。免疫组化标记显示瘤细胞表达 EMA 和vimentin,不表达 S-100、a-SMA、desmin、NF 和 GFAP。最新研究显示,瘤细胞尚表达紧密连接相关蛋白 claudin-1,可有助于神经束膜肿瘤的诊断。本瘤应主要与隆突性皮肤纤维肉瘤、孤立性纤维性肿瘤、神经纤维瘤、梭形细胞型滑膜肉瘤、多形性未分化肉瘤、颅外脑膜瘤及滤泡树突状细胞肉瘤相鉴别。

(赵纲　王坚)

参考文献

[1] MEGAHED M. Histopathological variants of neurofibroma. A study of 114 lesions[J]. Am J Dermatopathol. 1994,16(5):486–495.

[2] MATSUNOU H, SHIMODA T, KAKIMOTO S, et al. Histopathologic and immunohistochemical study of malignant tumors of peripheral nerve sheath (malignant schwannoma) [J]. Cancer,1985, 56(9):2269–2279.

[3] SCHAEFER IM, FLETCHER CD, HORNICK JL. Loss of H3K27 trime thylation distinguishes malignant peripheral nerve sheath tumors from histologic mimics [J]. Mod Pathol,2016,29(1):4–13.

[4] MCCORMACK LJ, HAZARD JB, DICKSON JA. Malignant epithelioid neurilemoma (schwannoma)[J]. Cancer, 1954,7(4): 725–728.

[5] CARTER JM, O'HARA C, DUNDAS G, et al. Epithelioid malignant peripheral nerve sheath tumor arising in a schwannoma, in a patient with "neuroblastoma-like"schwannomatosis and a novel germline SMARCB1 mutation[J]. Am J Surg Pathol. 2012,36(1):154–160.

[6] WOODRUFF JM, CHERNIK NL, SMITH MC,et al. Peripheral nerve tumors with rhabdomyosarcomatous differentiation (malignant "Triton" tumors)[J]. Cancer,1973,32(2):426–439.

[7] TORRES-MORA J, DRY S, LI X,et al. Malignant melanotic schwannian tumor: a clinicopathologic, immunohistochemical, and gene expression profiling study of 40 cases, with a proposal for the reclassification of "melanotic schwannoma"[J]. Am J Surg Pathol, 2014 ,38(1):94–105.

[8] LEDERMAN SM, MARTIN EC, LAFFEY KT, et al. Hepatic neurofibromatosis, malignant schwannoma, and angiosarcoma in von Recklinghausen's disease[J]. Gastroenterology, 1987 ,92 (1):234–239.

[9] NAYLER SJ, LEIMAN G, OMAR T,et al. Malignant transformation in a schwannoma [J]. Histopathology, 1996,29(2): 189–192.

[10] DE CHADARÉVIAN JP, MAEPASCASIO J, HALLIGAN GE,et al. Malignant peripheral nerve sheath tumor arising from an adrenal ganglioneuroma in a 6-year-old boy[J]. Pediatr Dev Pathol,2004,7(3):277–284.

[11] MIN KW, CLEMENS A, BELL J, et al. Malignant peripheral nerve sheath tumor and pheochromocytoma. A composite tu-mor of the adrenal [J]. Arch Pathol Lab Med,1988,112 (3):266–270.

[12] ZÁMECNÍK M, MICHAL M. Malignant peripheral nerve sheath tumor with perineurial cell differentiation (malignant perineu-rioma)[J]. Pathol Int,1999,49(1):69–73.

第 10 章　恶性周围神经鞘瘤的分期、预后模型及治疗策略

第 1 节　恶性周围神经鞘瘤的分期

肿瘤分级只是参考组织学参数来评价恶性程度和远处转移的可能性。肿瘤分期则参考了临床参数和组织学参数来提供肿瘤的详细信息，包括肿瘤的大小、病理分级、区域淋巴结受累情况、远处转移情况等。对于新诊断未治疗的或已确诊治疗中的恶性周围神经鞘瘤（MPNST）患者进行分期是非常有必要的，因为不同的分期提示着不同的治疗选择和预后。具体来说，临床分期可以提示 MPNST 的恶性程度、局部受累、区域和远隔转移情况，这些与患者的肿瘤学预后密切相关。

不同于多数其他类型的实体瘤，软组织肉瘤的分级是决定分期的最重要因素。迄今国际上已有 10 余个软组织肉瘤相关的分级标准，但尚无能够很好适用于所有组织学类型。1984 年由法国癌症中心联盟肉瘤学组（FNCLCC）制订的分级系统（表 10-1），虽然不完善，但由于其较强的实用性和可重复性，仍是目前国际上最广为接受的肉瘤分级标准。国际上公认的判定 FNCLCC 分级需要有三大参素，即肿瘤分化程度、有丝分裂计数及坏死程度，每个参数的评分分别为 1~3 分、1~3 分、0~2 分。临床医生根据三大参数得分的总分来判断分级：总分 2~3 分为 G1，总分 4~5 分为 G2，总分 6~8 分为 G3。在最新版的 2016 年 WHO 新的中枢神经系统肿瘤分类（整合了表型和基因型特征进行肿瘤分类，有助于增加诊断的准确性，帮助改善患者的诊疗与管理）中部分肿瘤的分级指出，MPNST 被分为Ⅱ、Ⅲ或Ⅳ级。

针对 MPNST 在内的软组织肉瘤，目前常用的分期标准有 Enneking 提出的骨及软组织肿瘤外科分期系统（SSS 分期）（表 10-2）和美国癌症联合委员会（AJCC）分期系统（表 10-3、10-4、10-5、10-6），两种分期系统具有不同的特点。Enneking 提出的 SSS 外科分期系统（SSS）是目前临床上使用比较广泛的分期系统，此分期系统与外科治疗密切相关，因此被美国骨骼肌肉系统肿瘤协会（MSTS）及国际保肢协会（ISOLS）采纳，又称 MSTS/Enneking 外科分期。此系统根据肿瘤的组织学级别、局部累及范围和有无远处转移对肿瘤进行分期。肿瘤完全位于一块肌肉内的称为间室内（A）肿瘤，而穿透肌肉到另外一块肌肉或侵犯邻近骨骼、血管或神经，称为间室外（B）肿瘤；通过影像学分期，没有转移证据的患者被归于 M0，有转移者为 M1。其病理分级定义为低度恶性（G1）和高度恶性（G2），与 AJCC 病理分级 G1、G2 和 G3 意义不同。SSS 分期的主要特点如下：①肿瘤位于间室内或间室外能体现软组织肉瘤特有的生物学行为特征，对于治疗方案的选择和肿瘤切除范围的计划具有指导意义；②转移灶通常位于肺、淋巴结，预示着预后不良。

AJCC 分期系统是目前国际上最为通用的肿瘤分期系统，在临床上也更被肿瘤科医生所熟悉。该系统按照肿瘤大小（T）、病理分级（G）、淋巴结受累（N）及远处转移（M）进行分类。其中病理分级采用 FNCLCC 分级。第 8 版 AJCC 四肢及躯干软组织肉瘤与第七版的最大区别在于，取消肿瘤浅层和深层的区别，增加肿瘤直径 10cm 和 15cm 两个类别，Ⅱ期和Ⅲ期的意义与既往不同；对于有淋巴结转移而无远处转移的由Ⅲ期调整为Ⅳ期，提示淋巴结转移与远处转移有相似的预后。根据病变部位不同，AJSS 分期有头颈部（表 10-3）、四肢及躯干（表 10-4）、胸腹部脏器（表 10-5）、腹膜后（表 10-6）等不同的标准。

表 10-1　FNCLCC 软组织肉瘤分级系统

A.肿瘤细胞分化

1 分,肉瘤非常类似正常成人间叶组织(例如,低级别平滑肌肉瘤)

2 分,肉瘤细胞有自己特定的组织学特点(例如,黏液样脂肪肉瘤)

3 分,胚胎样特点和未分化的肉瘤,滑膜肉瘤,类型不明确的肉瘤

B.核分裂计数

1 分,0~9/10HPF

2 分,10~19/10HPF

3 分,>19/10HPF

C.坏死

0 分无坏死

1 分,<50%肿瘤坏死

2 分,≥50%肿瘤坏死

组织学分级(G)=A+B+C

G1=2,3 分;G2=4,5 分;G3=6,7,8 分

表 10-2　骨及软组织肿瘤外科分期系统(SSS 分期)/骨骼肌肉系统肿瘤协会外科分期(MSTS/Enneking 外科分期)

分期	分级	部位	转移
Ⅰ A	G1	T1	M0
Ⅰ B	G1	T2	M0
Ⅱ A	G2	T1	M0
Ⅱ B	G2	T2	M0
Ⅲ	G1~2	T1~2	M1

表 10-3　AJCC 头颈部软组织肉瘤 TNM 临床分期(2017 年第 8 版)

分期	T	N	M	G
Ⅰ A	T1	N0	M0	G1,GX
Ⅰ B	T2/T3/T4	N0	M0	G1,GX
Ⅱ	T1	N0	M0	G2,G3
Ⅲ A	T2	N0	M0	G2,G3
Ⅲ B	T3/T4	N0	M0	G2,G3
Ⅳ	任何 T	N1	M0	任何 G
Ⅳ	任何 T	任何 N	M1	任何 G

注:以下为头颈部软组织肉瘤 TNM 定义(2017 年第 8 版)

原发肿瘤(T)

TX 原发肿瘤无法评估

T1 肿瘤最大直径≤2 cm

T2 肿瘤最大直径>2 cm,≤4 cm

T3 肿瘤最大直径> 4 cm

T4 肿瘤侵犯邻近结构

T4a 肿瘤伴有眼眶受侵、颅底/硬脑膜受侵、中央隔室脏器受侵、面部骨骼受累或翼状肌受侵

T4b 肿瘤伴脑实质受侵、颈动脉包绕、椎前肌受侵或经周围神经扩散累及中枢神经系统

区域淋巴结(N)

N0 无局部淋巴结转移或局部淋巴结无法评价

N1 局部淋巴结转移

远处转移(M)

M0 无远处转移

M1 有远处转移

(待续)

表 10-3　JCC 头颈部软组织肉瘤 TNM 临床分期(2017 年第 8 版)(续)

组织病理学分级(G)

GX 病理分级无法评价

G1 高分化(低级别)

G2 中分化(高级别)

G3 低分化(高级别)

表 10-4　AJCC 四肢及躯干软组织肉瘤 TNM 临床分期

分期	T	N	M	G
ⅠA	T1	N0	M0	G1,GX
ⅠB	T2/T3/T4	N0	M0	G1,GX
Ⅱ	T1	N0	M0	G2,G3
ⅢA	T2	N0	M0	G2,G3
ⅢB	T3/T4	N0	M0	G2,G3
Ⅳ	任何 T	N1	M0	任何 G
Ⅳ	任何 T	任何 N	M1	任何 G

注:以下为 AJCC 四肢及躯干软组织肉瘤 TNM 定义(2017 年第 8 版)

原发肿瘤(T)

TX 原发肿瘤无法评估

T0 无原发肿瘤证据

T1 肿瘤最大直径≤5cm

T2 肿瘤最大直径>5cm,≤10cm

T3 肿瘤最大直径>10cm,≤15cm

T4 肿瘤最大直径>15cm

区域淋巴结(N)

N0 无局部淋巴结转移或局部淋巴结无法评价

N1 局部淋巴结转移

远处转移(M)

M0 无远处转移

M1 有远处转移

组织病理学分级(G)

GX 病理分级无法评价

G1 高分化(低级别)

G2 中分化(高级别)

G3 低分化(高级别)

表 10-5　AJCC 胸部和腹部脏器软组织肉瘤 TNM 临床分期(2017 年第 8 版)

分期	T	N	M	G
ⅠA	T1	N0	M0	G1,GX
ⅠB	T2/T3/T4	N0	M0	G1,GX
Ⅱ	T1	N0	M0	G2,G3
ⅢA	T2	N0	M0	G2,G3
ⅢB	T3/T4	N0	M0	G2,G3
Ⅳ	任何 T	N1	M0	任何 G
Ⅳ	任何 T	任何 N	M1	任何 G

(待续)

表 10-5　AJCC 胸部和腹部脏器软组织肉瘤 TNM 临床分期(2017 年第 8 版)(续)

注:以下为 AJCC 胸部和腹部脏器软组织肉瘤 TNM 定义(2017 年第 8 版)

原发肿瘤(T)

TX 原发肿瘤无法评估

T0 无原发肿瘤证据

T1 肿瘤局限于器官内

T2 肿瘤向器官外组织扩散

T2a 肿瘤侵犯浆膜或脏腹膜

T2b 肿瘤侵犯浆膜(肠系膜)外组织

T3 侵犯另一个器官

T4 肿瘤累及多病灶

T4a 多病灶(2 个位点)

T4b 多病灶(3~5 个位点)

T4c 多病灶(>5 位点)

区域淋巴结(N)

N0 无局部淋巴结转移或局部淋巴结无法评价

N1 局部淋巴结转移

远处转移(M)

M0 无远处转移

M1 有远处转移

组织病理学分级(G)

GX 病理分级无法评价

G1 高分化(低级别)

G2 中分化(高级别)

G3 低分化(高级别)

表 10-6　腹膜后软组织肉瘤 TNM 临床分期(2017 年第 8 版)

分期	T	N	M	G
ⅠA	T1	N0	M0	G1,GX
ⅠB	T2/T3/T4	N0	M0	G1,GX
Ⅱ	T1	N0	M0	G2,G3
ⅢA	T2	N0	M0	G2,G3
ⅢB	T3/T4	N0	M0	G2,G3
Ⅳ	任何 T	N1	M0	任何 G
Ⅳ	任何 T	任何 N	M1	任何 G

注:以下为 AJCC 腹膜后软组织肉瘤 TNM 定义(2017 年第 8 版)

原发肿瘤(T)

TX 原发肿瘤无法评估

T0 无原发肿瘤证据

T1 肿瘤最大直径≤5cm

T2 肿瘤最大直径>5cm,≤10cm

T3 肿瘤最大直径>10cm,≤15cm

T4 肿瘤最大直径>15cm

区域淋巴结(N)

N0 无局部淋巴结转移或局部淋巴结无法评价

N1 局部淋巴结转移

(待续)

表 10-6　腹膜后软组织肉瘤 TNM 临床分期(2017 年第 8 版)(续)

远处转移(M)

M0 无远处转移

M1 有远处转移

组织病理学分级(G)

GX 病理分级无法评价

G1 高分化(低级别)

G2 中分化(高级别)

G3 低分化(高级别)

第 2 节　恶性周围神经鞘瘤的预后分析与预后模型

恶性周围神经鞘瘤(MPNST)是一种高度恶性软组织肿瘤,极易发生局部复发和远处转移。手术切除是近 30 年来的主要治疗方法,但复杂的解剖结构限制了肿瘤全切除术(切缘阴性)的应用。而且,MPNST 对化疗和放疗的反应不好。因此,尽管采取了积极的手术辅以放化疗等多模式治疗,但是 MPNST 的预后仍较差,5 年生存率很低,为 30%~50%。放疗诱发的和 NF1 相关的 MPNST 的预后较散发性的 MPNST 差。对于那些无法完全切除的肿瘤,则预后会较差。相比于其他软组织肉瘤,MPNST 的肿瘤相关死亡率最高。

一、一些相关的预后分析报道

由于 MPNST 的罕见性,其流行病学特征和预后因素仍不确定。文献仅可见一些小样本的 MPNST 预后分析报道。W.W.Wong 等回顾性了美国梅奥诊所于 1975—1993 年收治的 134 例 MPNST 患者的临床特征、治疗反应和预后因素。其中 36 例(27%)发生在四肢,98 例(73%)发生在非四肢。生存者平均随访 53 个月(7~280 个月)。组织学 I 级病变 14 例(10%),II 级病变 43 例(32%),III 级病变 43 例(32%),IV 级病变 32 例(24%)。73 例患者(54%)接受了放疗(RT)作为原发性肿瘤初始治疗的一部分,其中 14 例患者(10%)接受了近距离放疗,16 例患者(12%)接受了术中电子照射(IOERT)作为放疗过程的一部分。结果显示,5 年和 10 年生存率分别为 52% 和 34%。5 年的局部复发率和远处转移率都是 49%。单因素分析显示,预后因素与生存显著相关(log-rank:$P<0.05$),包括肿瘤大小、肿瘤位置、NF1 病史、既往放疗史、手术切缘情况、

使用 IOERT 或近距离放疗、疾病分期、组织学分级、肿瘤亚型、有丝分裂率和有无坏死。多因素分析中,只有照射史($P=0.023$)和手术边缘状况($P=0.0044$)仍然有显著性。对于疾病的局部复发控制率,单因素分析显示,肿瘤的位置、手术边缘情况、NF1 病史、既往照射史、有丝分裂率、辐射剂量≥60Gy、使用 IOERT 或近距离放疗是重要的预后因素。对于肿瘤的远处转移控制率,单因素分析中重要的预后因素包括肿瘤大小、分期、肿瘤分级、有丝分裂率、有无坏死以及组织学亚型。多因素分析显示,肿瘤大小($P=0.0065$)、分级($P=0.036$)和组织学亚型($P=0.001$)仍然具有显著性。与其他组织学亚型相比,神经束膜型MPNST 患者远处转移率更低,总体生存率更好。

Fangyuan Chang 等人收集了就诊于天津医科大学肿瘤医院的 12 例 MPNST 患者的新鲜肿瘤样本,进行了全基因组及全外显子测,结果显示 MPNST 中存在 TBX2 基因突变(图 10-1)。然后对 63 例人恶性周围神经鞘膜瘤组织进行 TBX2-CHK2-p53 信号通路蛋白表达水平的检测,进一步研究 TBX2、CHK2 及 p53 蛋白在恶性周围神经鞘膜瘤组织中的表达水平。研究结果显示 TBX2、CHK2 和 p53 蛋白主要表达于细胞核,其高表达组阳性率分别为 60.3%(38/63)、47.6%(30/63)及 30.2%(19/63)(图 10-2A、D、G)。采用 Kaplan-Meier 法分析 TBX2、CHK2 及 p53 蛋白表达水平与 DFS 及 OS 的关系,并采用 long-rank 检验方法比较组间生存率差异,结果发现高表达 TBX2、CHK2 和 p53 组患者的预后均较低表达组预后差,且差异具有显著统计学意义(P 均<0.05)(图 10-2 B-C、E-F、H-I)。

进一步研究细胞增殖(Ki-67)和细胞周期(cyclinD1)与预后的关系发现,Ki-67和cyclinD1蛋白主要表达于细胞核,Ki-67的阳性表达率为46.0%(29/63),cyclinD1的阳性表达率为28.6%(18/63)。Ki-67阳性表达组患者的DFS较阴性表达组预后差,且差异具有显著统计学意义(P<0.05),而与OS无显著相关性。CyclinD1蛋白的表达与DFS及OS均无显著相关性(P>0.05)(图10-3)。COX比例风险模型分析发现,复发及p53是恶性周围神经鞘膜瘤无病生存的独立预后因素(HR=1.052,95%CI=1.013~3.205,P=0.000;HR=3.582,95%CI=1.387~9.250,P=0.008,表10-1),复发及高表达p53组患者的无病生存期更短;TBX2及CHK2是恶性周围神经鞘膜瘤总生存的独立预后因素(HR=3.994,95%CI=1.298~12.285,P=0.016;HR=2.609,95%CI=1.209~5.630,P=0.015,表10-2),高表达TBX2及CHK2组患者的总生存期更短。

Chao Zhang等人用免疫组化的方法评估了58例散发性MPNST患者的CXCR4、CXCL12和Cyclin D1蛋白的表达。结果发现在19例(32.8%)、32例(55.2%)和16例(27.6%)患者样本中分别观察到CXCR4、CXCL12和Cyclin D1的高表达,并且CXCR4的表达与CXCL12的表达(r=0.334,P=0.010)和Cyclin D1的表达(r=0.309,P=0.018)呈正相关(图10-4)。进一步分析CXCR4、CXCL12、Cyclin D1的表达在MPNST患者中

的预后价值发现,CXCR4高表达的患者比CXCR4低表达的患者的总生存期(OS)更长(P<0.05),而与无病生存期(DFS)之间没有关联(P<0.05)。CXCL12、Cyclin D1的表达与DFS和OS均无关系(图10-5)。

Kyoji Okada等对日本多家医院于1994—2002年收治的56例MPNST病例(包括22例男性和34例女性,平均年龄为45岁)进行了回顾性分析,其中有44例(78.6%)位于下肢或躯干;50例(89%)为高分级,其余6例为低分级。平均随访时间为41个月。结果表明,53例肿瘤切除的患者中有21例(39.6%)出现局部复发;肿瘤位于中轴部位和不完全切除被定义为局部复发的危险因素。56例患者3年总生存率为55.1%,5年总生存率为43.3%。对56例患者的单因素分析显示,大的肿瘤、出现转移和组织学上的高级别与不良预后显著相关。多因素分析显示大的肿瘤和出现转移是独立的预后因素。

Matteo Anghileri等回顾性分析了1976—2003年在意大利米兰国立研究所接受手术治疗的205例局部的MPNST患者的临床情况,其中46例患者伴有NF1,159例患者不伴有NF1,130例患者表现为原发性MPNST,75例患者表现为局部复发MPNST。本研究的终点是疾病特异性死亡率、局部复发和远处转移。结果表明,10年内局部复发和远处转移的累积发生率约为30%;10年疾病特异性死亡率为43%,连续

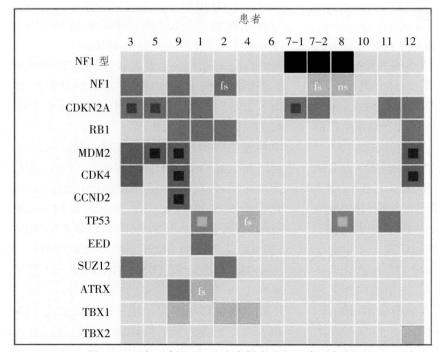

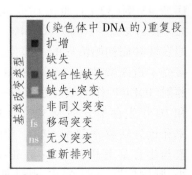

图10-1 对12例MPNST患者样本进行二代测序发现MPNST存在TBX2突变。

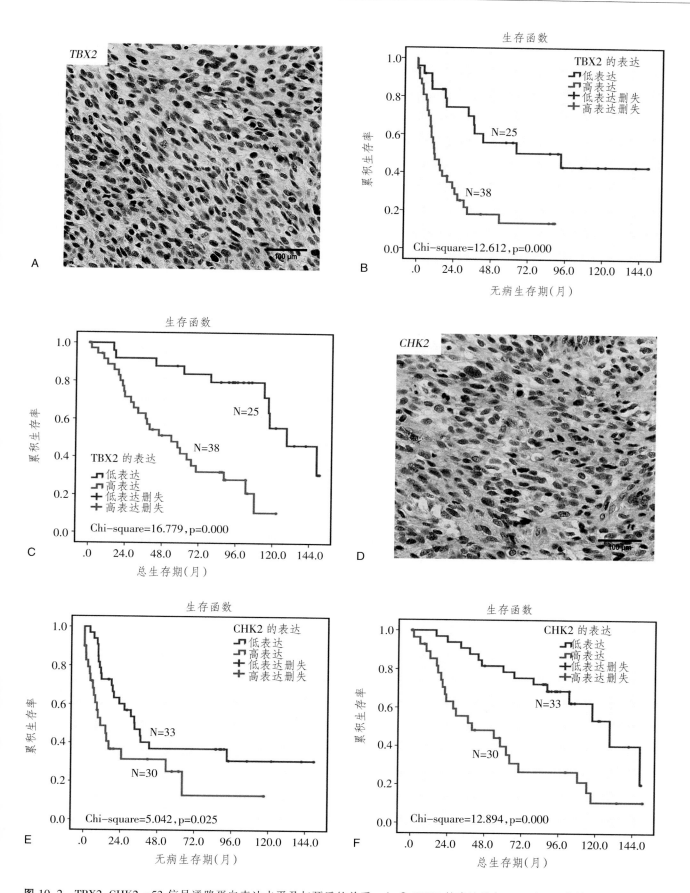

图 10-2　TBX2-CHK2-p53 信号通路蛋白表达水平及与预后的关系。A-C:TBX2 的表达及与 DFS 和 OS 的关系;D-F:CHK2 的表达及与 DFS 和 OS 的关系。(待续)

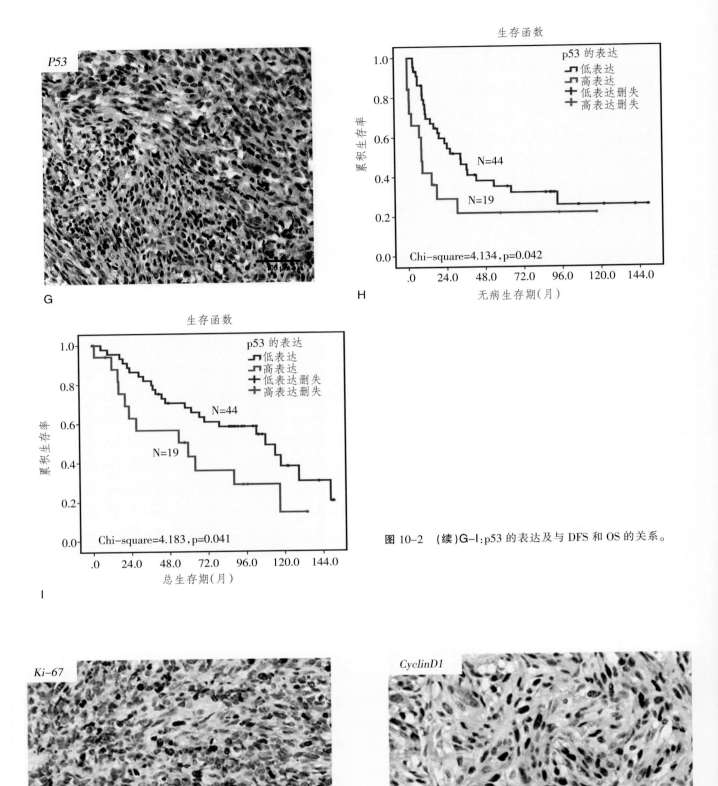

图 10-2 (续)G-I:p53 的表达及与 DFS 和 OS 的关系。

图 10-3 Ki-67 和 cyclinD1 的表达及与预后的关系。A:Ki-67 在 MPNST 中的表达;B:cyclinD1 在 MPNST 中的表达。(待续)

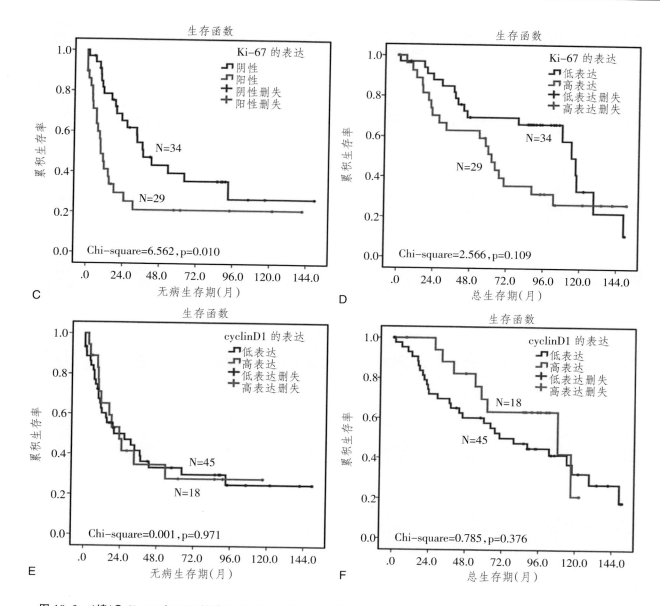

图 10-3　(续)C：Ki-67 和 DFS 的关系；D：Ki-67 和 OS 的关系；E：cyclinD1 和 DFS 的关系；F：cyclinD1 和 OS 的关系。

表 10-1　恶性周围神经鞘膜瘤无病生存的独立预后因素

无病生存期	HR	95%CI		P
		下限值	上限值	
NF1(否/是)	1.902	0.607	5.964	0.270
放疗	1.048	0.508	2.166	0.898
复发	1.052	1.013	3.205	0.000
转移	0.594	0.233	1.510	0.274
TBX2	2.287	0.800	6.536	0.123
CHK2	0.826	0.402	1.695	0.602
P53	3.582	1.387	9.250	0.008
Ki-67	1.688	0.735	3.873	0.217

表 10　2 恶性周围神经鞘膜瘤总生存的独立预后因素

总生存期	HR	95%CI		P
		下限值	上限值	
NF1(否/是)	1.551	0.554	4.342	0.404
AJCC 分期	0.808	0.538	1.213	0.304
复发	0.637	0.253	1.604	0.338
转移	0.488	0.191	1.242	0.132
TBX2	3.994	1.298	12.285	0.016
CHK2	2.609	1.209	5.630	0.015
P53	1.826	0.822	4.056	0.139

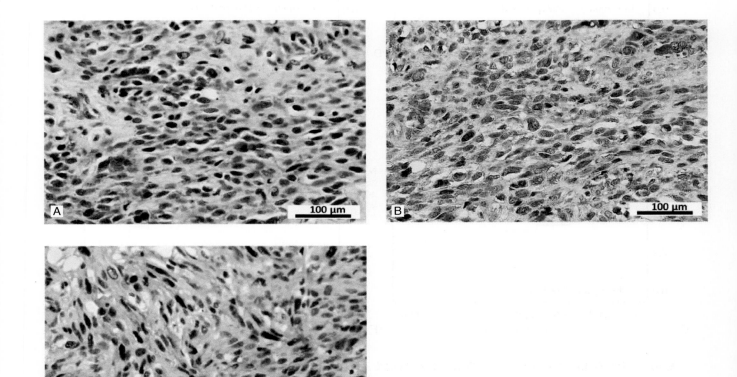

10-4　A:CXCR4 主要表达在细胞质和膜上。B:CXCL12 主要存在于细胞质和膜上。C:Cyclin D1 在细胞核内表达。

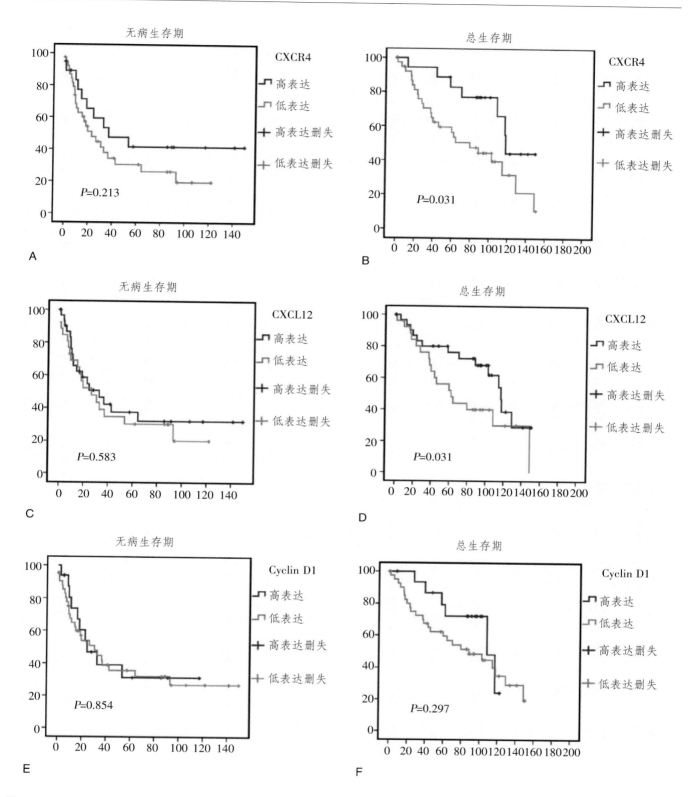

图 10-5 CXCR4、CXCL12、Cyclin D1 的表达在 MPNST 患者中的预后价值。**A**:CXCR4 表达与无病生存(DFS)之间没有关联($P > 0.05$)。**B**:CXCR4 高表达的患者比 CXCR4 低表达的患者的总生存期更长($P < 0.05$)。**C**:CXCL12 的表达与无病生存(DFS)之间没有关联($P > 0.05$)。**D**:CXCL12 表达与 OS 之间没有关联($P > 0.05$)。**E**:Cyclin D1 的表达与 DFS 之间没有关联($P > 0.05$)。**F**:Cyclin D1 的表达与 OS 之间没有关联($P > 0.05$)。

无病生存率不超过 40%。主要研究发现包括：①肿瘤类别（原发性或复发性）、肿瘤大小和肿瘤部位（躯干和肢体）是最强有力的独立的生存预测因素：a.与原发性 MPNST 患者相比，局部复发性 MPNST 患者的预后更差，后者发生另一局部复发和远处转移的风险增加，并最终死于该病；b.肿瘤越大，预后越差，这主要在于大肿瘤患者的局部控制率和远处控制率降低，因此死亡率增加；c.四肢肿瘤患者比躯干和头颈部肿瘤患者有更好的预后，这种差异主要与局部控制的差异有关。②手术切缘状态和放疗主要与肿瘤局部复发有关：a.手术切缘阳性的患者发生局部复发的风险为 2.4倍，死于疾病的风险为 1.8 倍；b.接受放疗的患者与未接受放疗的患者相比，发生局部复发的风险约为50%，尽管差异没有统计学意义。③另外，与低级别肿瘤患者相比，高级别肿瘤患者的死亡风险是低级别肿瘤患者的 1.8 倍；这种差异主要可以解释为高级别肿瘤患者发生远处转移的风险是 1 级和 2 级肿瘤患者的 2倍，这在多因素分析中很重要。④尽管 NF1 患者有增加局部复发和转移风险的趋势，但有或无 NF1 的患者的生存率没有显著差异。需要警惕的是，NF1 患者更有可能有更大的肿瘤，故需要仔细跟踪随访这类患者。

Christian Hagel 等回顾性分析德国汉堡-埃彭多夫大学医学中心于 1991—2003 年收治的 52 例 MPNST病例，其中散发性 MPNST 患者 14 例（女性 8 例，男性 6 例，诊断中位年龄为 60.6 岁），NF1 相关的 MPNST 患者 38 例（女性 16 例，男性 22 例，诊断中位年龄为 26.5岁）。结果表明，NF1 相关的 MPNST 患者诊断时明显年轻（$P<0.001$），生存时间明显短于散发性患者（中位生存期 17 个月对比 42 个月，Breslow $P<0.05$）。NF1 相关的 MPNST 患者局部复发和转移扩散的时间间隔也明显缩短（分别为 9.4 个月比 30.0 个月，$P<0.01$；9.1 个月和 33.2 个月，$P<0.001$）。鉴于 NF1 对 MPNST 的预后的影响存在争议，Matthias Kolberg 等根据过去 50 年（1963—2013 年）发表的文献，总共包括 48 项研究和超过 1800 例患者的数据，针对 NF1 状态对MPNST生存率的影响进行了荟萃分析，并分析了来自 3 个欧洲肉瘤中心的 179 例 MPNST 患者的生存特征。结果表明，与 NF1 组相比，非 NF1 组有更高的总生存率的优势比［OR(OS)］和疾病特异性生存率的优势比［OR(DSS)］［OR(OS) =1.75,95%CI=1.28~2.39;OR(DSS) = 1.68,95%CI=1.18~2.40］。从文献数据来看，与非NF1患者相比，NF1 患者的 MPNST 的预后明显较差。然而，近 10 年来，NF1 患者的生存率有所提高，生存率的差异正在减小。对于他们自己研究中心的 MPNST

患者，NF1 状态对 OS 或 DSS 没有影响。观察结果支持了一个假设，即在 NF1 和非 NF1 患者中产生的MPNST 本身没有区别。因此，他们建议 MPNST 的治疗选择应独立于 NF1 状态。

Changye Zou 等对美国得克萨斯大学安德森癌症中心于 1986—2006 年收治的 140 例 MPNST 患者进行临床回顾性分析，其中 72 例为 NF1 相关的 MPNST,68例为散发型的 MPNST。单因素和多因素分析确定了影响局部复发、远处转移和疾病特异性生存率（DSS）的独立因素。结果表明，经过 91 个月的中位随访,87 例原发性 MPNST 患者 10 年 DSS 为 31.6%,26 例复发性患者 10 年 DSS 为 25.9%,27 例转移性患者10年 DSS为 7.5%。局限性肿瘤患者 5 年 DSS 为35%,NF1 患者 5 年 DSS 为 50%。诊断时 MPNST≥10cm、部分切除和转移进展是 DSS 的显著阴性预测因子；完全切除的缺乏 S-100 免疫反应性的肿瘤发生远处转移的风险增加了近 5 倍。与良性神经纤维瘤相比,MPNST 中Ki67、血管内皮生长因子、p53 和 pMEK 过表达。多因素分析发现，只有肿瘤大小和细胞核 p53 表达是 MPNST的 DSS 的独立预后因素。

Chee-Chee H Stucky 等对美国梅奥诊所于 1985—2010 年诊治的 175 例 MPNST 患者进行了回顾性分析。研究人群的中位年龄为 44 岁,51%为女性。肿瘤中位大小为 6cm,61%的患者为高级别肿瘤。肿瘤最常见于四肢（45%）,其次是躯干（34%）和头颈（19%）。大多数患者接受了手术切除（95%）和辅助化疗（6%）、放疗（42%）或二者兼用（22%）。手术边缘情况为 R0 的占 69%,R1 的占 2%,R2 的占 9%,未知的占 20%。局部复发率为 22%,5 年和 10 年疾病特异性生存率（DSS）分别为 60%和 45%。单因素分析显示，没有发现局部复发的预测因素。DSS 与肿瘤大小≥5cm、高级别、肿瘤位置、存在 NF1、局部复发和辅助化疗有关。多因素分析显示，肿瘤大小≥5cmHR 为6.1,95%可信区间 CI1.5~25.0、局部复发（HR 为 4.4,95%CI 为 1.7~11.4）、高分级肿瘤（HR 为 3.8,95%CI 为 1.1~13.2）和位于躯干位置（HR 为 3.7,95% CI 为 1.1~12.7）是判断 DSS 预后不良的独立性危险因素。

Jennifer LaFemina 等对美国纽约斯隆凯特林纪念癌症中心前瞻性维护的肉瘤数据库进行回顾性研究，研究人群为 1982 年 7 月—2011 年 2 月确诊为原发性高级别 MPNST 的患者。如果肿瘤是复发性或低级别的，则被排除在外。总共纳入符合条件的 105 例MPNST 患者，其中 42 例为与 NF1 相关,49 例为散发性的,14 例为放疗（RT）诱发的。诊断时的平均年龄为

38 岁。存活患者的平均随访时间为 4 年。RT 诱发的肿瘤平均直径为 5.5cm, NF1 相关和散发性的肿瘤平均直径为 9.7cm（P=0.004）。在多因素分析中，与疾病特异性生存率（DSS）相关的因素是肿瘤体积较大（HR 为 1.08, 95%CI 为 1.04~1.13, P<0.001）和阳性边缘（HR 为 3.30, 95%CI 为 1.74~6.28, P<0.001）。年龄、性别、肿瘤部位和 S100 染色与 DSS 无关。NF1 相关的和散发性肿瘤的 3 年和中位 DSS 相似，二者合并 3 年 DSS 为 64%, 中位 DSS 为 8.0 年。而对于 RT 诱发的肿瘤, 3 年 DSS 为 49%, 中位 DSS 为 2.4 年。RT 与 DSS 的相关性有统计学意义（HR 为 2.29, 95%CI 为 0.93~5.67, P=0.072）。总的来说，手术切缘状态和肿瘤大小仍然是 MPNST 患者 DSS 最重要的预测因素；与 RT 诱发的肿瘤相比，NF1 相关和散发性的 MPNST 可能与 DSS 的改善有关。

In Kyung Hwang 等回顾了分析韩国首尔延世大学附属癌症中心在 27 年间诊治的 95 例 MPNST 患者的临床资料，比较散发性的 MPNST 和 NF1 相关的 MPNST 病例的临床特征、预后因素及治疗效果。结果表明，NF1 相关的 MPNST 患者的中位年龄（32 岁）明显低于散发性的（45 岁）（P=0.012），前者肿瘤的中位直径（8.2cm）明显大于后者的（5.0cm）（P<0.001），而且前者较后者需要做更多的影像学检查（P=0.004）和手术治疗（P<0.001）。MPNST 患者 10 年总生存率（OS）为 52%±6%。

在局限性 MPNST 患者中，NF1 相关的 MPNST 患者的 10 年 OS（45%±11%）明显低于散发性的（60%±8%）（P=0.046）。MPNST 单因素分析显示，手术切缘，病理分级和是否转移是影响 OS 的重要因素（分别为 P=0.001, P=0.020 和 P<0.001）。多因素分析发现，局部 MPNST 患者 R2 切除和病理学 G1 级是影响 OS 的重要因素。由此可见，NF1 相关的 MPNST 和散发性的 MPNST 具有不同的临床特点，需要更加谨慎的处理。

T Valentin 等对 1990—2013 年在法国 GSF/GETO 网络癌症中心接受治疗的组织学确诊的成人和儿童 MPNST 患者进行了回顾性分析研究。共纳入 353 例患者（37% 为 NF1, 59% 为散发性肿瘤）。诊断时的平均年龄为 42 岁（1~94 岁）。大多数肿瘤发生在四肢（位置较深），是高级别的肿瘤。294 例（83%）接受了以根治为目的的手术治疗，其中有 60 例（21%）接受了新辅助治疗（以化疗为主），173 例（59%）接受了辅助治疗（以放疗为主）。对于接受手术治疗的患者，中位无进展生存期（PFS）和总生存期（OS）分别为 26.3 个月和 95.8 个月。多因素分析显示，引起 OS 预后差的因素包括肿瘤分级高、肿瘤位置深、局部肿瘤确诊时已

属晚期和宏观上肿瘤未能完全切除（R2）。NF1 状态并不是预后的负性影响因素，除非在复发或转移情况下，NF1 相关的 MPNST 患者接受姑息性化疗比散发性的患者的生存期更差。

Max M van Noesel 等对欧洲小儿软组织肉瘤组（E-PSSG）NRSTS-2005 前瞻性研究进行了分析，以探究小儿 MPNST 的结局和预后因素。这是第一个对儿童局限性 MPNST 患者治疗的前瞻性研究。EPSSG-NRSTS-2005 研究是一项前瞻性欧洲观察性研究，研究对象为 21 岁的局限性非横纹肌肉瘤软组织肉瘤（NRSTS）患者，其中包括 MPNST 患者。本研究一共纳入 51 例小儿 MPNST, 并根据手术切除、肿瘤大小和肿瘤分级（G）将患者分为 4 个治疗组：①"单纯手术组"（N=13）：切除 G1 肿瘤；②"辅助放疗组"（N=4）：R0/R1, G2 肿瘤；③"辅助化疗组"（N=7）：R0/R1, G3 肿瘤；④"新辅助化疗组"（N=27）：R2 切除了肿瘤和（或）累及的淋巴结。总的患者的 5 年无事件生存率（EFS）和 OS 分别为 52.9%（95%CI 为 38.1~65.8）和 62.1%（95%CI 为 46.7~74.3）。治疗组①、②、③和④的 5 年 EFS 分别为 92%（56.6%~98.9%）、33%（0.9%~77.4%）、29%（4.1%~61.2%）和 42%（23.1%~60.1%）。可测量病灶患者的化疗有效率（部分缓解+完全缓解）为 46%, 在 NF1 患者和非 NF1 患者之间没有差异。尚不能确定放疗对儿童 MPNST 的附加作用。NF1 是 OS 和 EFS 的独立的不良预后影响因素。总体来说，对于可切除的小儿肿瘤患者，其结局是非常好的。而对于不能切除的，其结局至少比历史上的、回顾性的研究更好；患有 NF1 的儿童似乎预后较差。

Q Fan 等回顾性分析天津医科大学肿瘤医院收治的 146 例 MPNST 患者的临床资料，并对 56 例福尔马林固定和石蜡包埋的 MPNST 组织标本进行免疫组化检测，检测其中肝细胞生长因子受体（HGFR, 又名 c-MET）、E3 泛素蛋白连接酶 Mdm2（MDM2）和 TP53 的表达情况。治疗上，晚期 MPNST 患者接受多柔比星和异环磷酰胺方案的化疗，伴或不伴达卡巴嗪；对于一些患者，术前或术后对原发病灶和（或）转移病灶进行 30~60Gy 的放疗；手术包括广泛切除和次全切除，后者包括次全广泛切除、边缘切除和病灶内切除。随访信息包括出现首发症状（或临床表现）后的最后一次医疗干预或观察时间、疾病和患者情况、局部复发和（或）转移情况。结果表明，5 年无肿瘤生存率为 24%, 中位无肿瘤生存时间 25.64 个月；5 年总生存率为 57%, 中位总生存时间为 132.57 个月。c-MET、TP53 和 MDM2 的表达情况是异质性的，总阳性率分别

为 82.1%、55.4%、73.2%。单因素分析不仅显示,肿瘤大小、NF1 状态(是或否)、AJCC 分期、手术、MDM2 和 TP53 的表达与患者的无肿瘤生存率显著相关,还表明放疗、化疗、肿瘤大小、NF1 状态(是或否)与总体存活率显著相关。尽管多因素分析未发现MPNST 的独立预后预测因素,但肿瘤大小和 NF1 状态(是或否)与 MPNST 患者的无瘤生存率和总生存率有显著相关性。

中国医学科学院肿瘤医院骨与软组织肿瘤科于胜吉教授课题组回顾性分析了目前中国较大的 MPNST 患者人群的临床病理特征和预后因素,纳入 140 例MPNST 患者,其中男性 66 例,女性 74 例,中位发病年龄 40 岁,就诊时间跨度为 1999 年 1 月—2016 年 1 月。生存分析采用 Kaplan-Meier 法,并行 Log rank 检验,多因素分析采用 Cox 比例风险回归模型。结果表明,全组患者的中位随访时间为 43 个月,3 年和 5 年生存率分别为 56.4% 和 48.6%,3 年局部复发率和 3 年远处转移率分别为 42.9% 和 49.3%。单因素分析显示,MPNST 患者的 5 年生存率与肿瘤部位、AJCC 分期、S-100 的表达、Ki-67 指数、手术切缘状态以及是否放疗有关(均 $P<0.05$)。MPNST 患者的 3 年局部复发率与肿瘤部位、AJCC 分期、S-100 表达、Ki-67 指数、手术切缘状态、是否放疗、是否化疗有关(均 $P<0.05$)。MPNST 患者的 3 年远处转移率与肿瘤部位、AJCC 分期、S-100 表达、Ki-67 指数、手术切缘状态有关(均 $P<0.05$)。多因素分析显示,肿瘤部位、AJCC 分期、S-100 表达是影响 MPNST 患者 5 年总生存的独立因素($P<0.05$)。肿瘤部位、Ki-67 指数、是否化疗是影响 MPNST 患者局部复发的独立因素(均 $P<0.05$)。AJCC 分期、手术切缘状态和 Ki-67 指数是影响 MPNST 患者发生远处转移的独立因素(均 $P<0.05$)。总体来看,MPNST 患者的预后较差。影响 MPNST 患者预后的因素较多,肿瘤位于头颈、AJCC 分期较晚、S-100 阴性的患者 5 年生存率较低;肿瘤位于头颈、Ki-67 指数≥20%、未行化疗的患者易复发;AJCC 分期较晚、手术切缘阳性、Ki-67 指数≥20% 的患者易发生远处转移。

Enrico Martin 等对美国 SEER 数据库收录的 1973—2013 年间的 3267 例 MPNST 患者的临床资料进行回顾性分析。在患者基本信息中,167 例位于颅内(5.1%),1199 例位于脊柱(3.6%),449 例位于头颈部(13.7%),1022 例位于四肢(31.3%),1307 例位于核心(40.0%),203 例属于 NOS(未另行说明)和未知(6.2%);<18 岁占 8.6%,19~59 岁占 60.3%,>60 岁占 31.1%,平均年龄为 47.6 岁(SD:21.0);男性占 54.1%,女性占 45.9%;白人占 78.9%,黑人占12.8%,亚洲和其他种族

占 7.7%,未知种族占 0.6%。共有53.8%的患者肿瘤分级不明,剩下的大多数肿瘤分级为Ⅳ级(16.8%)。所有肿瘤的中位直径为 67mm[四分位范围(IQR):37~100mm]。最大的肿瘤位于核心部位(中位数 80mm,IQR:60~115mm)和四肢部位(70mm,IQR:40~100mm),而颅内(37.4mm,IQR:17.3~43.5mm)、脊柱(39.5mm,IQR:20~60mm)和头颈部(38mm,IQR:20~65mm)相对较小。在治疗信息中,大多数患者仅接受手术治疗(46.8%),其次是手术和放疗联合治疗(32.8%);颅内肿瘤的手术切除率最低(58.1%),脊柱肿瘤的手术切除率最高(83.0%);只有 28.0%的病例实现了总体完全切除(GTR),30.0%的手术实现了次全切除。GTR 在脊柱肿瘤中最常见(42.6%),在核心肿瘤中最不常见(24.9%)。总体而言,38.9%的患者接受了某种形式的放疗,百分比略有变化,从 35.5%的颅内病例到 41.8%的四肢病例。在新辅助治疗的病例中,4.2%接受放疗,28.0%接受辅助治疗;术前放疗最常用于四肢部位(6.8%);术中放疗仅占 0.6%;在所有病例中,只有 0.8%的患者同时接受了术前和术后放疗。综合单因素和多因素分析,与生存率下降相关的独立因素有:高龄、男性、黑人、未手术、部分切除、肿瘤大、肿瘤分级高、位于头颈部和核心部位(均为 $P<0.05$)。颅内肿瘤和小儿肿瘤的生存率较高($P<0.05$)。在每个肿瘤部位总生存率(OS)和疾病特异性生存率(DSS)的 Kaplan-Meier 曲线分析中,颅内肿瘤的 OS 和 DSS 最佳,而核心肿瘤的最差($P<0.001$)。

Alia Mowery 等对美国国家癌症数据库(NCDB)收录的 2004 年至2015 年间的 2858 例成年 MPNST 患者的临床资料进行回顾性分析。在患者基本信息中,患者诊断的年龄为 18~90 岁,中位年龄为 47 岁;一半以上的患者是男性,大多数是白种人。在肿瘤信息中,大多数肿瘤位于四肢或躯干,相对较少的位于头颈部或其他部位;肿瘤的大小也有很大差异,尽管超过一半的肿瘤大小≤10cm;根据 NCDB 的评估,将近 1/4 的肿瘤没有明确的分期,但是其余的肿瘤在低分期(39%)和高分期(37%)之间的比例相当均等;在诊断时,13% 有远处转移,只有 2%有区域淋巴结阳性。在治疗信息中,只有 5%的患者未接受治疗;大多数患者接受手术切除,近 1/3 的患者单独接受手术;一小部分患者只接受了放疗或化疗,其余患者接受了一些联合治疗。然而,治疗方案因分期不同而有显著差异。肿瘤分期较低的患者仅进行手术的可能性是高分期患者的 2 倍多。相反,高分期肿瘤患者更有可能不进行手术干预,30%的高分期肿瘤患者只接受化疗和(或)放疗,而低分期肿瘤患者的这一比例为 7%。对患者进行了长达

12 年的随访，最后一次随访的平均时间为 30.5 个月。超过一半的人要么在 5 年前死亡，要么有超过 5 年的随访数据，因此被纳入对 5 年 OS 的分析中。在有 5 年 OS 数据的患者中，只有 52% 在 5 年标记时间点存活，尽管该人群通常相对较年轻和健康。单因素分析显示，年龄、种族、肿瘤大小和治疗方案显著预测 5 年 OS：诊断年龄为 40~60 岁的患者 5 年 OS 最高，为 57%，年轻和老年患者的 OS 都较低；白人、黑人和亚洲或太平洋岛民种族的患者有相似的 5 年 OS，约为 50%，但属于其他类别的 2% 患者的 OS 明显更差，为 17.2%；较大的肿瘤伴有较低的 OS，直径大于 10cm 的肿瘤的 5 年 OS 率为 44%，直径小于 5cm 的肿瘤的 5 年 OS 率为 54%；虽然不显著，但在 5 年生存率上，不同治疗方案之间也存在一些差异，表现为单纯手术的生存率最高，为 53%，手术加化疗和（或）放疗（52%）紧随其后；单纯接受化疗和（或）放疗或未接受任何治疗的患者 5 年 OS 率未明显降低，均为 42%。多因素分析发现年龄、种族和肿瘤大小是 5 年 OS 的显著预测因素，治疗方案并未被发现是 5 年 OS 的显著预测因素。AJCC（第 8 版）分期似乎可以预测头颈部肿瘤的 5 年 OS（虽然不显著），但对躯干和四肢 MPNST 患者的风险分层并不可靠。总体来说，MPNST 与高死亡率相关，年龄、种族和肿瘤大小是 5 年 OS 的显著预测因素，但几乎没有可改变的危险因素；目前的 AJCC（第 8 版）分期系统可能无法充分预测生存率。

二、预后分析模型 – 列线图

列线图是一种广泛使用的可视化统计预测工具，用于识别预后因素，并在多种肿瘤中（如胶质母细胞瘤、肝内胆管癌、非小细胞肺癌、胃癌、食管癌、胰腺癌、胰腺神经内分泌瘤、结直肠癌和膀胱癌等）可以预测总体生存率（OS）。多种证据表明，它对某些恶性肿瘤的预测精确度优于现有的分期系统，被认为是一种新的诊断标准。Penghui Yan 等构建了第一个基于 MPNST 人群研究的预测 MPNST 患者 OS 和疾病特异性生存率（CSS）的列线图。从 SEER 数据库中选择 1973—2014 年诊断为 MPNST 且变量资料较齐全的 689 例患者。变量资料包括患者的人口统计学（年龄、性别、种族）、肿瘤特征（原发部位、组织学亚型和历史分期）、治疗（手术、放疗和化疗）和社会经济状况（婚姻、教育背景、收入和就业）。主要研究终点是 OS 和 CSS。结合回归分析方法（Ka-plan–Meier 方法、Cox 比例风险回归

模型和 Lasso 回归）和机器学习模型（随机森林）来确定影响 OS 和 CSS 的预后因素。然后，整合这些重要的预后因素来构建一个列线图，并预测 MPNST 患者的生存率。训练集为上述 SEER 数据库中选取的 689 例患者，外部验证集共纳入 42 例患者（来自 2008—2016 年在郑州大学第一附属医院确诊的 MPNST 患者）。用一致性指数（C-index）和来衡量预测的准确性和鉴别能力。结果表明，多因素分析提示年龄、组织学、历史分期和化疗是 OS 的独立预后因素：60 岁以上的患者 OS 最差，恶性蝾螈瘤（MTT）被证实与其他组织学亚型相比预后较差，化疗可增加转移性患者的 OS。原发部位、手术、历史分期和化疗是 CSS 的独立预后因素：位于躯干的肿瘤预后不佳。以整个 SEER 队列为训练集内部的验证表明，OS 的 C - 指数为 0.686，CSS 为 0.707；在外部验证集中，OS 的 C-指数为 0.700，CSS 的为 0.722，这提示该列线图在临床上具有很好的应用价值。同时，考虑到纳入的病例属于多中心数据且具有内在的时间和空间异质性；SEER 数据库的中部分病例手术边缘情况、放疗和化疗不完整；一些重要的肿瘤特征，如肿瘤大小、肿瘤分级、AJCC TNM 分期等，仅在 2004—2014 年才有；外部验证队列的病例数量相对较少等缺陷或不足，Penghui Yan 等又进行了一些亚组回归分析、Cox 回归模型等，结果显示这些重要预测因素是稳定的。总体而言，作为首个 MPNST 的列线图的预测效果良好。期待未来能纳入更多的临床资料为详细的 MPNST 患者作为训练集和验证集，并将与这些危险因素相关的一些重要的表观遗传或遗传指标的表达信息整合起来，形成更严格、更完善的序列图，并可以更好地预测 MPNST 患者的预后，并协助肿瘤医生进行准确的生存评估。

总体而言，尽管现阶段采取手术、化疗或放疗等综合治疗模式，MPNST 的预后仍然非常差。现有的一些关于 MPNST 预后因素的分析存在一定的分歧，比如针对 NF1 状态对预后的影响仍存在争议，但肿瘤较大、位置较深、位于躯干部位、分级较高、切缘阳性或未能切除等是其不良预后的影响因素。对于 NF1 患者，需要加强监控随访，以便早期发现 MPNST，早期规范化治疗以改善预后。列线图的构建有利于预测 MPNST 预后、指导临床诊疗，但目前还比较少，期待能够创建出纳入更多临床信息、分子信息、表观遗传信息列线图。

第3节　恶性周围神经鞘瘤的治疗策略

目前国内外尚没有专门针对恶性周围神经鞘瘤（MPNST）治疗的共识或指南，在治疗策略上多借鉴美国国立综合癌症网络（NCCN）定期更新发布的软组织肉瘤诊疗指南、欧洲医学肿瘤学会（ESMO）定期更新发布的相关肉瘤诊疗指南、中国临床肿瘤学会（CSCO）发布的软组织肉瘤诊疗指南和一些国内外相关的肉瘤诊疗共识等，并紧密跟踪一些大的肉瘤中心发布的回顾性和前瞻性治疗分析与评价，以及一些最新的临床药物试验评价等。在治疗前需要完善影像学检查和一些必要的生化检查，尤其是 MRI 检查，要仔细判断肿瘤的大小、位置、毗邻关系、有无转移等，尽早完成临床分期，并据此结合患者的一般状况来制订个体化、规范化的多学科参与的治疗方案。尽管目前治疗存在很大的局限性，但早期发现病变、早期诊断还是可以提高患者病变的治愈程度或提高生活质量。

对于缺乏肉瘤诊疗经验的单位（个人），应将疑似诊断 MPNST 的患者转介给具有相关科室且经验丰富的肉瘤诊疗中心（医院），切不可随便手术或采取其他方式治疗，以免对患者造成难以补救的损伤。在具体治疗过程中，需要定期再次进行影像学和生化检查，评估患者的治疗反应和身体耐受性。对于化疗、放疗或靶向治疗过程中出现的一些不良反应，需要仔细辨识，必要时请相关科室会诊，评估其严重程度，并采取及时的处理措施（停止治疗、减量或对症治疗）。

（邢汝维　张洪强　赵军　刘昊天　杨吉龙）

参考文献

[1] 郝纯毅，吴剑挥. 原发性腹膜后软组织肉瘤诊治中国专家共识（2019 版）[J]. 中国实用外科杂志，2019，39（6）：526–532.

[2] LOUIS D N，PERRY A，REIFENBERGER G，et al. The 2016 World Health Organization Classification of Tumors of the Central Nervous System：a summary[J]. Acta Neu-ropathol，2016，131（6）：803–820.

[3] （NCCN）N C C N. NCCN Clinical Practice guidelines in Oncology：Soft Tissue Sarcoma（Version 2.2020）[M]. Fort Washington，PA，2020.

[4] 中国临床肿瘤学会指南工作委员会. 中国临床肿瘤学会（CSCO）软组织肉瘤诊疗指南[M]. 北京：人民卫生出版社，2019.

[5] 张甜甜，吴穷，苏方. 恶性周围神经鞘瘤的研究进展[J]. 临床肿瘤学杂志，2018，23（12）：1140–1144.

[6] YAN P，HUANG R，HU P，et al. Nomograms for predicting the overall and cause-specific survival in patients with malig-nant peripheral nerve sheath tumor：a population-based study [J]. J Neurooncol，2019，143（3）：495–503.

[7] MIAO R，WANG H，JACOBSON A，et al. Radiation-induced and neurofibromatosis-associated malignant peripheral nerve sheath tumors（MPNST）have worse outcomes than sporadic MP-NST[J]. Radiother Oncol，2019，137：61–70.

[8] WONG W W，HIROSE T，SCHEITHAUER B W，et al. Malignant peripheral nerve sheath tumor：analysis of treatment outcome [J]. Int J Radiat Oncol Biol Phys，1998，42（2）：351–360.

[9] OKADA K，HASEGAWA T，TAJINO T，et al. Clinical relevance of pathological grades of malignant peripheral nerve sheath tumor：a multi-institution TMTS study of 56 cases in Northern Japan[J]. Ann Surg Oncol，2007，14（2）：597–604.

[10] ANGHILERI M，MICELI R，FIORE M，et al. Malignant peripheral nerve sheath tumors：prognostic factors and survival in a series of patients treated at a single institution[J]. Can-cer，2006，107（5）：1065–1074.

[11] HAGEL C，ZILS U，PEIPER M，et al. Histopathology and clinical outcome of NF1-associated vs. sporadic malignant peripheral nerve sheath tumors[J]. J Neurooncol，2007，82（2）：187–192.

[12] KOLBERG M，H?LAND M，AGESEN T H，et al. Survival meta-analyses for >1800 malignant peripheral nerve sheath tumor patients with and without neurofibromatosis type 1 [J]. Neuro-oncology，2013，15（2）：135–147.

[13] ZOU C，SMITH K D，LIU J，et al. Clinical, pathological, and molecular variables predictive of malignant peripheral nerve sheath tumor outcome[J]. Ann Surg，2009，249（6）：1014–1022.

[14] STUCKY C-C H，JOHNSON K N，GRAY R J，et al. Malignant peripheral nerve sheath tumors（MPNST）：the Mayo Clinic experience[J]. Ann Surg Oncol，2012，19（3）：878–885.

[15] LAFEMINA J，QIN L-X，MORACO N H，et al. Oncologic outcomes of sporadic, neurofibromatosis–associated, and radiation-induced malignant peripheral nerve sheath tumors[J]. Ann Surg

Oncol, 2013, 20(1): 66–72.

[16] HWANG I K, HAHN S M, KIM H S, et al. Outcomes of Treatment for Malignant Peripheral Nerve Sheath Tumors: Different Clinical Features Associated with Neurofibromatosis Type 1 [J]. Cancer Res Treat, 2017, 49(3): 717–726.

[17] VALENTIN T, LE CESNE A, RAY-COQUARD I, et al. Management and prognosis of malignant peripheral nerve sheath tumors: The experience of the French Sarcoma Group (GSF-GETO)[J]. Eur J Cancer, 2016, 56:77–84.

[18] VAN NOESEL M M, ORBACH D, BRENNAN B, et al. Outcome and prognostic factors in pediatric malignant peripheral nerve sheath tumors: An analysis of the European Pediatric Soft Tissue Sarcoma Group (EpSSG) NRSTS-2005 prospective study[J]. Pediatr Blood Cancer, 2019, 66(10): e27833.

[19] FAN Q, YANG J, WANG G. Clinical and molecular prognostic predictors of malignant peripheral nerve sheath tumor [J]. Clin Transl Oncol, 2014, 16(2): 191–199.

[20] 袁振南, 徐立斌, 赵振国, 等. 140 例恶性周围神经鞘瘤患者的临床病理特征与预后分析[J]. 中华肿瘤杂志, 2017, 39 (06): 439–444.

[21] MARTIN E, MUSKENS I S, COERT J H, et al. Treatment and survival differences across tumor sites in malignant peripheral nerve sheath tumors: a SEER database analysis and review of the literature[J]. Neurooncol Pract, 2019, 6(2): 134–143.

[22] MOWERY A, CLAYBURGH D. Malignant peripheral nerve sheath tumors: Analysis of the national cancer database[J]. Oral Oncol, 2019, 98:13–19.

[23] LIANG W, ZHANG L, JIANG G, et al. Development and validation of a nomogram for predicting survival in patients with resected non-small-cell lung cancer[J]. J Clin Oncol, 2015, 33(8): 861–869.

[24] LI B, WANG R, ZHANG T, et al. Development and validation of a nomogram prognostic model for esophageal cancer patients with oligometastases[J]. Sci Rep, 2020, 10(1): 11259.

[25] REN H, WU C-R, AIMAITI S, et al. Development and validation of a novel nomogram for predicting the prognosis of patients with resected pancreatic adenocarcinoma[J]. Oncol Lett, 2020, 19(6): 4093–4105.

[26] MIAO D-L, SONG W, QIAN J, et al. Development and Validation of a Nomogram for Predicting Overall Survival in Pancreatic NeuroendocrineTumors[J]. Transl Oncol, 2018, 11 (5): 1097–1103.

[27] LIU J, HUANG X, YANG W, et al. Nomogram for predicting overall survival in stage Ⅱ~Ⅲ colorectal cancer[J]. Cancer Med, 2020, 9(7): 2363–2671.

[28] ZHANG Y, HONG Y-K, ZHUANG D-W, et al. Bladder cancer survival nomogram: Development and validation of a prediction tool, using the SEER and TCGA databases[J]. Medicine (Baltimore), 2019, 98(44): 17725.

[29] DENG Q-L, DONG S, WANG L, et al. Development and Validation of a Nomogram for Predicting Survival in Patients with Advanced Pancreatic Ductal Adenocarcinoma[J]. Sci Rep, 2017, 7(1): 11524.

[30] WANG Y, LI J, XIA Y, et al. Prognostic nomogram for intrahepatic cholangiocarcinoma after partial hepatectomy[J]. J Clin Oncol, 2013, 31(9): 1188–1195.

[31] LI H, HE Y, HUANG L, et al. The Nomogram Model Predicting Overall Survival and Guiding Clinical Decision in Patients With Glioblastoma Based on the SEER Database[J]. Front Oncol, 2020, 10: 1051.

[32] WANG Z-X, QIU M-Z, JIANG Y-M, et al. Comparison of prognostic nomograms based on different nodal staging systems in patients with resected gastric cancer[J]. J Cancer, 2017, 8(6): 950–958.

[33] ZHANG Z-Y, LUO Q-F, YIN X-W, et al. Nomograms to predict survival after colorectal cancer resection without preoperative therapy[J]. BMC Cancer, 2016, 16(1): 658.

[34] ZHANG Z-Y, GAO W, LUO Q-F, et al. A nomogram improves AJCC stages for colorectal cancers by introducing CEA, modified lymph node ratio and negative lymph node count[J]. Sci Rep, 2016, 6(39028.

第11章 恶性周围神经鞘瘤的外科治疗

第1节 恶性周围神经鞘瘤的手术治疗概述

一、恶性周围神经鞘瘤手术切除的治疗原则

目前,手术治疗仍是 MPNST 等软组织肉瘤(STS)局部控制的根本措施,其治疗策略是由 STS 的分期和位置决定的,在不影响肢体功能的情况下应努力达到 R0 切缘。而根治性切除或截肢术常作为其他治疗策略无效后的补救措施。需要特别指出的是,术前病理检查是选择手术方式的前提,而活检时存留的针道、切口和引流管口必须包括在手术切除的范围内。

前期研究表明,间室切除时应尽量进行功能性的间室切除;如果肿瘤巨大,侵犯多个间室,或主要血管和神经已经受累,经术前辅助治疗无改善者可考虑实施截肢治疗。

复发性 STS 的再切除,切缘的计算应从原术野外开始计算。

二、切缘的定义及其与预后相关性

外科医生应利用 UICC 的切除分类系统(以字母"R"表示)来评价切缘,该系统综合考虑术中肿瘤残留与术后镜下对切缘的观察(表 11-1)。R0 指肿瘤大体完整切除,镜下切缘阴性;R1 指肿瘤大体完整切除,但镜下切缘为阳性;R2 则指肉眼肿瘤残留。所有外科切除手术均应以 R 分类来对切缘进行描述,外科医生在描述切缘情况时,应结合术中情况与术后病理结果,并记载于手术记录、出院小结及相关的医疗文书内。

镜下切缘阳性的类型也可能影响预后。如低度恶性脂肪肉瘤的 R1 切除,或者术前经放疗,在术中为了保留重要结构而进行的 R1 切除,其复发率(<10%)是远远低于初诊不规范并再次手术时的 R1 切除或意料之外的 R1 切除,后者复发率可高达 30%。因此在评估复发风险时,这些临床情况必须要考虑进去。

三、软组织肉瘤术式的演变过程

在 20 世纪四五十年代,超过 2/3 的 STS 患者术后出现复发,当时认为复发的原因与手术式有关。因此,根治性手术即截肢术就成了肢体 STS 的标准术式,但术后局部复发率仍高达 47%。Bowden 和 Booher 首次描述了 STS 的区域局部扩展模式是通过离心性的生长来完成的,其外有一层假包膜,可在同一解剖间室内进行侵袭性生长。在弄清局部复发的危险性主要是外科切缘,而非手术类型后,Simon 和 Enneking 根据前人的描述首创了间室内切除术,这种手术方式使局部复发率降低到了 15%~20%。随后,他们的结果也被其他学者所证实。1984 年美国的美国国立卫生研究院(NIH)推荐此种手术方式应作为肢体 STS 的标准术式。美国肢体 STS 的截肢率从 1988 年的 29.3%下降至 1993 年的 9%。这种术式和截肢术相比较,其转移率无明显增加。

Enneking 等通过大量研究发现,STS 的快速生长可挤压周围肌肉形成组织反应区,在此区域内存在多个微小的卫星肿瘤结节,特别是高度恶性的肿瘤更是如此。他们用"假包膜"这一术语来代表此反应区。据此,在此平面外切除就称为包膜外切除。在包膜外切除时,仍可能残留微小的肿瘤,术后容易复发。因此,切除范围应再向外扩大至正常组织或有屏障组织的地方,即广泛切除。在高度恶性肿瘤中,Enneking 的分期系统是依据肿瘤所在间室的位置和它的恶性程度来制订的,而卫星病灶的存在就构成了 Enneking 分期系统的理论依据。

Enneking 切除:STS 手术方式的选择是根据手术分离界面与肿瘤及其假包膜的关系制订的。软组织肿瘤切除手术分为 4 种类型,即囊内切除术、边缘切除

表 11-1　UICC 的 R 切除分类

软组织肉瘤切缘的 R 分类	
R0	大体和镜下切缘均为阴性
R1	镜下肿瘤细胞残留,或沿肿瘤假包膜切除
R2	病灶内肿瘤切除

术、广泛切除术以及根治性切除术。

(一)囊内切除术

　　囊内切除术指经肿块内切除,肿瘤的假包膜被留下,可能切除部分或全部肿瘤组织的方法。此种手术方式将残留大量肿瘤组织,若为 STS,则术后 100% 复发。因此,若切除组织病理明确证实为恶性,则应再次进行手术切除治疗。目前此种术式仅适用于切取活组织检查或切除一些小的良性肿瘤,如脂肪瘤等。

(二)边缘切除术

　　边缘切除术指经肿瘤的真或假包膜外将肿瘤全部切除的手术方式,可能会留下微小的肿瘤组织。多用于较大良性肿瘤,可以一次性完成治疗;也可用于肉瘤紧邻重要结构或肿瘤巨大、无理想切缘时。对于某些位置深的肿瘤,如盆腔肿瘤,常因条件所限,仅能行此手术。这种手术方式仅能切除肉眼所见的瘤体,而大多数病例会有微小瘤组织残留。因此,要尽量避免此种手术操作,除非系姑息性手术或作为综合治疗的一个环节时采用。另外,术后应该追加其他治疗措施,但复发率仍然很高,可超过 85%。

(三)广泛切除术

　　广泛切除术指整块切除肿瘤及其假包膜和肿瘤外的正常组织。理论上的广泛切除指在肿瘤多维方向,包括肿瘤外的正常组织 3~5cm 处作为切缘。其基本原则是手术应在"正常组织内"进行,包括手术前曾取的活检区域以及皮下出血部位,肿瘤和假包膜及周围一定范围的正常组织一并切除。肿瘤外科手术的原则是应保证术野内不显露肿瘤组织,否则增加了术后局部复发的危险性。肿瘤巨大或边缘不清者,更应在瘤体外 5cm 进行操作。有文献报道,即使采取这样的手术方式,术后区域仍有可能发生局部复发。

　　需要注意的是,广泛切除术设定的安全切缘只是一种假想的安全距离,肉眼不可见而显微镜下可见的肿瘤和跳跃性病灶的残留是完全可能的。术后复发率较高,可达 20% 左右。广泛切除术适用于各种软组织恶性肿瘤,对表浅的早期软组织恶性肿瘤治愈率较高。

　　目前在临床上,广泛切除术这一术语常被滥用,多数"广泛切除"病例的复发并不是由长、宽切缘的不足,而是由于肿瘤基底切除不充分所致。真正能达到肿瘤多维方向的广泛切除很少,这也可能是造成"广泛切除术后"复发率居高不下的原因之一。因此,除强调肉瘤广泛切除的平面 3~5cm 范围外,更应注意肿瘤基底部的切除范围,即应达到三维广泛切除的要求,只有这样才能减少局部复发。如果术后应用放疗,需要术中即刻放置银夹标记 4 枚,以提示放疗范围。值得注意的是,广泛切除时并不需要切除相应淋巴引流区,除非是怀疑或证实有淋巴结转移病灶。

　　切缘的评估:
　　(1)从肿瘤反应区外开始评估切缘;
　　(2)无屏障部位,按实际距离;
　　(3)有屏障部位,按换算后距离;
　　(4)换算方式如下(表 11-2)。

(四)根治性切除术及截肢术

　　根治性切除术也称为间室切除术,是近年来提出的一种以间室概念为基础的手术方法。人体内某些部位的解剖学结构具有自然屏障作用,当肿瘤位于其中时,在相当长一段时间内,对肿瘤的生长具有一定约束作用。将此类结构连同肉瘤全部切除,可视为局部根治。

　　间室切除术的局部复发率明显低于广泛切除术,复发率为 15%~20%。然而,虽然这种手术方法设计合理、效果优良,但临床适宜开展根治性切除的部位较少,据文献统计不足 20%。间室切除术适用于有明显间室解剖部位的恶性肿瘤,如大腿内侧、前侧、后侧,小腿的内侧、外侧、后侧及前臂、上臂等,其疗效取决于肿瘤离间室边缘的远近。同时间室切除术的组织损毁相当严重,可能会遗留肢体功能障碍等问题。就当前的技术水平而言,修复重建可能也无法达到满意的修复效果。

　　目前的临床经验,特别是在没经过计划的恶性肿瘤切除后,观察外科切面,经常发现切面靠近肿瘤表面或在肿瘤的表面没有被压缩的肌肉,或者切面在肿

表 11-2　换算方式

关节软骨	5cm
深筋膜(包括骨膜)	3cm
浅筋膜	2cm

瘤周围的反应区。然而,当再次手术时,约一半的患者没有发现肿瘤残余的存在。这些情况就意味着:①并不是所有的卫星灶都位于反应区内;②肿瘤表面可能存在真实的包膜;③边缘切除和肿瘤摘除术各有不同的含义,后者的切缘可能正好位于肿瘤的表面;④Simon 和 Enneking 的理论并不总是正确的,因为某些肿瘤周围没有边界,例如,上皮样肉瘤、血管肉瘤和高度恶性未分化多形性肉瘤等。

因此,假包膜不是 STS 持续不变的特点,仅根据假包膜的概念来判断手术的质量是不合适的。因此,国际抗癌联盟(UICC)的 R 手术分类对判断外科切缘被认为较为科学(表 11-1)。但目前很多临床医生在处理软组织肉瘤时,仍沿用 Enneking 的间室切除,作者认为在目前病理检测难以达到临床要求时,可使用间室切除来获得较为满意的安全切缘。

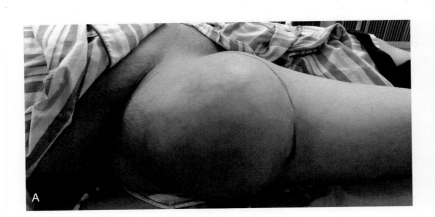

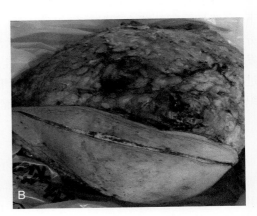

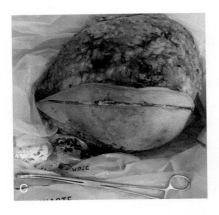

图 11-1　患者主因"发现左大腿根部肿物 1 月余"入院,行左大腿肿物广泛切除术,术中连同肿物包膜及部分肌束一并切除,肿物大小约 12cm×9cm×8cm,术后病理回报恶性周围神经鞘瘤。

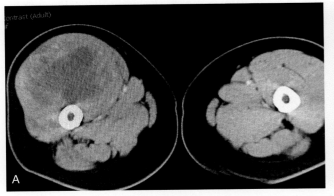

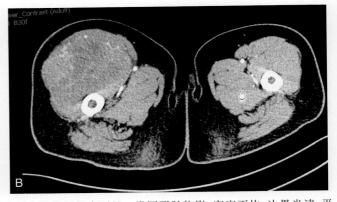

图 11-2　患者以右大腿肿物为主要症状入院。A-B:术前 CT 可见右侧大腿软组织内可见一类圆形肿物影,密度不均,边界尚清,平扫 CT 值 27HU,增强检查强化不均匀,其内可见无强化区,未见骨质破坏征象。(待续)

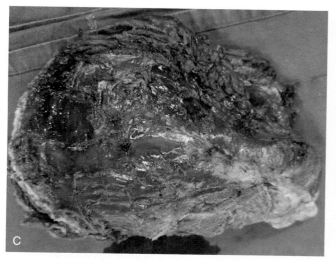
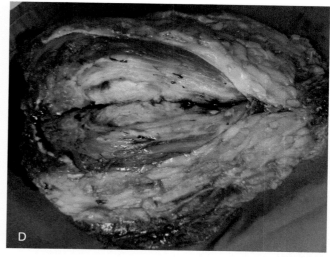

图 11-2　(续)C-D：患者新辅助化疗后行手术治疗，肿物大小 15.5cm×10cm×4cm，切面可见灰黄色结节，考虑化疗后坏死反应。

第 2 节　恶性周围神经鞘瘤累及神经和血管的处理

一、手术中受累神经的处理

发生于肢体的恶性周围神经鞘瘤常与周围神经关系紧密，手术切除能否达到安全边缘是进行保肢治疗的先决条件。传统外科治疗常切除受累神经以达到 R0 切缘，例如，坐骨神经、腓总神经等主干神经，这对肢体功能造成了严重的负面影响，远期效果甚至差于截肢治疗。近年来，影像学技术、显微外科技术以及围术期辅助治疗多元化的发展，显著增加了神经保留的可能性，同时扩大了保肢手术的应用范围，提高了患者术后的生活质量。

（一）周围神经受累诊断

1. 病史

周围神经可为恶性周围神经鞘瘤的直接来源；肿瘤组织也可邻近或不同程度地包绕神经，后者发生时患者常无明显的症状和体征，肿瘤即使很大，也无明显的疼痛，因此检查起来较困难。但一些病史和体征仍能够提供神经受累的线索，如 STS 患者出现疼痛，有可能提示神经直接受累，加之疼痛和肿块更增加了神经被肿瘤侵犯的可能性。烧灼性疼痛、放射性疼痛、麻痹和无力，都提示周围神经可能被肿瘤侵犯或者是筋膜间室中的神经受压的表现。根据症状的时间长短，可预测神经功能恢复的可能性，如患者表现为长期的麻痹，术后其功能很可能难以恢复。

2. 体征

任何关于肿瘤的查体必须包括受累肢体神经的详细情况，有症状和体征表明周围神经受侵时，记录感觉和运动检查的详细结果是非常重要的。叩诊时如 Tinel 征阳性，表明肿瘤起源或压迫于周围神经；肌肉萎缩表明神经长期没有功能；肿瘤切除后部分功能恢复，可能为神经分支所为。因神经和血管并行，肢体其他方面的检查也需要记录，如肢体有无肿胀，脉搏有无减弱、能否触及，这些都可提示神经受累的程度。检查肿瘤活动度的大小是非常重要的，如肿瘤活动度良好则可实现广泛切除，而肿瘤固定则难以广泛切除。肿瘤表面皮肤的检查也很重要，如皮肤受侵，在神经保留后常需要做皮瓣的移植来保护创口。

3. 辅助检查

由于恶性周围神经鞘瘤患者的症状和体征并无特异性，影像学检查（尤其是 MRI 检查）在诊断和制订手术方案方面发挥重要作用。当重要结构如坐骨神经邻近肿瘤时，这些影像学资料显得非常重要，是不可缺少的检查。术前 MRI 的深度分析可明确肿瘤与周围神经的毗邻关系。如肿瘤和神经有清楚的界面,则术中可通过仔细分离以获得安全切缘;当神经被肿瘤部分包绕时,可通过神经外膜切除保留神经,而当全部包绕时,则需要牺牲神经以达到 R0 切缘。

尽管 MRI 的分辨率不断提高,但分辨肿瘤和神经的关系有时仍有困难。神经的保留与否有时只能在手术中决定。因此,在术前就告知患者能否保留神经以及术后肢体功能的恢复情况是很困难的。

对于周围神经功能的传统检查,如神经传导和肌电图,可评估神经麻痹的情况,但其主要用于判断术后神经恢复的情况。

(二)受累神经处理

当软组织肉瘤的病灶邻近神经时,单纯的保留神经手术疗法很难获得安全的外科切缘,术后局部复发的风险也很大。为了实施可接受的局部复发风险的保肢手术,术前和术后放疗是非常重要的。然而,如果影像学检查表明神经被肿瘤包裹,神经需要一并切除,主刀医生应考虑保肢术是否可行。大体原则:如果只是神经切除,其他重要结构能够保留,可进行保肢,但术后应进行放疗。这种保肢术其术后功能要好于截肢。然而,如果多条神经或一条神经连同重要结构需要一并切除,那么主刀医生应权衡这种保肢后功能是否优于截肢后安装义肢的功能,然后再决定行保肢术或截肢术。

1. 神经外膜切除的适应证

在神经手术中检查是非常重要的,如果神经直接进入肿瘤,那么必须放弃保留神经的计划;如果神经位于肿瘤表面,可见部分神经没有被肿瘤包裹,可进行外膜切除术,虽然有争论,但在实践中多于 90°的神经没有被包绕,就可行外膜切除,从而保留神经。当应用新辅助或辅助放疗后,在肿瘤外的 1cm 左右,都可视为安全的边缘。随着临床实践和证据的不断积累,传统的 Enneking 的根治性间室切除已经逐渐被 R 切除所取代,现将 1cm 的外科切缘视为安全的切缘。有研究表明,如果肿瘤邻近重要的解剖结构,如血管神经的切缘为阳性,加放疗后和阴性切缘的术后复发率无显著差异,二者不具有统计学意义。一项关于周围神经研究使人们得到启示。此研究比较了大腿邻近神经的 STS 切除后,又进行神经外膜切除的 43 例患者(当肿瘤包绕神经小于 270°时,应用外膜切除技术,并加用放疗)和大腿远离神经的 44 例患者,两组患者的肿瘤大小和级别相同。神经外膜切除组有 3 例出现局部复发,18 例出现远处转移,对照组有 1 例出现局部复

发,17 例出现远处转移,两组无统计学差异。神经外膜切除组患者的术后功能良好。这项研究证实了,如术中仔细操作,神经外膜切除是可行的。

2. 受累神经的外科处理技术

如果不能找出未被肿瘤包绕的神经表面,则必须切除神经。相反,如果部分神经外膜未被侵及,即使肿瘤有些部分和神经外膜粘连,也能行神经外膜切除,从而得以保留神经。

术前的影像学检查难以辅助判断能否保留神经或肿瘤病灶在影像学检查和手术治疗期间发生了新的变化,这些必须在术中来决定是否切除神经。如发现神经有肉眼可见的污染,也应将神经切除。用干净的敷料将肿瘤和周围组织隔离开来,防止肿瘤污染伤口。除了接近肿瘤的部分神经外,其他肿瘤的边缘,都应解剖出来。在接近肿瘤的部位,神经表面常有一层炎性组织,应注意鉴别。然后进行外膜切除从而保留神经。更换新的手术刀片,用锐性长轴劈开神经外膜,将外膜反转剥离解剖,使其背向肿瘤,继续剥离外膜直至完全切掉。手术过程中如发现有神经纤维进入肿瘤,必须切断,这样肿瘤就连同神经外膜一并切除。肿瘤切除后,用盐水冲洗伤口。有研究表明,用蒸馏水和乙醇冲洗伤口,会减少复发的情况,但亦有可能造成伤口延迟愈合。也有研究表明,无水乙醇对轻度受污染的神经表面,有一定的杀灭残留肿瘤细胞的作用,而又对神经无明显的影响,所以借此可以保留轻度受肿瘤污染的神经。另外,还有文献报道,术中后装放疗对保留神经也有一定的作用。国内杨蕴教授等天津医科大学肿瘤医院团队等对此都有报道。

3. 神经切除后的神经修复

神经重建一般多用于上肢,其涉及桡、正中、尺神经重建,功能恢复取决于多种因素,包括患者的年龄、神经切除的长度、特殊神经的切除和肢体其他的软组织情况、放疗的应用以及术前存在的神经受损的程度。

神经干来源或受累的肿瘤,一段神经干被切除,在周围的肌肉破坏不严重时,可选择神经修复。常用的神经修复方法有:①神经端-端吻合术;②神经桥接移植修复术(桥接物可用自体神经段、静脉、人工神经等);③神经端-侧吻合术。神经修复效果最好的是神经断端的端-端吻合,在显微镜下行神经吻合修复对神经的功能恢复尤为重要。神经吻合的方法分为:①神经外膜缝合;②神经束膜缝合。神经外膜缝合在临床中的应用更为广泛。周围神经外科的进步使保肢手术更有可能实施,<2cm 的神经缺损可应用

人工管道,大部分完全包绕神经的肿瘤其神经切除往往超过2cm,因此用神经再生管进行重建的概率很小。虽然坐骨神经切除后移植有所报道,但并不推荐,因为肿瘤切除后的神经移植很难实施。再者,神经修复后再生缓慢,功能恢复时间很长,而恶性程度较高的肉瘤患者的生存期较短,故神经修复的意义并不大。

4. 肢体功能重建和肌腱移植

外科医生在术前必须有计划来处理要切除的神经,神经切除后的神经缺损重建与否主要依靠预期神经不重建情况下的肢体功能和神经重建能否成功。上肢正中神经、桡神经或尺神经的切除,常常导致严重的功能障碍,影响患者的日常生活。再者,克服这些功能障碍的神经重建技术也不是很可靠。因此,上肢神经的切除常常需要肌肉的功能重建。对于下肢病变,虽然支具可以补偿运动的缺失,但是感觉的缺失可能会引发一些潜在的危险,如烫伤、划伤、擦伤等。股神经支配的感觉区域有限,在神经切除后,通常将神经残端予以结扎处理,故术后疼痛性神经瘤不多见。股神经切除后股四头肌的伸膝功能丧失,可用屈肌(腘绳肌等)替代。由于STS易发生在股部,大部分股四头肌有时也被切除,可用屈肌转位替代其功能。因此,股神经的切除是可以接受的。当坐骨神经被切除后,足部肌肉出现瘫痪而遗留垂足的后遗症,可用支具来弥补矫正,也可行踝关节固定术来代偿;同时感觉的丧失较严重。尽管存在明显的垂足和感觉丧失等后遗症,但肢体功能保留情况仍优于截肢。

当主要的周围神经随肿瘤一并切除后,而神经又不能重建时,可通过肌肉和肌腱的移位来替代肢体丧失的功能,如上肢桡神经切除后可用旋前圆肌、尺侧腕屈肌和掌长肌移位来重建伸腕与伸指的功能。正中神经切除后,可通过指深屈肌腱固定术、肱桡肌移位、尺侧腕伸肌移位来替代恢复示、中指的屈曲功能和拇指的屈曲、外展功能。尺神经切除后,可用指浅屈肌腱移位或桡侧腕短伸肌腱移位来重建手内在肌的功能,但蚓状肌功能恢复很困难,而且感觉功能是不能恢复的。如果尺神经和正中神经功能都丧失,这就是截肢的相对指征。有文献报道,可做末端神经移植来恢复肢体功能(包括运动和感觉功能),即用未受影响的神经末梢分支植入肌肉或皮下。

二、手术中受累血管的处理

(一)对手术中受累血管的评估

对于血管受侵的患者,传统的治疗方式是截肢手术。随着综合治疗手段的发展与提升,目前肢体STS患者的保肢率已接近90%,甚至在血管被侵犯的情况下,将主要血管和肿瘤一起切除后,通过重建血管等措施,都可实现保肢的目的。现在肢体STS治疗的要求是有足够外科边缘的广泛切除,或不充分的外科边缘切除加放疗,这使得保肢手术同截肢手术的预后无明显差异。主诊医生在术前应该向患者说明这种保肢手术后肢体的功能肯定会不如术前,而且术后有可能出现肢体血栓、水肿等,并有术后再次截肢的风险。保肢手术的挑战是受侵血管和神经处理。如果肿瘤邻近血管,可行保留血管的R1切除,术后加用放疗,使局部复发率降低。如果肿瘤已侵犯或包裹血管,则受累血管必须切除,如果保留血管,就达不到安全外科切除的要求。

肢体主要动脉切除后需要进行血管的重建。良好的血管缝合技术是血管成功重建的基本保障,可使肢体STS的截肢率低于10%。动脉的重建是必需的,而静脉的重建与否目前仍有争论。肢体主要血管切除后理论上都应该重建,但如肿瘤压迫时间较长、血管变窄,此血管供血功能被周围血管代偿,特别是术前经血管造影证实的,可不做动脉重建。但对静脉的重建大多要考虑静脉回流的情况,如无明显影响,估计术后无严重水肿,可不做重建。

首先,进行术前评估。对肢体软组织肉瘤的患者,术前考虑有可能要做血管切除和重建,必须做一些必要的术前评估和检查,包括如下几个方面。①病史:有无吸烟史及有无糖尿病、高脂血症、高血压病史等;②体格检查:周围血管的搏动,肿瘤大小、位置,静脉及肢体水肿情况,同样的检查在对侧无受累的肢体也应进行。

其次,做相应血管的辅助检查。术前应常规应用血管超声检查和高质量的CT和MRI。周围动脉多普勒检查指数和以前存在的疾病证据,如动脉粥样硬化;受累肢体静脉多普勒检查排除深部静脉血栓(DVT)和评估深浅静脉的通畅情况。这些检查对判断血管本身的情况及血管和肿瘤的关系已经足够。必要时可行动脉造影检查。健侧肢体血管(股静脉,股深、浅静脉,腘静脉,胫前后、大隐静脉)供者,评估股静脉和大隐静脉是否可作为血管供体。

最后,决定血管切除的长度和移植血管的选择。影像学的检查提供了血管横截面和长度的详细数据,这些资料对血管移植是非常重要的。血管切除的长度是根据术前MRI检查和术中探查血管被肿瘤侵及的范围来决定的。术前移植血管供者的位置,移植的长度和直径都应仔细评估。在成年人中,股浅静脉的长度接近30cm(受患者的身高和其他因素影响),直径为4~8mm,在动脉压力下其直径可扩张1mm。与大隐静脉相比,股浅静脉的长度和管径均较优,且移植后出现的并发症更少。

(二)具体血管切除重建的方法

主干血管伴随肿瘤一起切除后,血液循环的重建方法有两种:血管吻合术和血管移植术。

1. 血管吻合术

血管端-端吻合要求吻合处无张力。主干血管缺损小于2cm时,一般游离血管上下各一段后即可行端-端吻合。通过游离血管远近断端后长度仍不足,可通过屈曲关节以克服血管缺损,使血管吻合无张力。肱动脉应屈曲肘关节,股上部或髂部血管缺损应屈曲髋关节,腘动、静脉缺损者可屈曲膝关节以克服缺损。通过上述方法仍不够行血管端端吻合者,应采用血管移植技术修复主干血管缺损。血管吻合方法可采用"两定点法""三定点法"连续或间断缝合。总体原则是要使吻合端血管内膜相对,不可使血管壁内翻,缝合

打结要松紧合适,避免吻合处血管狭窄。

完成血管吻合后,应以健康组织(最好用邻近肌肉)覆盖,不可使血管裸露,尽量避免直接位于皮肤缝线下,以免感染、栓塞、继发性出血或受到瘢痕组织的影响,导致修复失败。

2. 血管移植术

①自体静脉移植术。选用大隐静脉、股浅静脉或头静脉,管径要合适,静脉远近端倒置后桥接动脉以克服静脉瓣的影响。②自体动脉移植术。连同肌肉和(或)皮肤一同移植时,修复组织缺损效果更好。③人造血管移植术。采用人造血管代替自体血管进行移植,具有可供选择血管尺寸足够长、直径大小多样、强度高、弹性好、可保持长时间高通畅率、保留自体血管等多种优势。

下肢软组织肉瘤切除后,动脉重建5年后的通畅率为45%~91%;即使移植血管发生闭塞,因其侧支循环已经建立,很少出现缺血的症状,因而可以获得较好的长期保肢率。如果肢体肿瘤不复发,截肢是罕见的。

第3节　肢体恶性周围神经鞘瘤的截肢术

一、截肢术的现代概念

尽管肢体肿瘤的保肢治疗已经有了长足的进步,但是一些失去保肢治疗机会的患者不得不面临截肢的艰难抉择。事实上,截肢术是一项历史悠久的外科治疗技术。近年来,随着生物力学基础研究与生物工程学的发展,催生出更多的新材料和更先进的工艺,假肢制作技术因此而得到极大提高。现代假肢的接受腔使用的是闭合式、全面接触与承重式接受腔,已取代了传统的末端开放性插入式接受腔。安装假肢对残肢也有一定的要求:①断端皮肤条件好、感觉正常、无瘢痕;②关节活动不受限制、残肢肌肉力量正常;③无残肢痛或换肢痛等。同时在截肢部位的选择、截肢手术方法、截肢术后处理、截肢者康复及假肢安装等方面也都有了长足的进步。目前认为,截肢手术既是一种破坏性手术又是一种重建修复性手术。截肢后,患者选择佩戴假肢是必然的。因此,截肢手术在根治性切除肿瘤的同时,要为下一步安装假肢做好准备。手术医生要充分了解截肢康复相关的知识,以创造良好的残

肢条件,为患者术后安装理想的假肢做好准备,以便更好地发挥假肢的功能,从而改善患者的生活质量。

二、截肢术的特点

在包括恶性周围神经鞘瘤在内的软组织肉瘤治疗中,截肢术已经较少使用,只有在极少数的情况下才使用,如由于肿瘤侵及主要血管神经难以广泛切除,或肿瘤切除后肢体功能不如安装假肢的功能时。在决定行软组织肉瘤截肢手术时,仍应该先做肿瘤的探查,只有在迫不得已的情况下,才决定行截肢术。另外,要充分利用各种软组织修复重建技术,保留残肢的理想长度。

三、截肢术的适应证及具体实施

(一)适应证

①在应用新辅助治疗后,肿瘤没有得到明显的控制,不能实施保肢手术者。②保肢手术后的肢体功能不及截肢后安装的假肢功能者。③保肢手术后的肢体无康复能力且预后不良的存活者,截肢手术可明显提

高患者生活质量者。④局部保肢肿瘤切除后复发者。

（二）截肢水平的选择

1. 一般原则

在达到肿瘤完全切除的前提下，尽可能保留残肢的理想长度，使其功能得到最大限度地发挥。截肢部位对患者术后假肢装配、代偿功能的发挥、佩戴下肢假肢行走时的能量消耗、生活和工作能力等有着直接的影响，所以主刀医生应在充分评估病情后，谨慎地选择截肢水平。

2. 上肢部位的选择

上肢的功能主要是通过手部的活动来实现的。因此，上肢截肢者应尽量保留肢体的长度。每一位进行上肢截肢的主刀医生都要牢牢地记住，保留一个正常功能的小手指也比前臂截肢后安装目前世界上最高级的假肢功能好得多。

3. 下肢部位的选择

与上肢截肢一样，以保留较长肢体长度为其基本趋势，但小腿截肢者除外。

（三）截肢技术的改进

1. 截肢残端皮肤的处理

不论什么水平截肢，残端良好的皮肤覆盖都是异常重要的。良好的残肢皮肤应有适当的活动性、伸缩力和正常的感觉。伤口愈合所产生的瘢痕，在假肢接受腔内的活塞运动中可能会造成残肢疼痛。四肢恶性周围神经鞘瘤常常发生在肢体的一侧间室，可利用肢体其他间室区域的组织瓣修复残端。在小腿截肢时，已不用前长后短的鱼嘴形皮瓣，而是应用加长的后方腓肠肌内、外侧头的肌皮瓣。

2. 肌肉的处理

以往的截肢术是让肌肉残端游离，而现代对于肌肉的处理方法是行肌肉固定术和肌肉成形术。具体而言：①肌肉固定术，将肌肉在截骨端远侧方至少 3cm 处切断，形成肌肉瓣，在保持肌肉原有张力的情况下，经由骨端部钻孔，将肌肉瓣与骨相邻侧通过骨孔缝合固定，使肌肉获得新的附着点，防止肌肉在骨端活动和继续回缩；②肌肉成形术，将相对应的肌瓣互相对端缝合，截骨端被完全覆盖包埋，保持肌肉于正常的生理功能状态，形成圆柱状残肢，可满足全面接触、全面承重假肢接受腔的装配要求。但当截肢部位的血液循环处于边界线时，肌肉固定是禁忌的。

3. 神经的处理

在切断神经前残端用丝线结扎，可防止被切断神经的伴行血管的出血和形成神经瘤。也可将神经外膜游离一段，在切断神经束后将神经外膜结扎，使神经纤维包埋在神经膜管内，切断的神经残端不能向外生长，防止了神经瘤的形成。

4. 骨骼的处理

一般骨与骨膜在同一水平切断，严禁骨膜剥离过多以防止骨端环形坏死。在小腿截肢时，为增加残端负重面积、获得残端良好的负重功能，避免腓骨继发外展畸形，并且增加残肢外侧方的稳定性。截骨端的处理方法是胫腓骨等长，用保留的胫腓骨骨瓣互相缝合，最好使其骨瓣带有薄层骨皮质，其骨膜瓣在胫腓骨端之间架桥，使胫腓骨端融合。

第 4 节　恶性周围神经鞘瘤手术后非 R0 切缘的辅助治疗

MPNST 等 STS 具有局部浸润生长的生物学行为，肿瘤的快速生长可突破间室屏障，沿组织间隙或神经血管束蔓延生长，而神经血管切除后可引起肢体严重的并发症。除此之外，肿瘤巨大，压迫周围组织结构并粘连紧密，肿瘤假性包膜与周围结构间的解剖间隙消失，导致手术操作空间狭小，易造成肿瘤组织残余。因此，临床上 STS 的广泛切除常常难以达到三维立体的 R0 切缘。

近年来，随着外科和放疗技术的快速发展，许多新的治疗策略已逐渐应用到肿瘤外科中。其中无水乙醇、组织间插值照射、热药灌注、术中放疗、放射性粒子植入等手段为 STS 手术后非 R0 切缘的治疗带来了新的希望。

一、术中瘤床无水乙醇灭活

国内瘤床无水乙醇灭活开始于 20 世纪 80 年代初，采用 95% 的乙醇浸泡肿瘤切除后的瘤床，术后可明显降低局部肿瘤复发率，减少各种并发症的发生。乙醇是蛋白质的强烈抑制剂，能直接固定和破坏细胞内的 DNA，利用乙醇对肿瘤细胞迅速脱水，蛋白质凝固变性，且使细胞失活，并达到治疗目的。除此之外，无水乙醇还可渗透到肿瘤组织，引起肿瘤细胞及其血管内皮细胞迅速脱水、坏死和血小板聚集,进而引发肿瘤内部微血管栓塞、蛋白凝固变性,导致肿瘤细胞坏死。

参照国外神经血管隔离乙醇灭活的方法,杨蕴等利用乙醇对兔神经、血管灭活进行了前期动物实验。结果显示,无水乙醇灭活后血管损伤不累及内膜,外膜部分坏死;神经损伤仅限于鞘膜层,1周后神经外膜水肿减退,6周后完全恢复正常;1周后肌层水肿减轻,6周后肌层水肿消退,8周后完全恢复正常。依据上述实验发现,无水乙醇对主要神经血管的损伤是可逆的。因此,术中对肿瘤切除后的非R0切缘进行无水乙醇处理是安全可靠的。

术中无水乙醇的应用方法如下。

①尽可能充分切除肿瘤组织,瘤床充分止血;②瘤床95%无水乙醇浸泡20分钟;③大量生理盐水反复冲洗以减少瘤床酒精的残留;④放置引流管,缝合切口。

经过大量临床研究发现,该方法具有以下优势:①对肿瘤组织杀伤率高,术后肿瘤复发率低;②对正常组织(神经、血管、肌肉等)损伤小,恢复快;③费用低廉,操作简单。

二、术中放疗

外科手术治疗是软组织肿瘤主要的治疗手段,但由于肿瘤生长的侵袭性,常常侵入邻近组织或间室,或沿着肌肉、筋膜、神经、血管扩散到较远的区域。有时肿瘤位于肢体大关节周围或腹膜后、盆腔内,邻近重要的组织器官或神经、血管,无法进行肿瘤学意义上的扩大切除,甚至R0切除(切除边缘镜下阴性),造成手术不彻底,容易复发。随着放疗技术的发展,放疗已成为软组织肿瘤手术治疗的主要辅助手段。无论是术后放疗还是术前放疗,由于放射剂量高,在体外照射的条件下常出现严重的并发症,如皮肤、肌肉、骨关节的损伤,血管、神经的纤维化,而这些均可能影响机体功能。特别是对于腹腔、盆腔及腹膜后肉瘤,由于肠管及肾脏等脏器的低辐射耐受量的特点,从而严重制约了放疗的应用并影响治疗效果。

术中放疗(IORT)是在手术完成但伤口未缝合前,直接对手术切除后的瘤床或残余肿瘤,甚至无法切除的肿瘤和淋巴引流区域,实施单次大剂量照射,使肿瘤周围的正常组织、皮肤、软组织、神经、血管、骨关节、肠管、肾脏等免受放射线损伤,并可调节剂量深度,保护瘤床后的正常组织,最大限度地减少放疗并发症的发生率。它要求很短的治疗时间、较高的表面剂量,一般采用高剂量率的兆电子伏特级电子束实施照射。这可以减少局部复发率,尤其在软组织肿瘤的保肢手术中发挥着越来越重要的作用。

(一)术中放疗的适应证

①肢体STS无远处转移,且单纯手术无法获得良好的局部控制者,如难以获得肿瘤学意义上的干净切缘等;②多次复发者,尤其是放疗区域内复发者;③邻近神经、血管等重要结构者;④如单纯外照射可获得良好的局部控制,但超出正常组织的耐受量;⑤瘤体较大无法切除,且可插入适配器者,作为姑息性治疗。

(二)术中放疗的术前计划

IORT是一门多学科应用技术,因此在手术之前应邀请多学科的专家进行会诊。同时取得患者和家属的理解和配合也是非常重要的。术前进行相应的影像学检查,如胸部CT、肢体局部的CT和MRI、ECT,尤其是增强CT和MRI,对判断肿瘤的侵袭范围、计划手术切除范围和IORT至关重要。对累及骨骼、血管、神经的STS,如计划进行骨关节的切除、置换,血管的移植、重建,皮瓣的修复等,必须在IORT结束后进行,且手术时间也相应延长。对切除肿瘤后需要重建的骨骼、血管断端及游离皮瓣的供体血管都要避免照射。

实施IORT时的麻醉监护也非常重要,要求麻醉医生熟悉IORT的工作流程,并具备高度的协调及应变能力,手术前和相关科室人员沟通,包括外科医生、放疗科医生、物理师、设备工程师和手术室护士等。合理的麻醉管理、规范的工作流程和完善的监测措施,均有助于维持患者呼吸循环稳定和内环境平衡,并可保证医务人员的放射防护,从而保障IORT的顺利实施。

(三)术中放疗的具体实施

IORT是在切除病灶和受累的重要骨、神经、血管,并进行组织重建前进行,冲洗术野,更换手套。根据术前临床影像学资料和术中所见,由外科医生和放疗科医生共同制订术中治疗方案。必要时结合冰冻切片确定照射范围。

根据照射范围的大小,选取适当大小和角度的限光筒。当照射范围大而需要分次照射时,在照射重叠区域放置铅片遮挡。电子束能量的选择要根据肿瘤床的情况,通常对高危险或镜下残留区域,选择6~9MeV电子束;对可疑的肉眼下残留区域,选择912MeV电子束。放射剂量的选择也取决于瘤床的情况,对阴性或邻近切缘,剂量为15~20Cy;对阳性切缘或肉眼残留,以及多次复发病例,需要25Gy以上的剂量;姑息手术剂量加大至36Gy。实施治疗时首先由医生将合适直径和倾角的适配器置入患者体内瘤床表面。然后,医务人员撤离手术间,通过闭路电视监测患者进行放疗,在结束前还需要通过控制单元的 BEV 监控系统,以确认照射野位置和野内重要器官已被移出。放疗完毕后,重新进入手术间。目前有先进的术中放疗系统可以很方便地选择不同直径的球形及板状施源器,并可以移动放疗系统适配器。固定安装在手术室中,便于管理和使用。

放疗结束后,术者更换手套和无菌手术衣,大量盐水冲洗创面后,进行组织的修复或重建。因放疗后伤口渗液会比较多,较大的创面需要放置 2~3 根负压引流管,创面内的重要神经、血管用防粘连膜包绕覆盖。伤口关闭后用无菌棉垫覆盖,并用弹力绸带加压包扎。术后患肢垫高,常规应用静脉泵和抗凝药,预防静脉血栓的形成。24 小时引流液少于 30~50mL 时可拔除引流管。

三、软组织肉瘤的组织间照射(后装放疗)

组织间照射也称为后装近距离放疗,可进一步减少放射性损伤、保护正常组织,近年来在 STS 的治疗中得到广泛开展。组织间照射于术中由外科医生和放疗医生共同确定照射范围,并将相应的管道布于术中所关心的区域,中空塑料管道按 1~2cm 间隔,并有意将肠道等敏感组织器官推开,避开关键器官,于术后 4~6 天将放射源通过后装装置导入,在距离放射源 1~2cm 处形成高剂量区域,进而使高危或残留病灶区域受到较高剂量的照射而不出现明显的损伤。组织间照射与外照射各自具有不同的特点,可单独使用或与外照射联合使用。

美国纪念医院 Pister's 等报道 164 例四肢及躯干体表的肉瘤,局部广泛切除后随机分为组织间照射组(42~45Gy/4~6d, ^{192}Ir)和观察组,放疗范围以肿瘤外 2cm 为安全边缘。研究结果显示组织间照射可改善高度恶性肉瘤术后的局部控制率(65%~90%),低度恶性者无差异。本研究中特别值得关注的为后装治疗时间,如后装放疗为术后 6 天前进行,后装治疗组伤口愈合问题出现率较高,自注意到这一问题后,组织间放疗开始时间均设为术后 6 天进行,两组无差异。总体上来看,两组远处转移率和疾病特异生存率无明显差别,组织间照射组轻及中度伤口愈合问题出现率较对照组高,分别为 47.8% 和 23.8%。Shiu 等报道用组织间照射治疗 33 例局部晚期肿瘤,总的局部控制率为 88%;对 47 例肿瘤邻近或已侵犯血管神经束,采用保肢手术并加后装近距离放疗,其中 69% 患者术后仍

有明显的或显微镜下残留,有 28% 病理证实累及神经血管束,治疗后局部控制率为 70%,5 年无瘤生存率为 66%,84% 患者肢体功能保持良好。作者认为如肿瘤侵及大的血管神经束,保守手术联合瘤床近距离后装照射有望代替截肢术。组织间照射方式取决于不同的治疗中心和不同的适应证。单纯组织间照射 45~50Gy/4~6d,但是组织间照射开始时间不宜早于术后 5 天,否则伤口愈合受影响。如果组织间照射作为补加剂量,一般采用 15~25Gy。

综合分析,近距离后装具有以下优势:①治疗时间短;②靶区照射范围更加精确,容积也明显缩小,正常组织损伤显著降低;③单次剂量较常规放疗明显增加,因绝大多数 STS 属于晚反应组织,α/β 值较低,大分割后装放疗对肿瘤的杀伤效应较常规放疗有明显增加,有利于肿瘤的控制;④与外照射联合治疗效果更明显。但近距离后装治疗也具有以下两个不足:①伤口愈合问题,组织间照射开始时间不宜早于术后 5 天,否则伤口愈合将受影响;②周围神经照射剂量不应超过 90Gy,以免引起神经放射损伤;③放疗定位不如术中放疗准确。

四、放射性粒子治疗

放射性粒子植入应按巴黎系统原则,放射源应呈直线排列,相互平行;各放射源粒子之间应等距离(15~20mm),放射源应与过中心点的平面垂直,所有放射源的线比释动能率必须相等,放射源断面排列为等边三角形或正方形。在中心平面上,各放射源之间的中点剂量率之和的平均值为基础剂量(参考剂量的 85%)。

植入肿瘤中放射性粒子的活性,每个粒子可以在 0.4~1.1mCi,活性较低的粒子,可能容易满足剂量匹配的需要,还可使不良反应降低。最近文献报道,从 0.4~0.7mCi 适度的粒子,既能满足剂量匹配的要求,又能达到设计的处方剂量,可能以 0.7mCi 为宜。为避免粒子植入时边缘剂量过高,危及周围正常组织,可以在边缘植入低活性的粒子。目前常通过以下方式进行粒子植入术。

(一)盲插法

早期粒子治疗是在手术直视下用穿刺针徒手将暴露的放射性粒子直接刺入肿瘤内。由于粒子刺入的部位及深度难以准确控制,且无法控制粒子的均匀排布,致使肿瘤内放射剂量分布不均。研究表明,盲插法的复发率高。此外,操作人员还会接受过多的照射。近年来随着粒子植入装置的研制成功,人们已不再采用

徒手操作。

（二）模板立体定位法

为了按治疗计划准确植入，术中常使用有横、竖坐标和栅格的多孔模板进行立体定位。模板上的栅格与超声监视器上所显示的栅格一致。穿刺针通过模板孔进入肿瘤内，按照治疗计划，用粒子植入装置在不同深度放置粒子，从而达到立体定向治疗的目的。

（三）超声、CT 引导法

超声引导下的三维治疗计划系统和 CT 引导下的三维治疗计划系统，目前已经广泛应用临床治疗中。由于超声分辨率良好，操作简便，性价比较高，更因它的实时扫描、实时监测的突出优势，为粒子均匀植入肿瘤奠定了基础，使得超声在放射性粒子近距离治疗中的前景更为广阔。Bulter 等分析了有无超声引导下

1Au 插植工作的数据，并据此认为前列腺癌近距离治疗的技术革命已经开始，超声技术能使插植位置及剂量掌握得更好。

放射性粒子治疗需要严格掌握其适应证和禁忌证。其中适应证包括：①未经治疗的原发肿瘤；②需要保留功能性组织的手术或累及重要脏器的肿瘤；③不愿进行根治性手术治疗的患者；④预防肿瘤局部或区域性扩散者；⑤转移性肿瘤病灶或术后孤立性肿瘤转移灶而失去手术价值者；⑥无法手术的原发肿瘤；⑦外照射效果不佳或失败的患者；⑧外照射剂量不足，作为局部剂量补充；⑨术中残存肿瘤或切缘距肿瘤太近（<0.5cm）等。其中禁忌证包括：①肿瘤全身性播散患者；②有全身多处转移的病例应行全身化疗者；③估计生存期少于 3 个月者。

（赵军　陈勇　滕胜　李涛　杨吉龙　张春智

徐立滨　于海鹏　徐进）

参考文献

[1] 中国抗癌协会肉瘤专业委员会. 软组织肉瘤诊治中国专家共识（2015 年版）[J]. 中华肿瘤杂志，2016,4(38)：

[2] 牛晓辉. 骨与软组织肿瘤的治疗进展[J]. 肿瘤防治研究，2020，47(01)：1-5.

[3] 中国临床肿瘤学会指南工作委员会. 中国临床肿瘤学会

（CSCO）软组织肉瘤诊疗指南[M]. 北京：人民卫生出版社，2021.

[4] National Comprehensive Cancer Network. （NCCN）Clinical Practice Guidelines in Oncology. Soft Tissue Sarcoma, Version 1. 2021. https://www.nccn.org.

第 12 章

恶性周围神经鞘瘤的化疗及新进展

化疗是化学药物治疗的简称,是利用化学药物阻止癌细胞的增殖、浸润、转移,直至最终杀灭癌细胞的一种治疗方式。它是一种全身性的治疗手段,与手术、放疗合并称为癌症的三大治疗方法。目前化疗分为新辅助化疗、辅助化疗和姑息性化疗。仍然是包括恶性周围神经鞘瘤(MPNST)在内的多种软组织肉瘤的重要的一种治疗方法。

一、新辅助化疗

新辅助化疗,又称为术前化疗,主要用于肿瘤巨大、累及重要脏器、与周围重要血管神经关系密切、预计手术切除无法达到安全外科边缘或切除后会造成重大机体功能残疾,甚至危及生命的高级别 MPNST 患者。新辅助化疗具有以下优点:①可使肿瘤与神经、血管、肌肉的边缘清晰,降低截肢风险,提高保肢率和肢体功能;②腹膜后肉瘤的术前化疗可减少对正常器官的切除面积;③提高手术切缘阴性率,降低局部复发风险;④与术前放疗联合使用时具有增敏的效果;⑤具有杀灭微小转移灶的效果;⑥很多患者因为术后并发症不能按时行辅助化疗,术前化疗可以减少这种情况对生存的影响;⑦依据术前化疗的病理缓解率可以制订后续化疗方案。

化疗的敏感性是软组织肉瘤是否选择化疗的重要依据。MPNST 对化疗的敏感性为中度敏感。对于不可切除的 MPNST,中国临床肿瘤学会(CSCO)软组织肉瘤诊疗指南Ⅱ级推荐术前化疗。术前化疗方案可以选择:A(多柔比星)、AI(多柔比星+异环磷酰胺)、MAID(美司钠+多柔比星+异环磷酰胺+达卡巴嗪)、EI(表柔比星+异环磷酰胺)。为争取降期,联合化疗的方案在术前化疗中值得推荐,但术前化疗方案需要根据患者的一般情况,对治疗的耐受性和意愿综合制订。

软组织肉瘤的化疗疗效与剂量强度密切相关。推荐剂量:多柔比星剂量为 75mg/m²,联合化疗时为60mg/m²,

每 3 周为 1 个周期,不建议增加多柔比星剂量或联合异环磷酰胺以外的其他药物;异环磷酰胺单药剂量为 8~12g/m²,联合化疗时可考虑为 7.5g/m²,每 3 周为 1个周期。

ISG-STS 1001 研究探索了根据软组织肉瘤亚型选择不同的术前化疗方案,其中恶性神经鞘膜瘤(MPNST)选择异环磷酰胺+依托泊苷,与经典 EI(表柔比星联合异环磷酰胺)方案对比,发现 EI 无论在 DFS 和 OS,还是在远处转移的发生率方面,均具有统计学意义的优势。所有患者在开始化疗前,均建议进行生育功能的知情同意。

二、辅助化疗

术后辅助化疗旨在消灭亚临床病灶,减少远处转移和复发的风险,提高患者的生存率。CSCO 指南Ⅰ级推荐Ⅲ期化疗敏感的非特指型软组织肉瘤术后辅助化疗,Ⅱ级推荐Ⅰ~Ⅱ期患者伴有高危因素时可考虑辅助化疗。化疗方案可以选择:A(多柔比星)、AI(多柔比星+异环磷酰胺)。

包括 MPNST 在内的非特指型软组织肉瘤的辅助化疗一直存在争议,主要是因为 EORTC 62931 研究表明术后 AI(多柔比星+异环磷酰胺)方案辅助化疗未改善 OS、RFS、5 年局部复发率和 5 年远处转移率。但该研究存在设计上的缺陷,比如入组了Ⅱ~Ⅲ期肉瘤患者,肿瘤大小及部位不受限制,异环磷酰胺使用剂量偏低(仅使用 5g/m²,低于常用的 8~10g/m²)等。对美国国家癌症数据库进行大数据分析,筛选出 1998—2012 年Ⅲ期的软组织肉瘤患者 16 370 人,其中 5377 人可以纳入生存分析,化疗组的中位 OS 为 82.7 个月,而观察组的中位 OS 为 51.3 个月($P<0.01$)。法国肉瘤组的随访数据也显示 FNCLCC 分级为 3 级的患者可从辅助化疗中获益,5 年 MFS 由 49% 提高到 58%,5 年 OS 由 45% 提高到 58%。因此,对于Ⅲ期化疗敏感患者推

荐术后化疗，Ⅱ期患者具备以下高危因素时也可考虑术后化疗：肿瘤位置深，肿瘤累及周围血管，包膜不完整或突破间室，FNCLCC 分级为 G3，局部复发二次切除术等。

1997 年发表的一项 meta 分析显示，以多柔比星为基础的辅助化疗可以明显延长局部复发及远处转移的时间，改善总无复发生存时间，但仅有延长 OS 的趋势。2008 年的一项 meta 分析在此基础上更新了部分临床研究，结果显示辅助化疗对比术后观察的局部复发风险比为 0.73（$P=0.02$），远处转移及总复发风险比均为 0.67（$P=0.0001$），而且在死亡风险比方面，单药 A（多柔比星）为 0.84（$P=0.09$），AI（多柔比星+异环磷酰胺）为 0.56（$P=0.01$），提示联合化疗在 OS 方面更具有优势。

术后化疗建议伤口愈合后尽早开始，共完成 4~6 个周期。但是否选择联合治疗及治疗疗程，还需要根据患者的具体情况及其意愿，综合制订治疗方案。

三、姑息性化疗

姑息性化疗是指对于转移或复发不能完整切除肿瘤患者采取的化疗，其目的是使肿瘤缩小、稳定，以减轻症状，延长生存期，提高生活质量。但考虑到化疗较重的毒副反应，姑息化疗方案的制订需要因人而异。

MPNST 晚期一线姑息化疗方案可以选择：A（多柔比星）、AI（多柔比星+异环磷酰胺），而二线治疗还没有公认的化疗方案。CSCO 指南推荐晚期二线的化疗方案依据具体类型的选择。

多柔比星和异环磷酰胺是包括 MPNST 在内的非特指型软组织肉瘤的基石用药。EORTC 62012 研究比较了单药 A（多柔比星）和 AI（多柔比星+异环磷酰胺）方案治疗晚期软组织肉瘤患者的疗效，显示 AI 组的 ORR 远高于单药 A 组（26% 比 14%，$P<0.0006$），中位 PFS 也高于单药 A 组（7.4 个月比 4.6 个月，$P=0.003$），但两组的 OS 没有差异（14.3 个月比 12.8 个月，$P=0.076$）。进一步的分层分析显示除了未分化多形性肉瘤具有统计学意义上的 OS 获益外，其他肿瘤均没有明确的 OS 获益，其中原因可能与联合治疗的不良反应发生率较高有关。一项Ⅲ期随机对照临床研究，将 AI 方案中的多柔比星剂量由 $50mg/m^2$ 提高到 $75mg/m^2$，中位的 PFS 虽然由 19 周提高到了 29 周（$P=0.03$），但中位 OS 由 56 周降到了 55 周（$P=0.98$）。因此姑息性化疗的一线方案可以个体化选择 A 或者 AI 方案，而且不推荐提高化疗药物剂量。

表柔比星和多柔比星脂质体的不良反应，尤其是心脏毒性和血液血毒性均小于多柔比星，但疗效并未见提高，对于多柔比星接近最大累积剂量，或年龄较大、存在基础心脏疾病的患者，可以考虑使用表柔比星和多柔比星脂质体代替多柔比星，但缺乏大规模的临床证据。

所有患者开始化疗前均建议进行生育功能的知情同意。

目前新的可供选择的化疗药物有艾瑞布林、曲贝替定等，但疗效还需进一步探索。

四、常见化疗不良反应的辨识与处理

（一）呕吐

临床上多种抗肿瘤治疗都可引起恶心、呕吐，其中以化疗引起的最为常见和较为严重，化疗所致恶心、呕吐对患者的情感、社会和体力都会产生明显的负面影响，降低患者的生活质量和对于治疗的依从性，并可能造成代谢紊乱、营养失调、体重减轻，增加患者对治疗的恐惧感，影响化疗的剂量与疗程，严重时不得不终止肿瘤治疗。因此，化疗期间对于止吐的管理非常重要，应常规采用预防性止吐方案，保证化疗的实施。

呕吐机制最终的共同通路尚不明确，所以没有一种止吐药可以对所有种类、化疗出现恶心、呕吐提供全面保护。止吐药物通过阻断介导呕吐的神经递质而发挥止吐作用，可分为：多巴胺受体拮抗剂、5-HT3 受体拮抗剂、多巴-5-HT3 受体拮抗剂、NK1 受体拮抗剂（表12-1）。

MPNST 的化疗基本为静脉化疗，按照致吐风险分级可分为低度、中度、高度致吐危险，绝大多数建议预防应用止吐药物。止吐药的选择如下。①高度致吐性化疗方案所致恶心和呕吐的预防：推荐在化疗前采用三药方案，包括单剂量 5-HT3 受体拮抗剂、地塞米松和 NK-1 受体拮抗剂；②中度致吐性化疗方案所致恶心和呕吐的预防：推荐第 1 天采用 5-HT3 受体拮抗剂联合地塞米松，第 2 和第 3 天继续使用地塞米松，对于有较高致吐风险的中度致吐性化疗方案，推荐在地塞米松和 5-HT3 受体拮抗剂的基础上加 NK-1 受体拮抗剂；③低度致吐性化疗方案所致恶心和呕吐的预防：建议使用单一止吐药物例如地塞米松、5-HT3 受体拮抗剂或多巴胺受体拮抗剂预防呕吐；④轻微致吐性化疗方案所致恶心和呕吐的预防：对于无恶心和呕吐史的患者，不必在化疗前常规给予止吐药物，尽

表 12-1　软组织肉瘤系统性治疗的预防止吐策略

致吐风险	Ⅰ级推荐	Ⅱ级推荐
轻微	不考虑预防止吐	
低度	选择性 5-HT3 受体拮抗剂、地塞米松氯丙嗪、甲氧氯普胺	
中度	选择性 5-HT3 受体拮抗剂+地塞米松、奥氮平+选择性 5-HT3 受体拮抗剂+地塞米松	NK1 受体拮抗剂、质子泵抑制剂、镇静剂（劳拉西泮、地西泮等）、H2 受体拮抗剂
高度	选择性 5-HT3 受体拮抗剂+地塞米松+NK1 受体拮抗剂、奥氮平+选择性 5-HT3 受体拮抗剂+地塞米松、奥氮平+选择性 5-HT3 受体拮抗剂+地塞米松+NK1 受体拮抗剂	质子泵抑制剂、镇静剂（劳拉西泮、地西泮等）、H2 受体拮抗剂

管恶心和呕吐在该致吐水平药物的治疗中并不常见，但如果患者发生呕吐，后续化疗前仍建议给予高一个级别的止吐治疗方案；⑤多日化疗所致恶心和呕吐的预防：5-HT3 受体拮抗剂联合地塞米松是预防多日化疗所致 CINV 的标准治疗，通常主张在化疗期间每日使用第一代 5-HT3 受体拮抗剂，地塞米松应连续使用至化疗结束后 2~3 天。对于高度致吐性或延迟性恶心、呕吐高风险的多日化疗方案，可以考虑加入 NK-1 受体拮抗剂。

良好的生活方式也能缓解恶心、呕吐，例如少吃多餐，选择健康有益的食物，控制食量，不吃冰冷或过热的食物，不过度饮酒等。应注意可能导致或者加重肿瘤患者恶心、呕吐的其他影响因素：部分或者完全性肠梗阻、前庭功能障碍、脑转移、电解质紊乱、尿毒症、与阿片类药物联合使用、肿瘤或者化疗，或者其他因素如糖尿病引起的胃轻瘫；心理因素如焦虑、预期性恶心、呕吐等。

（二）骨髓抑制的预防和治疗

化疗药物引起的骨髓抑制具有以下特点：①剂量限制性；②对粒细胞影响最大，其次为血小板，而红细胞系由于半衰期长，所受影响有时不易察觉；③随着累积量增加，骨髓抑制也逐渐加重，多数患者在化疗过程中，骨髓毒性逐渐加重，恢复时间逐渐延长，甚至无法恢复到正常。大多数联合化疗在用药后 1~2 周出现白细胞数下降，10~14 天达到最低点，3~4 周时恢复正常。为保证化疗的正常进行和减少化疗的血液学毒性，通常需要给予对症支持。处理化疗所致白细胞降低的策略如下表 12-2 所示。

1. 粒细胞缺乏性发热的诊治

粒细胞缺乏性发热（FN）通常被定义为中性粒细胞绝对值（ANC）<0.5×10⁹/L，或者 ANC<1.0×10⁹/L 且预计在 48 小时内<0.5×10⁹/L，同时患者单次口腔温度>38.3℃（腋温>38.1℃）或 2 小时内连续 2 次测量口腔温度>38.0℃（腋温>37.8℃）。软组织肉瘤化疗方案多种多样，根据出现 FN 发生率的高低分为高风险化疗方案者，推荐预防性应用粒细胞集落刺激因子（G-CSF），其他风险化疗方案者如果既往化疗出现Ⅲ~Ⅳ度粒细胞减少，则下一个周期化疗时，建议预防应用 G-CSF。

预防性应用 G-CSF 的用法与用量：G-CSF 主要包括重组人粒细胞刺激因子（rhG-CSF）和聚乙二醇重组人粒细胞刺激因子（PEG-rhG-CSF）。①rhG-CSF：化疗后 2~4 天内开始使用，以 3~5μg/kg 皮下或静脉注射 1 次/天，持续用药至中性粒细胞（ANC）恢复至正常或接近正常水平（ANC≥2.0×10⁹/L）；②PEG-rhG-CSF：化疗给药结束后 24 小时给予 PEG-rhG-CSF6mg（<45kg 者推荐剂量为 3mg）。对于第一周期应用后粒细胞数升高过于明显的患者，可以考虑在后续治疗过程中减量至 3mg。PEG-rhG-CSF 与 rhG-CSF 疗效相当，且在我国临床实践中 rhG-CSF 基本存在延迟用药和提前停药的情况，患者依从性差。因此，在非特殊情况下，建议预防用药时使用 PEG-rhG-CSF。

2. 化疗所致血小板减少症的诊治

化疗所致血小板减少症（CIT）发生的主要原因是

表 12-2　MPNST 化疗所致白细胞降低的预防策略

药物	Ⅰ级推荐
大剂量 ADM、大剂量 IFO、ADM+IFO、DTIC 等	预防应用 G-CSF

化疗药物对巨核系细胞的抑制作用所导致的血小板生成不足和血小板过度破坏。许多化疗药物和联合化疗方案均可出现不同程度的血小板减少，通常在化疗后 3~4 天出现。血小板计数最低点出现的时间和降低的幅度视所用的化疗药物、剂量、是否联合用药及患者的个体差异和化疗次数而不同。即使是同一化疗方案，随着疗程的累加，对于同一个患者引起的 CIT 会越来越严重，这主要是由于化疗药物剂量的累积而造成持续性的骨髓抑制所致。

治疗上主要包括血小板输注、促血小板生长因子，目前原国家食品药品监督管理总局（CFDA）批准的用于肿瘤相关血小板减少的药物为重组人血小板生成素（rhTPO）及重组人白细胞介素 11（recombinant human interleukin 11, rhIL-11）（表 12-3）。对出血风险较高的患者，为预防下一个化疗周期再次出现严重的血小板减少，可预防性使用血小板生长因子，从而保证化疗顺利进行。

（1）血小板输注。血小板输注是对严重血小板减少症患者最快、最有效的治疗方法之一，然而血小板输注会潜在带来感染艾滋病及丙型病毒性肝炎等获得性传染病的风险，以及可能出现一些与血小板输注相关的并发症，患者还可能因产生血小板抗体而造成血小板无效输注或者输注后出现免疫反应。针对 CIT 的治疗，在规范输注血小板的前提下，有必要使用促血小板生长细胞因子来减少血小板输注带来的相关问题。

（2）rhTPO。rhTPO 可减轻肿瘤患者接受化疗后血小板计数下降的程度和缩短血小板减少的持续时间，以及减少血小板输注次数，并有利于下一步治疗计划的顺利完成。rhTPO 用药注意事项：在用药前、用药中和用药后的随访中，应定期监测血小板计数和血常规，当血小板 ≥100×10⁹/L 或血小板较用药前升高 50×10⁹/L 时，应及时停药。

（3）rhIL-11。rhIL-11 可降低 CIT 的严重程度，缩短 CIT 的病程，减少血小板的输注，并有利于按计划需要进行的下一步化疗的顺利完成。rhIL-11 的用

药方法：推荐剂量为 25~50μg/kg，皮下注射，1 次/天，至少连用 7~10 天，至化疗抑制作用消失且血小板计数 ≥100×10⁹/L 或至血小板较用药前升高 50×10⁹/L 以上时停药。rhIL-11 用药注意事项：rhIL-11 会引起过敏或超敏反应，包括全身性过敏反应；应用时要密切关注患者体重和心、肺、肾功能；肾功能受损的患者必须减量使用，对于既往有体液潴留、充血性心力衰竭、房性心律失常或冠状动脉疾病史的患者，尤其是老年患者，不推荐使用。

（4）口服类药物如阿伐曲泊帕、海曲泊帕乙醇胺片等。

3. 化疗所致贫血的诊治

细胞毒性药物，尤其铂类药物的广泛使用是化疗相关性贫血（CRA）的一个重要因素，新的化疗药物的开发及其之间的联合应用使贫血问题在临床上日渐突出。这些药物能促进红细胞凋亡，同时还能造成肾脏损害，以及损伤肾小管细胞并导致内源性 EPO 减少而引起贫血。

治疗上促红细胞生成素（EPO）及输血均为主要治疗手段（表 12-4）。一般仅在重度及以上的贫血或伴有严重症状下考虑输血治疗。

（1）输注全血或红细胞。多年来，输注全血或红细胞是治疗 CRA 的主要方式，其主要优点是可以迅速升高 Hb 浓度，可用于 EPO 治疗无效的患者。首先，反复多次输血时更易引起过敏性反应、急性溶血反应、同种异体免疫反应、输血后心源性肺水肿；其次，警惕输血性病毒感染；再次，尽管输血后 Hb 浓度迅速升高，但恶性肿瘤的持续存在或具有细胞毒性的化疗药物引起患者的红细胞生成反应依然钝化，Hb 很快降至输血前水平，因此治疗过程中 Hb 的波动较大，维持时间短。

（2）使用 EPO。EPO 治疗贫血能改善生活质量，使输血的需求下降。具体剂量及用法如下：EPO 150IU/kg 或 10 000IU 每周 3 次，或 36 000IU 每周 1 次，皮下注射，1 个疗程 4~6 周；如无反应，EPO 可调整至 300IU/kg 或 20 000IU 每周 3 次，或 36 000IU 每周 2 次皮下注射。

表 12-3　MPNST 化疗所致血小板减少的处理策略

不同状态血小板减少		Ⅰ级推荐	Ⅱ级推荐
伴有出血		输注血小板、输注血	–
不伴有出血	PLT≤10⁹/L	预防性输注血小板、输注血小板+rhTPO	–
	10⁹/L<PLT<75×10⁹/L	rhTPO	IL-11
	75×10⁹/L≤PLT<100×10⁹/L	密切观察血小板及出血情况	IL-11、rhTPO

表 12-4　MPNST 化疗所致贫血的处理策略

不同状态的贫血	症状	Ⅰ级推荐	Ⅱ级推荐
重度	有症状	输血、输血+EPO+补充铁剂	加强营养
	无症状	输血、EPO+补充铁剂	加强营养
中度	有症状	输血、输血+EPO+补充铁剂、EPO+补充铁剂	加强营养
	无症状	EPO、EPO+补充铁剂	输血、加强营养
轻度	有症状	EPO+补充铁剂	输血、加强营养
	无症状	EPO+补充铁剂	加强营养

在使用 EPO 的同时，建议根据情况对患者进行补铁治疗，推荐采用静脉注射蔗糖铁。当 Hb≤100g/L 时，可考虑起始 EPO 治疗，使 Hb 平稳上升（每 4 周上升 10~20g/L），目标值为 110~120g/L。

（三）蒽环类药物心脏毒性的预防及治疗

近年来，随着癌症患者的生存率明显延长，美国心脏协会/学会（AHA/ACC）指南认为接受蒽环类药物（ANT）治疗的患者尽管暂时无任何临床症状，也属远期慢性心力衰竭的高危人群。研究结果表明，尽管化疗方案不断改良，心脏毒性发病率依然较高，尤其是亚临床心毒性（12%~24%），其发生率是临床心脏毒性的 3 倍（3%~9%），更应得到临床医生的关注。多柔比星推荐最大累积剂量应<550mg/m²，如有纵隔放疗史或合用其他心脏毒性化疗药物，最大累积剂量建议<350~400mg/m²。

蒽环类药物所致心脏毒性的潜在机制仍未阐明。临床研究和实践观察都显示蒽环类药物导致的心脏毒性往往呈进展性和不可逆性，特别是初次使用蒽环类药物就可能造成心脏损伤，随着蒽环类药物剂量的累积，出现心脏毒性的风险也逐步增高。蒽环类药物所致心脏毒性呈剂量依赖性。但不同患者对蒽环类药物所致心脏毒性的表现具有差异性。有些患者当第一次应用多柔比星时，就可能出现心脏毒性的表现。

蒽环类化疗患者心脏毒性的预防策略如下（表12-5）：①既往有心血管疾病，接受过蒽环类药物化疗或放疗，年龄>65 岁等具有心脏损伤高危因素的患者，在使用药物前应充分评估心脏毒性风险，调整用药方案和用药剂量。风险高的患者避免使用蒽环类，对于需要蒽环类的患者，在应用过程中要注意早期监测和预防心脏毒性，对于 LVEF 降低超过 10% 的患者，建议选择更灵敏的方法监测，如动态监测肌钙蛋白等。②目前指南推荐，对于以下两种情况应强化控制危险因素并考虑预防性应用心脏保护药物：a. 高危患者，如患有心血管病、曾用蒽环类药物治疗或难以控制的危险因素；b. 低危患者计划应用多柔比星的累积剂量>250~300mg/m²（或等量的结构类似物），心脏保护药物主要有 ACEI/ARB、β-受体阻滞剂、他汀类药物和右雷佐生。所有的 ACEI/ARB 类药物应用后均被证实有效，但是 β-受体阻滞剂类药物中仅有卡维地洛和奈必洛尔被证实有效。右雷佐生是唯一经过循证医学证据表明可有效预防蒽环类心脏毒性的药物。右雷佐生是铁螯合剂，其可降低蒽环类药物相关心脏毒性，但需要注意的是右丙亚胺是预防蒽环类药物的心脏毒性，而非用于治疗。右雷佐生的具体使用方法：第一次使用蒽环类药物即可联合应用右雷佐生，右雷佐生与蒽环类药物的剂量比为（10~20）:1。其他心脏保护剂，包括辅酶 Q10、左卡尼汀、乙酰半胱氨酸、抗氧

表 12-5　蒽环类药物心脏毒性的预防策略

化疗药物	Ⅰ级推荐	Ⅱ级推荐	Ⅲ级推荐
盐酸多柔比星	多柔比星终身累积剂量<550mg/m²、右雷佐生	换用多柔比星脂质体	其他心脏保护剂：辅酶 Q10、N-乙酰半胱氨酸、抗氧化剂（维生素 C 和维生素 E 等）、铁螯合剂
盐酸多柔比星脂质体注射液	右雷佐生	—	其他心脏保护剂：辅酶 Q10、N-乙酰半胱氨酸、抗氧化剂（维生素 C 和维生素 E 等）、铁螯合剂

化剂(维生素 C 和维生素 E 等)及其他铁螯合剂(如去铁胺和 EDTA)等,理论上讲也可能具有一定的心脏保护效果,但其预防心脏病的作用尚需要进一步研究。③蒽环类药物的慢性和迟发性心脏毒性与其累积剂量相关,因此限制蒽环类药物的累积剂量可以降低其心脏毒性发生率;脂质体蒽环类药物也有可能减少蒽环类药物心脏毒性的发生率。④出现心脏症状时需要请心脏内科的专科医生协同治疗,并给予对症处理[血管紧张素转化酶抑制剂(ACEI)、血管紧张素受体拮抗剂(ARB)和 β-受体阻滞剂]。目前为止,大多数已发表的相关研究多集中在蒽环类药物所致心功能异常的治疗方面,ACEI 作为一线用药已被证实在蒽环类药物所致 LVEF 降低的治疗中具有明显效果,建议长期应用但具体应用的持续时间仍需要进一步探索。类似的效果并未在接受 ARB 治疗的患者中出现。β-受体阻滞剂同样是治疗抗肿瘤药物相关心功能异常的药物,尤其是在与 ACEI 联合应用时。醛固酮受体拮抗剂在肿瘤治疗所致心功能异常的诊治中的确切作用仍未明确,但是对于 NYHA>1 级且 LVEF≤35% 的患者可应用。利尿剂和地高辛均不能使左心室收缩功能恢复。

盐酸多柔比星脂质体注射液可降低传统蒽环类药物的不良反应(尤其是心脏毒性),已在乳腺癌及血液系统肿瘤中获得疗效证据,但在骨肉瘤中疗效循证医学证据尚未十分充分,因此暂仅推荐对于下述患者,可用多柔比星脂质体替代传统化疗方案中的多柔比星:①体力状态评分较的差患者(ECOG≥2);②器官功能低下,纽约心脏协会(NYHA)评分认定 II 级以下(尤其是伴有左心室功能不全的患者或具有心脏毒性风险的高危因素)的患者;③≥60 岁的老年患者;④要注意远期毒性反应及需要保护心脏功能的儿童青少年患者;⑤根据患者意愿,对生活质量要求较高者。

超声心动图、心电图、生物标志物、心脏核磁、心内膜活检等均是监测心脏毒性的方法。但是各种监测方法均有其优缺点,究竟以何种检查工具、检查频率来监测肿瘤治疗相关心脏毒性的发生尚没有一致的结论,目前多依赖于临床试验的方法或专家共识的建议,国内较公认的监测心脏毒性方法为监测左心室射血分数(LVEF)和肌钙蛋白。

(四)出血性膀胱炎的预防及治疗

出血性膀胱炎(hemorrhagic Cystitis,HC)是急性或缓慢加剧的膀胱弥漫性出血,可由许多原因引起,如药物毒性或过敏反应、放射损伤、病毒感染和其他原因引起,软组织肉瘤化疗中的大剂量环磷酰胺及异环磷酰胺疗 10%~40% 的概率发生出血性膀胱炎。HC 的特征是泌尿道黏膜出血性炎症,症状不同,从无症状性的镜下血尿,到症状明显的血尿伴有血块形成和尿路梗阻。其机制主要是环磷酰胺和异环磷酰胺在体内的代谢物(如丙烯醛和 4-羟基异环磷酰胺类)可损伤泌尿道及膀胱黏膜上皮。

预防环磷酰胺和异环磷酰胺诱发的出血性膀胱炎优于治疗(表 12-6)。美司钠(mesna)是最常用的泌尿系保护剂。美司钠是一种硫醇化合物,代谢成 di-mesna 并由肾脏排泄,收部分被谷胱甘肽脱氢酶所作用,并产生游离的巯基,其结合膀胱中的丙烯醛,导致有效的排泄。2002 年美国临床肿瘤学会制订了使用美司钠的临床实践指南,指南建议:对于标准剂量的异环磷酰胺<2.5g/(m²·d),美司钠的给药剂量应等于异环磷酰胺总日剂量的 60%,并分为 3 个剂量,分别在每次给予 IFO 的给药前 15 分钟和给药后 4 和 8 小时再次给药;应该告知接受高剂量环磷酰胺或异环磷酰胺的患者每天饮用至少 2L 的液体,及尽量保持膀胱放空状态。

一旦发生了 HC,无论其病因如何,治疗原则有追加美司钠、预防尿路梗阻、输血支持、抗感染、镇痛和解痉等支持治疗,以及持续膀胱冲洗治疗、高压氧治疗、膀胱灌注、髂血管栓塞、膀胱镜手术等。

表 12-6　出血性膀胱炎的预防策略

	I 级推荐	II 级推荐	III 级推荐
预防策略	美司钠	水化:静脉+口服,碱化:静脉+口服	膀胱灌洗

(崔金芳　贾东东　李婷　向俐洁　杨蕴)

参考文献

[1] 中国临床肿瘤学会指南工作委员会. 中国临床肿瘤学会（CSCO）软组织肉瘤诊疗指南[M]. 北京：人民卫生出版社，2019.

[2] NCCN clinical practice guideline in Oncology：Soft tissue sarcoma.2019 Version 1，March 27

[3] The ESMO/European Sarcoma Network Working Group. Soft tissue and visceral sarcomas：ESMO Clinical Practice Guidelines for diagnosis，treatment and follow-up[J]. Annals of Oncology，2018，29（Supplement 4）：51-67.

第13章 恶性周围神经鞘瘤的靶向治疗及新进展

恶性周围神经鞘瘤(MPNST)是一种罕见的起源于外周神经分支及外周神经鞘的侵袭性软组织肉瘤,恶性程度很高,这对有效治疗提出了巨大挑战。其中约50%的病例继发于Ⅰ型神经纤维瘤病,伴随肿瘤抑制性神经纤维蛋白(NF1)的功能丧失;其余病例为散发型或在放疗后出现。恶性程度较高,对于放疗及化疗的敏感性低,早期根治性手术是目前有效的治疗方式,疾病进展迅速,预后通常较差,死亡率高。

近年来,围绕神经纤维蛋白缺失,寻找相应潜在驱动因素及治疗靶点的临床试验研究发展迅速。这些研究涉及多种信号通路及作用机制,主要包括信号传导通路、血管生成、细胞凋亡、有丝分裂、表观遗传学、免疫检查点蛋白等,如NF1-RAS通路、MAPK通路、PI3K-AKT-mTOR通路、HDAC家族的高表达、受体酪氨酸激酶的异常、细胞程序性死亡配体(PD-L1)的相对高表达、极光激酶及多种小干扰RNA(microRNA)的作用。

我们回顾了目前对MPNST的相关研究及临床试验,对近年来与MPNST相关的靶向治疗药物疗效及作用机制进行了总结归纳,并且对目前应用于临床靶向治疗药物的不良反应及相应处理进行了汇总。我们期待能够为疾病治疗的未来发展和患者治疗管理提供信息。

一、靶向药物

(一)法尼基化转移酶抑制剂(FTI)及他丁类药物

在MPNST中,将近50%来源于*NF1*患者,而NF1和NF1相关MPNST的标志是神经纤维蛋白表达的缺失,包括一部分散发性MPNST也存在着*NF1*基因的突变。神经纤维蛋白是编码在17号染色体长臂上的蛋白,它具有Ras-GTPase激活蛋白活性,通过催化活性

Ras-GTP向其无活性的Ras-GDP结合构象的转化来抑制Ras原癌基因的活性,故普遍被认为其发挥着肿瘤抑制的作用。在MPNST中,缺失的神经纤维蛋白导致处于活化状态的Ras-GTP不断累积,从而使得Ras能更有效地向细胞膜表面定位,发挥前体信号传导的能力,这使得Ras及其调控的下游信号通路异常活跃。活化的Ras可启动多种信号传导通路,控制多种过程,如细胞骨架的完整性、增殖、细胞黏附、细胞凋亡和细胞迁移。Ras膜结合需要一系列翻译后修饰,法尼基化可提高Ras的细胞膜亲和力,从而使其定位于细胞膜的细胞质表面,因此通过干扰Ras的翻译后法尼基化阻碍Ras在细胞膜表面定位成了潜在的治疗靶点。

目前针对Ras这一目标的药物分为两类。

(1)他汀类药物家族,从源头上减少Ras法尼基化的供体材料,从而达到阻碍Ras膜定位的作用。一项有关洛伐他汀改善Ⅰ型神经纤维瘤病患儿认知及学习能力的Ⅱ期临床试验中,并未获得收益。目前单独他汀类药物与MPNST相关的临床试验尚未开展。

(2)法尼基转移酶抑制剂(FTI)家族,FTI通过抑制法尼基化来影响Ras的细胞膜定位。在已完成一项法尼基转移酶抑制剂(FTI)药物替比法尼治疗Ⅰ型神经纤维瘤病患儿和进行性丛状神经纤维瘤Ⅱ期临床试验中,总体来讲并没有显著延长丛状神经纤维瘤的无进展生存时间。据报道,一项体外试验中,法尼基转移酶抑制剂(FTI)联合洛伐他汀在两种MPNST细胞系中降低了Ras异戊烯化,并减少细胞增殖,诱导细胞凋亡反应。联合FTI及洛伐他汀治疗可能是NF1相关MPNST的潜在治疗方法。

(二)MAPK通路抑制剂

多项研究证明,Ras及其下游MAPK通路的异常活跃,在MPNST中发挥着重要的作用。Raf与细胞膜

上活化的 GTP-Ras 结合后被激活,通过磷酸化两个丝氨酸残基上的下游激酶 MEK(MAPKK)启动促有丝分裂激酶级联反应,随后磷酸化有丝分裂原活化激酶(MAPK/ERK)。该通路的激活导致细胞周期素 D1 的转录诱导,细胞周期素依赖性激酶 4(CDK4)的激活,视网膜母细胞瘤蛋白 pRB(RB1)的磷酸化,从而导致细胞周期从 G1 期到 S 期的持续进展。

索拉非尼,一种多靶点受体酪氨酸激酶(RTK)抑制剂,并非特异性靶向 Raf,通过对磷酸化 MEK 及磷酸化 ERK 的抑制,诱导 G1 细胞周期停滞的同时 MPNST 细胞中的细胞周期蛋白 D1 和 pRB 表达从而抑制 MPNST 细胞的细胞生长。在近年来,一项索拉非尼治疗转移性或复发性肉瘤患者的 II 期临床试验研究中报道,入组的 12 例 MPNST 接受索拉非尼治疗后并未收到任何客观的疗效反应,仅仅观察到一些症状的缓解。另一项索拉非尼治疗 I 型神经纤维瘤及丛状神经纤维瘤的 I 期临床试验结果中,也未发现肿瘤在接受治疗后可得到控制。

(三)PI3K-AKT-mTOR 通路抑制剂

PI3K-AKT-mTOR 信号通路在多种肿瘤发挥着重要作用,调节细胞增殖、分化、细胞代谢和细胞骨架重组,导致细胞凋亡和癌细胞存活。近年来的研究,通过免疫组化芯片染色的方式发现磷酸化 AKT 和活化 TOR 的下游靶标在 MPNST 中的表达显著高于神经纤维瘤,并且在 MPNST 的细胞系中也发现了该通路的异常活跃。表明了 mTOR 信号通路在 MPNST 的发生和发展中起到重要的作用,也成了靶向治疗的潜在靶点。

西罗莫司、依维莫司作为靶向 mTOR 抑制剂已经证明了针对 MPNST 的体外和体内作用。然而 mTOR 存在至少两种独特的多蛋白复合物 mTORC1 和 mTORC2 中,其区别在于它们的伴侣蛋白,底物特异性和对西罗莫司的不同敏感性。因此单独使用的 mTOR 抑制剂西罗莫司或依维莫司,仅仅针对 mTOR1 具有抑制作用,而 mTOR2 则会正反馈上调上游的 PI3K 及 AKT,导致药物的疗效不佳,所以 mTOR 抑制剂联合其他药物,则可能发挥更好地抑制肿瘤作用。

近年来研究发现,mTOR 抑制剂西罗莫司与他汀类药物联合使用时也表现出协同作用。mTOR 抑制剂(依维莫司)和蛋白酶体抑制剂(硼替佐米)与放疗的组合在动物模型中表现出强烈抑制肿瘤生长的作用,并且应进一步研究和优化 MPNST 的治疗。面对与 mTOR 通路相关的体内外研究,多项临床试验也相继开展。已经完结的,西罗莫司(mTOR 抑制剂)联合阿霉素,西罗莫司联合西妥木单抗(IGF1R 抗体)治疗难治性肉瘤两项 II 期临床试验中,并未收获明显的疗效。而依维莫司联合贝伐单抗的治疗复发或转移性的 MPSNT 的 II 期临床试验中,入组的 25 例患者,仅有 3 例患者得到疾病控制(SD),而 22 例患者则出现疾病进展(PD)。

(四)受体酪氨酸激酶抑制剂

受体酪氨酸激酶(RTK)是一类细胞表面受体,被适当的配体激活后,发生与蛋白质相互作用的级联反应,释放出控制信号,调节细胞周期、增殖、黏附、迁移、侵袭和存活。RTK 不仅是正常细胞过程的关键调节因子,而且在许多恶性肿瘤的发生和进展中也起着关键作用。多篇研究报道指出,在 MPNST 中多种受体酪氨酸激酶发生不同程度的基因扩增或缺失及表达异常,如表皮生长因子(EGFR)、血小板生长因子受体(PDGFR)、胰岛素和胰岛素样生长因子-1 受体(IGF-1R)、干细胞生长因子的受体(KIT)、血管内皮生长因子受体(VEGFR)等。这也为受体酪氨酸激酶在 MPNST 中的研究奠定了基础。

1. EGFR 抑制剂

厄洛替尼(Erlotinib)作为一种表皮生长因子受体(EGFR)的靶向抑制剂,在临床前研究中,都取得了令人兴奋的结果。厄洛替尼可抑制 EGFR-STAT3 通路,并在异种移植模型中成功抑制 MPNST 转化和肿瘤发生。在一项 II 期临床试验中,单药厄洛替尼治疗复发或转移性 MPNST。入组的 20 例患者,1 例 SD,其余均出现疾病进展,总体来讲,单药厄洛替尼治疗 MPNST 患者疗效不佳。

2. VEGFR 抑制剂

阿帕替尼(Apatnib),一种靶向血管内皮生长因子受体(VEGFR2)的药物,可抑制肿瘤血管的形成和生长,可能在抑制肿瘤的转移进展的过程中起到重要作用。一些研究表明,与神经纤维瘤相比,MPNST 中 VEGF 表达水平显著升高。在临床前模型中,VEGFR2 的小分子抑制剂(SU5416)可降低人 MPNST 肿瘤的异种移植物的生长。在一项阿帕替尼单药治疗 4 期肉瘤的 II 期临床试验中,入组的 6 例 MPNST 患者,12 周评价 1 例 PR,4 例 SD,1 例 PD。在最终的疗效评价也体现出较好的疗效,2 例 PR,1 例 SD,3 例 PD。虽然样本量有待增加,但在目前入组的患者中,阿帕替尼在晚期 MPSNT 患者中展现了很好的治疗效果,也为 MPNST 的靶向治疗带来了新的希望。

贝伐珠单抗(Bevacizumab)，另一种 VEGFR 抑制剂，联合依维莫司治疗 MPNST 的临床试验中，并未取得很好的疗效。

3. KIT 抑制剂

伊马替尼(Imatinib)可有效地抑制干细胞生长因子的受体(KIT)，从而达到抑制肿瘤的发生与发展。一项应用 KIT 抑制剂甲磺酸伊马替尼治疗丛状神经纤维瘤的 II 期临床试验显示，通过治疗 6 个月或更长时间后至少一个肿瘤体积减小 20% 以上。但丛状神经纤维瘤与 MPNST 之间还是存在一定差异，在将伊马替尼应用于治疗 MPNST 的临床试验中，入组的 5 例患者，仅有 1 例疗效评价为 SD，其余均为疾病进展。

达沙替尼、索拉非尼、舒尼替尼等药物，均为多靶点酪氨酸激酶受体抑制剂。它们可以同时靶向 KIT、VEGFR 等，但在应用于治疗 MPSNT 并未看到明显疗效。

(五)极光激酶 A 抑制剂(Alisertib)

极光激酶(AURKA)作为 Ras 下游接受 MAPK 调节一种靶蛋白，在一项研究的转录组分析中被证实在 MPNST 中呈现高表达状态，通过抑制 AURKA 减少体外细胞存活，并在异种移植模型中引起肿瘤生长停滞。II 期临床试验运用 AURKA 抑制剂治疗晚期/转移性肉瘤研究中，没有获得良好的疗效，但 MPNST 的 12 周 PFS 率为 60%，也让我们看到了一些希望。另一项研究中报道，通过联合 AURKA 抑制剂和 HSV1716(一种由 I 型疱疹病毒衍生，并通过 RL1 缺失而减弱的病毒)能在异种移植的小鼠模型中，有效地抑制肿瘤的生长，并提高生存率。这也预示着极光激酶抑制剂及其他药物的联合应用，可能成为靶向治疗的方向。

(六)组蛋白去乙酰化抑制剂(HDACi)

一项研究证实，NF1 相关 MPNST 对 HDACi 的治疗相当敏感，且呈现出显著的肿瘤生长抑制；相反的HDACi 在散发性 MPNST 诱导细胞发生自噬而产生抵抗，通过联合自噬阻断剂之后，无论是在 NF1/NF1 相关的 MPNST 中都有显著的诱导细胞凋亡，并抑制异种移植体内试验的肿瘤生长。由于使用的许多HDAC 抑制剂是广谱药物，靶向多种 HDAC 同种型，导致出现不希望有的副作用。为了减少上述问题，来自同一位科学家的两项研究中，HDAC8 的同种的型特异性抑制剂(HDAC8i)被应用于 MPNST 的体内外试验，并收到了显著的诱导细胞凋亡及肿瘤生长抑制作用。HDAC8 也成了下一步靶向治疗临床试验的新目标。

(七)热休克蛋白 90(Hsp90)抑制剂

通过联合热休克蛋白 90(Hsp90)抑制剂与 mTOR 抑制剂促进内质网(ER)的蛋白毒性应激，导致线粒体的灾难性破坏，从而引发转基因 MPNST 小鼠模中的肿瘤显著缩小。目前联合 HSP90 抑制剂 ganetespib 和西罗莫司治疗 MPNST 的临床 II 期试验正在研究已经结束，并未报道疗效结果。

(八)免疫检查点抑制剂

近年来在肿瘤微环境中，关于程序性死亡受体(PD-1)及其配体(PD-L1)的免疫治疗方式在各种癌症中取得了突破性的进展，尤其是在恶性黑色素瘤中。在 MPNST 相关研究陆续开展，在对来自 20 例正常神经，68 例良性神经纤维瘤及 53 例 MPNST 免疫组化染色结果分析中显示，在 MPNST 组织中 PD-L1 相对正常神经及良性病变具有更高的表达。随后一项研究中显示，利用差异基因表达和基因聚类分析证实在24 例 MPNST 中，存在显著的 PD-L1 及 CTLA4 的差异表达。与此同时，应用帕博丽珠单抗治疗不符合治愈性手术的 MPNST 患者 II 期临床试验中时，正在招募进行中。PD-1 治疗能否在 MPNST 中取得很好的疗效是值得我们期待的。

将文中提及和近年来有 MPNST 靶向治疗的正在进行或已经完成的临床试验总结概括如下(表13-1)。

二、常见靶向治疗不良反应辨识与处理

这里我们将靶向治疗常见的不良反应以及对应的处理方式进行了归纳和总结(表 13-2)。

三、总结

本章节总结与阐述近年来靶向治疗药物在 MPNST 中的应用的研究结果，试图从信号传导通路及分子机制入手归纳相关的靶向治疗进展。近年来对恶性周围神经鞘瘤(MPNST)的分子和临床前研究已经迅猛发展，这也增加了我们对复杂的 MPNST 的更深刻认识，但截至目前，并没有任何一项临床试验表现出靶向治疗能够有效地控制 MPSNT 患者的疾病进展并延长总生存时间。虽然正在进行中的几项靶向治疗结果令人期待，但形势依然较为严峻。希望我们汇总的常见药物的不良反应以及常规处理方法，能够为靶向治疗的临床应用提供一些帮助。最后鉴于目前靶向治疗的现状,希望正在进行的创新试验设计,能尽可能地通过多中心合作来提高有意义的转化和临床数据的质量和数量,从而继续推动这一领域的发展。

表 13-1 已经完成和正在进行中的 MPNST 相关临床试验

药物	作用靶点	试验设计	人数	结果	参考文献/临床试验编号
Erlotinib (厄洛替尼)	EGFR	在 MPNST 中的 Ⅱ 期临床试验	24	在 2 个月时,20 例可评估患者中有 19 例出现 疾病进展(PD),1 例出现疾病稳定(SD)	[39]
Sorafenib (索拉非尼)	RAF, VEGFR	在肉瘤中的 Ⅱ 期临床试验	12	无客观反应;中位无进展生存期(PFS)为 1.7 个月	[11]
Imatinib (伊马替尼)	C-KIT, PDGFR, VEGFR	在肉瘤中的 Ⅱ 期临床试验	7	无客观反应;1 例出现疾病稳定(SD)	[40]
Dasatinib (达沙替尼)	C-KIT, SRC	在肉瘤中的 Ⅱ 期临床试验	14	无客观反应或疾病稳定(SD)	[41]
Alisertib (阿立塞替)	AURKA	在肉瘤中的 Ⅱ 期临床试验	10	无客观反应;无进展生存期(PFS)为 13 周	[42]
Bevacizumab (贝伐单抗)/ RAD001	VEGF ligand/ mTOR	在 MPNST 中的 Ⅱ 期临床试验	25	无客观反应;25 例可评估患者中有 3 例出 现疾病稳定(SD)	[43]
热休克蛋白 90 抑制剂(Ganets- epib)/Sirolimus (西罗莫司)	Hsp90/ mTOR	在肉瘤中的 Ⅰ 期临床试验/在 MPNST 中的 Ⅱ 期临床试验	20	正在进行中	NCT02008877
Pembrolizumab (帕博丽珠单抗)	PD-1	在 MPNST 中的 Ⅱ 期临床试验	18	正在进行中	NCT02691026 PLX3397
Sirolimus (西罗莫司)	CSF-1R KIT Flt3 mTOR	在肉瘤中的 Ⅰ 期临床试验/在 MPNST 中的 Ⅱ 期临床试验	49	正在进行中	NCT02584647
Selumetinib (司美替尼)/ Sirolimus (西罗莫司)	MEK mTOR	在 MPNST 或 NF1 中的 Ⅱ 期临 床试验	21	正在进行中	NCT03433183

表 13-2 靶向治疗药物常见如不良反应与处理方法

不良反应	典型症状	常见药物	处理方法
皮肤毒性 皮疹	一级轻度：范围局限，几乎无症状，对日常生活无影响，无继发感染； 二级中度：范围比较广泛，症状轻，对日常生活有轻微影响，无继发感染； 三级重度：范围广泛，症状严重，对日常影响较大，有继发感染的可能	厄洛替尼，索拉非尼，舒尼替尼	一级：一般无须特殊处理，日常生活中保持皮肤清洁和湿润，不需做靶向治疗药物的剂量调整 二级：可局部使用 2.5% 氢化可的松软膏或红霉素软膏，不需做靶向治疗药物的剂量调整 三级：合并感染时给予抗生素治疗。若重度皮疹治疗 2~4 周后仍未缓解，则考虑暂停用药或终止治疗
	脱发，皮肤干燥脱色或毛发褪色 一般在治疗 5~6 周时出现，停止治疗 2~3 周后恢复	厄洛替尼，索拉非尼，舒尼替尼	1. 治疗过程中可戴冰帽，以降低头皮温度，使头皮血流减少，毛囊皮细胞代谢下降，可减少脱发 2. 可口服维生素 E 等自由基清除剂，避免继发感染 3. 试用毛发营养剂均匀地涂在头部，刮到头皮，可降低脱发的发生率 4. 患者避免日晒，必要时戴帽子
手足综合征 (HFSR)	HFSR 的特征表现为麻木，感觉迟钝，感觉异常，麻刺感，皮肤肿胀或皮斑，脱屑，皲裂，硬结样水泡或严重的疼痛等 1 级：手和（或）足的麻木，感觉迟钝，感觉异常，无痛性肿胀或红斑，（或）不影响正常活动的不适 2 级：手和（或）足的疼痛性红斑和肿胀和（或）影响患者日常活动的不适 3 级：手和（或）足湿性脱屑，溃疡，水泡或严重的疼痛和（或）使患者不能工作或进行日常活动的严重不适。痛感强烈，皮肤功能丧失，比较少见	阿帕替尼，贝伐单抗	采取一些必要的支持治疗，包括： 1. 加强皮肤护理，保持皮肤清洁，避免感染 2. 避免压力或摩擦 3. 使用润肤霜或润滑剂，局部使用含尿素和皮质类固醇成分的乳液或润滑剂 4. 必要时局部使用抗真菌或抗生素治疗 注：若连续出现 3 次 Ⅱ 度以上足综合征，且有加重趋势的，则终止用药，退出临床研究
高血压	• 高血压前期：(120~139/80~89mmHg，或收缩压为 120~139mmHg) • 1 级高血压：(140~159/90~99mmHg，或收缩压为 140~159mmHg) • 2 级高血压：(160~179/100~109mmHg，或收缩压 ≥160~179mmHg) • 3 级高血压：(≥180/110mmHg，或收缩压 >180mmHg) • 高血压危象：近来从临床治疗角度考虑将其分为两型：高血压急症，如舒张压 >120mmHg(16.0 kPa)，伴有急性的靶器官的损害，其中以慢性脑病、脑梗死、颅内或蛛网膜下腔出血，高血压脑病等，及高血压基础上的渐进性或急进性高血压最常见 (40%~50%)。高血压亚急症状态舒张压 >120 mmHg(16.0 kPa) 不伴有或仅有轻微的器官损害	阿帕替尼，贝伐单抗	高血压前期：无使用降压药的指征，仅监测血压 1 级高血压：药物降压同时监测血压，多数使用噻嗪类利尿剂，也可考虑使用 A-CEI，血管紧张素受体阻断剂，β-受体阻滞剂，钙通道阻滞剂 可继续服用阿帕替尼，如降压不理想可考虑联合使用 2 种降压药。 2 级高血压：联合使用 2 种药物 (通常噻嗪类利尿剂与 ACE 抑制剂或 β-受体阻滞剂或钙通道阻滞剂)；监测血压 3 级高血压：联合使用 2 种药物 (通常噻嗪类利尿剂与 ACE 抑制剂或 β-受体阻滞剂或钙通道阻滞剂；评估其他危险因素 (如靶器官损害，糖尿病及伴有的其他临床症状)，采取相应措施 高血压危象：应用硝普钠或硝苯地平等地平速降压，地西泮及苯应急止抽搐，降低颅内压；出现高血压危象应终止阿帕替尼用药，退出临床研究

（待续）

表 13-2　靶向治疗药物常见如不良反应与处理方法(续)

不良反应	典型症状	常见药物	处理方法
心血管毒性	心脑血管意外、血栓性疾病 抑制血管生成是索拉非尼主要作用,因此有可能引起心脑血管意外、血栓性疾病等	索拉非尼、贝伐单抗、阿帕替尼、舒尼替尼	建议整个治疗期间监测患者大便常规、凝血指标及相关临床症状。若患者在用药期间出现,心脑血管意外或血管栓塞性疾病,暂时或长期中止靶向治疗
消化系统毒性	腹泻　大便次数增多和形状改变,可表现为稀水便、黏液便 一级:小于 4 次/天 二级:4~6 次/天 三级:7~9 次/天 四级:10 次以上	厄洛替尼、索拉非尼	一般可通过食用少渣、低纤维、易消化饮食来缓解,不需要调整治疗药物的剂量 1.腹泻次数多时可考虑应用阿片类制剂治疗,如口服盐酸洛哌丁胺,首次口服 4mg,每日剂量不超过 16mg,分次给予 2.常规治疗无效者可考虑使用可乐定、利达咪达等一些吸附剂等药物治疗。止泻的同时可使用黏膜保护剂,如思密达等 3.腹泻次数多,脱水严重的患者需要及时补充水和电解质,维持水和电解质平衡,并补足营养素
	恶心、呕吐	厄洛替尼、索拉非尼	1.通过饮食调节可减轻症状,如药物不与食物同服(宜在进食 1 小时前或进食 2 小时后服药) 2.建议吃高蛋白高热量清淡的食物,少量多吃 3.轻中度症状可考虑甲氧氯普胺(胃复安)、地塞米松、苯海拉明联合应用提高止吐效果 4.必要时每天一次氯丙嗪治疗也能有效控制恶心、呕吐症状 5.症状严重时,5-HT3 受体拮抗剂(恩丹西酮、凯特瑞、欧必停等)治疗、脱水严重时要适当补充液体及电解质
	口腔黏膜炎:常在用药 13~19 天出现,口腔黏膜出现红斑、水肿、糜烂,进一步形成点状、片状溃疡,渗血,引起疼痛,吞咽困难,味觉异常等 膜。溃疡表现为口腔黏膜,片状溃疡症状较轻 1级:几乎无症状或影响进食 2级:疼痛可耐受,不影响进食,需要调整饮食 3级:严重疼痛,影响进食	索拉非尼、厄洛替尼	1.每日饭前及睡前刷牙漱口,保持口腔卫生 2.尽量吃软食,少量多餐,忌吃过硬过烫及辛辣食物。 3.可用无刺激性口腔清洁剂,如过氧化氢与生理盐水 1:1 混合液等进行口腔消毒 4.口腔溃疡较轻时,可用氯己定口腔溃疡贴膜治疗 5.对中度或重度口腔疼痛者,可局部用药 2% 利多卡因、硫糖铝、苯海拉明等 6.出现真菌感染可用制霉菌素 10 万 U/mL 润漱口腔,并用 3% 的苏打盐水漱口

(待续)

表13-2　靶向治疗药物常见如不良反应与处理方法（续）

不良反应	典型症状	常见药物	处理方法
造血系统毒性	骨髓抑制：贫血、中性粒细胞减少、淋巴细胞减少、血小板减少、增加出血风险等	伊马替尼、索拉非尼、达沙替尼	1. 既往进行过骨髓抑制治疗（包括放疗和化疗）的患者在应用此类药物时应谨慎，要密切监测血象变化。白细胞应应用抗生素预防感染，并需保护隔离中性粒细胞小于 0.5×10^10/L 时可考虑应用抗生素并停药 2. 若出现发热症状及合并感染时应给予广谱抗生素治疗，可考虑应用集落刺激因子，如粒/单细胞集落刺激因子（GM-CSF）及粒细胞集落刺激因子（G-CSF）等 3. 一过性血小板减少时（血小板小于 50×10^10/L）可考虑应用小剂量糖皮质激素或酚乙胺等预防出血。血小板低于 20×10^10/L 或有出血时应考虑输注血小板，大剂量酚乙胺及激素（泼尼松等）。必要时应用集落刺激因子或白细胞介素-11，刺激巨核细胞的生长和分化 4. 患者存在出血风险，因此，同时合用抗凝血药物（如华法林）治疗的患者应定期进行相关检查 5. 有活动性出血（如胃肠道出血）倾向的患者慎用，重盘出血时应永停用靶向药物治疗
呼吸系统毒性	间质性肺炎：间质性肺炎发生率较低。表现为呼吸空难、低氧血症、限制性通气障碍，弥散功能减低等	厄洛替尼、索拉非尼	服药期间应密切观察，若出现不明原因的咳嗽、气急等呼吸道症状时要考虑间质性肺炎的可能性。应立即停药，进一步检查，积极应用高剂量糖皮质激素治疗，避免肺散不可逆病变
蛋白尿	尿蛋白，尿中蛋白含量超过150mg/d +- <0.5g/24h 是微量蛋白尿 + 0.5~1.0g/24h ++ 1~2g/24h +++ >3g/24h	贝伐单抗、阿帕替尼	出现连续两次尿蛋白++者，需行 24 小时尿蛋白定量 出现肾病综合征的退出试验给药，终止试验，退出临床试验
全身症状	乏力 I.轻度乏力 II.重度乏力，部分日常活动受限 III.重度乏力，明显妨碍日常活动 IV.危及生命	阿帕替尼、贝伐单抗、索拉非尼	I.无须调整 II.无须调整 III.减量或停药，由较低剂量重启治疗 IV.减量或停药，由较低剂量重启治疗

（廖智超　张超　杨铁龙　杨吉龙）

参考文献

[1] BOTTILLO I, AHLQUIST T, BREKKE H, et al. Germline and somatic NF1 mutations in sporadic and NF1-associated malignant peripheral nerve sheath tumours[J]. The Journal of pathology, 2009, 217(5): 693–701.

[2] PERRY A, ROTH K A, BANERJEE R, et al. NF1 deletions in S-100 protein-positive and negative cells of sporadic and neurofibromatosis 1 (NF1)-associated plexiform neurofibromas and malignant peripheral nerve sheath tumors[J]. Am J Pathol, 2001, 159(1): 57–61.

[3] DAUM G, EISENMANN-TAPPE I, FRIES H W, et al. The ins and outs of Raf kinases[J]. Trends Biochem Sci, 1994, 19(11): 474–480.

[4] MORGAN M A, GANSER A, REUTER C W M. Therapeutic efficacy of prenylation inhibitors in the treatment of myeloid leukemia[J]. Leukemia, 2003, 17(8): 1482–1498.

[5] PAYNE J M, BARTON B, ULLRICH N J, et al. Randomized placebo-controlled study of lovastatin in children with neurofibromatosis type 1[J]. Neurology, 2016, 87(24): 2575–2584.

[6] WIDEMANN B C, DOMBI E, GILLESPIE A, et al. Phase 2 randomized, flexible crossover, double-blinded, placebo-controlled trial of the farnesyltransferase inhibitor tipifarnib in children and young adults with neurofibromatosis type 1 and progressive plexiform neurofibromas[J]. Neuro-oncology, 2014, 16(5): 707–718.

[7] WOJTKOWIAK J W, FOUAD F, LALONDE D T, et al. Induction of apoptosis in neurofibromatosis type 1 malignant peripheral nerve sheath tumor cell lines by a combination of novel farnesyl transferase inhibitors and lovastatin[J]. J Pharmacol Exp Ther, 2008, 326(1): 1–11.

[8] KAPLAN H G, ROSTAD S, ROSS J S, et al. Genomic Profiling in Patients With Malignant Peripheral Nerve Sheath Tumors Reveals Multiple Pathways With Targetable Mutations[J]. J Natl Compr Canc Netw, 2018, 16(8): 967–974.

[9] CHANG F, STEELMAN L S, LEE J T, et al. Signal transduction mediated by the Ras/Raf/MEK/ERK pathway from cytokine receptors to transcription factors: potential targeting for therapeutic intervention[J]. Leukemia, 2003, 17(7): 1263–1293.

[10] AMBROSINI G, CHEEMA H S, SEELMAN S, et al. Sorafenib inhibits growth and mitogen-activated protein kinase signaling in malignant peripheral nerve sheath cells[J]. Molecular cancer therapeutics, 2008, 7(4): 890–896.

[11] MAKI R G, D'ADAMO D R, KEOHAN M L, et al. Phase II study of sorafenib in patients with metastatic or recurrent sar-comas[J]. J Clin Oncol, 2009, 27(19): 3133–3140.

[12] KIM A, DOMBI E, TEPAS K, et al. Phase I trial and pharmacokinetic study of sorafenib in children with neurofibromatosis type I and plexiform neurofibromas[J]. Pediatric blood & cancer, 2013, 60(3): 396–401.

[13] GUERRERO-ZOTANO A, MAYER I A, ARTEAGA C L. PI3K/AKT/mTOR: role in breast cancer progression, drug resistance, and treatment[J]. Cancer Metastasis Rev, 2016, 35(4): 515–524.

[14] ZOU C Y, SMITH K D, ZHU Q-S, et al. Dual targeting of AKT and mammalian target of rapamycin: a potential therapeutic approach for malignant peripheral nerve sheath tumor[J]. Molecular cancer therapeutics, 2009, 8(5): 1157–1168.

[15] ENDO M, YAMAMOTO H, SETSU N, et al. Prognostic significance of AKT/mTOR and MAPK pathways and antitumor effect of mTOR inhibitor in NF1-related and sporadic malignant peripheral nerve sheath tumors[J]. Clin Cancer Res, 2013, 19(2): 450–461.

[16] JOHANSSON G, MAHLLER Y Y, COLLINS M H, et al. Effective in vivo targeting of the mammalian target of rapamycin pathway in malignant peripheral nerve sheath tumors[J]. Molecular cancer therapeutics, 2008, 7(5): 1237–1245.

[17] BRADTM?LLER M, HARTMANN C, ZIETSCH J, et al. Impaired Pten expression in human malignant peripheral nerve sheath tumours[J]. PLoS One, 2012, 7(11): e47595.

[18] YAMASHITA A S, BAIA G S, HO J S Y, et al. Preclinical evaluation of the combination of mTOR and proteasome inhibitors with radiotherapy in malignant peripheral nerve sheath tumors[J]. J Neurooncol, 2014, 118(1): 83–92.

[19] TRUCCO M M, MEYER C F, THORNTON K A, et al. A phase II study of temsirolimus and liposomal doxorubicin for patients with recurrent and refractory bone and soft tissue sarcomas[J]. Clin Sarcoma Res, 2018, 8: 21.

[20] ZIETSCH J, ZIEGENHAGEN N, HEPPNER F L, et al. The 4q12 amplicon in malignant peripheral nerve sheath tumors: consequences on gene expression and implications for sunitinib treatment[J]. PLoS One, 2010, 5(7): e11858.

[21] PERRONE F, DA RIVA L, ORSENIGO M, et al. PDGFRA, PDGFRB, EGFR, and downstream signaling activation in malignant peripheral nerve sheath tumor[J]. Neuro-oncology, 2009, 11(6): 725–36.

[22] YANG J, DU X. Genomic and molecular aberrations in malignant peripheral nerve sheath tumor and their roles in personalized target therapy[J]. Surg Oncol, 2013, 22(3): 53–57.

[23] WU J, PATMORE D M, JOUSMA E, et al. EGFR-STAT3 signaling promotes formation of malignant peripheral nerve sheath tumors[J]. Oncogene, 2014, 33(2): 173–180.

[24] DU X, YANG J, YLIPää A, et al. Genomic amplification and high expression of EGFR are key targetable oncogenic events in malignant peripheral nerve sheath tumor[J]. J Hematol On-

col, 2013, 6: 93.

[25] WASA J, NISHIDA Y, SUZUKI Y, et al. Differential expression of angiogenic factors in peripheral nerve sheath tumors[J]. Clin Exp Metastasis, 2008, 25(7): 819–825.

[26] ANGELOV L, SALHIA B, RONCARI L, et al. Inhibition of angiogenesis by blocking activation of the vascular endothelial growth factor receptor 2 leads to decreased growth of neurogenic sarcomas[J]. Cancer Res, 1999, 59(21): 5536–5541.

[27] LIAO Z, LI F, ZHANG C, et al. Phase II trial of VEGFR2 inhibitor apatinib for metastatic sarcoma: focus on efficacy and safety[J]. Exp Mol Med, 2019, 51(3): 1–11.

[28] ROBERTSON K A, NALEPA G, YANG F–C, et al. Imatinib mesylate for plexiform neurofibromas in patients with neurofibromatosis type 1: a phase 2 trial[J]. Lancet Oncol, 2012, 13(12): 1218–1224.

[29] PATEL A V, EAVES D, JESSEN W J, et al. Ras-driven transcriptome analysis identifies aurora kinase A as a potential malignant peripheral nerve sheath tumor therapeutic target[J]. Clin Cancer Res, 2012, 18(18): 5020–5230.

[30] CURRIER M A, SPRAGUE L, RIZVI T A, et al. Aurora A kinase inhibition enhances oncolytic herpes virotherapy through cytotoxic synergy and innate cellular immune modulation[J]. Oncotarget, 2017, 8(11): 17412–17427.

[31] KLAMPFER L, HUANG J, SHIRASAWA S, et al. Histone deacetylase inhibitors induce cell death selectively in cells that harbor activated kRasV12: The role of signal transducers and activators of transcription 1 and p21[J]. Cancer Res, 2007, 67(18): 8477–8485.

[32] LOPEZ G, TORRES K, LIU J, et al. Autophagic survival in resistance to histone deacetylase inhibitors: novel strategies to treat malignant peripheral nerve sheath tumors[J]. Cancer Res, 2011, 71(1): 185–196.

[33] Correction: Autophagic survival in resistance to histone deacetylase inhibitors: novel strategies to treat malignant peripheral nerve sheath tumors[J]. Cancer Res, 2015, 75(8): 1771–1774.

[34] LOPEZ G, POLLOCK R E. Evaluating the Effect of HDAC8 Inhibition in Malignant Peripheral Nerve Sheath Tumors[J]. Methods Mol Biol, 2017, 1510: 365–374.

[35] LOPEZ G, BILL K L J, BID H K, et al. HDAC8, A Potential Therapeutic Target for the Treatment of Malignant Peripheral Nerve Sheath Tumors (MPNST)[J]. PLoS One, 2015, 10(7): e0133302.

[36] DE RAEDT T, WALTON Z, YECIES J L, et al. Exploiting cancer cell vulnerabilities to develop a combination therapy for ras–driven tumors[J]. Cancer Cell, 2011, 20(3): 400–413.

[37] SHURELL E, SINGH A S, CROMPTON J G, et al. Characterizing the immune microenvironment of malignant peripheral nerve sheath tumor by PD–L1 expression and presence of CD8+ tumor infiltrating lymphocytes[J]. Oncotarget, 2016, 7(39): 64300–64308.

[38] JOUR G, ANDEEN N K, AL–ROHIL R, et al. Novel enriched pathways in superficial malignant peripheral nerve sheath tumours and spindle/desmoplastic melanomas[J]. The Journal of pathology, 2018, 244(1): 97–106.

[39] ALBRITTON K H R C, COFFIN C M. Phase II study of erlotinib in metastatic or unresectable malignant peripheral nerve sheath tumors (MPNST)[J]. J Clin Oncol, 2006, 24(18 _ suppl): 9518.

[40] CHUGH R, WATHEN J K, MAKI R G, et al. Phase II multicenter trial of imatinib in 10 histologic subtypes of sarcoma using a bayesian hierarchical statistical model[J]. J Clin Oncol, 2009, 27(19): 3148–3153.

[41] SCHUETZE S M, WATHEN J K, LUCAS D R, et al. SARC009: Phase 2 study of dasatinib in patients with previ-ously treated, high-grade, advanced sarcoma[J]. Cancer, 2016, 122(6): 868–874.

[42] DICKSON M A, MAHONEY M R, TAP W D, et al. Phase II study of MLN8237 (Alisertib) in advanced/metastatic sarcoma[J]. Annals of oncology : official journal of the European Society for Medical Oncology, 2016, 27(10): 1855–1860.

[43] WIDEMANN B C, LU Y, REINKE D, et al. Targeting Sporadic and Neurofibromatosis Type 1 (NF1) Related Refractory Malignant Peripheral Nerve Sheath Tumors (MPNST) in a Phase II Study of Everolimus in Combination with Bevacizumab (SARC016)[J]. Sarcoma, 2019, 2019: 7656747.

第 14 章

恶性周围神经鞘瘤的免疫治疗及新进展

第 1 节　免疫检查点及抑制剂概述

免疫系统在机体内是一个非常庞大、复杂而又与其他系统紧密联系的系统,包括免疫器官(如胸腺、骨髓、脾脏、淋巴结、黏膜及皮肤淋巴组织等)、免疫细胞(T 细胞、B 细胞、吞噬细胞、树突状细胞、NK 细胞、NKT 细胞、嗜酸性/嗜碱性细胞等)和免疫分子(TCR、BCR、CD 分子、黏附分子、MHC 分子、细胞因子受体、免疫球蛋白、补体、细胞因子等)。机体借助免疫系统发挥免疫功能,即识别和清除外来入侵抗原、机体突变或衰老细胞,并维持机体内环境稳定。概括来说,免疫功能包括免疫防御、免疫监视和免疫自稳。按照免疫反应特点的不同,可分为固有免疫(先天性免疫)和适应性免疫(获得性免疫)两大类。免疫系统和神经系统、内分泌系统等交联协作,共同维持机体内环境的稳定。适应性免疫反应的特点是特异性和记忆性。T 细胞是适应性免疫中细胞免疫的主要效应细胞。

美国科学家 James P. Allison 和日本科学家 Tasuku Honjo 分别发现了两个重要的共抑制信号分子 CTLA-4 和 PD-1,验证了针对二者的抑制剂抗体产生的抗肿瘤活性,为癌症治疗提供了新思路和新手段,并因此荣获 2018 年的诺贝尔生理学或医学奖。值得注意的是,耶鲁大学的华人科学家陈列平教授是 PD-1 抑制剂关键的临床试验的发起者和参与人,正是因为这个临床试验的成功,才让 PD-1 抑制剂成了明星药物,获得了极大的关注,因此也有很多学者认为陈列平教授应当共享 2018 年的诺贝尔生理学或医学奖。得益于 James P. Allison、Tasuku Honjo 和陈列平教授的开创性发现及临床实践,免疫检查点及其抑制剂的基础及临床研究迅速蓬勃发展。

T 细胞表面有许多重要的膜分子,如 TCR-CD3 复合物、CD4 和 CD8,共刺激分子(包括正性的:CD28、ICOS、CD2 和 ICAM;负性的:CTLA-4 和 PD-1)、丝裂原受体和其他表面分子(IL-1R、IL-2R、IL-4R、IL-6R、IL-7R、IL-12R、IFN-γR、趋化因子受体、Fasl/CD95L、Fc-γR 和 CR1 等);它们参与 T 细胞识别抗原、活化、增殖、分化以及效应功能的发挥。T 细胞表达识别抗原提呈细胞(APC)表面上主要组织相溶性复合物(MHC)分子的多肽抗原的 T 细胞受体(TCR)。T 细胞的特异性是通过 TCR 与其 MHC 配体的同源结合来实现的。然而,同源 TCR 与 MHC 肽复合物单独结合(信号 1)并不能触发最佳的 T 细胞激活。除了信号 1 外,正性和负性共刺激受体与其配体的结合也调节 T 细胞的激活。CD28 是 T 细胞的主要正性共刺激受体,与 APC 上配体 CD80/CD86 结合而激活 T 细胞。除 CD28 外,T 细胞表面还表达其他正性的联合刺激受体,如 ICOS 或 CD278、OX40、41BB、CD40、HVEM,分别与配体 ICOSL、OX40L、41BBL、CD40L、LIGHT 结合。一旦 T 细胞被激活,细胞毒性 T 淋巴细胞相关抗原 4(CTLA-4 或 CD152)被上调,其结合 CD80/CD86 的亲和力高于 CD28,并下调激活过程。简而言之,T 细胞活化依赖于 T 细胞表面 TCR-抗原肽-MHC 通路和 CD28-B7(CD80/86)通路互相协同作用,前者决定了识别抗原的特异性,后者决定了免疫应答的强度和持续性。CTLA-4 与 CD28 在活化的 T 淋巴细胞上共同表达,并协同调控 B7 对 T 细胞的黏附和活化。同样一些免疫细胞上调细胞表面分子 PD-1,作为调节 T 细胞活化和功能的免疫检查点,与配体 PD-L1/PD-L2 结合而抑制 T 细胞活性。另外,除 CTLA-4、PD-1 外,T 细胞表面还表达其他负性的联合刺激受体,如 TIM3、HVEM、LAG3 等,分别与配体 Galactin9、BTL-A、L-Se-lectin 结合。这种复杂的信号网络阻止了 T 细胞的异常激活,抑制 T 细胞的免疫活性,对淋巴细胞稳态的控制至关重要,使得机体免受不必要的损伤。然而,这也造成肿瘤患者体内肿瘤细胞的免疫逃逸。肿瘤抗原特异性 T 淋巴细胞的诱导凋亡是肿瘤免疫逃逸的主要机制。

一、CTLA-4 分子与 B7（CD80/CD86）

CD28 是一种 44kDa 的糖蛋白，本质上是同源二聚体。它在啮齿类动物中几乎所有 T 细胞、大多数人类 CD4+T 细胞和一半的循环的人类 CD8+T 细胞上都有表达。CD28 与其配体 CD80/CD86 之间的相互作用促进高水平 IL-2 和生存因子的产生，导致 T 细胞反应的启动。同 CD28 一样，CTLA-4 定位于人 2 号染色体的 q33~q34 带和小鼠 1 号染色体的 C 带上，CD28 和 CTLA-4 之间的基因序列同源性约为 20%，但它们在氨基酸水平上具有 27%（鼠）至 30%（人）同一性。CTLA-4 是一种 33~45kDa 的跨膜糖蛋白，含有 223 个氨基酸，由一个 126 个氨基酸的可变（V）结构域，35 个氨基酸长信号肽、21 个氨基酸跨膜结构域和一个 41 个氨基酸的细胞质结构域组成。CTLA-4 存在于细胞内囊泡中，在静息 T 细胞上几乎检测不到，但在 T 细胞活化后 2~3 天表达上调，可增加数百倍。在活化的 T 淋巴细胞上，CTLA-4 在 CD4+ 和 CD8+T 细胞亚群上平等表达，并与 CD25、CD28 和 CD45RO 共同表达。CTLA-4 表达低于 CD28，最大表达量约为 CD28 水平的 1/30~50。尽管 CTLA-4 表达较低，但它与 B7（CD80/CD86）的大部分结合是由大的活化 T 淋巴细胞完成的。CT-LA-4 与 CD28 具有相同的一级氨基酸序列特征，其显著特征包括在 MYPPPY 序列中存在 3 个连续的脯氨酸残基，在茎部区域存在一个独特的半胱氨酸残基，可形成具有生物学功能的二硫联同型二聚体，这对其分子构成和功能至关重要。而且与 CD28 相比，CTLA-4 与 B7 的亲和力更强。CTLA-4 缺失会导致大量淋巴细胞增殖和致命的多器官组织破坏，揭示了 CTLA-4 的负调控作用。CD28 和 CTLA-4 对 T 细胞和刺激的反应有相反的作用。CTLA-4 通过多种机制发挥其抑制功能，包括通过位于细胞外结构域的六肽基序 MYPPPY 与共刺激信号 CD28 竞争性结合 APC 上共有的配体 B7，导致 T 细胞增殖减少和细胞因子（如 IL-2）分泌量降低。此外，CTLA-4 通过 B7 触发反向信号，诱导吲哚胺-2,3-双加氧酶（IDO）活化，导致 T 细胞增殖的抑制与效应 T 细胞（细胞毒性 T 淋巴细胞和辅助性 T 淋巴细胞）的凋亡。同时，CTLA-4 信号刺激调节因子 TGF-β 的产生，抑制 APC 细胞对抗原的呈递过程。CTLA-4 也是 B 淋巴细胞活化抗原 B7 的第二受体。T 淋巴细胞和 B 淋巴细胞之间的功能相互作用是最佳激活免疫反应所必需的：T 淋巴细胞

受体 CD28 被证明与活化的 B 淋巴细胞上的 B7 结合，随后共同刺激 T 细胞的增殖和 IL-2 的产生。而当 T 淋巴细胞表面 CTLA-4 与活化的 B 淋巴细胞表面 B7 结合后，将减低这种免疫效应。

二、PD-1 分子与 PD-L1/PD-L2

PD-1 是一种含免疫受体酪氨酸基抑制基序的 55kda 跨膜蛋白，可在淋巴细胞和单核细胞活化后诱导产生。PD-1 由 268 个氨基酸组成，由 IgV 胞外结构域、跨膜结构域和细胞质尾部组成。PD-1 由人类 2 号染色体和小鼠 1 号染色体中的 PDCD1 编码。PD1 有两个配体，即 PD-L1 和 PD-L2，属于 B7 蛋白家族。一般来说，PD-L1 可表达于淋巴和非淋巴细胞，主要表达在肿瘤微环境中，也可在多种上皮细胞和造血细胞中表达，PD-L2 主要表达于淋巴细胞，如树突细胞（DC）和巨噬细胞上。与 PD-L1 相比，PD-L2 对 PD-1 表现出更大的亲和力，较前者高 3~4 倍，这主要是因为其与 PD-1 结合的解离率小了 3 倍。PD-L1 和 PD-L2 的功能具有重叠性，而且 PD-L-PD-1 通路在调节 T 细胞反应中发挥关键作用。PD-L1 在许多肿瘤和免疫细胞上表达，通过与受体 PD-1 和 B7.1（CD80）结合，在阻断"癌症免疫循环"中起着重要作用，是 T 淋巴细胞活化的负调节因子。PD-L1 与其受体 PD-1 的结合抑制 T 淋巴细胞的迁移、增殖和细胞毒性介质的分泌，并限制对肿瘤细胞的杀伤性。肿瘤微环境中的肿瘤细胞通过上调 PD-L1 与效应 T 细胞表面 PD-1 结合抑制效应 T 细胞杀伤肿瘤细胞，从而发生免疫逃逸。

需要注意的是，CTLA-4 和 PD-1 在免疫抑制反应中的作用有很大差异。CTLA-4 被认为在免疫反应早期调控 T 细胞增殖，主要在淋巴结中，而 PD-1 在免疫反应后期抑制 T 细胞增殖，主要在外周组织中。抑制这两个检查点的免疫肿瘤药物的临床表现可能因其机制的不同而有所不同。

三、免疫检查点抑制剂：抗 CTLA-4 和抗 PD-1/PD-L1

许多肿瘤免疫原性差异的一个原因可能是它们不能提供充分激活 T 细胞所必需的 CD28 介导的共刺激信号。免疫治疗通过提高肿瘤细胞免疫原性和效应细胞的杀伤敏感性，激发机体的免疫功能，增强机体对恶性肿瘤的免疫应答反应，从而抑制肿瘤的进展并延长患者的生存期。免疫检查点抑制剂（ICI），如抗 CTLA-4、抗 PD-1/PD-L1，通过阻断肿瘤细胞和浸润性 T 淋巴细胞（ITL）之间的抑制性相互作用来逆转 T

细胞耐受,从而发挥抗肿瘤免疫反应。抗CTLA-4扩大了外周T细胞受体库。抗 CTLA-4 与抗 PD-1/PD-L1 的作用机制有所不同。抗CTLA-4 抗体起作用的部位主要是在淋巴结,它可以阻断 APC 上 FcR 和 T 细胞上 CTLA-4 的结合,进而解除 CTLA-4 对 T 细胞活化的抑制,增加外周血中活化 T 细胞的水平;它还能结合到调节 T 细胞表面。而抗 PD-1 抗体主要作用于外周血或者肿瘤中浸润的被活化的 T 细胞,抗 PD-L1抗体作用于肿瘤细胞,二者均可阻断这些 T 细胞的PD-1与肿瘤细胞的 PD-L1 结合,解除癌细胞对 T 细胞抗癌活性的抑制;抗 PD-1 抗体也能活化调节性 T 细胞。

随着对免疫调节和免疫系统检查点的深入认识,ICI 逐渐应用于动物及人体临床试验。2011 年 3 月,由 Medarex 公司/百时美施贵宝研发的抗 CTLA-4 抗体成为全球第一个获批上市的免疫检查点抑制剂,标志着肿瘤的治疗进入了崭新的免疫治疗时代(表 14-1)。随后,美国 FDA 又陆续批准一些抗 PD-1/PD-L1 药物(表 14-2),部分已经在中国批准上市(表 14-3)。可喜的是,2018 年 12 月 17 日,我国国家药品监督管理局有条件批准首个国产单抗—特瑞普利单抗(triplezumab)注射液(商品名:拓益)上市,用于治疗既往标准治疗失败后的局部进展或转移性黑色素瘤(表 14-3)。目前,ICI 已获批应用于非小细胞肺癌、晚期黑色素瘤、肾细胞癌、霍奇金淋巴瘤、结直肠癌、卵巢癌等多种恶性肿瘤中。全世界还有上百个针对不同类型的恶性肿瘤适应证的临床研究正在进行,为恶性肿瘤患者的治疗带来了新的希望。

肉瘤是一组异质性疾病,发病率较低,在早期依赖于完全的外科手术切除而达到最佳效果。对于晚期或复发的肉瘤患者,尽管采取化疗、放疗、分子靶向治疗等多种治疗手段,预后依然较差。目前而言,肉瘤并不是 ICI 的良好适应证。目前也开展了一些针对肉瘤的相关的临床试验,以便于更好地评估 ICI 在肉瘤的安全性和有效性。由于肉瘤类型的多样性,很难对特定亚型的肉瘤进行随机对照临床研究。

四、免疫检查点抑制剂治疗的困境

目前难以有效筛选目标有效患者。免疫预测标志物:PD-L1、TNB、TMB、MSI-H 等缺乏统一规范的检测及分级标准,而且特异性不一定高;高 PD-L1 的不一定有效,低 PD-L1 的不一定无效;各个癌症类型的应答率不一样。目前研究及临床实践表明,免疫检查点抑制剂对黑色素瘤、非小细胞肺癌来说表现相对较好,胰腺癌则反应不佳。具体可能与各个癌症的免疫分型

不一样有关,进而影响免疫治疗的应答效果;耐药问题。存在原发性耐药和继发性耐药多现象。目前也针对性地开展了一些基础研究和临床试验,如提高 T 细胞启动、逆转 T 细胞耗竭、增加 T 细胞浸润、改善免疫抑制微环境,以及与化疗、放疗等治疗方案的联合使用等。

免疫副作用的识别与处理比较困难,可引发皮肤、呼吸、心脏、消化、血液、神经等多系统的损害,有些表现难以快速识别;出现"免疫风暴"的风险等,严重者可能致死;价格昂贵。目前免疫检查点抑制剂多为进口药,价格昂贵,患者经济负担沉重。期待国产药物研发进度加快,将价格降低,加上医保给予一定的政策和资金支持等,使得免疫治疗药物可以成为"平价药"或"平民药",让普通患者负担得起。目前国产的 4 个 PD-1 均已上市进医保。

五、免疫检查点抑制剂效果预测因素

由于难以动态监测免疫相关分子,加上个体差异及肿瘤微环境的复杂性等诸多因素,目前很难确定哪部分肿瘤患者对 ICI 有反应,而确定肿瘤突变负荷(TMB)、PD-L1 在肿瘤细胞上的表达、抗原呈递相关基因表达有助于预测目标患者人群对其反应性。

六、免疫检查点抑制剂相关不良反应

随着 ICI 在临床中的广泛应用,免疫治疗相关不良反应(IRAE)逐渐引起人们的关注。多项大型临床试验报道 IRAE 的发生率为 60%~80%。不同 ICI 的 IRAE 的发生率有所不同。由于抗CTLA-4 能带来免疫增强效应,所以其毒副作用相对较多;而抗PD-1/PD-L1 带来的更多免疫正常化的作用,所以其毒性相对较低。免疫联合治疗与免疫单药治疗相比,前者 I-RAE的发生率升高。抗 CTLA-4 的 IRAE 发生在60%~85%的患者身上,大多数为 1 级和 2 级,但 10%~27%的患者出现 3~4 级毒性,并且在第一阶段 III 期临床试验中报告了 2.1%的抗 CTLA-4 的相关死亡。在接受过抗 PD-1 或 PD-L1 抗体治疗的患者中,约 66%的患者出现过至少一项不良反应,而约有 14%的患者出现过严重不良反应。抗 PD-1/PD-L1 最常见的不良事件是疲劳;在单药研究中,抗 PD-1 的疲劳发生率为 16%~37%,抗 PD-L1 的发病率为 12%~24%。总体而言,任何器官或组织都可能出现 IRAE,尽管有些 IRAE 比其他的更常见。最常见的IRAE影响皮肤、结肠、内分泌器官、肝脏和肺部。IRAE 多为常见的轻度至中度,但也会出现一些非常罕见的、严重的,甚至致命的不良反

表 14-1　目前开发的抗 CTLA-4 药物列表

名称	Ipilimumab	Tremelimumab
曾用代号（名称）	MDX-010,BMS-734016	CP-275206,Ticilimumab
商品名	Yervoy（伊匹单抗/易普利姆玛）	
作用靶点	CTLA-4	CTLA-4
抗体类型	全人源 IgG1-κ 单克隆抗体	人 IgG2
血浆半衰期	12~14 天	22 天
生产公司	Medarex 公司/百时美施贵宝	辉瑞
上市时间	2011 年 3 月	
获批适应证	转移性黑色素瘤	

表 14-2　目前美国 FDA 批准上市的抗 PD-1/ PD-L1 药物列表

类型	O 药	K 药	T 药	I 药	B 药
商品名	Opdivo	Keytruda	Tecentriq	Imfinzi	Bavencio
通用名	Nivolumab	Pembrolizumab	Atezolizumab	Durvalumab	Avelumab
中文名	纳武单抗	派姆单抗	阿特珠单抗	得瓦鲁单抗	－
作用靶点	PD-1	PD-1	PD-L1	PD-L1	PD-L1
生产公司	百时美施贵宝	默沙东	罗氏-基因泰克	阿斯利康	辉瑞及默克
上市时间	2014 年 12 月	2014 年 9 月	2016 年 10 月	2017 年 5 月	2017 年 3 月
使用周期	两周一次	三周一次	三周一次	两周一次	两周一次
使用剂量	3mg/kg	2mg/kg	1200mg	10mg/kg	10mg/kg
共同适应证					
非小细胞肺癌	转移性或含铂化疗后进展的非小细胞肺癌	联合培美曲塞和卡铂一线治疗以前未经治疗的转移性非鳞状非小细胞肺癌	转移性或含铂化疗后进展的非小细胞肺癌	维持巩固治疗同步放化疗后Ⅲ期不可切除的非小细胞肺癌	
尿路上皮癌	含铂化疗期间或含铂辅助化疗、新辅助化疗一年内出现疾病进展的局部晚期或转移性尿路上皮癌	一线治疗不适合铂类药物化疗的局部晚期或转移性尿路上皮癌；二线治疗铂类药物化疗后疾病进展或辅助化疗一年内疾病恶化的局部晚期或转移性尿路上皮癌	含铂化疗期间或含铂辅助化疗、新辅助化疗一年内出现疾病进展的局部晚期或转移性尿路上皮癌	局部晚期或转移性尿路上皮癌	
独立适应证	* 不可切除或转移性黑色素瘤 * 晚期肾细胞癌 * 难治性经典霍奇金淋巴瘤 * 复发或转移性头颈部鳞癌 * 转移性结直肠癌 * 晚期转移性肝癌	* 不能切除或转移性黑色素瘤 * 晚期肾细胞癌 * 典型霍奇金淋巴瘤 * 复发性局部晚期或转移性胃癌或胃食管交界部腺癌 * 复发或转移性宫颈癌 * 复发或转移性头颈部鳞癌 * 任何带有高度微卫星不稳定性（MSI-H）或错配修复缺陷（dMMR）基因的不可切除或转移性实体瘤患者	－	－	* 转移性 Merkel 细胞癌 * 膀胱癌

表 14-3　目前中国批准上市的抗 PD-1/PD-L1 药物列表

名称	O 药	K 药	国产药
英文名	Opdivo	Keytruda	triplezumab
商品名	欧狄沃	可瑞达	拓益
作用靶点	PD-1	PD-1	PD-1
生产公司	百时美施贵宝	默沙东	君实生物
上市时间	2018 年 6 月 15 日	2018 年 7 月 25 日	2018 年 12 月 17 日
获批适应证	经过系统治疗的非小细胞肺癌（不包括敏感基因突变患者）	一线治疗失败的不可切除或转移性黑色素瘤	既往标准治疗失败后的局部进展或转移性黑色素瘤

应,如神经系统疾病和心肌炎。皮肤不良事件是最常见的 IRAE,在抗 CTLA-4（ipilimumab）和抗 PD-1（nivolumab 和 pembrolizumab）的发生率分别为 43%~45% 和 34%。皮肤不良反应可以在治疗早期出现（治疗开始后的前几周）,也有报道在治疗结束后出现皮肤不良反应的病例。多数为轻度的皮肤不良反应,如斑丘疹、瘙痒、苔藓样皮炎、银屑病、白癜风等,只有极少数（如 Stevens-Johnson 综合征）会危及生命。要加强患者,早期识别、处理严重皮肤不良反应的能力,使 ICI 治疗更加安全。

同时,也有一个疑问,这些不良反应的发生是否与免疫治疗的疗效相关。目前的主流观点仍认为无论是否出现不良反应,最终疗效均相似。然而,有研究显示,出现 IRAE 患者的疗效可能会更好,且一些特定的 IRAE 确实可能与疗效有关,如白癜风和黑色素瘤。这提示不同类型的恶性肿瘤在免疫治疗中共有的不良反应发生率可能与最终疗效无关,但抗原特异性 IRAE 或许与疗效十分相关。此外,一小部分接受 ICI 治疗的患者会出现癌症快速进展的现象,称为超进展疾病（HPD）。目前对其发生机制仍未可,但现有的回顾性研究暂未发现其与 IRAE 有关。在抗 PD-1/PD-L1 治疗的癌症患者中,HPD 的患病率、自然史和预测因素尚不清楚。HPD 在 PD-1/PD-L1 抑制剂治疗的非小细胞肺癌（NSCLC）患者中较为常见。通过合理设计的分析得到的生物标志物可以成功预测 HPD 和更坏的预后,值得进一步研究 HPD。针对肉瘤的免疫治疗大多仍处于小规模的临床试验阶段,临床应用病例较少,造成临床医生应用经验上的不足。在具体应用这类药物的过程中,需要密切注意识别患者可能出现的多部位、多系统的 IRAE。及时请皮肤科、血液科、免疫（生物）治疗科、呼吸科、消化科、神经内科等相关科室会诊是非常有必要的。多学科协作有助于及早识别、评估不良反应并采取处理措施,从而保障患者的生命安全。针对 IRAE 的具体处理方案,可以参考美国国家综合癌症网络（NC-CN）、欧洲肿瘤内科学会（ESMO）、中国临床肿瘤学会（CSCO）发布的 IRAE 管理指南,以及其他学者发布的一些诊疗共识或经验。

七、其他免疫治疗

除了 ICI 之外,免疫治疗还包括 NK 细胞治疗、嵌合抗原受体 T 细胞免疫疗法（CART）、细胞因子诱导的杀伤细胞（CIK）疗法、肿瘤疫苗、溶瘤病毒、CD3 双抗等。这些免疫治疗发展速度很快,也经过不断的优化改进,在临床上的应用也取得了巨大突破。

在 2020 年,免疫肿瘤学研发管线中在研疗法数目达到 4720 种,与 2019 年相比增长了 22%,与 2017 年相比增长了 233%。继 2019 年增长 15% 之后,2020 年的研发热情再度提升。其中有一些热门靶点,也有一些靶点研究因副作用大或未达到临床获益目标而退出或中止。而当根据靶向的细胞类型对免疫调节药物的分类和分析时,发现靶向巨噬细胞、B 细胞、自然杀伤细胞以及 TIL 的在研疗法的增长超过了靶向 T 细胞疗法的增长速度。其中,靶向 B 细胞的在研疗法从 2018 年的 1 款增加到了 2020 年的 18 款;靶向 TIL 增长趋势也明显,表现为:2018 年（38 种）、2019 年（88 种）、2020 年（98 种）。

通过比较过去 5 年每个月的临床试验启动的数目,发现在 2019 年年末,新启动的临床试验数目与往年相比减少得更多。这一观察与 COVID19 大流行的开始,以及新临床试验数目在秋季下降的趋势相符。可喜的是,在过去几个月里,免疫肿瘤学疗法临床试验的数目出现了显著回升,显示这一领域临床试验的强力反弹和积压临床试验的恢复启动。

总体而言,预计未来几十年仍将是肿瘤免疫的新高峰。新靶点、新技术、新的联合疗法将百花齐放,免疫预测指标的研究将更加深入,免疫逃逸的破解将取得更大的突破,应对免疫不良反应的策略将更加多样,使得免疫治疗更加精准、高效、低毒。

第2节　恶性周围神经鞘瘤的免疫治疗探索

一、MPNST 的免疫相关信息

随着免疫治疗的迅猛发展,人们期望恶性周围神经鞘瘤(MPNST)也能从中获益。然而,对于 MPNST 的免疫特征还了解甚少。MPNST 的肿瘤免疫微环境尚未破译。近年来也开展了一些相关研究。Elizabeth Shurell 等为评估 MPNST 中 PD-L1、PD-1 和 CD8+肿瘤浸润淋巴细胞(TIL)的表达情况,并将这些发现与临床行为和结果联系起来,纳入 20 例正常神经、68 例良性神经纤维瘤以及 53 例 MPNST 样本进行了相关分析。结果显示,53 例 MPNST 标本中有 9 例(17%)PD-L1 表达阳性,有 30 例(56.6%)出现 CD8+TIL 浸润(PD-L1 和 CD8 阳性阈值分别为 1%和 5%)。在 MPNST 样本中 PD-L1 相对正常神经及良性病变具有更高的表达。PD-1 在所有组织标本中均无表达。CD8+TIL 在 MPNST 中比较显著。而且 PD-L1 或 CD8 的表达情况与疾病状态(原发与转移)或患者生存没有相关性。随后一项研究中显示,利用差异基因表达和基因聚类分析证实在 24 例 MPNST 中,存在显著的 PD-L1 及 CTLA4 的差异表达。与无 MPNST 的 NF1 患者相比,MPNST 患者血清中的 PD-L1 水平显著升高。PD-L1 水平可能成为 NF1 患者恶性转化的潜在生物标志物,并可能成为免疫治疗的反应预测因子。

尽管肿瘤组织中 PD-1 和 PD-L1 表达较低,但 57%的 MPNST 样本在微环境中有 TIL 浸润。炎性的肿瘤微环境中 T 细胞浸润的增加对阻断 PD-1 的抗肿瘤免疫反应至关重要。肿瘤免疫源性可通过细胞毒性化疗、靶向治疗、溶瘤病毒和纳米粒等多种策略来促进,以刺激促炎性细胞因子和免疫源性细胞死亡,诱导肿瘤新抗原,并引起 CD8+T 淋巴细胞浸润。这些策略可能增加 PD-L1 的表达和(或)协同抗 PD-1 的阻滞效应。

二、MPNST 的免疫治疗相关报道

目前关于抗 PD-L1/PD-L1 应用于 MPNST 的病例非常少。在一项抗 PD-1 治疗晚期实体瘤的 I 期临床试验中,一例 MPNST 患者病情稳定,但随后出现进展。Lisa E Davis 等报道一例 22 岁的男性左股骨头原发性 MPNST 患者,接受了全切除加内支架植入术及术后放疗,后来检查发现周围淋巴结和肺部多发转移(最大的位于左肺下叶,直径为 6mm)。考虑到切除肿瘤组织分子谱鉴定其 PD-L1 为阳性和放疗后可能出现的副作用,遂给予抗 PD-1 单药治疗(每次 200mg,静脉注射,每 3 周 1 次),患者的耐受性很好,唯一的症状是轻度疲劳和偶尔轻微的稀便,这两种症状自放疗开始后都没有变化。在第 5 个 PD-1 治疗周期之前进行的全身 FDG-PET-CT 无对比扫描显示出,患者对治疗的完全代谢反应;CT 显示先前的 FDG-avid 左盆腔淋巴结转移已消退,左肺下叶转移灶的大小随着其他肺转移灶的消失而减小到 4mm;手术后的变化与切除先前所见的侵犯左股骨头的 FDG-avid 肿块有关,并且没有证据表明 FDG-avid 复发性疾病。随后继续每 3 周应用 1 次 PD-L1,中途无间断,共完成 21 个疗程。另外,PD-L1 治疗 12 个周期后,重复 ctDNA(Guardant 360 profiling)检测,显示未检测到明显的 CDK6 扩增。流动免疫分型显示循环 CD8+T 细胞频率较高,这与观察到的良好结果呈正相关。总体而言,针对 MPNST 免疫治疗的个例还非常少,具体治疗安全性和有效性还不明确,有待于未来招募入组更多的 MPNST 患者。

三、MPNST 的免疫治疗相关临床实验

目前单独针对 MPNST 的免疫治疗的临床试验非常少,且大多正在招募中。一项由奥斯陆大学医院发起的帕博丽珠单抗/派姆单抗治疗不适合手术治疗的 MPNST 的单臂、开放、II 期临床试验(NCT02691026)正在进行中(表 14-4)。一项由美国国家癌症研究所(NCI)发起的评估纳武单抗(抗 PD-1)和易普利姆玛(抗 CTLA-4)联合治疗罕见肿瘤患者(包括 MPNST)的疗效的 II 期多中心、非随机对照、平行、开放的临床试验(NCT02834013)也正在进行中。另一项由美国约翰·霍普金斯大学的西德尼·坎摩尔综合癌症中心发起的评估新辅助治疗抗 PD-1 联合抗 CTLA-4 治疗新诊断的 MPNST 的安全性和可行性的单中心、开放的 I 期临床试验(NCT04465643),拟行招募 18 例受试者。期待抗 PD-1 和抗 CTLA-4 联合治疗能够改善 MPNST 患者的预后。

表 14-4　针对 MPNST 开展的一些免疫治疗临床试验

药物	作用靶点	试验设计	人数	结果	临床试验编号
派姆单抗	PD-1	Ⅱ期在 MPNST	18	正在进行中	NCT02691026
纳武单抗+伊匹单抗	PD-1/CTLA-4	Ⅱ期		正在进行中	NCT02834013
纳武单抗+伊匹单抗	PD-1/CTLA-4	Ⅰ期在 MPNST	18	拟行开展	NCT04465643

（孙伟　杨铁龙　杨吉龙）

参考文献

[1] 曹雪涛. 医学免疫学 [M]. 7 版. 北京：人民卫生出版社，2018.

[2] NANDI D, PATHAK S, VERMA T, et al. T cell costimula-tion, checkpoint inhibitors and anti-tumor therapy[J]. J Biosci, 2020, 45: 50.

[3] 张娜，张临政，刘俊香. 解锁细胞免疫，点燃抗癌曙光——2018 年度诺贝尔生理学或医学奖成果简析[J]. 科技导报，2019, 37(21): 97-104.

[4] 杨吉，姚伟荣. 免疫治疗的前世与今生[J]. 江西医药，2020, 55(7): 958-961.

[5] WATERHOUSE P, PENNINGER J M, TIMMS E, et al. Lym-phoproliferative disorders with early lethality in mice deficient in Ctla-4[J]. Science, 1995, 270(5238): 985-988.

[6] CHAMBERS C A, SULLIVAN T J, ALLISON J P. Lymphopr-oliferation in CTLA-4-deficient mice is mediated by costimul-ation-dependent activation of CD4+ T cells[J]. Immunity, 1997, 7(6): 885-895.

[7] 王瑶瑶，徐寒梅，胡加亮. CTLA-4 抗体治疗非小细胞肺癌研究进展[J]. 药物生物技术，2019, 26(04): 372-6.

[8] BRUNET J F, DENIZOT F, LUCIANI M F, et al. A new member of the immunoglobulin superfamily—CTLA-4[J]. Na-ture, 1987, 328(6127): 267-270.

[9] WALUNAS T L, LENSCHOW D J, BAKKER C Y, et al. CTLA-4 can function as a negative regulator of T cell activat-ion[J]. Immunity, 1994, 1(5): 405-413.

[10] LINSLEY P S, GREENE J L, TAN P, et al. Coexpression and functional cooperation of CTLA-4 and CD28 on activated T lymphocytes[J]. J Exp Med, 1992, 176(6): 1595-1604.

[11] TIVOL E A, BORRIELLO F, SCHWEITZER A N, et al. Loss of CTLA-4 leads to massive lymphoproliferation and fatal mu-ltiorgan tissue destruction, revealing a critical negative regu-latory role of CTLA-4 [J]. Immunity, 1995, 3(5): 541-547.

[12] KRUMMEL M F, ALLISON J P. CD28 and CTLA-4 have opposing effects on the response of T cells to stimulation[J]. J Exp Med, 1995, 182(2): 459-465.

[13] LINSLEY P S, BRADY W, URNES M, et al. CTLA-4 is a second receptor for the B cell activation antigen B7[J]. J Exp Med, 1991, 174(3): 561-569.

[14] NISHIMURA H, NOSE M, HIAI H, et al. Development of lupus-like autoimmune diseases by disruption of the PD-1 gene encoding an ITIM motif-carrying immunoreceptor[J]. Im-munity, 1999, 11(2): 141-151.

[15] ALLISON J P, MCINTYRE B W, BLOCH D. Tumor-specif-ic antigen of murine T-lymphoma defined with monoclonal an-tibody[J]. J Immunol, 1982, 129(5): 2293-2300.

[16] CHENG X, VEVERKA V, RADHAKRISHNAN A, et al. Structure and interactions of the human programmed cell death 1 receptor[J]. J Biol Chem, 2013, 288(17): 11771-11785.

[17] ZAK K M, GRUDNIK P, MAGIERA K, et al. Structural Bi-ology of the Immune Checkpoint Receptor PD-1 and Its Lig-ands PD-L1/PD-L2[J]. Structure, 2017, 25(8): 1163-1174.

[18] HERBST R S, SORIA J-C, KOWANETZ M, et al. Predic-tive correlates of response to the anti-PD-L1 antibody MPDL-3280A in cancer patients[J]. Nature, 2014, 515(7528): 563-567.

[19] BUCHBINDER E I, DESAI A. CTLA-4 and PD-1 Path-ways: Similarities, Differences, and Implications of Their In-hibi-tion[J]. Am J Clin Oncol, 2016, 39(1):

[20] 周艳召，王征征，李庆军，等. 肝细胞性肝癌免疫治疗研究进展[J]. 中华肝胆外科杂志，2020, 26(6): 472-476.

[21] LEACH D R, KRUMMEL M F, ALLISON J P. Enhancement of antitumor immunity by CTLA-4 blockade[J]. Science, 1996, 271(5256): 1734-1736.

[22] ROBERT L, TSOI J, WANG X, et al. CTLA4 blockade broad-ens the peripheral T-cell receptor repertoire[J]. Clin Cancer Res, 2014, 20(9): 2424-2432.

[23] 方元，俞悦，吴大维，等. 肿瘤免疫治疗中不可忽视的免疫相关不良反应[J]. 中华肿瘤杂志，2020, 01): 17-21.

[24] ZUO W, ZHAO L. Recent advances and application of PD-1 blockade in sarcoma[J]. Onco Targets Ther, 2019, 12:6887-6896.

[25] WEBER J S, KäHLER K C, HAUSCHILD A. Management of immune-related adverse events and kinetics of response with ipilimumab[J]. J Clin Oncol, 2012, 30(21): 2691-2697.

[26] GARRIDO F. HLA Class -I Expression and Cancer Im-munotherapy[J]. Adv Exp Med Biol, 2019, 1151: 79-90.

[27] DEL CAMPO A B, CARRETERO J, APTSIAURI N, et al.

Targeting HLA class I expression to increase tumor immuno-genicity[J]. Tissue Antigens, 2012, 79(3)：147–154.

[28] CHOWELL D, KRISHNA C, PIERINI F, et al. Evolutionary divergence of HLA class I genotype impacts efficacy of cancer immunotherapy[J]. Nat Med, 2019, 25(11)：1715–1720.

[29] HE B, DONG D, SHE Y, et al. Predicting response to im-munotherapy in advanced non–small–cell lung cancer using tumor mutational burden radiomic biomarker[J]. J Immunother Cancer, 2020, 8(2)：e000550。

[30] OSIPOV A, LIM S J, POPOVIC A, et al. Tumor Mutational Burden, Toxicity and Response of Immune Checkpoint In-hibitors (ICIs) Targeting PD(L)1, CTLA–4, and Combina-tion：A Meta–Regression Analysis[J]. Clin Cancer Res, 2020.

[31] TOPALIAN S L, HODI F S, BRAHMER J R, et al. Safety, activity, and immune correlates of anti–PD–1 antibody in cancer[J]. N Engl J Med, 2012, 366(26)：2443–2454.

[32] 免疫检查点抑制剂相关肺炎诊治专家共识[J]. 中华结核和呼吸杂志, 2019, 11：820–1–2–3–4–5.

[33] HAANEN J B A G, CARBONNEL F, ROBERT C, et al. Management of toxicities from immunotherapy：ESMO Clin-ical Practice Guidelines for diagnosis, treatment and follow-up[J]. Ann Oncol, 2017, 28(suppl_4)：119–142.

[34] 斯晓燕, 何春霞, 张丽, 等. 免疫检查点抑制剂相关皮肤不良反应诊治建议[J]. 中国肺癌杂志, 2019, 22(10)：639–644.

[35] KAMADA T, TOGASHI Y, TAY C, et al. PD–1 regulatory T cells amplified by PD–1 blockade promote hyperprogression of cancer[J]. Proc Natl Acad Sci USA, 2019, 116(20)：

[36] CHAMPIAT S, DERCLE L, AMMARI S, et al. Hyperprogr-essive Disease Is a New Pattern of Progression in Cancer Pa-tients Treated by Anti–PD–1/PD–L1[J]. Clin Cancer Res, 2017, 23(8)：1920–1928.

[37] KIM C G, KIM K H, PYO K H, et al. Hyperprogressive disease during PD–1/PD–L1 blockade in patients with non-small-cell lung cancer[J]. Ann Oncol, 2019, 30(7)：1104–1113.

[38] 段炼, 王林杰, 斯晓燕, 等. 免疫检查点抑制剂相关内分泌不良反应的临床诊治建议[J]. 中国肺癌杂志, 2019, 22(10)：649–652.

[39] 郭潇潇, 王汉萍, 周佳鑫, 等. 免疫检查点抑制剂相关心脏不良反应的临床诊治建议[J]. 中国肺癌杂志, 2019, 22(10)：627–632.

[40] 史佳宇, 牛婧雯, 沈东超, 等. 免疫检查点抑制剂相关神经系统不良反应的临床诊治建议[J]. 中国肺癌杂志, 2019, 22(10)：633–638.

[41] 周佳鑫, 王迁, 段炼, 等. 免疫检查点抑制剂风湿性毒副反应诊治建议[J]. 中国肺癌杂志, 2019, 22(10)：671–675.

[42] 李玥, 王汉萍, 郭潇潇, 等. 免疫检查点抑制剂相关消化系统不良反应的临床诊治建议[J]. 中国肺癌杂志, 2019, 22(10)：661–665.

[43] THOMPSON J A, SCHNEIDER B J, BRAHMER J, et al. NCCN Guidelines Insights：Management of Immunotherapy-Related Toxicities, Version 1.2020[J]. J Natl Compr Canc Netw, 2020, 18(3)：230–241.

[44] 中国临床肿瘤学会指南工作委员会. 中国临床肿瘤学会(CSCO)免疫检查点抑制剂相关的毒性管理指南[M]. 北京：人民卫生出版社, 2020.

[45] HAANEN J B A G, CARBONNEL F, ROBERT C, et al. Man-agement of toxicities from immunotherapy：ESMO Clinical Practice Guidelines for diagnosis, treatment and follow-up[J]. Ann Oncol, 2018, 29(Suppl 4)：264–266.

[46] UPADHAYA S, HUBBARD–LUCEY V M, YU J X. Immuno-oncology drug development forges on despite COVID-19 [J]. Nat Rev Drug Discov, 2020, 19(11)：751–752.

[47] XIN YU J, HUBBARD–LUCEY V M, TANG J. Immuno-oncology drug development goes global[J]. Nat Rev Drug Dis-cov, 2019, 18(12)：899–900.

[48] SHURELL E, SINGH A S, CROMPTON J G, et al. Charac-terizing the immune microenvironment of malignant peripheral nerve sheath tumor by PD–L1 expression and presence of CD8+ tumor infiltrating lymphocytes[J]. Oncotarget, 2016, 7(39)：64300–64308.

[49] JOUR G, ANDEEN N K, AL–ROHIL R, et al. Novel enriched pathways in superficial malignant peripheral nerve sheath tu-mours and spindle/desmoplastic melanomas[J]. J Pathol, 2018, 244(1)：97–106。

[50] FARSCHTSCHI S, KLUWE L, PARK S–J, et al. Upregulated immuno –modulator PD –L1 in malignant peripheral nerve sheath tumors provides a potential biomarker and a therapeutic target[J]. Cancer Immunol Immunother, 2020, 69(7)：1307–1313.

[51] FARID M, DEMICCO E G, GARCIA R, et al. Malignant pe-ripheral nerve sheath tumors[J]. Oncologist, 2014, 19(2)：193–201.

[52] DAVIS L E, NICHOLLS L A, BABIKER H M, et al. PD–1 Inhibition Achieves a Complete Metabolic Response in a Pa-tient with Malignant Peripheral Nerve Sheath Tumor[J]. Cancer Immunol Res, 2019, 7(9)：1396–1400.

[53] PATNAIK A, KANG S P, RASCO D, et al. Phase I Study of Pembrolizumab (MK –3475；Anti –PD –1 Monoclonal Anti-body) in Patients with Advanced Solid Tumors[J]. Clin Can-cer Res, 2015, 21(19)：4286–4293.

第 15 章　恶性周围神经鞘瘤的放疗

放疗(RT)是治疗恶性周围神经鞘瘤的重要辅助手段,尤其在优化局部控制和功能结果方面。RT 可分为新辅助放疗(术前)或辅助放疗(术后)。这两种方法的优缺点将在本章后面讨论。但当整体健康状况太差而无法接受手术治疗时,放疗也可以作为局部治疗手段。随着调强适形放疗(IMRT)和术中放疗(IORT)等 RT 技术的新发展,恶性周围神经鞘瘤的放疗也逐渐得到改善。

一、放疗的类型

(一)外照射

外照射是 RT 最常用的形式。自 2000 年以来,外照射的一个非常重要的进步就是 IMRT 的发展。该技术的主要优点是其陡峭的剂量梯度能对靶体积进行非常精确的剂量照射,从而最大限度地减少周围正常组织的照射,这使得 IMRT 特别适合治疗那些对照射剂量有复杂要求的肿瘤,以最大限度地减少对周围危险器官(OAR)的剂量,而使得肿瘤却可获得治疗剂量。

在过去的 20 年中,与非 IMRT 相比,IMRT 尽管存在体积限定和成本高的缺点,但却成为一种标准的治疗技术。从理论上讲,IMRT 优于非 IMRT 的说法已为人们所接受,但在临床上尚无足够的证据证实两种治疗方式对患者的预后有明显影响。我们选择 IMRT 而不是非 IMRT 的主要动机是可以降低正常组织的照射。对照病例实验显示,除非采用剂量递增的措施,否则实验组与对照组疾病控制和生存率均无明显差异。Alektiar 等研究证实了 IMRT 并发症的发生风险较低。即使在骨折高风险的人群中,IMRT 治疗患者中的骨折发病率也只有 4.8%。与常规放疗相比,IMRT 的其他并发症(如水肿和关节僵硬)也明显减少。2013 年,在两项前瞻性 II 期临床试验研究中,将 IMRT 与常规 RT 的各种并发症的发病率进行比较,显示 IMRT 减少了各种并发症的数量,但未达到统计学意义。另一方面,Wang 等发现,IMRT 可显著降低 RT 相关的晚期并发症的发病率,如组织的纤维化,水肿和关节僵硬。

(二)近距离放疗

近距离放疗是将密封的放射源通过人近距离放疗天然腔道或经插针置入、经模板敷贴于瘤体内或邻近瘤体表面进行的照射。对恶性神经鞘瘤患者实施的近距离放疗是通过将放射源放在手术过程中放置的导管来实现的。剂量随距离的变化快速衰减,与外照射相比,这种治疗方式能够提供更高度集中的辐射剂量,从而改善局部控制,并更好地保护了周围的健康组织。按照放射剂量率的不同可将近距离治疗分为高剂量率(HDR)近距离治疗和低剂量率(LDR)近距离治疗。在 HDR 近距离放疗中,短时间内会发出大量辐射,并且放射源仅停留几分钟。对于 LDR 技术,放射源可能会停留几天。研究发现肿瘤局部控制率与 LDR 和 HDR 的选择相关。有人提出,HDR 近距离放疗可能会降低严重放疗毒性的发病率。然而,这尚未在随机临床试验中得到证明。脉冲剂量率(PDR)近距离治疗是一种相对较新的近距离治疗方式。与 LDR 近距离放疗相比,它使用更强的放射源,但通过每小时提供 10~30 分钟长的照射脉冲来模拟其总剂量。因此,它结合了 HDR 技术的物理优势和 LDR 近距离放疗的放射生物学优势。

在肿瘤放疗中,近距离放疗既可以与外照射相结合,也可以作为独立的治疗方式。同时近距离放疗的周期短,费用较低,在外科手术中进行时,避免了周围组织不必要的并发症。但近距离放疗技术需要特殊的专业知识和经验团队。

（三）质子重离子放疗

质子重离子放疗是将带电粒子(质子和其他离子,例如碳)作为放射源来治疗肿瘤。恶性周围神经鞘瘤放疗的最新进展是质子重离子放疗。与光子(例如X线)相比,质子在穿越物质损失能量的过程中,能量损失率会在其射程末端形成一个峰值,这个吸收剂量的陡峭峰被称为布拉格峰,但是这种物理优势并没有被证明在治疗恶性周围神经鞘瘤中取得明显优势。与质子放疗相比,剂量的生物效率更高,从而使对氧气的依赖性降低,因此在治疗具有放射抗性和乏氧的肿瘤中备受关注。尽管有这种优势,但这种形式的RT的成本非常高,因此限制了临床使用。

总而言之,放疗技术的进步减少了正常组织受损伤的并发症发病率,因为与常规放疗相比,它们具有剂量学上的优势,从而获得更好的局部控制率。

二、放疗的时间选择

（一）术前放疗

术前放疗有4个优点。首先,由于不需要覆盖整个手术区域,因此放疗体积可以更小,从而降低了正常组织的可接受剂量;其次,术前放疗的使用可减少晚期并发症的发生风险;再次,术前放疗后可增加肿瘤的手术切除率,术前放疗可缩小肿瘤体积,使手术切除简单化并降低了复发风险;最后,术前肿瘤区域有更好的氧含量和血管形成,以确保RT可获得更好的效果,从而使照射剂量较低,治疗结果却较好。

但术前放疗也有缺点,主要缺点是频繁地发生重大伤口的并发症,尤其是在下肢。这些并发症可对恶性神经鞘瘤患者的肢体功能产生影响。在一项随机临床试验中,O'Sullivan等比较了术前和术后RT伤口的并发症。研究的终点是手术后120天内的伤口并发症的发病率。术前和术后的伤口并发症分别占35%和17%。但是接受术前放疗的患者的总生存期要好。另一个重要的缺点是手术时间延迟。放疗后,通常需要间隔3~6周才能手术,以减少伤口发生并发症的风险。但是,也不建议时间太长,因为这会导致晚期纤维化的发展,从而增加手术难度。

当肿瘤位于神经血管束附近或骨结构附近时,可能无法避免遇到肿瘤边缘狭窄的情况。在这种情况下,建议采用近距离放疗,IORT或EBRT作为术后RT的补充。术前放疗的常规剂量为50Gy。对于术后加强,存在不同的剂量水平。NCCN指南建议封闭边缘的剂量为10~14Gy,微观阳性边缘(R1)的剂量为16~20Gy,总体边缘阳性(R2)的剂量为20~26Gy。Ali Al Yami等发现,将仅接受术前放疗的边缘阳性切除患者和接受术前放疗,并且术后加强治疗的患者相比,局部控制没有差异。此外,较高的辐射剂量会增加后期并发症如骨折、纤维化、水肿和关节僵硬的风险。

对于原发大型高级STS的术前放疗,总肿瘤体积(GTV)便是由根据RTOG的T1增强磁共振图像确定的。临床目标体积(CTV)定义为GTV加上纵向边缘长度3cm,如果不受完整筋膜屏障及骨骼或皮肤表面的限制,则加上病变的横向边缘长度应为1~1.5cm。所以我们需要手动勾画CTV,以涵盖MRI T2图像上的任何可疑的水肿区域。

总体而言,与术后放疗相比,术前放疗可提供多种益处,包括更明确的靶体积和较小的安全阈值,由于其减少了辐射范围,便减少了对处于危险中的相邻器官的剂量,并且可能使肿瘤细胞在手术之前失活,导致肿瘤纤维化和假包膜的增厚,减少手术后的并发症。

（二）术中放疗（IORT）

IORT就是在手术期间肿瘤切除后,并在缝合伤口之前行大剂量照射。因此,可以直接照射手术区域,并且可以保留健康的组织。这种类型的RT通常与术后RT结合。IORT主要用于骨盆或腹部的STS治疗,尽管Tran等的研究表明IORT在外周肿瘤中的应用受到限制。但2006年的研究表明,可以将IORT用作EBRT的补充,能得到很好的局部控制效果,并且在治疗恶性神经鞘瘤时产生很少的急性副作用,这些发现在Call等的最新研究中得到证实。

电子近距离放疗(IOERT)是近几年发展起来的较为理想的术中放疗方法,它可通过安装在专门手术室中的专用常规LINAC来实施,最近还专门为IORT发明的小型移动LINAC来实施。在手术切除肿瘤后,由放射肿瘤专家根据手术医生的描述来确定靶体积。未受累的放射敏感性组织可被铅屏蔽移位或覆盖。使用中的大多数LINAC能够传递4~12MeV电子(有些甚至达到15~20MeV),因此覆盖的组织深度可达4cm。另一个方式是使用HDR近距离放疗。它通常由柔性的基于硅树脂的表面模具组成,该模具包括一定距离的平行源导管。施源器直接连接到目标体积的组织表面,通常用缝合线固定,并与HDR远程后装载器连接。停留位置和时间通常根据列表值计算。通常在目标中心指定0.5cm深度的剂量。电子近距离放疗和HDR近距离放疗之间的剂量概念相似。通常在一个模型中使用 10~20Gy 的剂量。用线性二次方程作为最认可的模型，鉴于越来越多的证据表明，如果超过 8~10Gy 的阈值，不同的组织对高单剂量的反应本身就不同，那么这种方法也就有了很多的质疑。根据替代模型和临床经验，假定等效分次剂量是 IORT 剂量的 2~3 倍。在此过程中应尽量避免处于风险的器官，并在可行的情况下，将 IORT 与 EBRT 合并使用。

罗森伯格等对比了截肢术与保留肢体手术后，再行 RT 发现总体生存率相似，联合疗法已成为治疗高风险肉瘤的一种标准治疗方法。之后的随机试验和大规模人群的分析已明确证实，术后 EBRT 可改善所有亚组的局部控制。最近，在一项随机试验中，术前 EBRT 与术后 EBRT 相比在 LC 和 OS 方面，已被证明同样有效。但是，额外的 EBRT 会增加毒性。术后放疗由于必须使用大剂量，这便引起明显的急性和晚期毒性，因此导致不良预后。IORT 的引入可以缓解这一情况。用 IORT 增强代替 EBRT 增强阶段，不仅可以减少治疗量，还可以将主要危险器官、主要神经或皮肤器官排除在辐射场外。如果在术后 EBRT 之前使用中等剂量照射，这可减少伤口并发症的发病率。

(三)术后放疗

为了消除手术后可能残留的癌细胞，可以在术后进行放疗。术后放疗的优缺点如下：如果在放疗前切除肿瘤，可以对肿瘤做出更好的分期，伤口并发症的数量也更低。但另一方面，放疗会增加晚期并发症。Davis 等研究显示，与术前 RT 相比，术后 RT 的晚期纤维化明显增多。尽管无统计学意义，但术后组中晚期水肿和关节僵硬的患者比例也更高。与术前放疗相比，晚期并发症发病率更高，可能与放疗总剂量更高有关，比如术前的放疗剂量为 50 Gy，而术后放疗剂量为 60~66 Gy，以及术后需要更大的照射面积。术后放疗的最后一个难点在于放疗医生和外科医生之间的配合。外科医生通过使用肽夹标记手术区域以指示需要照射的区域，从而在 RT 成功率中发挥重要作用。

手术后照射总剂量始终由健康组织的耐受性决定。根据 NCCN 指南，如果遗留了微观残留的肿瘤(R1)，应增加 16~18 Gy。如果存在严重残留肿瘤(R2)，则可提高 20~26 Gy。关于术后 RT 的决策应始终坚持个体化。应考虑组织学等级、患者年龄和肿瘤位置(包括神经血管结构附近)等。我们所提到的 RT 总剂量是根据

组织耐受性确定的，新的放疗技术，例如，近距离放疗、术中放疗(IORT)和强度调节放疗(IMRT)其发展，已改善了恶性神经鞘瘤患者的治疗效果。近距离放疗涉及将放射性点源直接置于手术期间放置的导管内，包括低剂量率(LDR)近距离的放疗，高剂量率(HDR)近距离的放疗和术中 HDR 近距离的放疗。LDR 和 HDR 近距离放疗与局部控制率相关。有人提出，HDR 近距离放疗可降低严重副作用的发病率。但这尚未在随机临床试验中得到证实。IMRT 的主要优点是它能更紧密地勾勒出大剂量照射区域的轮廓，从而最大限度地减少对周围正常组织的照射体积。此外，图像引导技术可减少照射靶体积，进一步降低毒性。

随机临床试验尚未评估增加术后放疗剂量的优势。由于晚期纤维化的发展和恶性细胞的增殖，不建议手术和术后放疗的间隔时间超过 8 周。在决定是否使用术后放疗之前，应评估局部复发风险与术后放疗的毒性。

三、总结

总而言之，至少与单独使用 EBRT 的方法相比，IORT 和中等剂量的术前或术后 EBRT 的结合，在治疗恶性周围神经鞘瘤中取得了优异的局部控制率。此外，含 IORT 的方法增加患者肢体保存率和患者的肢体功能，这可能与较小的高剂量照射体积有关。在恶性周围神经鞘瘤中，术前 EBRT，手术和 IORT 的结合可达到较高的局部控制率，甚至是在整体存活率方面，都优于单独手术或 EBRT 手术。就局部控制和毒性而言，术前 EBRT 联合 IORT 也体现出巨大的优势。与不包含 IORT 的方法相比，IORT 没有增加伤口愈合障碍或术后并发症的发病率。主要神经毒性仍然是剂量限制的毒性，需要限制照射剂量或减小照射靶体积。如尽可能将胃肠道和输尿管排除在 IORT 区域之外，并且应将 IORT 的体积限制在可用的最小范围内。

在放疗恶性周围神经鞘瘤的同时，目前仍然值得考虑的几个问题是：①放疗的分次方式，包括分次剂量大小，总剂量和总治疗时间；②除常规疗法外，还有将放疗与常规化疗和(或)靶向药物相结合；③不同的治疗方案可能适用于不同的组织学亚型。

(张春智　杨吉龙)

参考文献

[1] LEIBEL S A, FUKS Z, ZELEFSKY M J, et al. Intensity-modulated radiotherapy[J]. Cancer J, 2002, 8(2): 164–176.

[2] DE NEVE W, DE GERSEM W, MADANI I. Rational use of intensity-modulated radiation therapy: the importance of clinical outcome[J]. Semin Radiat Oncol, 2012, 22(1): 40–49.

[3] ALEKTIAR K M, BRENNAN M F, HEALEY J H, et al. Impact of intensity-modulated radiation therapy on local control in primary soft-tissue sarcoma of the extremity[J]. J Clin Oncol, 2008, 26(20): 3440–3444.

[4] O'SULLIVAN B, GRIFFIN A M, DICKIE C I, et al. Phase 2 study of preoperative image-guided intensity-modulated radiation therapy to reduce wound and combined modality morbidities in lower extremity soft tissue sarcoma[J]. Cancer, 2013, 119(10): 1878–1884.

[5] WANG J, WANG S, SONG Y, et al. Postoperative intensity-modulated radiation therapy provides favorable local control and low toxicities in patients with soft tissue sarcomas in the extremities and trunk wall[J]. Onco Targets Ther, 2015, 8:2843–2847.

[6] VON MEHREN M, RANDALL R L, BENJAMIN R S, et al. Soft Tissue Sarcoma, Version 2.2016, NCCN Clinical Practice Guidelines in Oncology[J]. J Natl Compr Canc Netw, 2016, 14(6): 758–786.

[7] VON MEHREN M, RANDALL R L, BENJAMIN R S, et al. Soft Tissue Sarcoma, Version 2.2018, NCCN Clinical Practice Guidelines in Oncology[J]. J Natl Compr Canc Netw, 2018, 16(5): 536–563.

[8] NAG S, SHASHA D, JANJAN N, et al. The American Brachytherapy Society recommendations for brachytherapy of soft tissue sarcomas[J]. Int J Radiat Oncol Biol Phys, 2001, 49(4): 1033–1043.

[9] SKOWRONEK J, PIOTROWSKI T. [Pulsed dose rate brachytherapy: a method description and review of clinical application][J]. Przegl Lek, 2002, 59(1): 31–36.

[10] ALEKTIAR K M, LEUNG D, ZELEFSKY M J, et al. Adjuvant brachytherapy for primary high-grade soft tissue sarcoma of the extremity[J]. Ann Surg Oncol, 2002, 9(1): 48–56.

[11] PELLIZZON A C A. Evidence and clinical outcomes of adult soft tissue sarcomas of the extremities treated with adjuvant high-dose-rate brachytherapy - a literature review[J]. J Contemp Brachytherapy, 2014, 6(3): 318–322.

[12] DELANEY T F, TROFIMOV A V, ENGELSMAN M, et al. Advanced-technology radiation therapy in the management of bone and soft tissue sarcomas[J]. Cancer Control, 2005, 12(1): 27–35.

[13] KAMADA T, TSUJII H, BLAKELY E A, et al. Carbon ion radiotherapy in Japan: an assessment of 20 years of clinical experience[J]. Lancet Oncol, 2015, 16(2): 93–100.

[14] O'SULLIVAN B, DAVIS A M, TURCOTTE R, et al. Preoperative versus postoperative radiotherapy in soft-tissue sarcoma of the limbs: a randomised trial[J]. Lancet, 2002, 359(9325): 2235–2241.

[15] KNESCHAUREK P, WEHRMANN R, HUGO C, et al. The flab method of intraoperative radiotherapy[J]. Strahlenther Onkol, 1995, 171(2): 61–69.

[16] NIELSEN O S, CUMMINGS B, O'SULLIVAN B, et al. Preoperative and postoperative irradiation of soft tissue sarcomas: effect of radiation field size[J]. Int J Radiat Oncol Biol Phys, 1991, 21(6): 1595–1599.

[17] ROSENBERG S A, TEPPER J, GLATSTEIN E, et al. The treatment of soft-tissue sarcomas of the extremities: prospective randomized evaluations of (1) limb-sparing surgery plus radiation therapy compared with amputation and (2) the role of adjuvant chemotherapy[J]. Ann Surg, 1982, 196(3): 305–315.

[18] TSENG J F, BALLO M T, LANGSTEIN H N, et al. The effect of preoperative radiotherapy and reconstructive surgery on wound complications after resection of extremity soft-tissue sarcomas[J]. Ann Surg Oncol, 2006, 13(9): 1209–1215.

[19] DAVIS A M, O'SULLIVAN B, BELL R S, et al. Function and health status outcomes in a randomized trial comparing preoperative and postoperative radiotherapy in extremity soft tissue sarcoma[J]. J Clin Oncol, 2002, 20(22): 4472–4477.

[20] LLáCER C, DELANNES M, MINSAT M, et al. Low-dose intraoperative brachytherapy in soft tissue sarcomas involving neurovascular structure[J]. Radiother Oncol, 2006, 78(1): 10–16.

[21] SADOSKI C, SUIT H D, ROSENBERG A, et al. Preoperative radiation, surgical margins, and local control of extremity sarcomas of soft tissues[J]. J Surg Oncol, 1993, 52(4): 223–230.

[22] ROEDER F, TIMKE C, UHL M, et al. Aggressive local treatment containing intraoperative radiation therapy (IORT) for patients with isolated local recurrences of pancreatic cancer: a retrospective analysis[J]. BMC cancer, 2012, 12: 295.

[23] AL YAMI A, GRIFFIN A M, FERGUSON P C, et al. Positive surgical margins in soft tissue sarcoma treated with preoperative radiation: is a postoperative boost necessary?[J]. Int J Radiat Oncol Biol Phys, 2010, 77(4): 1191–1197.

[24] WANG D, BOSCH W, ROBERGE D, et al. RTOG sarcoma radiation oncologists reach consensus on gross tumor volume and clinical target volume on computed tomographic images for preoperative radiotherapy of primary soft tissue sarcoma of extremity in Radiation Therapy Oncology Group studies[J]. Int J Radiat Oncol Biol Phys, 2011, 81(4): 525–528.

[25] GUADAGNOLO B A, ZAGARS G K, BALLO M T, et al. Long-

term outcomes for synovial sarcoma treated with conservation surgery and radiotherapy[J]. Int J Radiat Oncol Biol Phys, 2007, 69(4): 1173-1180.

[26] BALLO M T, ZAGARS G K, CORMIER J N, et al. Interval between surgery and radiotherapy: effect on local control of soft tissue sarcoma[J]. Int J Radiat Oncol Biol Phys, 2004, 58(5): 1461-7.

[27] CALVO F A, MEIRINO R M, ORECCHIA R. Intraoperative radiation therapy first part: rationale and techniques[J]. Crit Rev Oncol Hematol, 2006, 59(2): 106-115.

[28] FUKS Z, KOLESNICK R. Engaging the vascular component of the tumor response[J]. Cancer Cell, 2005, 8(2): 89-91.

[29] TOMé W A. Universal survival curve and single fraction equivalent dose: useful tools in understanding potency of ablative radiotherapy: in regard to Parks et al. (Int J Radiat Oncol Biol Phys 2008;70:847-852)[J]. Int J Radiat Oncol Biol Phys, 2008, 72(5): 1620; author reply -; author reply 1.

[30] YANG J C, CHANG A E, BAKER A R, et al. Randomized prospective study of the benefit of adjuvant radiation therapy in the treatment of soft tissue sarcomas of the extremity[J]. J Clin Oncol, 1998, 16(1): 197-203.

[31] JEBSEN N L, TROVIK C S, BAUER H C F, et al. Radiotherapy to improve local control regardless of surgical margin and malignancy grade in extremity and trunk wall soft tissue sarcoma: a Scandinavian sarcoma group study[J]. Int J Radiat Oncol Biol Phys, 2008, 71(4): 1196-1203.

[32] ALEKTIAR K M, HU K, ANDERSON L, et al. High-dose-rate intraoperative radiation therapy (HDR-IORT) for retroperitoneal sarcomas[J]. Int J Radiat Oncol Biol Phys, 2000, 47(1): 157-163.

[33] ZHAO R-P, YU X-L, ZHANG Z, et al. The efficacy of postoperative radiotherapy in localized primary soft tissue sarcoma treated with conservative surgery[J]. Radiat Oncol, 2016, 11: 25.

第 16 章　恶性周围神经鞘瘤的介入治疗

第 1 节　局部灌注化疗技术与药物选择

近年来,随着微创技术的发展和进步,微创介入治疗在包括 MPNST 的软组织肉瘤治疗中越来越受到各学科的重视。这些方法既可用于单发病灶的治疗,也可用于不可切除病灶的治疗,甚至能使不可切除转化为可切除或降低术后复发风险。

用于肿瘤局部治疗的微创介入治疗方法包括血管性介入和非血管性介入两大类。其中血管性介入治疗主要包括肝动脉灌注化疗(HAIC)、经动脉化疗栓塞(TACE)、选择性内放疗(SIRT)和门静脉栓塞(PVE);非血管介入治疗包括各种消融和放射性粒子植入。HAIC 是经肝动脉介入治疗 MPNST 肝转移常用的方法之一,理论上 HAIC 比全身化疗能提供更高浓度的化疗药物,并且直接进入肿瘤组织中。TACE 是在 HAIC 的基础上改进发展而来的,以前常用的栓塞剂是超液化碘油,现在越来越多地采用载药微球进行栓塞。NCCN 和 ESMO 指南已经将 SIRT 作为肝转移为主且出现化疗耐药的 MPNST 的一种治疗选择,但不推荐 SIRT 作为一线治疗。PVE 的目的主要是提高外科手术切除率。肝转移少但是未能达到可切除标准的患者,可考虑用消融方法,对于单发或少发且直径小于 3cm 远离大血管的病灶,应首先想到消融是最有效的方法。

由于技术的限制,部分微创介入治疗方法尚未得到广泛应用。对于有条件的中心,综合考虑疾病程度、肝脏功能储备、治疗目标和药物毒性,经多学科讨论后,应该考虑采用合适的微创介入治疗方法。同时应积极开展前瞻性的随机临床试验探索和验证微创介入治疗方法在 MPNST 治疗中的作用。

动脉灌注化疗(TAIC)是一种用于治疗恶性肿瘤的辅助手段,通过动脉注入化疗药物,增加肿瘤局部药物浓度,从而提高抗肿瘤的疗效。1950 年,Klopp 首次报道动脉内灌注氮芥治疗淋巴瘤的研究结果,随后动脉灌注技术用于头颈、盆腔等肿瘤领域,20 世纪 80 年代由林贵等人将其引入中国。目前,动脉灌注疗法已经成为肝癌、胆管癌、结直肠癌、胃癌、肺癌、胰腺癌、盆腔肿瘤等多种恶性肿瘤治疗选择手段之一,甚至在常规治疗方案无效的情况下,仍可获取肿瘤的情况或缓解临床症状,以改善肿瘤患者的生活质量。目前动脉灌注疗法倾向于联合多种治疗药物(靶向药物/免疫抑制剂)或多种治疗方式(静脉化疗/栓塞化疗)的同时运用。本文主要详细介绍局部灌注疗法的技术要点以及化疗药物的选择,以供临床实践参考。

一、局部灌注化疗技术

(一)穿刺路径

临床常用的穿刺路径主要有 3 种。

1. 经股动脉穿刺置管

由于股动脉管径粗、穿刺技术便捷、易掌握,故目前在临床中最常使用(图 16-1)。①穿刺点的选择:穿刺点应选择在腹股沟下方约 2cm 处,即股动脉搏动最强烈处的正下方。如果两侧腹股沟处股动脉搏动相当,根据穿刺的便捷程度及穿刺习惯,一般常选择右侧股动脉。另外,应避免反复多次穿刺,以免形成局部血肿,若一侧穿刺失败可选择对侧使用。②局部浸润麻醉:局部皮肤消毒、铺巾,采用 2% 利多卡因进行麻醉,先皮内注射形成皮丘,沿穿刺方向推进至股动脉周围逐层行皮下麻醉。③操作步骤:采用 Seldinger 技术,左手指腹并拢置于穿刺点上方股动脉搏动最明显处, 右手持穿刺针与皮肤角度 30°~45°,将穿刺针斜面向上进针,当持针手感觉到明显动脉搏动时,刺破血管前壁即可见搏动性血流喷出,缓慢推送引导导丝,退出穿刺针,沿导丝送入动脉鞘组,随后用肝素盐水冲洗鞘

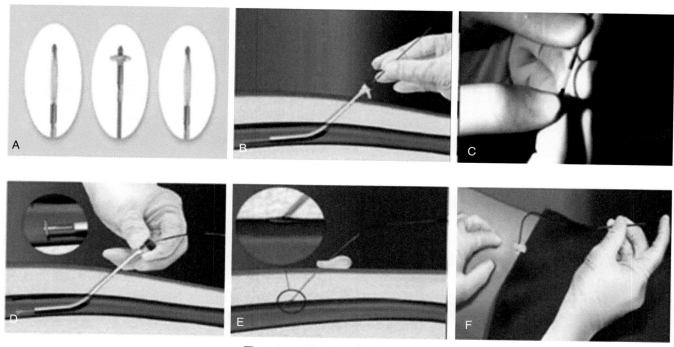

图 16-1　经股动脉穿刺置管示意图。

管。如选择穿刺鞘管组套,需要运用透壁穿刺法,穿刺到动脉后壁,再后退穿刺鞘管,待血流喷射时,推送导丝及交换留置导管。

2. 经桡动脉穿刺置管

若患者合并腹主动脉以下的血管病变、近期使用抗凝药物、心功能较差不能平卧等情况,导致不宜选择股动脉路径,则可选择经桡动脉穿刺路径(图 16-2),其具有安全、无卧床时间限制及方便护理等优势。①适应证:Allen 试验阴性,桡动脉血供良好者。(Allen 试验:同时压迫同侧手掌的桡动脉和尺动脉,随后松开对尺动脉的压迫。松开后手掌应迅速恢复红润(7s 内),则该试验结果呈阴性,提示该侧手掌有良好的双重血供)。

②禁忌证:Allen 试验阳性;穿刺点或周围合并感染、外伤者;凝血功能障碍或有出血倾向者;伴有脉管炎的血管疾病者等。③操作步骤:患者常采用仰卧位,左上肢外展 20°~30°置于托手架上,手掌朝上,手指指向穿刺者。将塑料小枕置于患者腕部,使腕关节抬高 5~8cm 处于过伸状态。穿刺者左手的示指、中指、无名指自穿刺部位由远至近触及桡动脉搏动的最强处,一般穿刺点在桡骨茎突近端 5mm,即第二腕横纹处。静脉局部麻醉后行桡动脉穿刺,针尖指向与血流方向相反,针体于皮肤成 30°~45°的夹角,斜面向上缓慢进针,当发现针芯有回血时,再向前推进 1~2mm,固定针芯,此时套管尾部应向外搏性喷血,提示桡动脉穿刺成功。

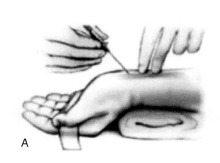
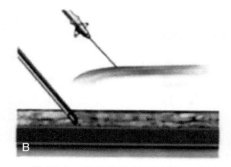
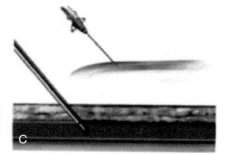

图 16-2　经桡动脉穿刺置管。(**待续**)

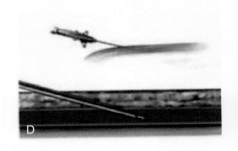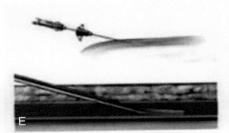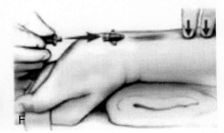

图16-2 （续）

3. 经肱动脉穿刺置管

穿刺点一般选择在肘横纹下 5~10mm，即肱动脉在肘部分叉前搏动最强处。穿刺点处进行消毒、麻醉后，采用改良的 Seldinger 技术或微穿刺技术，将穿刺针送入血管腔，见血液从穿刺针尾部喷出后，送入导丝及鞘管。

（二）给药方式

动脉灌注化疗技术操作并不复杂，前提需要掌握人体血管解剖结构。灌注药物前需要完成留置动脉给药通道，一般先对腹主动脉、腹腔干、肠系膜上动脉等行血管造影，明确肿瘤供血动脉来源，避免化疗药物反流入胃肠道等空腔器官的供血动脉，导致异位灌注或栓塞。必要时，可对非肿瘤供血动脉进行保护性栓塞，防止化疗药物进入非肿瘤供血动脉而损伤正常组织器官。使用导管或微导管成功植入肿瘤供血动脉后，根据给药方式的不同分为以下 3 种方式。

1. 团注给药

导管置入目标血管后，将稀释的化疗药物一次性注射，此方式适用于浓度依赖型化疗药物（顺铂、米铂、表柔比星等）。此方式给药时间短，在介入过程中完成给药，无须留置动脉导管，缩短患者卧床时间。

2. 动脉留置导管

导管留置于肿瘤供血动脉，持续长时间灌注化疗药物，适用于时间依赖型化疗药物，化疗结束后方可拔除导管。此方式可根据化疗药物的特点，来调整给药时间，也可根据每次动脉造影真实的血管变化调整导管位置或栓塞分支血管，让肿瘤变成暂时性单支供血，便于肿瘤区域的药物覆盖。但采用动脉留置导管给药不足在于患者卧床时间较长，再次治疗时需要重新置管，增加治疗费用。

3. 动脉药盒

导管成功植入肿瘤供血动脉后，将导管连接输液港并埋置于髂窝皮下。化疗时连接压力控制输液泵，从而控制药物的速度，化疗结束后用肝素盐水封管。此方式无须重复置管，操作简单、方便。但药盒留置需要合理把握距皮肤表面的深度，尽量减少皮肤张力且避免药盒埋置过深而不便于穿刺留管，注意预防感染、堵塞等。如果出现导管移位或堵塞，需要重新埋置动脉药盒。

（三）灌注化疗优点

（1）可以有效地提高肿瘤局部的药物浓度，据研究表明，局部药物浓度每增加 1 倍，其杀灭肿瘤细胞数可增加 10 倍，疗效呈对数增加。

（2）经导管动脉灌注可减少化疗药物与血浆蛋白的结合，增加游离药物的浓度，提高细胞毒性作用，有利于杀伤肿瘤细胞。

（3）经导管动脉灌注化疗，既能抑制肿瘤原发病灶的生长，又可防止肿瘤细胞进一步扩散。

（4）经动脉灌注化疗药物能够避免或减少肝脏首过效应（某些药物经胃肠道给药，在尚未吸收进入血循环之前，肠黏膜和肝脏被代谢，而使进入血循环的原形药量减少的现象，称为第一关卡现象）

（5）具有用药总量少、全身毒副作用小、见效快等优点。

二、灌注化疗药物的选择

（一）常用化疗药物

临床实践中使用的动脉灌注化疗方案多达 10 余种，由于缺乏大规模随机对照研究，目前尚无最佳方案。常用的化疗药物多达 10 余种，如阿霉素、表柔比星、丝裂霉素、雷替曲塞、氟尿嘧啶、顺铂、洛铂、奥沙利铂、羟喜树碱等。

(二)化疗药物的使用原则及相互作用

化疗药物按其作用机制可分为六大类:细胞毒类、抗代谢类、抗生素类、生物碱类、激素类及其他药物(表16-1)。由于部分化疗药物经动脉使用的血管刺激性强烈,因此并不是所有静脉化疗药物均可用于动脉灌注。用于动脉灌注的药物不仅需要符合全身化疗的基本原则,而且需要满足局部动脉灌注的特性。选择化疗药物时,在考虑最佳疗效的同时,尽量减少不良反应的发生。动脉灌注常选择浓度依赖型抗癌化疗药物,另需要联合不同作用机制的化疗药物,以提高抗癌效果,降低耐药性而不增加化疗毒性。通常采用细胞周期特异性和非周期特异性的药物联合,使药物能够形成协同作用,有利于增加化疗效果。周期特异性化疗药作用弱而慢,属于时间依赖型药物(如抗代谢类、微管抑制剂、拓扑异构酶抑制剂等),需要一定时间才能发挥杀伤肿瘤细胞的效果;而周期非特异性化疗药的杀伤效果强且起效迅速,属于浓度依赖型药物(如抗生素类、烷化剂等),即药物浓度越高,抗肿瘤效果越显著(表16-1)。

1. **氟尿嘧啶与顺铂的协同作用。**

氟尿嘧啶通过其活性代谢产物破坏RNA的合成和抑制胸腺嘧啶核苷酸合成酶而抑制DNA的合成。顺铂可直接抑制DNA复制和阻断蛋氨酸在肿瘤细胞内的运输。另外,顺铂能增加细胞内叶酸水平,从而参与氟尿嘧啶的活性代谢产物氟脱氧尿苷三磷酸与胸腺素合成酶的结合。

2. **亚叶酸钙与氟尿嘧啶的协同作用**

亚叶酸钙是氟尿嘧啶的增效剂,联合使用可提高氟尿嘧啶的疗效。一般先给予亚叶酸钙,增加细胞内活性型叶酸的浓度,促进氟尿嘧啶和胸苷酸合成酶形成一个稳定的三联体,使氟尿嘧啶抑制胸苷酸合成酶作用时间延长。若先使用氟尿嘧啶,则无法起到增效的作用。

3. **安全性与并发症**

尽管已明确动脉灌注化疗会导致多种不良反应,但目前报道很少出现危及生命的副作用。动脉灌注化疗的并发症可分为导管相关并发症和药物相关并发症。随着近年来操作技术的成熟,导管相关并发症的发病率明显降低(0~4%),如导管移位、导管脱落、动脉狭窄或梗阻、导管堵塞、出血及感染等。药物相关并发症有发热、肝功能损害、胃肠道症状、骨髓抑制等。有报道提出肝肾功能衰竭等并发症,可能与本身肝脏疾病或肿瘤进展有关,而不一定是由于局部灌注化疗导致的。动脉灌注化疗属于侵入性治疗方法,因此需要精确的导管尖端留置,以优化肿瘤区域性灌注化疗并减少正常组织器官的毒副作用;另外需要加强术后护理,以免发生穿刺部位血肿或导管相关的感染。

三、在软组织肉瘤中的应用

软组织肉瘤属于常见的肢体恶性肿瘤,不仅严重危及患者生命,而且极大地影响生活质量,其5年生存率由5%~20%提高至70%~80%,归功于术前新辅助化疗-手术切除重建-术后辅助化疗的综合治疗模式,术前经软组织肉瘤的供血动脉行局部动脉灌注化疗,在实现缩小病灶的同时减少患侧肢体血供,并降低手术风险,有效地保护患者肢体。

以往静脉化疗在软组织肉瘤的治疗中发挥着极其重要的作用,但高化疗药物的不良反应及常见的耐药现象,迫使临床医生寻求新的化疗方式。1971年日

表16-1 抗肿瘤化疗药物分类

抗肿瘤化疗药	周期特异性药物 (时间依赖型)	抗代谢类	抗叶酸类(甲氨蝶呤、培美曲塞等)
			抗嘌呤类(巯嘌呤、巯鸟嘌呤)
			抗嘧啶类(氟尿嘧啶、卡培他滨、吉西他滨、阿糖胞苷等)
		拓扑异构酶抑制剂	拓扑异构酶Ⅰ抑制剂(喜树新碱、伊立替康等)
			拓扑异构酶Ⅱ抑制剂(依托泊苷、替尼泊苷)
		博来霉素	博来霉素
		微管抑制剂	长春碱类(长春碱、长春新碱、长春地辛)
	周期非特异性药物 (浓度依赖型)	烷化剂	铂类(顺铂、卡铂、奥沙利铂等)
			亚硝脲类(卡莫司汀、洛莫司汀)
			其他(环磷酰胺、易环磷酰胺、氮芥、白消安等)
		抗生素类	蒽环类(多柔比星、表柔比星、吡柔比星等)

本学者 Ohno 报道了经支气管动脉灌注化疗预防软组织肉瘤肺转移的初步疗效,且经肢体动脉灌注化疗原发病灶的疗效也较为理想。国内研究也证实,术前经肢体动脉灌注化疗有利于缓解疼痛,显著缩小原发病灶,为手术切除创造了条件。虽然有研究显示,经动脉灌注化疗相对于静脉化疗并不能够延长软组织肉瘤患者的生存时间,但明显减少的化疗不良反应以提高肿瘤客观缓解率。目前肢体灌注化疗已成为软组织肉瘤保肢的重要手段,常用的灌注化疗药物有阿霉素、顺铂、甲氨蝶呤、异环磷酰胺等。

四、疗效评价标准

肿瘤疗效评价系统是评价临床治疗效果的重要参考依据,其不仅能够了解癌症患者治疗后的病灶缓解程度,而且还能够分析不同临床试验间的结果差异原因。在过去的 40 年里,随着肿瘤治疗方式及影像学技术的发展,基于影像学的疗效评价标准变得更加完善。

1981 年世界卫生组织(WHO)确定了实体瘤双径测量的疗效评价标准,其将疗效定义为完全缓解、部分缓解、疾病稳定和疾病进展 4 个等级。1999 年 Jame 等在美国 ASCO 会议上首次提出单径测量代替传统的双径测量评价方法,并于 2000 年由美国国家癌症研究所及加拿大国立肿瘤研究院制定成实体瘤疗效反应评价标准(RECIST)。RECIST 标准完善了 WHO 标准的疗效等级定义,补充了可测量病灶的概念(CT/MRI≥10mm 或胸片≥20mm 的病灶),界定了靶病灶的数目(选择评价的病灶应代表所累及的器官,器官数目选择不超过 5 个,靶病灶最多每个器官选择 2 个,且总数不超过 10 个)。2009 年在 RECIST 标准原版基础上修订出 RECIST 1.1 版,更新了靶病灶数目(选择评价的病灶总数由原来最多 10 个更改为最多 5 个),引进了有病理意义的淋巴结疗效评价(CT≥15mm 的淋巴结),且倡导了疗效重复确认的重要性。随着靶向治疗在恶性肿瘤中的广泛使用,RECST 标准似乎不能准确反映肿瘤病灶内部真实的情况。因此,美国肝脏疾病研究协会倡导使用存活肿瘤(动态 CT/MRI 动脉期显示造影剂摄取的区域)作为评价对象,并修订成了针对肝细胞癌疗效评价的标准(Modified RECIST,mRECIST)。

局部动脉灌注化疗为恶性肿瘤的治疗提供了选择,但如何才能获得最佳的治疗效果已成为临床应用的关键问题。因此,如何客观评价动脉灌注化疗的临床疗效显得尤为重要。虽然目前对于动脉灌注化疗的疗效评价尚未形成统一的评价标准,但前期临床研究多采用 RECIST 标准及 mRECIST 标准进行疗效评价,且两种评价标准均可较好地反映动脉灌注化疗的效果。

第 2 节　介入消融治疗

消融治疗属于非血管性介入治疗,通过经皮穿刺至病灶,利用化学和(或)物理方法破坏肿瘤。主要包括以下几种方法。

一、化学消融

经皮无水乙醇注射(PEI)或乙酸注射为常见的治疗方法,此外也有热盐水、热蒸馏水等报道。因其安全、低廉、副作用少且可重复操作,目前仍为临床有效的治疗方法。经皮穿刺向肿瘤内注入乙醇或乙酸,其毒性作用直接作用于肿瘤细胞和肿瘤血管内皮细胞使其迅速脱水、蛋白变性凝固。小血管闭塞,导致肿瘤变性、坏死。乙酸弥散能力强于乙醇,治疗效果好于乙醇注射。目前该方法主要用于治疗肿瘤直径≤3cm 或数目≤3 个的病灶。但大多数学者普遍认为,MPNST 不同于其他肿瘤,其肿瘤实质较坚硬,将治疗物质注入肿瘤后不易均匀扩散;且该治疗方法对于较大非均质肿瘤难以彻底灭活,瘤缘残存常导致肿瘤复发,多次治疗易导致累积性乙醇肝损害,乙醇或乙酸流向不易操控,易损害周围脉管系统等缺点,故推荐仅在个别病例采取此方法进行治疗,亦可作为其他治疗方法的补充治疗。

二、热消融

热消融属于物理消融。肿瘤组织具有不耐热的特点,46℃持续 60 分钟,细胞出现不可逆破坏,50~52℃持续 4~6 分钟可致组织脱水,细胞内的蛋白质变性,细胞膜崩解,60℃以上可导致肿瘤凝固性坏死,而在 43~60℃,该区域内肿瘤细胞被杀死,而正常细胞可恢复。热消融主要以射频消融(RFA)和微波消融(MWA)为代表,还包括激光诱导间质热疗(LITT)、高强度聚焦超声消融(HIFU)等,是近年来肿瘤局部治疗的研究热点。各种热消融方法通过不同的原理,使肿瘤组织局部温度迅速升高以达到有效治疗温度,从而控制肿瘤。热消融治疗不受血管结构的影响,使其得到越来越广泛的应用。

RFA 是利用射频发生器所发出的射频波,通过穿刺进入肿瘤内部引起电离反应和热反应,造成肿瘤组织蛋白和胶原变性及凝固性坏死。

MWA 是利用电极周围水分子在高频电场的作用下发生震动产生摩擦热,并向周围传导,在极短的时间内达到 60~100℃的局部高温,使电极周围的肿瘤发生凝固性坏死。

LITT 是利用准红外线激光通过导体形成光子的较强的穿透力和照射能力,激光在温度达到 40~45℃时,会引起组织内酶诱导、水肿和细胞膜松解等一系列反应,温度达到 60℃时,会引起蛋白变性;温度达到 80℃时,将引起胶原变性;温度超过 150℃时,则引起碳化。

HIFU 利用高强度超声波波长短、易于穿透组织的特点,聚焦于深部肿瘤组织内,短时间内温度升高,并杀死肿瘤细胞。与其他消融方法相比,HIFU 的优点是有非侵入性、体外适形治疗消融区域边缘容易控制、消融不受血管遮挡等,缺点是聚焦区域小,需要反复多次进行治疗,在受呼吸移动影响比较大的病灶,其聚焦缺乏精确性,不是肝转移瘤局部治疗的常用方法。

三、冷冻消融

在 20 世纪 80 年代末出现现代化的冷冻治疗仪和具有液氮循环装置的细金属穿刺针后,临床上对原发性或继发性肝肿瘤才开始真正意义上的靶向冷冻消融,其原理是利用超低温使肿瘤细胞内外迅速形成大量冰晶,对肿瘤细胞造成机械性损伤和冷冻坏死区,之后快速复温,细胞外冰晶溶解,水分进入细胞内,导致细胞肿胀和细胞膜破坏,最终肿瘤细胞坏死。另外,细胞外的结冰造成窦状隙增宽,破坏了肿瘤组织的微血管结构并使肿瘤组织处于缺氧环境,同样使肿瘤细胞发生持续性坏死。

近年来发展的氩氦靶向治疗系统(氩氦刀)通过高压氩气快速释放产生−140℃的超低温,继以高压氦气产生 45℃热效应,能更好地摧毁肿瘤组织。

四、不可逆电穿孔

不可逆电穿孔又称纳米刀,是当前肿瘤消融治疗的新技术,于 2012 年获美国食品药品监督管理局(FDA)批准和欧盟认证,并应用于临床。IRE 治疗原理是将高压电场以微秒或毫秒脉冲的形式传递到细胞,改变细胞跨膜电势,破坏磷脂双分子层的完整性,增加细胞膜的通透性,细胞受到破坏后失去内稳态导致死亡。IRE 是基于电能而不依赖热能的消融技术,可以对消融区内肿瘤细胞选择性损伤而几乎不影响血管、神经等结构。

第 3 节　放射性粒子植入治疗

放射性粒子植入治疗,也称近距离照射治疗或内照射治疗,即将放射源准确地放置于肿瘤的区域。近距离放疗最大的特点是:照射只影响到放射源周围十分有限的区域,距离放射源较远的正常组织受到的照射量远远减少。此外,在治疗过程中,如果患者或体内的肿瘤发生移动,放射源还能保持相对于肿瘤的正确位置。因为这些优点,内照射治疗在宫颈癌、前列腺癌及乳腺癌等肿瘤治疗过程中得到了广泛的应用。随着介入技术的发展,内照射也逐渐应用在 MPNST 的治疗。

一、照射源的选择

内照射治疗肝转移癌在放射性核素选择上,一般以半衰期适中的单一 β 射线为主,部分也采用 γ 射线,同时也要容易被标记成能够在体内稳定性好的制剂。目前文献中报道的常用于内照射治疗的放射性核素有 ^{131}I、^{90}Y、^{125}I、^{186}Re 等等,临床上应用最多的是 ^{125}I。

二、载体的选择

理想的载体应该有以下特点:颗粒均匀,不易溶解,理化性质稳定,容易被核素标记。目前常用的有放射性核素标记微球、放射性核素标记胶体、放射性核素标记碘油、放射免疫导向治疗剂及放射性粒子的使用。每种载体都有它的适应证和治疗特点,在使用时要进行合适的选择。

三、治疗途径

目前报道治疗的常用方法有超声引导、X 线透视引导、CT 引导及 SPECT 图像融合技术。

第 4 节　介入微创治疗 MPNST 临床的治疗策略

在目前的精准医疗时代,靶向及免疫治疗为大多数晚期恶性肿瘤提供更多有效的治疗策略,传统的化疗似乎进入瓶颈期,但在肿瘤综合治疗的方面仍发挥着不可替代的作用。以化疗为基础的局部动脉灌注化疗能够迅速控制肿瘤,缓解部分癌症患者的临床症状。

动脉灌注化疗作为新辅助治疗用于晚期肿瘤,使高浓度化疗药物聚集肿瘤内部,实现高效杀伤癌细胞的作用,减轻肿瘤负荷,降低临床分期,增加手术机会以及降低手术难度。术后动脉灌注化疗能够有效降低肿瘤远处转移,减少局部复发,且效果优于全身静脉化疗。另外,局部消融对于不同类型的肿瘤而言,所具备的临床意义也不尽相同。通常情况下,局部消融多用于晚期恶性肿瘤的姑息治疗。而且,应该指出的是,目前部分 MPNST 患者的疼痛症状比较明显,局部消融和放射性粒子对疼痛缓解是比较明显的。

恶性肿瘤是一种全身性疾病,临床中应注重整体性思维,目前晚期恶性肿瘤趋向于多管齐下的联合方案,如动脉灌注、局部消融联合靶向治疗(免疫治疗),或者多种技术方法同时使用,可能成为将来治疗恶性肿瘤更为有效的治疗策略。

（于海鹏）

参考文献

[1] KLOPP C T, ALFORD T C, BATEMAN J, et al. Fractionated intraarterial cancer; chemotherapy with methyl bis amine hydrochloride; a preliminary report[J]. Ann Surg, 1950, 132(4): 811-832.

[2] SULLIVAN R D, DALY J F. The treatment of head and neck cancer with the continuous arterial infusion of methotrexate and the intermittent intramuscular administration of citrovorum fac-tor[J]. Trans Am Laryngol Assoc, 1961, 82: 54-72.

[3] RICHARDSON G S, ULFELDER H. Technical considerations in the treatment of pelvic cancer by continuous intra-arterial infusion[J]. Surg Forum, 1961, 12: 430-432.

[4] 林贵, 汤钊猷, 王述静. 肝动脉栓塞治疗原发性肝癌的初步报告[J]. 中华放射学杂志, 1984, 18: 241-243.

[5] 欧阳墉. 经导管动脉灌注术和栓塞术在我国的发展历程及其现状[J]. 介入放射学杂志, 2008, 17(12): 892-897.

[6] Y T, M M, H B, et al. [Pharmacokinetics of "subselective" arterial infusion chemotherapy][J]. Gan to kagaku ryoho. Cancer & chemotherapy, 2001, 28(11): 1795-1798.

[7] 中国抗癌协会肿瘤介入专家委员会. 经导管动脉灌注化疗药物应用原则——中国肿瘤介入专家共识[J]. 介入放射学杂志, 2017, 26(11): 963-970.

[8] 王珏, 程永德. 介入放射药物治疗学[M]. 北京: 科学出版社, 2009: 198-201.

[9] 王革芳, 程永德. 动脉灌注化疗的药物选择原则[J]. 介入放射学杂志, 2009, 18(10): 797-800.

[10] OHNO T. Bronchial artery infusion with anticancer agents in the treatment of osteosarcoma. Prevention of pulmonary metastasis and improvement of prognosis[J]. Cancer, 1971, 27(3): 549-557.

[11] 王孝成徐华辛保东刘海燕徐前锋. 动脉灌注化疗骨肉瘤保肢术 30 例疗效分析[J]. 肿瘤学杂志, 2003(6): 373-374.

[12] XIE L, XU J, DONG S, et al. Gain and loss from transcatheter intra-arterial limb infusion of cisplatin for extremity osteosarcoma: a retrospective study of 99 cases in the past six years[J]. Cancer Manag Res, 2019, 11: 7183-7195.

[13] ANTMAN K H. Chemotherapy of advanced sarcomas of bone and soft tissue[J]. Semin Oncol, 1992, 19(6 Suppl 12): 13-20.

[14] MILLER A B, HOOGSTRATEN B, STAQUET M, et al. Reporting re-sults of cancer treatment [J]. Cancer, 1981, 47(1): 207-214.

[15] THERASSE P, ARBUCK S G, EISENHAUER E A, et al. New guide-lines to evaluate the response to treatment in solid tumors. European Organization for Research and Treatment of Cancer, National Cancer Institute of the United States, National Cancer Institute of Canada[J]. J Natl Cancer Inst, 2000, 92(3): 205-216.

[16] EISENHAUER E A, THERASSE P, BOGAERTS J, et al. New re-sponse evaluation criteria in solid tumours: revised RECIST guideline (version 1.1)[J]. Eur J Cancer, 2009, 45(2): 228-247.

[17] LENCIONI R, LLOVET J M. Modified RECIST (mRECIST) assessment for hepatocellular carcinoma[J]. Semin Liver Dis, 2010, 30(1): 52-60.

第 17 章 恶性周围神经鞘瘤的多学科综合治疗

多学科团队协作讨论制订方案，是目前肿瘤治疗较常见的治疗模式，有助于在保证医疗安全前提下，使患者获得较理想的疗效，常被各个学科广泛应用。目前针对包括恶性周围神经鞘瘤（MPNST）在内的软组织肉瘤的诊治，也非常强调遵循多学科综合诊治的重要性。对于 MPNST 的多学科综合诊治需要骨与软组织肿瘤科、肿瘤内科、放疗科、影像科、病理科、介入治疗科、生物治疗科等相关科室专家参与。这既有利于诊断疑难复杂的病例，又能对治疗各学科存在争议的病例开展深入讨论，进而达成治疗共识。总体而言，根据患者的年龄、身体基本情况、肿瘤特征（如大小、位置、周围毗邻关系）和肿瘤侵犯范围等，认真阅片分析病情，依据最有利于患者疾病治疗和改善预后的原则，制订出有计划、有目的、逐步实施的整体治疗方案，尽量让患者在治疗计划中获得最大的收益。

目前针对 MPNST 的治疗手段包括手术、化疗、放疗、新兴的靶向治疗和免疫治疗等。每一项治疗具有其已知或潜在的应用价值。其中，外科治疗是重中之重，是决定患者生存获益的最主要的治疗手段。术前采取新辅助内科治疗、放疗等，目的都是为了缩小肿瘤，为外科手术提供安全边界或取得保肢的机会。而靶向治疗和免疫治疗（包括抗 PD-1/PD-L1，抗 CTLA-4 等），在 MPNST 中的应用尚处于探索阶段，其安全性和有效性有待进一步验证。

MPNST 原发病灶和（或）转移瘤局部治疗的首选为手术，姑息手术也应该尽可能达到 R0 切除。值得强调的是，不同外科医生对于能否实施 R0 切除在技术上存在很大的不确定性。为了达到安全外科边缘的肿瘤切除，有时需要切除肿瘤周围部分受累及的神经、血管、骨骼和皮肤并进行重建，如神经、血管吻合术、人造血管植入术、植骨术、带血管蒂游离皮瓣转移术、植皮术等，这可能需要整形外科、血管外科、介入科等科室协作。对于骨盆巨大肿瘤的手术中，需要输尿管插管或结直肠修补造瘘、阴道修补等，需要普外科、妇科医生的

协助。对于出现肺转移病灶的患者，如有手术指征，需要转介到胸外科治疗。保肢术后，其关节及肌肉功能恢复至关重要，可能需要康复科医生的辅助。如果首诊医疗机构不具备相应的技术条件时，建议将患者转往上级医院或专科医院进行规范化系统性综合治疗。

除了以上治疗措施之外，人文关怀和心理干预也非常重要。MPNST 患者尤其是青少年患者，在治疗过程中可能经历手术（包括截肢）、化疗、放疗等重大事件，过程艰辛、漫长而复杂，他们既要经受身体上极大的不适，可能也要面临截肢的艰难抉择，以及术后巨大的心理创伤。在临床诊疗过程中，主诊医生需要多宽慰、多鼓励患者，增强他们战胜疾病的信心。必要的时候，请专业的心理科医生来评估患者的心理状态，并提供适宜的心理干预，给予心理抚慰，疏解压力，逐渐增强治疗的勇气和信心。

总体而言，由于 MPNST 本身恶性程度高、侵袭性强、对放化疗不敏感等特性，目前针对它的治疗是比较困难的。传统的治疗方案（如手术、化疗和放疗）均具有局限性和不确定性。但充分发挥 MDT 综合治疗的诊疗优势，制订精细化、系统化和个体化治疗方案，有利于在现有的条件下让患者获益更多。我们也非常期待新兴的靶向治疗和免疫治疗等治疗手段对包括 MPNST 在内的软组织肉瘤带来更好的临床获益，积累更多的临床经验，以期为晚期 MPNST 患者带来新的曙光和希望。

对 MPNST 的诊治任重而道远，单靠临床医生是远远不够的。诊疗的推进需要更多、更深入的基础研究来解开其中复杂的发病机制，需要转化研究的跟进，医疗器械和制药企业的研发投入来推陈出新，培育高水平的临床诊疗团队，制订并定期更新、培训临床诊疗规范，还需要社会医疗保险投入的增加和慈善机构（爱心团体及个人）的慷慨解囊，这样才能让更多的 MPNST 患者受益。

（杨蕴　宋建民　宋金纲）

参考文献

[1] 中国临床肿瘤学会指南工作委员会. 中国临床肿瘤学会（CSCO）软组织肉瘤诊疗指南[M]. 北京：人民卫生出版社，2021.

[2] 中国抗癌协会肉瘤专业委员会. 软组织肉瘤诊治中国专家共识（2015 年版）[J]. 中华肿瘤杂志，2016，4（38）：

[3] NCCN Clinical Practice guidelines in Oncology：Soft Tissue Sarcoma（Version 6.2019）[M]. USA，2019.

[4] 牛晓辉. 骨与软组织肿瘤的治疗进展[J]. 肿瘤防治研究，2020，47（1）：1-5.

第18章　特殊部位(类型)的恶性周围神经鞘瘤

大多数 MPNST 病例起源于四肢(尤其是下肢)近端和躯干周围的神经根,多为坐骨神经、臂丛和骶丛,也可见于头颈部(10%~12%)。另外,也见一些更不常见部位的原发性 MPNST,例如,位于胸壁、乳腺、胸腔内(如心脏、肺部、纵隔、食管)、腹腔内(如肝脏、胃部、胰腺、胆囊、胆管、小肠、结肠、肠系膜)、腹膜后(如肾脏)、脊椎、骨内(非脊椎)、膀胱、前列腺、生殖系统(阴茎、会阴部、阴道、宫颈)等。颅内MPNST极为罕见且通常预后不良。骨内周围神经鞘肿瘤通常是良性的,约占所有骨肿瘤的 0.2%。骨内 MPNST 是非常罕见的,通常由继发侵犯。在已发表的文献研究中,只有少数病例报道了原发性骨内 MPNST,这些大多局限下颌骨(约50%)或上颌骨、脊柱,偶尔也会出现在阑尾骨骼。伴有或不伴有 NF1 的胸内 MPNST 并不常见,尤其是在儿童或青少年中。腹膜后 MPNST 非常罕见,且在临床上难以发现,通常与 1 型神经纤维瘤病(NF1)相关,通常由丛状神经纤维瘤的恶性变引起。腹膜后非 NF1 相关的 MPNST 更为少见;与 NF1 相关肿瘤相比,它们被认为侵袭性较低,预后更好。

2016 年 WHO 中枢神经系统肿瘤分类命名了 MPNST 的两个亚型:上皮样 MPNST 和伴随有神经束膜分化的 MPNST。二者在临床上差异明显,因此值得被命名为变种。上皮样变异占 MPNST 的 5%或更少;这种变异的临床表现尚不清楚。上皮样 MPNST 细胞异型性大,组织结构复杂,诊断有一定困难。但根据上皮样瘤细胞片状、巢团状、结节状分布,与梭形瘤细胞移行过度的特点,以及 Vim 和特异性免疫标志物 S-100 蛋白的阳性表达可做出正确诊断。其他亚型,例如MPNST 伴随异向分化(恶性蝾螈瘤,腺状的 MPNST等)则仅代表了组织学雏形。这些都充分考虑不同的临床因素来进行诊断,其他的亚类如 MPNST 伴不同的分化仅代表组织学形态。具体来说,1938 年,梅森(Mason)首次解释了恶性蝾螈瘤。恶性蝾螈瘤(MTT)是一种罕见的伴有横纹肌细胞分化的 MPNST, 占 MPNST 的 5%,预后极差。虽然这种情况可能偶尔出现,但它主要影响成年 NF1 患者。另外,也可见若干例放疗后发生的 MTT 病例报道。MTT 是一种高侵袭性高级别软组织肿瘤,生长迅速,局部复发和转移率高,预后较 MPNST 差。治疗方式包括新辅助和辅助化疗、手术切除和放疗。根治性手术切除是治疗的基础,要尽可能保证边缘阴性。然而,总体的预后仍然令人沮丧。

总体而言,对于特殊部位和特殊类型的 MPNST的识别、诊断和管理是复杂而困难的,需要综合患者既往有无 NF1 病史、临床表现、体征、影像学检查(尤其是 MRI、PET-CT)等多种因素,尽可能早期明确诊断。而由于发病部位众多、临床表现多样,患者可能初次就诊于皮肤科、口腔科、骨科、消化内科、呼吸内科、乳腺科、肝胆外科、胃肠外科、泌尿外科、妇科、肿瘤内科(外科)等多种科室。对于疑诊患者,应该转介给相应科室进行详细检查。治疗上,采取包括手术、化疗、放疗、靶向治疗和免疫治疗等在内的综合治疗,而且可能需要多学科协作。切记要避免在诊断不清的情况下,就贸然手术切除,以免造成严重的后果,影响患者后续的治疗和预后。

(杨钦龙　杨吉龙)

参考文献

[1] PANIGRAHI S, MISHRA S S, DAS S, et al. Primary malignant peripheral nerve sheath tumor at unusual location[J]. J Neurosci Rural Pract, 2013, 4(Suppl 1): 83-86.

[2] THARIAT J, MARCY P-Y, PEYROTTES I, et al. Malignant peripheral nerve sheath tumor of the superior cervical sympathetic ganglia[J]. Ear Nose Throat J, 2012, 91(10): E18-E21.

[3] PARK J H, CHOI K H, LEE H B, et al. Intrathoracic malignant peripheral nerve sheath tumor in von Recklinghausen's disease [J]. Korean J Intern Med, 2001, 16(3): 201-204.

[4] YOON J H, LEE H-S, CHUN J I, et al. Huge intrathoracic malignant peripheral nerve sheath tumor in an adolescent with neurofibromatosis type 1[J]. Case Rep Pediatr, 2014, 2014: 951252.

[5] STARK A M, BUHL R, HUGO H H, et al. Malignant peripheral nerve sheath tumours-report of 8 cases and review of the literature[J]. Acta Neurochir (Wien), 2001, 143(4): 357-63

[6] MAJUMDAR S, KOTINA S, MAHESH N, et al. Malignant Peripheral Nerve Sheath Tumor -A Rare Malignancy in Mandible[J]. J Clin Diagn Res, 2016, 10(6): 12-13.

[7] PATIL K, MAHIMA V G, AMBIKA L. Malignant peripheral nerve sheath tumour: an elusive diagnosis[J]. Indian J Dent Res, 2007, 18(1): 19-22.

[8] KIM J G, SUNG W J, KIM D H, et al. Malignant peripheral nerve sheath tumor in neurofibromatosis type I: unusual presentation of intraabdominal or intrathoracic mass[J]. Korean J Intern Med, 2005, 20(1): 100-104.

[9] LEE J H, KIM N G, LEE K S, et al. Malignant Peripheral Nerve Sheath Tumor in Frontal Sinus, Orbital Cavity and Ethmoid Cavity[J]. Arch Craniofac Surg, 2014, 15(3): 125-128.

[10] CHICA J, YEPES I, BURKS S S, et al. Case of an Intracranial Malignant Peripheral Nerve Sheath Tumor in the Setting of Pacer-dependent Heart Block[J]. Asian J Neurosurg, 2018, 13(1): 147-149.

[11] CHEN L, MAO Y, CHEN H, et al. Diagnosis and management of intracranial malignant peripheral nerve sheath tumors [J]. Neurosurgery, 2008, 62(4): 825-832.

[12] MROWCZYNSKI O D, GREINER R J, KAPADIA M, et al. Intracranial malignant peripheral nerve sheath tumor variant: an unusual neurovascular phenotype sarcoma case invading through the petrous bone[J]. Childs Nerv Syst, 2018, 34(8): 1605-1608.

[13] MUTHUSAMY S, CONWAY S A, PITCHER J D, et al. Primary Intraosseous Malignant Peripheral Nerve Sheath Tumor of the Medial Cuneiform: A Case Report and Review of the Literature[J]. J Foot Ankle Surg, 2017, 56(1): 129-134.

[14] SALLA J T, JOHANN A C B R, GARCIA B G, et al. Retrospective analysis of oral peripheral nerve sheath tumors in Brazilians[J]. Braz Oral Res, 2009, 23(1): 43-48.

[15] DEVNANI B, BISWAS A, BAKHSHI S, et al. Primary Intraosseous Malignant Peripheral Nerve Sheath Tumor of Metacarpal Bones of the Hand in a Patient Without Neurofibromatosis 1: Report of a Rare Case[J]. Indian J Med Paediatr Oncol, 2017, 38(2): 232-235.

[16] JHA A, GUPTA P, WAHAB S, et al. Role of ultrasonography in detection of renal artery pseudoaneurysm caused by retroperitoneal malignant peripheral nerve sheath tumor in a patient with neurofibromatosis type 1[J]. J Med Ultrason (2001), 2014, 41(1): 87-91.

[17] CHANDER S, WESTPHAL S M, ZAK I T, et al. Retroperitoneal malignant peripheral nerve sheath tumor: evaluation with serial FDG-PET[J]. Clin Nucl Med, 2004, 29(7): 415-418.

[18] DEGER A N, BAYAR M A, CAYDERE M, et al. Retroperitoneal Malignant Peripheral Nerve Sheath Tumour: A Rare Case Report[J]. J Clin Diagn Res, 2015, 9(9): 9-11.

[19] YAN B, MENG X, SHI B, et al. A retroperitoneal NF1-inependent malignant peripheral nerve sheath tumor with elevated serum CA125: case report and discussion[J]. J Neurooncol, 2012, 109(1): 205-211.

[20] LOUIS D N, PERRY A, REIFENBERGER G, et al. The 2016 World Health Organization Classification of Tumors of the Central Nervous System: a summary[J]. Acta Neuropathol, 2016, 131(6): 803-820.

[21] 杜伟, 陈义兵, 魏新亭. 2016版《WHO 中枢神经系统肿瘤分类》更新解读[J]. 中华神经外科杂志, 2016, 32(11): 1095-1098.

[22] MINAGAWA T, SHIOYA R, SATO C, et al. Advanced epithelioid malignant peripheral nerve sheath tumor showing complete response to combined surgery and chemotherapy: a case report[J]. Case Rep Oncol Med, 2011, 2011: 705345.

[23] 汪盛贤, 陈易华, 简燚, 等. 尿道外口上皮样恶性周围神经鞘瘤的临床病理观察[J]. 西南军医, 2011, 13(02): 233-234.

[24] CHAUDHRY I, ALGAZAL T, CHEEMA A, et al. Mediastinal malignant triton tumor: A rare case series and review of literature[J]. Int J Surg Case Rep, 2019, 62: 115-119.

[25] BARH A, MUKHERJEE B, KOKA K, et al. Triton tumor of the orbit[J]. Orbit, 2019, 1-4.

[26] SHETE S, BOLDE S, PANDIT G, et al. Unusual histological variant of malignant peripheral nerve sheath tumor with rhabdomyoblastic differentiation[J]. World journal of clinical cases, 2015, 3(4): 389-392.

[27] GOMES M R, SOUSA A M P, COUTO R J A, et al. Malignant Triton tumor: a rare cause of sciatic pain and foot drop [J]. Rev Bras Ortop, 2017, 52(4): 496-500.

[28] STASIK C J, TAWFIK O. Malignant peripheral nerve sheath tumor with rhabdomyosarcomatous differentiation (malignant triton tumor)[J]. Arch Pathol Lab Med, 2006, 130(12): 1878–1881.

[29] THOENNISSEN N H, SCHLIEMANN C, BRUNNBERG U, et al. Chemotherapy in metastatic malignant triton tumor: report on two cases[J]. Oncol Rep, 2007, 18(4): 763–767.

[30] PRIETO R, PASCUAL J M, GARCÍA–CABEZAS M A, et al. Low–grade malignant triton tumor in the lumbar spine: a rare variant of malignant peripheral nerve sheath tumor with rhabdomyoblastic differentiation[J]. Neuropathology, 2012, 32(2): 180–189.

[31] ISHIKAWA M, CHOU H, IMAMURA N, et al. Malignant triton tumor of the left thoracic cavity: a case report[J]. J Surg Case Rep, 2019, 2019(8): rjz246.

[32] OZER E, ERKILIÇ S, BAYAZIT Y A, et al. Malignant triton tumor of the supraclavicular region arising after radiotherapy [J]. Auris Nasus Larynx, 2002, 29(4): 405–407.

[33] ZHAO A, DING D, LI X, et al. Malignant Triton Tumor in a Child: Case Report and Literature Review[J]. Cancer Manag Res, 2019, 11:10759–10766.

[34] TIAN L, SHANG H–T, BILAL S, et al. Treatment of malignant triton tumor in zygomatic region[J]. J Craniofac Surg, 2012, 23(3): 265–268.

[35] LUPON E, CHEVREAU C, LELLOUCH A, et al. Elbow flexion reconstruction after arm–sparing excision for high–grade triton sarcoma: a case report[J]. J Med Case Rep, 2020, 14(1): 103.

[36] LI Z, XIANG J, YAN S, et al. Malignant triton tumor of the retroperitoneum: a case report and review of the literature[J]. World journal of surgical oncology, 2012, 10: 96.

[37] KAMPERIS E, BARBETAKIS N, ASTERIOU C, et al. Malignant triton tumor of the chest wall invading the lung. A case report and literature review[J]. Hippokratia, 2013, 17(3): 277–280.

第 19 章　恶性周围神经鞘瘤种族的差异性分析

第 1 节　SEER 数据库简介及检索

SEER 数据库全称 Surveillance, Epidemiology and End Results, 中文名为美国国立癌症研究所"监测、流行病学和结果数据库", 由美国国立癌症研究所（NCI）于 1973 年所建立, 是北美最具代表性的大型肿瘤登记注册数据库之一, 收集了大量循证医学的相关数据, 为临床医生的循证实践及临床医学研究提供了系统的证据支持和宝贵的第一手资料。

SEER 数据库收集了大约 34.6% 的美国人口的癌症诊断, 治疗和生存数据, 每年收集 40 万个癌症病例, 提交的数据将在每年的 11 月份进行质量控制和完整性检查, 这些数据将在第二年的 4 月份开放使用。在 2020 年 4 月份, SEER 数据库释放了最新的 1975—2017 年的数据, 同时, 获取 SEER 数据库文件的方式也发生了一些变化, 即不再提供本地下载 ASCII 和二进制格式的数据文件的选择, 而全部改为联网获取 SEER 数据库文件。

在 SEER 数据库中, 可以通过几种方式来检索恶性周围神经鞘瘤的数据, 其中最精确的是通过 ICD-O-3 编码（9540/3）进行检索, 总共可以检索到 1189 例恶性周围神经鞘瘤患者, 可以根据需要选择不同的变量, 比如年龄、性别、人种、AJCC TNM 分期、肿瘤分级、生存时间、生存状态等。

第 2 节　基于 SEER 数据库的种族和年龄分析

SEER 数据库样本量大, 统计学效能强, 基于 SEER 数据库的研究具有较高的临床参考价值。通过检索到的 1189 例恶性周围神经鞘瘤患者信息, 可以进行初步的种族和年龄差异分析。

首先进行恶性周围神经鞘瘤种族差异的分析。在总共 1189 例患者中, 删除人种未知 3 例, 删除生存时间未知 3 例, 生存时间为 0 月 35 例, 剩余 1148 例。在 SEER 数据库的恶性周围神经鞘瘤的种族分类中, 总共分为 3 类, 分别是白人（903 例）、黑人（148 例）和其他（7 例）。接着对不同种族进行生存分析, 看恶性周围神经鞘瘤中不同种族的生存是否有差异。从（图 19-1）。可以看出, 在白人、黑人和其他三个种族中, 生存分析并无统计学差异（$P=0.53$）, 而三个种族的中位生存时间分别为 59 个月、45 个月和 49 个月。

然后, 进行不同年龄分组的生存分析。在总共 1189 例患者中, 删除生存时间为 0 月的 35 例, 删除生存时间未知的 3 例, 删除年龄为 0 岁的 3 例, 剩余 1148 例患者。同时, 以 50 岁为界, 将患者划分为 0~50 岁和 51~85+岁两组, 做出生存分析图 19-2。在图中, 可以看到, 0~50 岁患者组和 51~85+岁患者组二者生存有明显的差异（$P<0.0001$）, 二者的中位生存时间分别为 87 个月和 46 个月。说明在恶性周围神经鞘瘤中, 年龄对患者的预后有着明显的影响, 年龄较小的患者预后要好于较大的患者。

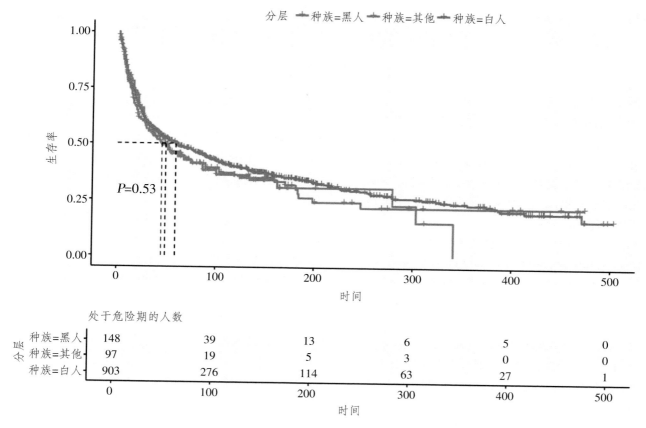

图 19-1　恶性周围神经鞘瘤的不同人种的生存分析。

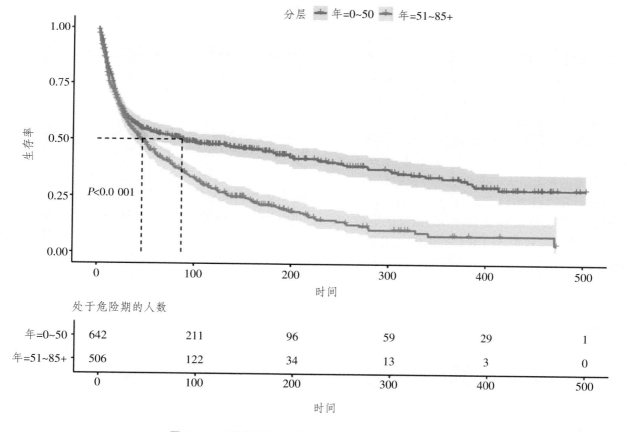

图 19-2　恶性周围神经鞘瘤的不同年龄分组的生存分析。

第 3 节　基于 SEER 数据库的简单预后模型的建立及内部验证

恶性周围神经鞘瘤的发病率低,绝大多数单中心内患者例数均较少,难以准确预测患者的预后,而 SEER 数据库的大样本量刚好可以弥补这一缺陷。在本节中,这里仅根据患者的年龄和 AJCC 第 7 版 TNM 分期(SEER 数据库中目前尚无 AJCC 第 8 版分期)来简单预测患者的生存率。

首先,在 1189 例患者中,删去未知 T 分期、N 分期、M 分期,未知生存状况和生存时间的患者,剩余 212 例患者。将 212 例患者按照 7:3 的比例随机拆分为建模组和验证组,分别有 152 例和 60 例患者。将 T1a、T1b、T1NOS 统一归为 T1,T2、T2a、T2b、T2NOS 统一归为 T2,同时将患者年龄划分为<50 岁、50~59 岁、60~69 岁和≥70 岁四组。在满足 COX 等比例风险假定的情况下,根据 age、T、N、M4 个变量进行 COX 回归,进一步构建预后列线图模型(图 19-3)。

在建模人群中,预后列线图的 C 指数可以达到 0.754,3 年和 5 年生存率的 ROC 曲线分别如图 19-4 和图 19-5 所示,3 年生存率的 AUC 和 5 年生存率的 AUC 分别为 0.769 和 0.74。在建模人群中,3 年和 5 年的生存率的 ROC 校准曲线图分别如图 19-6 和图 19-7 所示。

而在验证人群中,3 年和 5 年的校准曲线图分别如图 19-8 和图 19-9 所示。可以看到,无论是在建模人群还是在验证人群中,曲线都比较接近对角线,实际风险和预测风险比较接近,说明预测效果较好。

当然,此列线图模型纳入的参数较少,比较简单,评估的预后价值有限。以后可以在临床中纳入其他可能影响恶性周围神经鞘瘤预后的其他变量,比如肿瘤大小、生物标志物、肿瘤部位、肿瘤分级、治疗方式等,进一步提高预测的准确性。并在高危人群中比较不同治疗方式的生存差异,为高危人群制订最优治疗方案。

第 4 节　NCDB 数据库和 NCR 数据库简介

NCDB 数据库全称 National Cancer Database(美国国家癌症数据库),该数据库始于 1988 年美国外科医生学会与美国癌症协会的联合质量改善计划,是以医院为基础的癌症登记系统。NCDB 涵盖了全美约 70% 的新发肿瘤患者的数据,截至 2016 年,已经累计达 3400 万癌症患者数据(约为 SEER 数据库的 4 倍),使其成为世界上最大的临床癌症登记数据库。为了促进癌症研究,自 2013 年起可通过申请流程成为美国外科医师学会癌症委员会(COC)认证的癌症计划的研究者,进而可获得 NCDB 数据库的公用共享子集,即参与用户文件(PUF)。每年更新并发布的 PUF 使得使用 NCDB 发表的研究逐渐增多(2007 年 11 篇,至 2016 年超过 200 篇)。

NCDB 数据库内容包括人口学特征(年龄、性别、种族、保险类型等)、并发症、肿瘤及其特征、患者生存预后情况,以及包括手术、RT、化疗等在内的首程治疗情况。表 19-1 详细列出了 NCDB、SEER 和 SEER-Medicine 数据库之间的区别。

NCR 数据库全称 Netherlands Cancer Registry,收集了 1989 年以来荷兰所有新诊断的癌症患者的临床数据。该数据库包含了关于荷兰癌症的最重要的统计数据,由荷兰综合癌症组织(IKNL)管理。官网网址为 https://www.iknl.nl/en/ncr。根据 NCR 官网的数据,可以根据不同地区、性别和年龄制作特定的癌症发病率图表。目前每年有 200 多篇论文中会使用 NCR 的数据。临床医生可在官网上填写表格申请获得数据,但目前尚不对中国开放。

表 19-1　NCDB、SEER 和 SEER-Medicine 数据库的区别

变量	NCDB	SEER	SEER-Medical
患者数量	>3400 万	910 万(1973—2013)	180 万(1991—2011)
新发癌症占比(%)	70	30	12
患者年龄段	所有年龄段	所有年龄段	≥65 岁
变量定义	FORDS 手册	SEER 手册	SEER 和 Medical 手册
保险	所有类型	所有类型	医疗
健康状况	改良 Charlson-Deyo 得分	无伴随疾病信息	来自 ICD-9 的个人伴随疾病信息
治疗	系统治疗,放疗,外科手术	系统治疗,放疗,外科手术	系统治疗,放疗,外科手术
AJCC 临床分期	2008 年强制	2015 年增加	2015 年增加到 SEER
AJCC 病理分期	直到 2016 年可选择	2015 年增加	2015 年增加到 SEER
并发症	死亡	死亡	从声明中可识别部分
分期研究(如 CT)	不可得到	不可得到	从声明中可识别
生存状况	医院报告(方法未知)	SEER 登记中心	SEER 登记中心
总生存	有	有	有
死亡原因	无	有	有
复发时间	无	无	有
癌症特异生存	无	可计算	可计算
多次报告病例	采取最完整的记录	建立综合记录	建立综合记录
诊断与研究的滞后时间	治疗数据-2 年,生存状态和最后一次随访日期-3 年	3 年(如 2015 年 11 月提交给 SEER,2016 年可用,增加了到 2013 年底的病例)	在特定的联系年份更新(例如,2009 年,2012 年,2014 年);2014 年的最后一次联系增加了到 2011 年的诊断结果

（刘昊天　杨吉龙）

参考文献

[1] DOLL K M, RADEMAKER A, SOSA J A. Practical Guide to Surgical Data Sets: Surveillance, Epidemiology, and End Results (SEER) Database[J]. JAMA Surg, 2018, 153(6): 588-589.

[2] JOHNSON R H, CHIEN F L, BLEYER A. Incidence of breast cancer with distant involvement among women in the United States, 1976 to 2009[J]. JAMA, 2013, 309(8): 800-805.

[3] BOFFA D J, ROSEN J E, MALLIN K, et al. Using the National Cancer Database for Outcomes Research: A Review[J]. JAMA Oncol, 2017, 3(12): 1722-1728.

索 引